Katina I. Makris
Autoimmunerkrankungen
Das Immunsystem durch Energiemedizin heilen

Katina I. Makris

Autoimmun
Erkrankungen

Das Immunsystem
durch Energiemedizin heilen

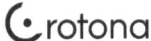

1. Auflage 2016
© der deutschen Ausgabe
Crotona Verlag GmbH & Co.KG
Kammer 11 • 83123 Amerang
www.crotona.de

Titel der Originalausgabe:
Autoimmune Illness and Lyme Disease Recovery Guide:
Mending the Body, Mind, and Spirit
© Skyhorse Publishing Inc., 307 West 36th Street, 11th Floor, New York,
NY 10018, USA
© 2015 Katina I. Makris

Umschlaggestaltung: Annette Wagner

Druck: Ebner & Spiegel • Ulm

ISBN 978-3-86191-075-6

Inhalt

Widmung

Für Jake,
weil du mir hilfst,
nach den Sternen zu greifen.

„Die göttliche LIEBE hat immer
jeden menschlichen Bedarf gestillt
und wird ihn immer stillen."

- MARY BAKER EDDY –
WISSENSCHAFT UND GESUNDHEIT
MIT SCHLÜSSEL ZUR HEILIGEN SCHRIFT

DANKSAGUNGEN

Bücher wie dieses schreiben sich nicht über Nacht, und auch hinter den Kulissen geht einiges vor sich. Ich möchte daher nicht nur meine dreißig Jahre Praxis und Erfahrung in Worte fassen und daraus ein Modell der Heilung destillieren, sondern ich habe auch das Bedürfnis, einige sehr wichtige Menschen zu würdigen, die dazu beigetragen haben, dass *Autoimmunerkrankungen – Das Immunsystem durch Energiemedizin heilen,* erscheinen kann.

Ein paar überaus fähige Ärzte haben ihr über Jahrzehnte gewachsenes medizinisches Fachwissen mit mir geteilt und sich auf selbstlose Weise mit meiner Arbeit beschäftigt, besonders in den kritischen Stunden, in denen ich diese Unterstützung am nötigsten brauchte – für den letzten inhaltlichen Schliff.

Vielen Dank, Dr. Richard Horowitz, mein genialer Zwillings-Wassermann mit einem solch lebendigen spirituellen Verständnis dieser Krankheiten. Die zusätzlichen Stunden, die du mir an deinen kostbaren Wochenenden zur Verfügung gestellt hast, haben uns allen sehr geholfen, die Crossover-Effekte zwischen den unzähligen Krankheiten zu verstehen. Es ist unglaublich, wie eindringlich du erklären konntest, wie genau Blebs die Immunfunktionen durcheinander bringen!

Dr. Kenneth Liegner, auf Sie kann ich immer zählen. Ich strecke meine Hand aus, und da sind Sie schon, um mich durch unwegsames Gelände zu geleiten. Ich danke Ihnen für Ihre unermessliche Güte und professionelle Zusammenarbeit. Ihr Licht strahlt in den Geschichtsbüchern und in meinem Herzen.

Mara Williams, Pflegeassistentin (LPN) und vor kurzem meine Gastmoderatorin im *Lyme Light Radio,* eine sehr gute Freundin und Kollegin im Bereich der integrativen Medizin – ohne deine Hilfe wären die Teile dieses Buches, die von Autoimmunerkrankungen und Lyme-Borreliose handeln, weniger akkurat. Vielen Dank für deine weisen Erkenntnisse aus deiner unermüdlichen Arbeit mit Tausenden, die von diesen Krankheiten betroffen sind. Dein Engagement für die Leidenden ist so groß und gewaltig wie dein Herz.

Dr. Jeffrey Sullender, uns verbinden fünfundzwanzig Jahre der Freundschaft und Jahrzehnte der Kollegialität – nicht nur hast du vor zehn Jahren mein Leben gerettet, sondern wir haben auch, sowohl im wörtlichen als auch im übertragenen Sinne, enorme Berge miteinander erklommen. Dein genialer Geist, unsere endlosen Gespräche und unsere kreativen Synergien waren mir beim Verfassen dieses sehr zeitgemäßen Buches eine große Hilfe. Danke für unseren reichen Quell an gemeinschaftlicher Vision und nicht zuletzt auch für das Korrekturlesen!

Vor drei Jahren hat mich das Universum mit dem bahnbrechenden und innovativen Dr. Michael Arata zusammengeführt. Ich bin sehr dankbar für deine Unterstützung und Freundlichkeit beim abschließenden Korrekturdurchgang, kurz bevor das Buch in Druck ging, und auch für unsere gegenseitige Loyalität, mit der wir uns der Krise stellen, die chronische Krankheiten für unsere Kultur bedeuten. Du bist ein Schatz!

Abigail Gehring, meine Lektorin. Seitdem wir an jenem Spätsommertag in einem Café in Brattleboro saßen und ich dir das Gerüst dieses Buches vorstellte, hast du an meinen Wunsch geglaubt, anderen zu helfen, und hast mich sehr dabei unterstützt, der *Seele* wieder Eingang ins Heilen und in unser tägliches Leben zu bereiten. Ich danke dir für deine Liebenswürdigkeit und dein Engagement für meine Arbeit.

Dede Cummings, meine Agentin, du bist schlicht und einfach *genial*. Wie du mir einen Vertrag über zwei Bücher organisiert und meinen Weg als Autorin und Rednerin gefestigt hast, war erstklassig. Danke, Wonder Woman.

Suzanne Kingsbury, mein „Leitstern", ist eine ausgezeichnete Schriftstellerin, Lektorin, Salonnière, Seelenschwester und ein kreatives Genie. Sie hat mich nicht nur nach einer schweren Operation buchstäblich am Leben gehalten, sondern auch während der Monate intensiver Arbeit an diesem Buch. Ohne deine Perspektive und Liebe würde dieses Buch immer noch nur in meinem Inneren existieren und nicht auf Papier. Gott segne dich, meine Liebe! Du lässt meine Träume wachsen.

Ohne jeden Zweifel könnte mein Leben als Autorin ohne meine sagenhafte literarische Assistentin Arianna Meehan nicht bestehen. Vielen Dank, du Liebe, für die endlosen Monate, die du mit Tippen, Reden, Beurteilen, Kümmern, Tierhüten und Unterstützung meiner Arbeit zugebracht hast. Ohne deine Geduld und Zuverlässigkeit wäre ich nicht dazu in der Lage, all dieses Wissen zu teilen. Ich sehe dich noch am Strand von Frost Pond vor mir, umgeben von schimmerndem Wasser, als unsere Seelen verspielt miteinander lachten, während wir doch so damit beansprucht waren, Wörter und Metaphern ausfindig zu machen. Es ist mir eine Ehre, dich an meiner Seite zu haben.

Liebenswürdige Autumn Kent, du bist ein echter Schatz. Obwohl ich die Gabe habe, das große Ganze sehen zu können, bin ich ein hoffnungsloser Fall, was die Details betrifft. Du jedoch bist der Kleber, der mein Büro am Laufen hält, der dafür sorgt, dass mein Zeitplan eingehalten wird, meine sozialen Medien auf dem neuesten Stand sind und meine Klienten und meine überschäumende kreative Energie im Zaum gehalten werden! Ich danke dir von ganzem Herzen für all die exzentrischen Einzelheiten, die du so mühelos bewältigst, und für die ehrliche Großzügigkeit, die du mir und meiner Familie zuteil werden lässt.

Unerschrockene Nell Conkright, du bist meine Artemis, die eingesprungen ist und komplexe Texte eingetippt hat, als mein Verstand durch übelste Belastungen ausgeschaltet wurde. Vielen Dank für dein Talent, deine außergewöhnliche Klugheit und deinen Mut, als ich mich inmitten beruflicher Verpflichtungen sehr einschüchternden Herausforderungen des Lebens stellen musste. Meine Treue zu unserer Schwesternschaft wird Äonen überdauern. Gott segne dich!

An alle Mit-Autoren und -Autorinnen im *Gateless Gate Writing Salon* in Vermont. Eure außergewöhnliche Intelligenz und einzigartigen Schreibfähigkeiten haben mich bei der Stange gehalten. An den Abenden, als draußen der Schnee bis zu den Oberschenkeln reichte, wechselten wir uns mit dem Brüten ab, während ich diese Kapitel zur Welt brachte und ihr darauf bestandet, ich solle dranbleiben, obwohl mein Selbstvertrauen ins Wanken geriet. Meine lieben Freunde, ich danke euch für eure liebende Hingabe an die Magie der Worte und unseren gemeinsamen Glauben an die Kombination von intuitiven Kräften mit Disziplin.

Ann Stokes, der unverfälschte Zauber der *Welcome Hill Studios* ist Balsam für jeden arbeitenden Künstler. All die Wochen, die ich in deiner Studio-Blockhütte verbracht habe, haben meinen Kanal einer höheren Quelle geöffnet. Die fruchtbarsten Teile dieses Buches wurden in diesem geheiligten Strudel geschaffen. Ich danke dir für deine Ermutigung und solch liebenswürdige Freundschaft.

All die wunderbaren Gäste meiner Sendung „*Lyme Light Radio with Katina*" haben mich viel darüber gelehrt, was sich in unserem Körper abspielt, wenn sich durch Zecken übertragene Krankheitserreger darin breitmachen. Ich kann Sie nicht alle aufzählen, aber ich möchte mich bei Ihnen bedanken – für Ihre unermüdliche klinische Arbeit, Ihre Laborstudien, Ihre bahnbrechenden Gedanken und Ihre Bereitschaft, mit mir auf Sendung zu gehen und die Welt über eine aufflammende Gesundheitskrise, die Lyme-Borreliose, und ihre verästelten Auswirkungen auf Autoimmunerkrankungen aufzuklären. Es ehrt mich, mit so vielen fabelhaften Menschen und Organisationen in Kontakt zu sein.

Mein besonderer Dank gilt den vier Patienten und ihren Fallgeschichten in diesem Buch: Bethany, Bonnie Huntsinger, Emily Bracale und Gregg Kirk vom *Ticked Off Music Fest*. Sie sind sehr mutig und haben viel zu lange – zum Teil über Jahrzehnte hinweg – mit Krankheiten kämpfen müssen, weil unsere Welt nicht verstanden oder akzeptiert hat, dass durch Zecken übertragene Krankheiten real sind und sich verheerend in unserem Körper auswirken können. Ich danke Ihnen dafür, dass Sie so ehrlich waren, Ihre Geschichten mit der Welt zu teilen. Sie geben den Botschaften meines Buches Tiefe und Sinn.

Meine Freunde und meine Familie sind mein Fundament. Das Autorendasein ist nichts für ängstliche Gemüter. Dass Hingabe, innere Stärke, Disziplin, Aufopferung und fieberhafte Ausbrüche kreativer Energie oder einer obsessiven Mentalität dazugehören, ist selbstverständlich. Was einen jedoch völlig überrumpelt, ist der Preis, den Autoren und jene, die ihnen nahestehen, dafür zahlen müssen, dass ein Manuskript wirklich zum Abschluss gebracht werden kann. Durch Nachtarbeit, den Klammergriff der Abgabefristen und das ewige Wiederkäuen einzelner Passagen kommen wir emotional und energetisch in Schwung und versetzen dabei doch alle, die uns nahestehen, in Aufruhr. Mein Dank geht an Jake, Vangie, Barbie, Joannie, Melanie, Lonny, Carlo, John, Nancy, Judy, Wendy und an all die anderen, die darauf gewartet haben, dass ich wieder aus der Abgeschiedenheit des Schreibstudios oder der Versunkenheit in meine eigene Schreibwelt auftauche und wieder zu euch und zu meiner Fähigkeit zurückkehre, zu spielen und zu tanzen und unsere gemeinsam verbrachte Zeit zu hegen und zu pflegen. Eure Unterstützung und Euer Verständnis für meinen kreativen Prozess bedeuten mir alles!

Von Herzen möchte ich mich auch bei allen Kommunen, Ambulanzen, Versammlungen, Fundraising-Veranstaltungen und Selbsthilfegruppen im ganzen Land bedanken, mit denen ich zusammengearbeitet, die ich besucht und mit denen ich meine Geschichte und meine Synergien geteilt habe! Es gibt überall unglaublich viele mutige und selbstlose Menschen, die gebrochene Herzen und zerbrochene Familien zusammenhalten, weil ihnen das Leid und Elend, das Autoimmunerkrankungen und Lyme-Borreliose auf allzu vielfältige Weise verursachen, so nahe geht. Ihre Zusammenarbeit im Geiste hat mir dabei geholfen, die innere Stärke aufzubringen, dieses Buch für die Millionen notleidender Menschen zu schreiben. Meine Bewunderung für das, was Sie leisten, ist unerschütterlich.

Last but not least, Meredith Young-Sowers, *Doctor of Divinity*, meine Mentorin und weise Lehrerin. Ich danke dir dafür, dass du mich gelehrt hast, mein Leben so sehr zu lieben, dass ich Risiken und Herausforderungen meistern kann und es in einer Weise mit dem Glauben und dem Wissen vereinige, dass heilende Weisheit durch mich und in andere fließen kann. Du hast mich als Heilerin wachsen lassen. Dein Stillpoint-Modell aktiviert tiefe Wahrheit und innere Stärke. Es ehrt mich, dass du mir erlaubt hast, sein enormes Potenzial auf diesen Seiten mit anderen zu teilen. Ich werde dir ewig dankbar sein.

Seid gesegnet!

Katina I. Makris, CCH, CIH

(Zertifizierte klassische Homöopathin und intuitive Heilerin)

VORWORT

Wenn wir ein Buch in die Hand nehmen, das die Kraft hat, unser Leben zu verändern, dann spüren wir das durch seine Integrität, seine Klarheit und seine Beziehung zu unseren innersten Gedanken und Bedürfnissen.

Autoimmunerkrankungen ist ein solches Buch – ein Buch, das Sie wie einen Schatz hüten können, aus dem Sie lernen werden und das Ihnen den Weg zur Heilung weist, sowohl wenn Sie bereits erkrankt sind als auch zur Vorbeugung.

Ich kenne Katina seit über zwanzig Jahren, und schon von Anfang an war ich von ihrem Potenzial als intuitive Heilerin beeindruckt. Heute ist sie eine herzzentrierte Lehrmeisterin, die den Weg zu einer *alternativen Medizin* bahnt.

Diese *alternative Medizin* ist mehr als nur eine Verbindung zwischen Körper und Geist, sie geht sogar über das Aufeinander-Ausrichten von Körper, Geist und Seele hinaus. Die *alternative Medizin* ist eine Verbindung aus der alten Art, Krankheiten zu erkennen und zu diagnostizieren, und der neuen Art, die Biologie der im physischen Körper ablaufenden Prozesse mit der emotionalen und spirituellen Erkenntnis in Einklang zu bringen, dass unsere Körper lebendig, dynamisch, intelligent und überaus veränderungs- und anpassungsfähig sind.

Wenn wir vielleicht auch schon davon ausgehen, dass der Geist einen Einfluss auf den Körper ausübt, so ist es doch meine in fünfunddreißig Praxisjahren gereifte Erfahrung, dass der Körper, sowohl bewusst als auch unbewusst, die Absichten des Geistes erkennt. Niemand möchte krank oder gar arbeitsunfähig werden, und doch können diese unerwünschten Zustände dazu dienen, Bedürfnisse zu befriedigen, weil wir vielleicht notwendige Veränderungen herbeiführen oder aber eine Beziehung oder unseren Lebensweg einer Neubeurteilung unterziehen müssen. Sobald man diese Anpassungen vollzogen und eine innere Ausrichtung akzeptiert hat, gibt es für die Krankheit kaum noch Grund, weiter zu bestehen.

Krankheiten, seien es nun ein Tumor, eine Autoimmunerkrankung oder auch einfach nur alltägliche Unpässlichkeiten, eröffnen uns immer die Möglichkeit, etwas Sinnvolles in unserem Leben geschehen zu lassen. Krankheiten fordern zur Reaktion heraus, und zwar nicht nur in der Form, dass man versucht, sie wieder loszuwerden, sondern auch, indem man ein Verständnis dafür entwickelt, weshalb sie überhaupt entstanden sind und welches Bedürfnis sie befriedigen, das man nun auch auf andere Weise befriedigen kann.

Wenn wir beispielsweise eine Auszeit vom Beruf brauchen oder davon, wie wir unseren ureigenen Beitrag leisten, kann es gut passieren, dass wir an chronischer Erschöpfung oder an Fibromyalgie zu leiden beginnen. Wenn wir Lyme-Borreliose haben, profitieren wir dadurch, wie wir herz-zentrierter an unsere Arbeit herangehen können.

Auf diesen Seiten gibt Katina ihren Lesern eine umfassende Einsicht in diese *alternative Medizin* – in die Funktionsweise von Körper und Geist und auch in die tief-empfundene Öffnung, die während der Heilung möglich, ja sogar notwendig ist.

Was ich an Katina unter anderem besonders bewundere, ist ihr Drang zu lernen, sich zu heilen und das, was sie gelernt hat, weiterzugeben. Zum ersten Mal begegnete ich ihr, als sie hier in der Nähe wohnte und als Homöopathin und Expertin für Naturheilkunde Kolumnen für eine Lokalzeitung schrieb. Ihre Kolumne wurde von vielen Menschen gelesen und geschätzt. Jahre später, als sie an Lyme-Borreliose litt, führten wir dann lange Gespräche über ihre Krankheit und deren Ursachen. Sie war sehr geduldig und bewahrte noch dann ihre Ruhe, als sie über Wochen und Monate ohne jegliche Linderung ihrer Symptome an ihr Sofa gefesselt war oder versuchte, sich von ihrem wahren, inneren Selbst dabei leiten zu lassen, die *alternative Medizin* für sich nutzbar zu machen.

Ich habe ein Bild von ihrer Beharrlichkeit im Kopf, als sie an meiner *Stillpoint School of Integrative Life Healing* lernte und es ihr so schlecht ging, dass sie hinten im Raum auf einer Luftmatratze liegen musste. Aber sie war da, weil sie lernen, heilen und ihre Spiritualität vertiefen wollte. Sie erkannte, dass ihre eigene Heilung ihr ein tieferes Verständnis davon ermöglichen würde, wie sie andere bei ihrer Reise zur Heilung unterstützen konnte.

Dieses Buch wird eine Quelle der Inspiration für Sie sein und Ihnen das an die Hand geben, was Sie brauchen, um eine eigene Krankheit zu überwinden und/oder anderen Notleidenden zu helfen. Es richtet sich auch an alle Heiler und Pfleger, die schon lange auf eine umfassende Betrachtung des intuitiven Körpers, des Geistes und der Emotionen sowie der spirituellen Wege in die Heilung gewartet haben.

Ich freue mich ganz besonders, dass Katina das Herzstück der von ihr erlernten *Stillpoint*-Arbeit mit Ihnen teilen wird, das die Grundlage für Teil VI – Geist-Seele – darstellt, denn es handelt sich hierbei um ein Modell, mit dem sich die physikalischen Systeme des Körpers, die diesen Systemen jeweils entsprechenden emotionalen Überzeugungen und Einstellungen sowie die spirituellen Möglichkeiten, die jeweils mit den sieben primären Energiezentren oder Chakras einhergehen, einordnen lassen. Dieses Modell hat Tausende Menschen dabei unterstützt, sich in einen Heilungsmodus zu begeben, und ich hoffe, dass noch viele weitere Tausend durch die Anwendung der Informationen in diesem Buch Trost, Einsicht und Heilung finden werden.

Die Verfasserin hatte beim Schreiben dieses Buches ihre Leser im Hinterkopf. Es ist bodenständig, gleichzeitig aber auch stimulierend und inspirierend. Niemand, der von Katinas Reise zur körperlichen Heilung gelesen hat, wird davon unberührt bleiben. Sie werden spüren, dass sie selbst durchgemacht hat, was viele Leser gerade durchmachen. Ihr hohes Ansehen im Bereich der Naturheilkunde wird darüber hinaus all jene ansprechen, denen es nach weiterer hilfreicher und fundierter Information zu Genesung und Heilung verlangt.

Ich kann Ihnen dieses Buch von ganzem Herzen empfehlen. Gönnen Sie ihm einen Platz in Ihrer Bibliothek, lesen Sie es und lesen Sie es auch ein zweites Mal, setzen Sie die darin enthaltenen Prinzipien und Vorschläge um und integrieren Sie das Wesen der Lebenskraft, wie es Ihnen hier vorgestellt wird, in Ihr Dasein.

Heilung besteht zu einem Teil aus körperlichem Streben, zu einem weiteren aus emotionaler Neuverdrahtung und schließlich aus spiritueller Intention durch Vereinigung mit Ihrem Innersten, der Göttlichkeit selbst.

Meredith Young-Sowers, *Doctor of Divinity*
Autorin von *Agartha, Spiritual Crisis, Angelic Messenger Cards,*
Wisdom Bowls und *Spirit Heals*
Mitbegründerin und Leiterin der *Stillpoint School*
of Integrative Life Healing
Walpole, New Hampshire, USA
März 2015

EINLEITUNG

In den letzten Jahrzehnten haben chronische Gesundheitsprobleme auf alarmierende Weise zugenommen. Das Spektrum der Autoimmunerkrankungen ist im Fokus meiner Aufmerksamkeit, seitdem ich im Sommer 2000 selbst zum ersten Mal schwer erkrankte: Was man zunächst für eine Nebenhöhlenentzündung, dann für eine wahrscheinlich atypische Lungenentzündung hielt, wurde schließlich als chronisches Erschöpfungssyndrom und chronische Migräne etikettiert. Fünf Jahre später – ich war bettlägerig, völlig am Ende und frisch geschieden – erfuhr ich dann, dass es in Wirklichkeit mehrere „versteckte" Infektionen waren, die mich derart versehrten und leiden ließen. Der erste falsch diagnostizierte Übeltäter war *Borrelia burgdorferi*, das Bakterium, das die Lyme-Borreliose hervorruft. In meinem Körper hatten sich darüber hinaus eine erschreckend hohe Zahl von Epstein-Barr-Viren, ein Parasit namens Babesia und übermäßig wuchernde Pilze breitgemacht. Mein herrliches Zuhause im ländlichen New Hampshire hatte Schimmelbefall, und mein Immunsystem war dabei, völlig durchzudrehen und bei all den aggressiven Entzündungen, multiplen Allergien und diversen Auszehrungen außer Kontrolle zu geraten. Ich hatte einen wunderbaren intelligenten achtjährigen Sohn unter meinen Fittichen – würde ich ihn je als erwachsenen Mann erleben oder fit genug sein, ihn zu seinen „*Little League*"-Baseballspielen begleiten zu können?

Nachdem ich in endloser Folge und ohne nennenswerte Besserung Spezialisten und renommierte Krankenhäuser in Neuengland konsultiert hatte, erschien mir schließlich das Schicksal in der Person eines Kollegen, eines ausgesprochen fähigen Ernährungsmediziners, der wusste, wie man solcher außer Kontrolle geratener infektiöser „Keime" Herr wird und, was noch wichtiger war, wie die Fehlfunktionen meines zunehmend geschwächten Körpers wieder in Ordnung gebracht werden konnten. Wir machten uns daran, mich von allen möglichen extern und intern entstandenen Toxinen zu entgiften, meine ermüdeten Nebennieren und die Schilddrüse wieder aufzubauen, meine Mitochondrien dabei zu unterstützen, wieder Treibstoff zu produzieren und alle möglichen Neurotransmitter und Blutzuckerschwankungen auszubalancieren. Fünf Jahre lang musste ich mich voll und ganz einem neuen Lebensstil, Diätvorschriften und seelischen Veränderungen hingeben, und es hat funktioniert! Ich war zu 100% geheilt.

Selbst ich als ganzheitlich tätige Heilpraktikerin musste mein Leben unter die Lupe nehmen und herausfinden, was zu meiner Krankheit geführt und mich so anfällig für diese Mikroben gemacht hatte, und ich musste mir die Zeit für den Prozess nehmen, grundlegende Veränderungen auf allen Ebenen zu akzeptieren – körperlich, emotional, mental und spirituell. Als Homöopathin hielt ich mich für versiert darin, andere bei ihrer Heilung zu unterstützen. Diese Erfahrung forderte mich dazu heraus, noch weiter dazuzulernen.

Das Gute an dieser Reise ist, dass ich die letzten fünfzehn Jahre damit zugebracht habe, mehr über die Querströmungen der aufflammenden Krise in der US-amerikanischen öffentlichen Gesundheitsfürsorge zu erfahren, die durch Lyme-Borreliose (und andere von Zecken übertragene Krankheiten) ausgelöst wurde – und auch über das Verhältnis dieser Krankheit zu anderen Autoimmunerkrankungen. Trotz der Verbindungen, die offensichtlich zwischen diesen Krankheiten existieren, hat die Wissenschaft bislang noch nicht das komplette Puzzle zusammengesetzt. Einige hervorragende Forscher und sehr talentierte und mutige Ärzte bahnen hierfür den Weg. Mein Instinkt sagt mir, dass wir, wenn irgendwann einmal alle „Punkte" miteinander verbunden sind, vollständig begreifen werden, wie diese verschiedenen Mikroben Lupus erythematodes, Multiple Sklerose, Alzheimer und weitere Krankheiten auslösen und imitieren können. Aktuell kann ich nur die unbezahlbaren Lehren aus meiner eigenen Reise anbieten, die sich über das Persönliche hinaus auf die Millionen Menschen übertragen lässt, die durchmachen, was ich durchgemacht habe.

Eine chronische Krankheit vom Spektrum der Autoimmunerkrankungen und Lyme-Borreliose stellt jeden Einzelnen vor eine Vielzahl von Herausforderungen. Es ist entmutigend und zuweilen extrem frustrierend, sich mit der Erkenntnis konfrontiert zu sehen, dass man auf Wissen und Hilfe von außen angewiesen ist, um sein Wohlbefinden wiederzuerlangen. Die unzähligen Tage voller Schmerzen, Erschöpfung, Einsamkeit, Abhängigkeit und Unklarheit erscheinen schier endlos. Viele von uns erleben Ratlosigkeit und Verzweiflung; und doch wollen wir auch Hoffnung spüren – die Hoffnung auf helle, glückliche Zeiten und auf Linderung unseres Leids. Auch die Hoffnung darauf, dass uns jemand heilen kann! Auf diesen Seiten lasse ich Sie an meinem Verständnis von Heilung teilhaben. Im wörtlichen Sinne leitet sich Heilung vom eigentlichen Reparieren ab, dem „Heil-Machen" eines Bruches oder Risses. In der metaphorischen Lesart hat Heilung für uns, die wir in der Krankheit leben, eine immense Bedeutung. Wenn wir chronisch erkranken, zerbrechen auch wir auf gewisse Weise. Nichts wird mehr so sein, wie es einmal war. Es entsteht ein Gefühl, als wäre man im eigenen Körper nicht mehr zu Hause oder irgendetwas stimme mit einem nicht. Doch man will alles wieder richten. Ich möchte darauf hinaus, dass in dieser Zeit, in der alles aus den Fugen geraten ist, etwas doch sehr Gewaltiges von Ihnen verlangt wird. Es wird verlangt, Sie sollen über den Zustand Ihres Lebens nachdenken – Ihr Verhalten, Ihre Entscheidungen und Ihre Gewohnheiten. Außerdem wird von Ihnen verlangt, einiges daran zu verändern, um Heilung zu erfahren.

Dieses Buch ist eine Art Werkzeugkasten mit verschiedenen Möglichkeiten, die man in Betracht ziehen kann. Wir beschäftigen uns eingehend damit, was Gesundheit und Heilung umfasst und warum wir krank werden. Wir wenden uns auch der Rolle diverser Schlüsselfaktoren zu, die den Boden für Autoimmunerkrankungen und Lyme-Borreliose bereiten. Wie kommt es, dass manche von uns anfällig für diese Krankheiten sind, andere aber nicht? Und, am wichtigsten, wie kann ich mich von dieser Krankheit heilen und mein Wohlbefinden und meine Lebensfreude wiedererlangen?

Der große Bogen jedoch, der sich über meine gesamte Reise gespannt hat, war für mich die Präsenz einer gewaltigen und tiefgreifenden Spiritualität. Gravierende Zustände, wie solche Krankheiten sie darstellen, bringen uns letztlich in Kontakt mit einer Energie, die über das einfache Selbst hinausgeht. Wir begeben uns in den Bereich der persönlichen Transformation und dessen, was in unseren Zeiten einem Sinnstreben am nächsten kommt – einem Streben nach höherem Wissen, nach innerer Stärke und nach Beistand in dunkelsten Zeiten. Diese Reise verlangt nach Vertrauen, Führung und danach, dass sich die wunderbare Verbundenheit, die ganz natürlich zwischen unserem Geist und unserem Körper und unserer Seele herrscht, entfaltet; denn wir sind herrliche, wunderbare Wesen. Wir müssen nur lernen, alles miteinander in Einklang zu bringen.

Ich habe dieses Buch für die allzu vielen Menschen geschrieben, die während einer Krankheit mit sich selbst nicht mehr klarkommen oder die vielleicht einem leidenden Menschen pflegend beistehen. Wir tragen unermessliche Gaben in uns. Viele von uns haben es jedoch nie gelernt, die *Healing Codes* zu „aktivieren" – oder wir haben es wieder vergessen. Heilung unterstützt uns dabei, zu unserem inneren Kompass zu finden, uns in Zeiten der Orientierungslosigkeit neu auszurichten und unsere Blicke wieder einem positiven Ausgang zuzuwenden. Wie bei jeder Reise, die den Namen verdient, verlaufen nicht alle Tage nach Plan. Aber Sie können dennoch am Ziel ankommen! Selbst bei einer stürmischen Überfahrt scheint es möglich, optimale Gesundheit zu erlangen. Was ich hier vorstelle, ist ein frischer Blick auf mögliche Heilmethoden. Nicht alle davon werden für Sie funktionieren, aber sie sind es wert, in Betracht gezogen zu werden.

Mit Hochachtung verehre ich meine äußerst weise und begnadete spirituelle Lehrmeisterin und Mentorin, Dr. Meredith Young-Sowers, die mich zur spirituellen Heilerin und Lehrerin ausgebildet hat. Ihr Wissen und ihre Erfahrung aus fünfunddreißig Jahren waren das Sprungbrett für das metaphysische Modell, mit dem ich in diesem Buch arbeite. Die *Stillpoint School of Integrative Life Healing* und ihr Modell konzentrieren sich auf die sieben Energiezentren (Chakras) und die mit ihnen verbundenen Körpersysteme und Emotionen, die in uns allen existieren. Meine eigene Heilungsarbeit mit Einzelnen und mit Gruppen ist aus diesem Modell erwachsen. Wir werden uns mit Autoimmunerkrankungen, Lyme-Borreliose und der Frage beschäftigen, wie Heilung begünstigt werden kann. Die Techniken und Fertigkeiten, die ich hier mit Ihnen teile, haben bei mir und bei vielen anderen Menschen Wirkung gezeigt.

Durch meine professionelle Heilungsarbeit mit Lyme-Borreliose und Autoimmunerkrankungen nach dreißigjähriger Praxis als klassische Homöopathin werden diese Krankheiten in einem anderen Licht betrachtet.

Alles in allem wird sich Ihnen ein multidimensionaler Zugang zur Genesung eröffnen, ein Zugang, der Naturheilkunde, orthodoxe Pragmatik und Metaphysik in sich vereint. Insbesondere werden wir gemeinsam einen Weg durch den Schlüsselbereich der persönlichen Transformation finden; denn die wahre Heilung vollzieht sich im Inneren.

Namaste,
Katina I. Makris

Medizinischer Haftungsausschluss

Bitte nehmen Sie zur Kenntnis, dass ich als klassische Homöopathin (CCH) und spirituelle Heilerin (CIH) ausgebildet und zertifiziert bin. Trotz meiner Arbeit mit diversen kranken oder schmerzleidenden Menschen darf ich keine medizinische Diagnosen stellen, körperliche Untersuchungen vornehmen oder Medikamente verabreichen. Meine Arbeit war immer darauf ausgerichtet, durch den Einsatz von homöopathischen Mitteln und geistiger Energieheilung die Menschen und ihre natürlichen Körperfunktionen zu unterstützen und zu stärken – und nicht, die Krankheit zu behandeln.

Im Buch beziehe ich mich durchgehend auf bestimmte Krankheitszustände und Syndrome und empfehle darüber hinaus sowohl integrativ als auch allopathisch arbeitende Ärzte, Heilpraktiker, Akkupunkteure, Chiropraktiker, Ernährungsmediziner, Homöopathen und andere Heiler. Meine Botschaft ist, dass viele dieser chronischen Krankheiten mehr als nur einen speziellen Ansatz benötigen, damit es zur Rekonvaleszenz, einem verbesserten Gesundheitszustand und schlussendlich auch zur Remission und sogar Heilung kommen kann.

Nehmen Sie aber bitte zur Kenntnis, dass ich nicht den Versuch unternehme, durch dieses Buch die hier aufgeführten Beschwerden zu behandeln oder zu heilen, sondern Ihnen lediglich Vorschläge und eine Richtschnur dafür an die Hand gebe, die ordnungsgemäß ausgebildeten und approbierten Spezialisten aufzusuchen, damit diese sich dann individuell mit Ihnen beschäftigen können.

Es ist mein Ziel, unterstützend darauf hinzuwirken, in den USA eine bessere Nutzung eines integrativen Gesundheitssystems auf den Weg zu bringen, und mein Bestreben, die Menschen zu der Erkenntnis zu führen, dass sie dazu in der Lage sind, viel mehr innere Heilungskräfte zu erlangen, als sie jemals zu träumen wagten. Die Informationen, die hier zur Verfügung gestellt werden, sollen Ihrer Selbsthilfe und Ihrer Weiterbildung dienen.

Weder Autorin noch Verlag unternehmen den Versuch, eine Heilmethode für irgendeine spezifische Krankheit anzubieten.

Katina I. Makris, Crotona Verlag

AUTOIMMUN-ERKRANKUNGEN

TEIL I

GESUNDHEIT UND HEILUNG

WELCHE ROLLE SPIELE ICH SELBST BEI MEINER GENESUNG?

Jeder, der an Autoimmunkrankheiten oder an Lyme-Borreliose leidet, muss eine „Auszeit" vom Leben nehmen. Wie ein Mönch in seiner Höhle oder jemand, der sich für Tausende Dollars in ein idyllisches Yoga-Retreat begibt, müssen auch Sie sich auf der Ebene des Körpers, des Geistes und der Seele aus Ihrer Art zu leben und zu handeln zurückziehen. Diese Krankheit richtet ein Scheinwerferlicht auf Sie. Die Hartnäckigkeit, die Beschwerden, die „fremdartigen" Gefühle sind Realität. Sie dienen Ihnen als Weckruf, als Warnung, dass Sie so nicht weitermachen können. Es läuft so nicht, denn Ihr Körper und Ihre Psyche haben so heftig reagiert, dass Sie Ihr Ding nicht einfach weiter durchziehen und Ihre Probleme ignorieren können. Kein Medikament der Welt wird die Symptome dauerhaft zum Verschwinden bringen. Alle entzündungshemmenden, schmerzstillenden und stimmungsaufhellenden Mittel, alle Antibiotika lösen die Probleme nur vorübergehend.

In Wahrheit werden wahrscheinlich Ihre Nebennieren ausgelaugt und haben so Ihr gesamtes endokrines System aus dem Tritt gebracht. Oder die Entzündungskette ist dabei, außer Kontrolle zu geraten. Vielleicht ist auch der pH-Wert Ihres Körpers zu sauer, so dass Sie innerlich von Mikroben und Pilzen übervölkert werden. Vielleicht haben Sie Nahrungsmittelunverträglichkeiten, oder Ihre Belastung durch Schwermetalle und Chemikalien ist zu hoch. Es gibt eine Reihe von Nährstoffmängeln, die dazu führen können, dass Ihre genetischen „Schwachstellen" getriggert und zur Schau gestellt werden. Oder, das wäre der intrinsischste Ansatz, Sie tun etwas, das Ihnen „gegen den Strich" geht und nicht Ihrem Herzenswunsch entspricht. Sie sind in einer spirituellen Seelenkrise, denn wer weiß schon, wie eine gebrochene Seele zu heilen ist?

Bei der Heilung einer chronischen Erkrankung benötigen die emotionalen und spirituellen Seiten der Krankheit ebenso viel Aufmerksamkeit wie die körperlichen. Kein Lebewesen ist eindimensional. Wir sind komplex, dehnbar und immer auf der Suche nach Homöostase oder Gleichgewicht. Was jedoch am wichtigsten ist: Unser Herz hat Wünsche und Bedürfnisse, und in sich hineinzuhorchen, um sein Rufen zu hören, ist für die Genesung von zentraler Bedeutung.

Ich reiche Ihnen jetzt meine Hand. Bitte ergreifen Sie sie. Ich bin hier, um Ihnen zu helfen. Lassen Sie sich von mir leiten. Ab jetzt gehen wir den Weg gemeinsam. Sie müssen das nicht alleine tun. Ich weiß aus eigener Erfahrung, was Sie gerade durchmachen. Ich kenne mich aus und kann Sie sicher hinausgeleiten. Ich bin hier, um Ihnen Trost zu spenden, Sie dazu anzuregen, neue Wege zur Ganzheit auszuprobieren. Ich verschaffe Ihnen nicht nur Hilfsmittel und Einsichten, sondern bringe Ihnen auch Hoffnung. Wenn *ich* es geschafft habe, wieder dynamisch und gesund zu werden und locker meine anderthalb Kilometer zu schwimmen, nachdem ich zehn Jahre lang durch chronisches Erschöpfungssyndrom ans Bett und an den Rollstuhl gefesselt war, dann können Sie das auch!

Der Mensch ist erstaunlich resilient und anpassungsfähig, wenn ihm nur die richtigen Mittel in der richtigen Umgebung an die Hand gegeben werden. Es gibt sehr viele wunderbare Bücher über Autoimmunerkrankungen. Dieses Buch ist jedoch das erste, das Sie in Einklang mit Ihren inneren Heilungskräften bringt. Sie werden es nicht bereuen, dieses Buch zu lesen.

Einige von Ihnen mögen vielleicht einwenden, das klinge zu einfach, um effektiv zu sein, andere werden ihr Vertrauen nur den reinrassigsten Medizinspezialisten schenken, und noch wieder andere werden sagen: „Dieses Buch hat mir mein Leben wiedergeschenkt." Vielleicht stellen Sie bei sich alle diese Reaktionen fest oder haben noch weitere. Letztlich teile ich meine Erkenntnisse mit Ihnen, weil es mir wichtig ist. Sie und all jene, die erkrankt sind und nicht mehr weiterwissen, sind mir wichtig. Allein, krank oder verängstigt zu sein, ist ein schreckliches Gefühl. Viel zu oft und in zu vielen Leben schlägt die Tragödie zu. Dennoch können wir mit der richtigen Unterstützung wieder heilen, wachsen und aufblühen.

Auf diesen Seiten werden einige sehr wesentliche Aspekte in Bezug auf Gesundheit, Krankheit, Heilung und Wohlbefinden dargelegt. Wir werden uns mit dem Spektrum der Autoimmunerkrankungen und der Lyme-Borreliose befassen. Wir werden begreifen, was wahrscheinlich die Gründe dafür sind, dass diese Krankheiten bei Ihnen zum Ausbruch gekommen sind. Ich helfe Ihnen dabei, Ihre Eigenverantwortlichkeit zu stärken; denn Sie tragen die Verantwortung dafür, eine aktive Rolle in Ihrem Genesungsprozess zu übernehmen. Sie können Ihre Gesundheit und Ihr Wohlbefinden zurückgewinnen. Aber – Sie müssen eine Verpflichtung eingehen. Eine Verpflichtung sich selbst gegenüber, denn für Ihre Gesundung benötigen Sie Achtsamkeit, Aufmerksamkeit und Frieden. Ich werde Sie dazu auffordern, einige Veränderungen in Ihrem Alltag vorzunehmen und Sie dazu ermutigen, in Ihrer Lebensführung und Ihrer Gesundheitspflege andere Möglichkeiten als bisher auszuprobieren. Ich habe nicht alle Antworten parat. Meine Weisheit sagt mir aber, dass Sie heilungswillig und offen für alles sind. Insbesondere möchten Sie wieder Herr über die aus dem Ruder gelaufenen Symptome werden. Sie haben das Gefühl, als sei Ihr Körper außer Kontrolle geraten, geradezu entführt. Und in gewisser Weise stimmt das auch.

Was ebenfalls stimmt: Sie haben Zugang zu inneren Reserven, wodurch Ihre Energie umgeschichtet werden kann, so dass wir einen Teil davon für den Heilungsprozess nutzbar machen und den Rest für Ihre gesündere Zukunft freisetzen können.

Ihre Aufgabe im Genesungsprozess ist es, Ihnen und Ihrer Lebensführung neue Aufmerksamkeit zu schenken. Die Trends, die durch unsere ungesunde und chemielastige Lebensmittelindustrie, das arzneimittelbasierte Medizinsystem und unseren elektromagnetisch durchdrungenen Alltag vorgegeben werden – sie alle sind der empfindlichen Funktionsweise des endokrinen Systems sowie des Immun- und Nervensystems nicht zuträglich. In Ihrem Körper haben sich zwanzig, dreißig, vierzig Jahre genmodifizierte Nahrung aus unseren Lebensmittelläden und zu viele chemische Zusatzstoffe aus Kosmetikartikeln, Plastikflaschen und Frischhaltefolie angesammelt.

Es ist wichtig, sich bewusst für Biolebensmittel zu entscheiden (insbesondere bei Tierprodukten – bei Milcherzeugnissen, Fleisch, Geflügel und Fisch). Ebenso wichtig ist es, auf Mikrowelle, schnurlose Telefone und Handys zu verzichten sowie die elektronischen Geräte aus ihrem Schlafzimmer zu entfernen. Ihre Rolle im Genesungsprozess beinhaltet, dass Sie sich des schädlichen Einflusses bewusst werden, den all diese Dinge in Summe ausüben.

Darüber hinaus ist es unerlässlich, dass Sie einen erstklassigen Ernäh-rungsmediziner, Heilpraktiker und/oder integrativ oder ganzheitlich funk-tionell arbeitenden Arzt aufsuchen, denn diese Fachleute werden wissen, welche Speziallabore am besten dazu geeignet sind, Ihre Vitalstoffmän-gel festzustellen, wie man Schwermetallentgiftung mithilfe einer Chelat-Therapie vornimmt oder wie man diverse Mikroben bekämpft, wie z.b. *Borrelia burgdorferi* (Lyme-Borreliose), Parasiten, Pilze sowie die allzu häufig vorkommenden und mit chronischem Erschöpfungssyndrom/Fibro myalgie/MS assoziierten Epstein-Barr- oder Cytomegaloviren etc. Was aber am wichtigsten ist: Sie müssen unbedingt die Heilungsübun-gen aus Teil VI befolgen. Sich in einen persönlichen Transformationspro-zess zu begeben und die einfachen und doch mächtigen Hilfsmittel zur inneren Heilung anzuwenden, kann wahrlich wirkungsvoll sein. Ich selbst wäre nicht vollständig genesen, hätte ich mich nicht so eingehend und konsequent mit diesen Praktiken beschäftigt. Es sind heilige Praktiken, die über Generationen hinweg Anwendung gefunden haben, jedoch in den letzten fünfzig Jahren irgendwie in Vergessenheit geraten sind – zeitgleich mit dem Auftreten dieser autoimmunartigen Krankheiten.

Für Sie ist die Zeit gekommen, die Kontrolle über Ihren Körper, Ihre Emotionen und Ihr Bewusstsein zu übernehmen. Das Bewusstsein ist Ihr wertvollstes Gut. Es weise einzusetzen, ist unerlässlich. Es ist Teil meiner Aufgabe in diesem Buch, Ihr Bewusstsein dafür zu schärfen, den Weg zur Heilung einzuschlagen. Sie sind dazu in der Lage. Die Aussicht, diese Fä-higkeiten zu erlangen, ist tatsächlich sehr reizvoll.

Seien Sie positiv. Erkennen Sie die Gelegenheit. Haben Sie keine Angst, kein Misstrauen. Diese Emotionen werden Ihren Erfolg allenfalls be-schränken oder gar verhindern. Öffnen Sie sich der Erkenntnis und begrü-ßen Sie die Veränderung, denn in Ihrem Leben ist alles möglich. Sie selbst können Ihre gesündere Zukunft erschaffen. Die Ärzte haben nicht alles in der Hand. Mehr als die Hälfte der heilenden Ressourcen existiert in Ihrem Inneren.

Zollen Sie sich selbst Anerkennung. Sagen Sie: „Danke, dass ich noch am Leben bin." Nehmen Sie zur Kenntnis, was Ihnen noch geblieben ist; wenn es auch nicht viel ist, so ist es doch ein Ausgangspunkt. Seien Sie dankbar für den gegenwärtigen Augenblick, denn in einer Erweckung wie

AUTOIMMUN-ERKRANKUNGEN

dieser stellt jeder Tag, jeder Atemzug, jeder Gedanke eine neue Gelegenheit dar. Sie können neues Zellwachstum, neue Energie, eine neue Zukunft bewirken. Ihre Fähigkeit, Ihre Gedanken zu verändern, wird den Weg zur Heilung von Geist und Körper erleuchten. Wir werden ihn gemeinsam gehen. Ich glaube an Sie. Sie sind stark und mutig und wunderbar. Falls Ihnen das lange schon niemand mehr gesagt hat, erinnere ich Sie hiermit daran. Man sieht es allein schon daran, dass Sie dieses Buch lesen. Lassen Sie uns gemeinsam Ihren Heilungsweg ehren. Verwenden Sie ein Notizbuch oder führen Sie Tagebuch, wenn Ihnen das hilft. Dieses Handbuch soll Ihnen dabei helfen, mit Ihrer Genesung Schritt zu halten. Jenseits des Schmerzes, des Leids, der Schwäche können Sie wieder frei laufen. Hoffen und vertrauen Sie auf Ihre Zukunft und auf sich selbst. Glauben Sie.

JENSEITS DES TELLERRANDS

Denken Sie an eine Zeit oder auch nur an einen Tag Ihres Lebens, als Sie sich perfekter Gesundheit erfreuten, voller Energie waren, glücklich, strahlend und erfüllt von Begeisterung oder Inspiration. Stammt das Bild, das Sie im Kopf haben, aus Ihrer Jugend, als Sie Kind waren oder Teenager, Student oder Studentin? Oder vielleicht älter, voll entfaltet in Ihren Zwanzigern, Dreißigern, Vierzigern oder sogar noch später, in Ihren Fünfzigern oder Sechzigern? Schließen Sie die Augen und erkunden Sie dieses Bild von sich selbst. Betrachten Sie Ihre Umgebung, Ihren Gesichtsausdruck, womit Sie beschäftigt waren und ob Sie allein dabei waren oder mit anderen. Können Sie das Wetter fühlen, die Lichtverhältnisse erspüren, erkennen, wie Sie gekleidet waren? Fangen Sie diese Zeit, diesen Ort, Ihr ganzes Wesen jetzt ein.

Vertrauen Sie dieser gewaltigen Vitalität, Liebe und Schönheit, die Sie damals verkörpert haben und die Sie weiterhin verkörpern, auch wenn Sie zurzeit durch Gesundheitsprobleme, beschwerliche Symptome oder emotionalen Unfrieden belastet sind. Ihre Seele, Ihr Körper, Ihr emotionales Wesen ist lebendig, denn andernfalls würden Sie diese Worte nicht lesen. Behalten Sie dieses Bild vor Ihrem inneren Auge; wir werden es von jetzt an täglich aufsuchen.

Wir sind einzigartige, wunderbare, kompetente und erstaunlich widerstandsfähige Wesen. Wir verfügen über ein sehr mächtiges Organ voller erstaunlicher Fähigkeiten und Kräfte – das Gehirn. Der Körper, den wir genetisch geerbt haben, ist komplex und im Wesentlichen „selbst-richtend"; sobald er in fremde Umgebungen oder neue klimatische Bedingungen versetzt wird oder Toxinen, Chemikalien, Mikroben und emotionalen Energien ausgesetzt ist, versucht er ohne Unterlass sich nachzukalibrieren und in einen Zustand des Gleichgewichts oder der Homöostase zurückzukehren. Wir vergessen oft, was für ein Wunderwesen der Mensch ist – das fühlt, sich anpasst und verteidigt und dessen inwendige Systeme alle in komplexer Synchronizität zusammenarbeiten, um Gesundheit und Wohlbefinden aufrechtzuerhalten. Ich staune über unsere ungeheuren Fähigkeiten. Der menschliche Körper allein ist schon ein Wunder! Ein Durchschnittsmensch setzt sich zusammen aus 206 Knochen, mehr als 600 Skelettmuskeln, fünf lebenswichtigen Organen, 5-6 Litern Blut, gut 40 kg Wasser und anderen Körperflüssigkeiten, etwa acht Metern Eingeweiden, ungefähr 96.560 km Blutgefäßen, 72 km Nerven, zehn Billionen Zellen und einer Vielzahl veränderlicher Energiezustände. Wenn wir eine „Wattangabe" für uns machen könnten, wie für eine 40- oder 100-Watt-Glühbirne, könnten wir zu einer besseren Einschätzung unserer selbst kommen als nur über unser Aussehen, unseren Gesundheitszustand oder beruflichen Erfolg.

Taxieren Sie sich doch einmal und spüren Sie die energetische Differenz: Wenn Sie niedergeschlagen sind und wie ein Schummerlicht nur auf niedriger Wattzahl laufen oder wenn Ihnen in einem kreativen Augenblick die Ideen nur so durch den Kopf schießen und Sie wie ein gleißender Scheinwerfer mehr als 100 Watt fressen. Ist der Unterschied nicht beträchtlich?

Unsere emotionalen Gefühle verfügen offensichtlich über Energie. Ich bitte Sie noch einmal darum, für ein paar Minuten in sich hinein zu horchen. Schließen Sie Ihre Augen und rufen Sie sich einen traurigen Moment in Erinnerung. Ich sehe mich selbst, wie ich schlaff und teilnahmslos auf meinem grün-geblümten Sofa im Wohnzimmer liege, von Traurigkeit übermannt und mit Tränen in den Augen. Ich fühle mich schwach und entmutigt, mir fehlt es an Energie; und ich spüre, wie mich eine Depression überkommt. Mein Herz ist gebrochen. Energetisch fühle ich mich, als läge ich unten am Meeresboden oder am Grunde eines tiefen Brunnens. Ich habe kaum noch Energie. Ich mag noch nicht einmal meinen Arm heben. Das Atmen ermüdet mich. Ich bin gänzlich zurückgezogen.

Nehmen wir als Kontrast einen anderen Energiezustand – den Zorn. Zorn ist vielleicht nicht die wünschenswerteste Emotion, und wir wissen, dass er zerstörerische Kräfte entwickeln oder sich in Wutausbrüchen entladen kann. Zorn ist eine Energieform, und wenn wir ihn nicht unterdrücken, sondern zum Ausdruck bringen, kommt es zu einem heftigen Ausbruch, der mit Bewegung und sogar Hitze verbunden ist. Manche Menschen brüllen, andere treten um sich oder schmeißen mit Gegenständen. Unkontrollierter, impulsiver Zorn kann in eine Schlägerei oder eine Gewalttat ausarten. Wenn man ahnungslos einen Raum betritt, in dem sich ein zorniger Mensch befindet, kann man die Zornesenergie spüren, selbst wenn sich der zornige Mensch nicht rührt. Man fühlt sich vielleicht plötzlich angespannt, ängstlich, auf der Hut. Der Unterschied zur saftlosen Energie der Traurigkeit ist deutlich. Zorn bedeutet hohe Anspannung, eine hohe Wattzahl.

Ich möchte, dass Sie noch ein weiteres Mal in sich hineinreisen – lassen Sie uns Liebe aufspüren. Schließen Sie dabei die Augen, falls Ihnen das hilft. Legen Sie eine Hand auf Ihr Herz, atmen Sie ein paar Mal tief ein und aus, lassen Sie Ihr Denken zur Ruhe kommen. Rufen Sie sich in Erinnerung, wie Sie lieben. Sind Sie jung und in jemanden verliebt, der Ihnen wunderschön erscheint? Oder sind Sie von Ihrem neugeborenen Kind verzaubert? Sind Sie fest im Griff der stürmischen emotionalen und sexuellen Chemie eines Freundes oder Partners, den Sie nicht aus den Augen lassen können und an dessen Seite es Sie bei jeder Gelegenheit zieht?

Liebe ist überwältigend. Sehen und fühlen Sie das Wesen, dem Sie Ihr Herz so vollständig geöffnet haben. Was fühlen Sie, wenn Sie dieses Bild von sich hervorrufen? Liebe füllt uns aus, Liebe macht uns stark, Liebe macht uns größer und lässt uns über uns hinauswachsen. Wir fließen förmlich über und baden in einer Aura der Magie.

Das Baby, wie es seine winzigen Fingerchen bewegt, das heitere Lächeln Ihres Partners, die Atemwärme Ihres Liebhabers auf Ihrem Nacken. In solchen Momenten fühlen wir uns wohl und wünschen uns, diese Gefühle würden niemals enden. Unser Energiezustand leuchtet wie eine Hundert-Watt-Birne in vollem Glanz!

Es hat einen Grund, dass ich Sie gebeten habe, diese Energiezustände aufzusuchen. Als menschliche Wesen (und damit als Teil des Säugetierreichs) sind wir nämlich dazu in der Lage, Emotionen zu erzeugen und auszudrücken. Unsere emotionale Substanz ist real, stichhaltig und mit unserem physischen Körper verwoben – dieser phänomenalen Struktur aus Knochen, Organen und Zellen.

Irgendwann zu Beginn des 20. Jahrhunderts legte sich die westliche Medizin darauf fest, Symptome und Krankheiten auf eine Weise zu erforschen und zu behandeln, die naturwissenschaftlich genannt wurde. Das Zusammenspiel von Emotionen und Körperlichem in unserem ganzen

Wesen wurde dabei außer Acht gelassen und über Jahrzehnte sogar ins Lächerliche gezogen. Es wurde gängige ärztliche Praxis, sich nur noch auf die körperlichen Symptome zu konzentrieren und aufgrund ihrer Muster und Konstellationen Krankheiten zu diagnostizieren. Jede nachfolgende Generation entfernte sich weiter von dem tiefen Quell unserer inneren Heilungskräfte, gab die Eigenwirksamkeit weitgehend auf und lieferte ihre Körper beim leisesten Anflug eines Symptoms den Ärzten aus, um durch extern angewandte Heilmethoden „repariert" zu werden: Medikamente, Operationen, „Expertenmeinung".

In den USA wurde es von der Mitte bis zum Ende des 20. Jahrhunderts die Norm, Mediziner als sehr wissend und mächtig anzusehen und sie unter hohen Kosten aufzusuchen, damit sie uns aus unserer Not befreien. Jahrhunderte zuvor hatte der Klerus einen solchen Status inne. In der Renaissance wurden Künstler für ihre Talente und Kräfte verehrt. Indigene Kulturen und vorchristliche Stämme achteten Schamanen und weise Zauberer für ihre Fähigkeit, Energiefelder zu verändern und Visionen zu erzeugen. Die Jahrhunderte drehen sich weiter und Gesellschaften wandeln sich. Heute, zu Beginn des 21. Jahrhunderts, haben wir es mit einer westlichen Weltbevölkerung chronisch „kranker" Menschen zu tun.

Ein durchschnittlicher Amerikaner löst pro Jahr zwölf bis fünfzehn Rezepte ein. 2012 lag der US-Absatz für nicht verschreibungspflichtige Medikamente im Einzelhandel bei 96 Milliarden Dollar, und gemäß einer Statistik des *Time*-Magazins aus dem Jahr 2009 haben wir damit begonnen, jährlich etwa 40 Milliarden Dollar für alternative Heilmethoden auszugeben. Im Weltgesundheitsranking nimmt die USA unter den elf wohlhabendsten Nationen den letzten Platz ein und bleibt damit hinter anderen Ländern wie England, der Schweiz und Schweden zurück, während kleine Länder wie Malta und Singapur die Liste anführen.

Es spielen viele Faktoren eine Rolle dabei, dass das moderne Amerika durch riesige Fallzahlen bei chronischen Krankheiten und Autoimmunerkrankungen in die Knie gezwungen wird. Seit den 1950er Jahren haben wir einen beängstigenden Anstieg von Multipler Sklerose, Lupus erythematodes, Morbus Crohn, Lebensmittelallergien und kindlichem Autismus erlebt sowie die grassierende Epidemie der Infektionskrankheit Lyme-Borreliose.

Dies wird manchmal einfach darauf zurückgeführt, dass vor fünfzig Jahren das Bewusstsein für diese Krankheiten fehlte, und doch kennen die meisten von uns instinktiv eine Mischung von Faktoren, die diesen Strudel des Leids herbeigeführt hat, von dem mehr als die Hälfte aller Erwachsenen, die dreißig oder älter sind, betroffen ist. Es ist die verstörende Wahrheit, dass wir alle weniger gesund sind als unsere vor dem zweiten Weltkrieg geborenen Eltern und Großeltern, die reichlich geraucht, getrunken und sich fettreich ernährt haben. Sie sind vor der Verbreitung industriell verarbeiteter Lebensmittel aufgewachsen und wurden nur selten geimpft. Ausschließlich der Pockenimpfstoff wurde in ihren Blutkreislauf injiziert. Bis in die 1950er Jahre hinein nahmen sie nicht täglich hydriertes Öl mit ihrer Nahrung auf.

Bis ins Erwachsenenalter aßen diese Generationen für gewöhnlich Obst und Gemüse „der Saison", konsumierten ursprünglichen, nicht genmodifizierten Weizen, waren nicht von elektro-magnetischen Feldern umgeben und lebten auch nicht im Umkreis von Atomkraftwerken. Dadurch, dass in den meisten Haushalten höchstens – wenn überhaupt – ein einziges Auto zur Verfügung stand, war das Lebenstempo dieser Menschen radikal niedriger, was bedeutet, dass sie mit ihren Nebennieren (der *Fight-or-flight*-Stressmechanismus) nicht routinemäßig im Pendlerverkehr mit hoher Geschwindigkeit über die Autobahn rasten, dem Multitasking in einem Doppelverdienerhaushalt ausgesetzt waren oder sich wegen mitten im Satz „abgebrochener" Business-Gespräche auf dem Handy Sorgen machen mussten.

Der Schweineschmalz, der Bourbon und die Zigarren mögen vielleicht ihren Körper „strapaziert" haben, aber nicht im selben Ausmaß wie die 112 Additive in der Nahrung, die Erfrischungsgetränke und das fluorisierte Wasser, die unsere Kinder zusätzlich aufnehmen. Wenn wir dann auch noch die vor ein paar Seiten behandelten emotionalen Energiezustände hinzunehmen, vervollständigt sich das Bild – unsere Körper sind verseucht und werden von häufig sehr mächtigen negativen Energiezuständen überschwemmt. Unsere Berufe, Beziehungen und Lebensgewohnheiten sind für gewöhnlich von Stress, Druck, rapide zunehmenden Anforderungen und ungelösten Konflikten durchzogen.

Die folgenden Kapitel werden den Zusammenhang verdeutlichen, der ganz offensichtlich zwischen extremen oder lang anhaltenden emotionalen Gefühlszuständen und Symptomen und Krankheiten besteht. Wir sind nicht in einzelne Bestandteile untergliedert, sondern wie in einem zusammenhängenden Wandteppich verwoben. Wir sind wunderbare, kreative, sensible Geschöpfe, die gedeihen, wenn sie Liebe, Mitgefühl, Unterstützung, Hilfsbereitschaft und Freiheiten erfahren. Unsere Kreativität, unsere Gesundheit und unser Wohlbefinden, unsere Liebe und Freude sind großen Gefahren ausgesetzt.

Obwohl dies ein düsteres Szenario ist, gibt es doch Hoffnung! Wir können gesund und dynamisch sein und uns sogar von einer ganzen Palette an Symptomen und Krankheiten wieder erholen. Vergessen Sie nicht – Sie sind widerstandsfähig! An jedem Tag unseres Lebens bilden wir neue Zellen. Die alten, vergifteten Zellen können durch frische und gesündere Neulinge ersetzt werden. Ihre ausgelaugten Organe und Drüsen können wieder genährt und aufgefüllt werden. In vielen Fällen können sogar Schäden wieder behoben werden.

Glücklicherweise stehen uns an der Schwelle zum 21. Jahrhundert hervorragende kräftigende Ergänzungsmittel aus qualitativ hochwertigen Quellen zur Verfügung. Die synergistischen Heilungseigenschaften und jahrhundertealte Wirksamkeit natürlicher Pflanzen kehren in die Gesundheitspflege zurück. Die Tendenz geht wieder in Richtung biologisch angebauter und nicht industriell verarbeiteter Lebensmittel, und was für jeden von uns am wichtigsten ist, ist die Wahrheit, dass wir angeborene Heilkräfte in uns tragen. Das wunderbare Gehirn, von dem ich gesprochen habe, beherbergt ein wahres Geschenk – Ihren Geist. Wir können auf seine ungeheuren Heilungsfähigkeiten zugreifen.

Mein zutiefst weiser Vater hatte eine Botschaft, die er mir als jungem Mädchen und selbst noch als tragisch bettlägeriger Erwachsenen (in meinen Vierzigern litt ich stark an fortgeschrittener Neuroborreliose/chronischem Erschöpfungssymptom/Migräne) immer wieder vermittelte: „Gott hat dir einen Geist geschenkt. Es ist deine Aufgabe, davon Gebrauch zu machen. Und guten Gebrauch davon zu machen. Verschwende ihn nicht an negative Gedanken oder gieriges Verlangen. Wenn du deinen Geist fokussierst und weise einsetzt, kannst du in deinem Leben alles erreichen. Nur du selbst kannst dich heilen, niemand sonst."

Mein Vater, der während des zweiten Weltkrieges für tot gehalten und auf einem philippinischen Minenfeld zurückgelassen worden war, war ein Überlebenskünstler, ein Stehaufmännchen, und sollte in seinem Leben noch viele Male den Tatsachen trotzen: Er überstand katastrophale Autounfälle, achtzehn Lungenembolien, eine Insolvenz und mehr. In jedem einzelnen Fall wurde ich Zeugin seiner Geisteshaltung, seines Glaubenssystems, seiner enormen Willenskraft. Sein Beispiel war unbezahlbar und hat mich fürs Leben gelehrt. Er hatte voll und ganz recht – die Kraft unseres Geistes und wie wir ihn einsetzen ist überwältigend. Wir können unseren Geist dafür nutzen, unsere Zukunft zu schaffen. Wir können ihn für unsere Heilung aktivieren.

Die Idee, unsere inneren Heilungsfähigkeiten zu sammeln, die auch die sehr mächtigen Wirkungsweisen des körperlich-geistigen Heilungswegs umfassen, bezeichnet man gegenwärtig als „epigenetische Medizin". Im Verlauf der letzten Jahrzehnte haben hervorragende Ärzte, Psychologen und geistige Heiler wie Dr. Andrew Weil, Dr. Deepak Chopra, Carolyn Myss, Bruce Lipton und Dr. Meredith Young-Sowers uns durch ihre Lehren und ihre Bücher vor Augen geführt, wie reichhaltig das menschliche Wesen eigentlich ist. Sie rufen uns in Erinnerung, dass wir mehr sind als nur ein System aus Knochen und Muskeln, Organen und Drüsen. Von diesen herausragenden Lehrmeistern gibt es zwar nicht allzu viele, doch sie erfreuen sich ungeheurer Popularität, treffen auf intime Weise genau den Nerv und haben Licht in die dunklen Kammern des Lebensleids von Millionen Menschen gebracht. Sie verhelfen uns zu Erkenntnissen und Inspiration.

Ich bin seit dreißig Jahren Heilpraktikerin. Ich war immer darauf ausgerichtet, den menschlichen Körper und die menschliche Psyche mit natürlichen Arzneien und den etwas eklektischen Heilmethoden, die gemeinhin *nicht-wissenschaftlich* genannt werden, zu unterstützen. Obwohl sie nie für Millionen von Dollar in den US-amerikanischen Wissenschaftsprozessen erforscht wurden, sind viele dieser Methoden doch weit verbreitet und werden international seit Jahrhunderten vertrauensvoll und mit Erfolg angewendet.

Die Praktiken der Naturheilkunde sind traditionellerweise sanfter und älter und harmonieren besser mit einem sensiblen Körper und Wesen. Wir sind nicht alle so empfindlich. Es gibt Menschen, denen man für ein CT radioaktive Kontrastmittel injizieren kann oder die sechs Bier auf ex trinken können, ohne dass das negative Konsequenzen für sie hätte. Das heißt nicht, dass das gut für Sie ist, sondern nur, dass Ihr System dazu in der Lage ist, mit diesen Toxinen oder Stoffen umzugehen und sich dann wieder zu kalibrieren. Was ich aber für wichtiger halte – was sind die langfristigen Auswirkungen? Vielleicht werden Ihre gesamten Systeme nach dreißig Jahren kollabieren? Wird der regelmäßige Konsum von Light-Getränken oder Margarine irgendwann bei Ihnen zu Nierenversagen, Bluthochdruck oder Bauchspeicheldrüsenkrebs führen? Ich bin ein intuitiver, sehr empfindsamer Mensch. Ich folge meinen Instinkten und schenke gleichzeitig den Reaktionen meines Körpers und meiner Psyche große Aufmerksamkeit. Wenn ein Medikament, ein Nahrungsmittel oder ein Mensch mir nicht guttut oder mir schadet, verzichte ich künftig bewusst darauf. Diese Fähigkeit hilft mir sowohl bei der Abwehr vieler Krankheiten als auch bei der Regeneration.

Die Verdrängung von Selbstfürsorge und Körperbewusstsein im 20. Jahrhundert hat die USA psychologisch zu einer Gesellschaft werden lassen, die Ärzte fast wie Gurus betrachtet und davon abhängig ist, dass diese alles richten; eine Gesellschaft, in der schnell ein Medikament eingeworfen wird und Nahrung zur Massenware verkommt. Wir sind mit unserem inneren Radar außer Takt geraten und haben Fähigkeiten wie Intuition, Glaube, Vision, Affirmation, Kongruenz und Kontemplation preisgegeben.

Wir sind zu Wesen geworden, die Unterstützung, Befriedigung, Belohnung und Wiederbelebung in von außen gesteuerten Maßnahmen zu finden hoffen. Wir verfallen dem Konsumrausch, kaufen schicke Autos, steigern die Stimulation, verschlingen immer größere Mahlzeiten, nehmen kolossale Mengen von Zucker und Medikamenten auf, frönen dem Gelegenheitssex und erwarten, dass es uns so besser geht und unsere Bedürfnisse unmittelbar befriedigt werden, so wie wir davon ausgehen, dass wir durch eine Pille oder einen anderen Menschen schneller von der Gicht, einer Depression oder Colitis geheilt werden.

Warum haben wir gleichzeitig unsere eigenen Kräfte aufgegeben? Wo ist alles hin – auszuruhen, ein nicht-elektrisches Instrument zu spielen, mit den eigenen Händen etwas Fassbares zu schaffen (wie ein Vogelhaus oder ein Kleidungsstück)? Warum wissen die meisten von uns nicht, wie wir unsere Wahrnehmungsfähigkeiten ankurbeln oder Botschaften eines Höheren Wesens (Gott, Engel, Buddha oder welcher Gottheit auch immer) empfangen können? Wissen Sie, wie Sie eine Intuition einbringen oder ein heilendes Gebet sprechen können? Wir alle sind dazu geboren, Dinge zu schaffen und uns in den Dienst der Menschheit zu stellen, und letztlich sind wir auch dazu in der Lage, Ressourcen für unsere menschlichen Grundbedürfnisse (eines davon ist Geld, andere sind Intimität und Nahrung) aufzubringen. Willenskraft, Liebe und Hoffnung sind Selbstverständlichkeiten. Kleine Kinder stellen diese wunderbaren Eigenschaften mühelos zur Schau. Es ist nicht vorgesehen, dass sie uns durch linkshirnige, übermäßig akademische, didaktische Schulsysteme ausgetrieben werden. Ganz im Gegenteil sollten diese wertvollen Fähigkeiten ausgebaut und unser Leben hindurch mit anderen geteilt werden. Wir alle haben Wahrnehmungsvermögen, Phantasie und Kunst in uns, werfen sie jedoch zu früh über Bord – anders als unsere Vorfahren in der Renaissance, die diese Gaben wie goldene Schätze kultivierten.

Unsere Haltung ist in eine Schieflage geraten. Mit großer, nach außen gerichteter (männlicher) Yang-Energie streben wir nach Erfolg. Alles ist darauf ausgerichtet, einen höheren akademischen Abschluss zu erwerben, die Karriereleiter zu erklimmen, viel zu arbeiten (selbst am Wochenende), Besitz anzuhäufen, ein Eigenheim zu besitzen, eine Hypothek und andere Kredite umzuverteilen, sich dem Medienwahnsinn hinzugeben, ein Leben auf der Überholspur zu führen. Dann sind wir kaputt und völlig erschöpft, liegen uns in den Haaren, lassen uns scheiden und ziehen unsere Kinder mit elektronischen News-Feeds und synthetisierter Nahrung groß. Nur noch selten bauen diese jungen Menschen Baumhäuser, keschern Kaulquappen oder backen einen ganzen Kuchen. Mit fünfundfünfzig sind viele Männer impotent, und die USA kämpfen bei Autoimmunerkrankungen mit Krankenzahlen in Höhe von 50.000.000.[1]

Wo ist nur der Gegenpol, die Selbstreflexion, die Fähigkeit, Zuneigung zu empfangen, das Mit-sich-Alleinsein, während man eine stille Stunde am Teich genießt oder schweigend meditiert, mit lediglich einer Kerze als Begleitung? Bringen Sie Ihren Kindern bei, auf ihr Herz zu hören oder

1 (AutoImmuneSummit.com)

sich mit Hilfe des Sonnenstandes oder der Sternenkonstellation am Himmel zu orientieren? Einiges hiervon mutet altmodisch an. Für gewöhnlich werden moderne, zukunftsweisende und wissenschaftsbasierte Haltungen von den jeweils „nachfolgenden" Generationen bevorzugt – natürlich sind Fortschritt und Wachstum wertvoll. Stagnation und Rückwärtsgewandtheit sind nicht gerade die Verbündeten eines Betriebs, eines Gewässers oder einer Beziehung. Aber was die gegenwärtige Gesundheitssituation betrifft, zeigt mir die Erfahrung, dass wir als Gesellschaft nicht gesünder werden, sondern vielmehr zurücksetzen, kränker werden und sogar spirituell stagnieren.

In dreißig Jahren als selbstständige Heilpraktikerin konnte ich Trends, Veränderungen, positive Entwicklungen und auch eine verstörende Tatsache beobachten – die jüngste Generation ist kränker als die ihrer Großeltern.

Die Fälle, in denen schon Kinder an Adipositas, Diabetes und affektiven Störungen leiden, nehmen überhand. Diese jungen Menschen nehmen zu viele hormonaktive Substanzen über ihre Nahrung auf – von petrochemischen Derivaten, die Östrogen imitieren, bis hin zu Additiven, die ihre Neurochemie durcheinanderbringen. Darüber hinaus sind sie zunehmend eingepfercht, weil ihr Schultag immer weniger Pausen oder Sportstunden bereithält, und gleichzeitig verbringen sie, als wären ihre Augen daran festgeklebt, exzessiv viel Zeit mit elektronischen Geräten, die elektromagnetische Strahlung aussenden und die wir heutzutage, aus welchen Gründen auch immer, als „harmlos" erachten.

Ich zeichne hier ein düsteres Bild, aber wer nicht gerade vom Stromnetz abgeschnitten im ländlichen Montana oder Alaska wohnt, der ist, wie die Mehrheit der Einwohner der USA, von einer Mischung aus Chemikalien, elektromagnetischen Feldern und Stresshormonen durchdrungen, ist überarbeitet, unterbewertet und davon abhängig, dass irgendeine schnelle Lösung von außen seine Energie ankurbelt, seine Stimmung aufhellt und seine Annehmlichkeiten vermehrt.

Ohne jeden Zweifel stecken wir mitten in einer gesellschaftlichen Gesundheitskrise. Wir mögen vielleicht länger leben als unsere Vorfahren und achtzig oder sogar neunzig Jahre alt werden, aber diese alten Menschen haben eine Unzahl von Krankheitssymptomen, sind sehr auf körperliche Pflege angewiesen und nur selten in Familien eingebunden. Die meisten von uns werden nicht zu Hause im Kreise unserer Lieben sterben, sondern umgeben von Schläuchen in einem Krankenhaus oder Pflegeheim. Wir alle müssen Selbstfürsorge und Selbsterkenntnis betreiben, von Kindesbeinen an. Je mehr jemand mit seinem Gesundheitszustand und seinem Glück im Einklang steht und weiß, wie man sich bei den ersten Symptomen eines Ungleichgewichts nachkalibrieren kann, desto größer ist sein Potenzial für ein optimal erfülltes und gesundes Leben. Und im selben Atemzug sage ich Ihnen, dass es nie zu spät ist, damit zu beginnen. Ein Bewusstsein für das eigene Selbst zu entwickeln, ist Teil des Heilungsprozesses. Zu verstehen, welche Rolle unsere Emotionen in Bezug auf chronische Krankheiten spielen, ist von großer Bedeutung. Zu entdecken, wie man ein bestimmtes Emotionsmuster bearbeiten oder verändern kann, vermag lebensverändernd zu wirken.

Emotionale Zustände haben spezifische Energieformen. Positive Emotionen vibrieren stärker, negative schwingen mit niedrigerer Frequenz. Der menschliche Körper und sein komplexes Netz aus Zellen und Symptomen zieht gewisse Vibrationsfrequenzen vor. Freudvolle, begeisterte Zustände voller Liebe sind leichter, schneller und lassen das Gehirn Endorphine ausschütten, die „Wohlfühl"-Hormone, die eine gute Immunfunktion unterstützen.

Angst, Feindseligkeit und Gier vibrieren mit tieferer, niedrigerer Frequenz. Wenn diese Gefühle über einen längeren Zeitraum Bestand haben, wird sich das Energiemuster festsetzen und so die entsprechenden Organe und Zellfunktionen beeinträchtigen. Es ist gut nachvollziehbar, wie eine bittere Verachtung mit der Zeit zu Magenkrebs führt oder wie nicht nachlassende Trauer rezidivierende Bronchitis oder Asthma hervorruft.

Nicht jede Krankheit wird durch ein emotionales Ungleichgewicht ausgelöst. Aber die Wechselwirkungen zwischen unserem Körper und unserem Bewusstsein zu begreifen und wie das alles mit Krankheit zusammenhängt, gibt uns einen Werkzeugkasten an die Hand, mit dem wir arbeiten können. Sie sind dazu in der Lage, sich zu heilen.

Ich werde Sie mit auf eine Reise nehmen und dabei Ihren Körper, Ihr Bewusstsein und Ihre Seele miteinander verweben. Sie werden die unglaublichen Funktionsweisen des Hormonsystems kennenlernen und erfahren, wie feine Nuancen darin alle möglichen Symptome und gesundheitlichen Beeinträchtigungen hervorrufen können, wenn es aus dem Gleichgewicht gerät.

Ich werde Sie in den faszinierenden Bereich unserer sieben Chakra-Energiezentren einführen und Ihnen zeigen, wie diese mit der Physiologie bestimmter Körpersysteme verbunden sind und wie auf noch kunstvollere Art bestimmte Emotionen mit spezifischen Organen korrelieren. Wir sind mehrdimensionale Wesen und entwickeln uns beständig weiter. Sich weiterzuentwickeln, auszudrücken und einzubringen, kreativ zu sein – das sind die Grundpfeiler unseres Daseins. Wenn diese intakt sind, sind Gesundheit und Wohlbefinden viel einfacher zu erlangen. Wenn wir von diesen Grundlagen abweichen oder sie ignorieren, beginnt es zu kriseln und das Leid nimmt zu.

Heilung ist Ihr ganz persönlicher Prozess, den Ihnen niemand abnehmen kann. Zwar gibt es begabte Heilpraktiker, Therapeuten, Ärzte, Freunde, Geistliche oder selbst Tiere, die Ihnen die benötigte Unterstützung oder den nötigen Ansporn liefern, aber letztlich ist Heilung eine Reise, auf die Sie sich entweder wie auf eine Sinnsuche begeben können oder die Sie als zu gefahrvoll oder Ihrer nicht würdig verwerfen.

Ich hoffe, dass Sie sich auf die Suche begeben werden; denn die wichtigsten Lektionen, die schönsten Belohnungen, die wahrhaftesten Momente, die das Leben bereithält, werden nicht durch die äußere Welt der Besitztümer und Statussymbole hervorgebracht, sondern vielmehr durch die inneren Reichtümer aus persönlicher Erkenntnis und liebendem Mitgefühl.

Sie sind zu wertvoll, als dass Sie sie ignorieren dürften.

DIE BEDEUTUNG EINES
PARADIGMENWECHSELS IN DER MEDIZIN

„Eine schwere Krankheit bedeutet, dass es unsere Seele nach einer grundsätzlichen, allumfassenden Lebensveränderung verlangt. Alle unsere Körpersysteme, unser spirituelles und emotionales Gefüge, sollen sich transformieren. Wir müssen die gewohnten Bahnen verlassen, die weniger gesund und produktiv waren, als Sie sie vielleicht wahrgenommen haben, selbst wenn einige Aspekte Ihres Lebens sich bereichernd und erfüllend angefühlt haben."

Vor vierzehn Jahren lebte ich mein Traumleben in einer malerischen Gemeinde in Neuengland. Ich hatte eine wunderbare Familie, einen attraktiven Ehemann, ein Landhaus, jede Menge Freunde und eine florierende Praxis als klassische Homöopathin. Ich war im „Nationalen Rat für Homöopathie" und wirkte bei der staatlichen Zertifizierungsprüfung für Homöopathie mit. Meine beliebte zweimonatlich erscheinende Gesundheitskolumne in der Zeitung wurde regelmäßig von treuen Lesern ausgeschnitten und an Freunde in der ganzen Welt verschickt. Ich war Ehefrau und Mutter, eine gute Freundin und fürsorgliche Nachbarin. Ich hatte das Gefühl, alles richtig zu machen, und doch haben mir das chronische Erschöpfungssyndrom, regelmäßige Migräneanfälle, das Reizdarmsyndrom, entsetzliche Nackenschmerzen, Fibromyalgie und eine versteckte, fehldiagnostizierte Lyme-Borreliose einen Dämpfer, einen gewaltigen Dämpfer versetzt und mich zur Veränderung gezwungen.

Fünf lange Jahre lang, während derer sich meine Symptome immer wieder veränderten, befand ich mich auf einer Abwärtsspirale der Finsternis und Verzweiflung. An deren Ende war ich auf den Rollstuhl angewiesen, war bettlägerig, litt an Lähmungen, Tremor, Demenz und Herzschmerzen. Ich war zu schwach, um mich ohne Hilfe fortzubewegen oder zu duschen. Wenn ich es schaffte, mir selbst ein Sandwich zuzubereiten, war das einer meiner besseren Tage. In manchen Nächten hatte ich das Gefühl, ich würde im Schlaf sterben und meinen reizenden siebenjährigen Sohn nie aufwachsen sehen. Dutzende bedeutende Ärzte und Krankenhäuser hatten keine bessere Idee, als noch ein weiteres Medikament auszuprobieren, und kosteten mich tausende und abertausende Dollar aus eigener Tasche. Wie konnte es so weit kommen, dass ein so sportlicher, ehrgeiziger, talentierter und vitaler Mensch wie ich dermaßen dahinsiechen konnte, ohne dass irgendjemand im Reich der Medizin dazu in der Lage war, irgendetwas zu meiner Heilung beizutragen? Selbst meine geliebten homöopathischen Lehrmeister waren überfragt, verhalfen mir vielleicht zu ein paar Wochen erneuerter geistiger Klarheit oder weniger Schmerz, aber dann ging es doch nur immer wieder bergab und endete im Kollaps. Ich war verzweifelt, mutlos und dem Tode nah.

Ein hervorragender Kollege von mir, ein promovierter Ernährungsmediziner, war meine Rettung. Er befand meine drei negativen Lyme-Borreliose-Testergebnisse für „fehlerhaft" und ließ mich erneut testen, diesmal bei zwei hochmodernen Laboren, die auf durch Zecken übertragene Krankheiten spezialisiert waren. Er war davon überzeugt, dass ich mich seit über fünf Jahren mit aggressiven Bakterien herumschlug, was dazu geführt hatte, dass bei mir Schilddrüse, Nebennieren, „Bauch" und Leber entsprechend in Mitleidenschaft gezogen waren und mein Körper voller Toxine und latenter, aus dem Ruder gelaufener Virusinfektionen war. Schockiert folgte ich den Ausführungen dieses klugen Therapeuten, der mir erklärte, wie die zur Spirochäten-Familie gehörenden Borrelien sich auf dem Weg vom Blutkreislauf zum Gehirn durch das Gewebe und die Organe bohren und dabei alle möglichen Beschwerden und Krankheiten imitieren. Die Amerikanische Gesellschaft für Infektionskrankheiten (IDSA) hatte die durch diese wandelbaren Bakterien ausgelöste Krankheit lediglich als vorübergehende Infektionskrankheit von beschränkter Dauer kategorisiert und damit tausende Ärzte im Dunkeln darüber gelassen, dass es, wie bei ihrem Cousin, der Syphilis, auch „chronische" Verläufe dieser Krankheit gibt und ich nicht allein damit war: Hunderttausende waren in ebenso kläglicher Verfassung wie ich. Zu viele Ärzte sind sich einfach nicht dessen bewusst, dass Lyme-Borreliose zu einem chronischen Problem werden kann.

Aschfahl und weinerlich versuchte ich, meinen tremorgeschüttelten Körper ruhig im Stuhl zu halten, während ich dieses verstörende Szenario in mir aufnahm. Und der Arzt sollte recht behalten – drei Wochen später bestätigten die beiden Labore, dass ich beim *Borrelia-burgdorferi*-Antikörpertest tatsächlich extrem positiv abgeschnitten hatte! Sämtlichen kommerziellen Laboren war das durch die Lappen gegangen, und ich hatte dadurch alles verloren! Meine erfolgreiche Karriere und sämtlichen Ersparnisse waren hinüber, meine Ehe war zerstört, unser Einfamilienhaus verkauft und meine Kinder mussten zwischen zwei Haushalten hin- und herpendeln. Zu diesem Grauen kam noch hinzu, dass meine Gemütsverfassung äußerst brüchig und ich mit meinem Mut klar am Ende war. Wie sollte sich mein Zustand je wieder bessern?

Eine vernünftige Diagnose bekommen zu haben, gab mir einiges an Kraft, und ich war fest entschlossen, die bakterielle Infektion zurückzudrängen und sämtliche durch sie hervorgerufenen Schäden und Mängel wieder zu beheben. Ich hatte großes Vertrauen in meinen talentierten Ernährungsmediziner und war zusätzlich in den guten Händen eines integrativ arbeitenden Arztes. Uns allen war bewusst, dass Zeit und Geduld sowie viel Ruhe und ausgiebige Erholung vonnöten waren. Zunächst wurden meine kompletten Körpersysteme daraufhin untersucht, welche Ergänzungsmittel und Behandlungen ich benötigte. Entgiftung, Mineralstoffmangel, Ungleichgewichte im Neurotransmitterhaushalt, Mitochondrienversagen, chronische Entzündungen, Hormonstörungen und vieles mehr waren dabei mitbestimmend. Alles in allem waren für meine Genesung fünf Jahre harter und hingebungsvoller Arbeit nötig. Ich war an jedem einzelnen Tag mit meiner Heilung befasst. Während des ersten Jahres war ich noch ans Bett gefesselt, und es sollte noch zwei weitere Jahre dauern, bis ich wieder ein Auto fahren konnte!

Letztlich war ich dazu gezwungen, nahezu jeden einzelnen Aspekt meiner Lebensführung zu verändern – meine Behandlung ging weit über das Verabreichen von Medikamenten hinaus. Ich musste alles umkrempeln: Meine Nahrungs- und Schlafgewohnheiten, meinen Umgang mit intimen Beziehungen, mein Multitasking, meine Selbstfürsorge, die Fähigkeit, meine Träume wachsen zu lassen und mich in Einklang mit meinen innersten kreativen Fähigkeiten zu bringen. All das erforderte meine auf-

AUTOIMMUN-ERKRANKUNGEN

richtige Aufmerksamkeit. Ich fand schließlich heraus, dass meine Seele, ohne dass mir das bewusst gewesen wäre, nach Achtsamkeit und Selbstausdruck schrie. Ich war am Ende, weil ich einfach nicht länger so leben konnte, wie ich im Nachkriegsamerika erzogen worden war. Ich musste mir mein gesamtes Koordinatensystem neu aufbauen.

Solche Krankheiten sind mächtige Weckrufe. Sie fordern uns dazu auf, unsere eigene Fähigkeit zur Selbstreflexion zu aktivieren sowie Verzicht und Hingabe zu üben. Ich musste mich dem Prozess von Tod und Wiedergeburt hingeben. Ich musste vieles von dem, was in den USA als Erfolgssymbol gilt und worauf ich bislang mein Leben aufgebaut hatte, loslassen und mich stattdessen auf die Suche nach dem begeben, was mein inneres Selbst zu seiner Entfaltung brauchte. Es war beängstigend, meine Karriere und mein Einkommen, meinen Ehemann und meine Gesundheit zu verlieren. Ich fühlte mich unglaublich unsicher, allein, verwirrt und verzagt. Aber dann trat eine sehr begabte geistige Heilerin in mein Leben, und ihre tiefen Einsichten und ihr fester und nährender Glaube an meine Zukunft halfen mir dabei, meinen göttlichen Polarstern zu finden, der mir einen Weg aus dem tiefen Graben der Krankheit und Seelenqual wies.

Ich lernte, in mich hineinzuhorchen, meine Instinkte zu respektieren und Veränderungen nicht zu fürchten, sondern stattdessen darauf zu vertrauen, dass Gott oder eine universelle Kraft, die über den kleinen Erdenwinzling, der ich bin, hinausgeht, mich lenkt und beschützt. Ich hatte zwar Angst, aber ich hatte auch nichts mehr zu verlieren. Ich habe mich für das Leben entschieden, für ein Leben der Suche, der Hingabe und des Glaubens. Nichts blieb, wie es war, und heute bin ich lebendiger und kreativer als jemals zuvor! Ich bin völlig geheilt und habe dabei viel gelernt, was mir nun Ansporn ist, meine Erkenntnisse mit anderen Notleidenden zu teilen. Ich habe es auch am eigenen Leib erfahren, dass unsere Kultur einen gewaltigen Paradigmenwechsel in Bezug auf Krankheit, Therapie und, viel weitergehend, Heilung nötig hat. Es ist ein Segen, dass jeder von uns große Widerstands- und Wiederauferstehungskräfte in sich trägt.

Unsere Verbindung zum Göttlichen kommt zu uns, egal wie unsere Lebensumstände sind, egal wie festgefahren unsere Lebensführung oder unsere Abwehrhaltung sein mag. Wenn die Zeit zur Veränderung gekommen ist, wird unser Lebenswächter uns die Gelegenheit dafür aufzeigen. Man kann dies besser als persönliche Transformation verstehen. Eine persönliche Transformation ist eine tiefreichende, gefühlvolle Reise, vergleichbar mit Persephones Abstieg in die Unterwelt, zu den Höllenfeuern der persönlichen Dämonen und heimtückischen Hürden, von manchen gar als Gefangenschaft bezeichnet. Wenn wir es aber schaffen, in uns hinein zu horchen, wenn wir lernen loszulassen, so dass wir Glaube, Vertrauen, Gleichgewicht und Selbstliebe finden können, dann können wir es schließlich schaffen, uns neu auszurichten, uns von Höherem leiten zu lassen und an Weite und Tiefe zu gewinnen. Wir kehren erfrischt, strahlend und voller Kreativität in das Land des Lichts und der Lebenden zurück und haben einen direkten Draht zum Göttlichen gewonnen.

Wie eine Mutter, die dazu bereit ist, ihre eigenen Bedürfnisse zugunsten des Wohlbefindens ihres Kindes zu opfern, müssen auch wir die selbstpflegerische Geste akzeptieren. Für die meisten von uns in einer modernen westlichen Gesellschaft ist das zunächst keine einfache Aufgabe. Wir nehmen uns zurück, stellen andere und anderes an erste Stelle, einschließlich der Berufsanforderungen, des Haushalts, unserer Partner und Kinder. Bis zu einem gewissen Punkt ist das auch in Ordnung. Aber bis zu welchem? Wo genau befinden sich Aufopferung und Selbstfürsorge im Gleichgewicht? Durch schwere Krankheiten, wie jene vom Spektrum der Autoimmunerkrankungen und solche, die mit der oft unentdeckt bleibenden Lyme-Borreliose einhergehen, werden die Scheinwerfer genau auf diese intrinsisch lebenserhaltende Frage gerichtet. Viele Menschen setzen dies mit einer intensiven schamanischen Reise gleich.

Jeder chronisch Erkrankte, auch ich, muss sich eingehend mit seinem eigenen Verhältnis zum Selbst beschäftigen. Was kann man loslassen? Was opfert man jetzt, um Heilung zu erreichen? Wie kann ich zu meiner eigenen inneren Autorität, zu meinem inneren Zufluchtsort finden? Wenn wir uns nicht beständig gegen all das auflehnen, was wir nicht mehr tun und was wir verlieren; wenn wir aufhören, uns darüber zu beklagen, wie klein unsere Welt geworden ist, sondern stattdessen lernen, die Reise in unser Inneres anzunehmen und zu begrüßen, dann wird sie zu etwas Magischem. Das alles sind schwere Lektionen und sehr harte Prüfungen. Sie sind aber auch gute Lehrmeister und unterstützen uns dabei, unseren wahren Charakter herauszubilden, wenn wir nur damit aufhören, gegen die Strömung anzukämpfen, gegen die Erwartungen, das Sollen und Wollen, die ungenutzten Möglichkeiten. Niemand leitet Sie so gut und sicher wie Ihre Seele, und wenn Sie sie nähren, können Sie so gut wie alles erreichen, solange Ihnen Gier und Eifersucht und Ego nicht dreinreden.

Die Reise in mein Inneres war von all meinen Reisen die bemerkenswerteste, obwohl natürlich Brasilien und die Karibik durchaus auch ihren Reiz hatten. Ich werde nie vergessen, welch ein Lehrmeister meine Krankheit für mich war, obwohl es mich viel Anstrengung und Mühe gekostet hat, die Fallstricke meiner Gefühle zu bewältigen.

Die meisten chronischen Erkrankungen und Syndrome fordern von den Betroffenen, sich in die Einsamkeit zurückzuziehen, sich nach innen zu wenden und sich den Regungen der Seele zu öffnen. Wenn wir schwer erkranken, gibt es keinen anderen Ausweg: Das Hamsterrad muss zum Stillstand kommen! Sofort! Kein Multitasking mehr, sich nicht mehr abhetzen, nicht mehr bis spätabends arbeiten, nicht mehr Ihr Bedürfnis nach Ruhe und Gelassenheit ignorieren. Etwas ruft Sie! Können Sie das Flüstern hören? Die Stimme, das Drängen, das Verlangen? Ich habe viele Jahre voll tragischen Leids dafür gebraucht, bis ich wirklich verstehen konnte, dass es nicht nur darum ging, was genau meine Symptome waren und wie man sie beseitigen konnte; oder welche Ärzte mich behandelten und welche Medikamente ich einnahm; oder wie genau das Yoga-Asana auszuführen war oder wieviel Zeit ich dafür aufbrachte, Antworten von anderen zu suchen. Die Krankheit war ein entgleister Zug, und dieser entgleiste Zug zwang mich, langsamer zu werden und schließlich komplett anzuhalten und mich wirklich mit meinen Handlungsweisen und meiner Art zu leben auseinanderzusetzen. In mir hat sich schließlich ein Paradigmenwechsel vollzogen, und ich habe eine völlig neue Sicht darauf erlangt, was Heilung wirklich beinhaltet und weshalb in unserer Gesellschaft chronische Krankheiten dermaßen überhand nehmen.

Wir alle haben unsere eigenen Rhythmen. Diese Rhythmen müssen wir respektieren. Unsere Gesellschaft ist dabei zu vergessen, wie man das macht. Wir kämpfen uns nur immer heftiger und schneller voran. Wenn Sie das Tempo drosseln, schwimmen Sie zwar gegen den Strom, aber ich verspreche Ihnen, dass es Sie gesünder macht. Das US-amerikanische Gesundheitssystem befindet sich in einer Schieflage. Technologie und Wissenschaft sind hervorragend und couragiert. Es kommt jedoch kaum ein Element der Selbstfürsorge darin vor, und Heilgebärden wurden offenbar gänzlich aus der Mediziner-Ausbildung gestrichen. Ich empfinde ehrliche Bewunderung für die klugen Köpfe, die Organtransplantationen möglich gemacht haben, kunstfertig Tumore herausoperieren, in dem engen Korsett der Pharmazie an die Grenzen gehen und sich integrativ ausbilden lassen. Ebenso zolle ich all jenen mitfühlenden und offenen Menschen meinen tiefen Respekt, die in Krankheitsfragen über den Tellerrand blicken und auf neuartige Weise, die zunehmend Anklang findet, Elemente aus alten Wahrheiten und moderner Nanotechnologie sammeln und dem Einzelfall zugute kommen lassen. Was wir jedoch brauchen, ist ein massiver Paradigmenwechsel in Bezug auf die Bedeutung von Selbstfürsorge und Wohlbefinden. Es ist außerdem notwendig, wenn das auch schwer einzugestehen ist, dass die großen Krankenhauskomplexe „niedergerissen" und von Grund auf neu gebaut werden, was in etwa vergleichbar mit dem ist, was nach dem Zusammenbruch der Weltwirtschaft an der Wall Street geschehen ist. Dabei sollte man die beste Technologie beibehalten, aber sämtliche Exzesse ausmerzen.

Ich habe nicht für alle Fragen Antworten parat, aber die, die ich habe, sind dafür umsetzbar – eine Rückkehr zum Familienarzt mit kleiner Einzelpraxis, eine neue Form der Krankenversicherung, die auch Behandlungen aus dem Bereich der Naturheilkunde abdeckt, eine von Grund auf umgestaltete Lebensmittelindustrie (bringen wir doch mit Anreizen und Unterstützung der US-Regierung unsere privaten, regionalen Bio-Bauernhöfe zurück), eine substanzielle Drosselung der Plastikindustrie, eine Marktverbannung von Frischhaltefolie und dem Breitbandherbizid Roundup, eine Wiedereinführung von Pausen und täglichem Sportunterricht und eine Veränderung der medizinischen Curricula, so dass angehende Ärzte über chronische Entzündungen und was sie hervorrufen Bescheid wissen und auch lernen, wie man chronischer Erkrankungen durch Veränderungen des Lebensstils Herr werden kann. Etablieren wir doch in allen großen und kleinen Städten multidisziplinäre integrative Gesundheitszentren.

Genauso wichtig ist die Botschaft, dass wir einen Gang herunterschalten müssen! Wie können Sie Stille und Ruhe wiedererlangen? Wie können sowohl kleine Betriebe als auch große Konzerne Inseln für Schönes schaffen und Pausen von fünfzehn Minuten einführen, damit die Mitarbeiter im Hof und Garten oder Gewächshaus spazieren gehen können, um so negative Ionen auszubalancieren und spirituell aufzutanken? Wie können Sie die großen, breiten Muskeln Ihres Körpers gewissenhaft trainieren? Es gibt vieles anzupacken. Sie können mit jedem Tag etwas in Ihrem Leben verbessern. Sie haben die Kontrolle über Ihren Körper, über Ihren Lebensstil, Ihr Bewusstsein und Ihre wunderbare Seele. Wenn wir wollen, dass unser Leben gesünder, entspannter und produktiver wird, ist Veränderung unabdingbar. Irrsinnige Arbeitszeiten, Familien, in denen beide Elternteile arbeiten und sich so gerade eben über Wasser halten, während ihre Kinder von Lehrern und schlecht erzogenen Gleichaltrigen aufgezogen werden, statt von der Weisheit der Älteren zu profitieren, die wiederum in Pflegeheimen untergebracht wurden – für unser tägliches Leben und unsere Gesellschaft ist all das eine Last. Amerika kommt das Wissen abhanden, dass ältere Menschen wertvoll sind. Ihre Lebenserfahrung, ihre aus Tiefschlägen gewonnene Perspektive und ihren gesunden Menschenverstand können die jungen Leute in ihrem täglichen Leben gut gebrauchen. Die Nordhalbkugel dreht sich in einer Geschwindigkeit, die nicht mehr hinnehmbar ist. Unsere äußeren und inneren Lebensräume sind aus dem Takt geraten. Aber unseren inneren Lebensraum können wir beeinflussen.

Wie den ewigen Kreislauf der Jahreszeiten müssen wir die tiefe Ruhe des Winters respektieren, den kreativen Lebenssaft des Frühlings, die Empfänglichkeit und das Wachstum des Sommers und die schwere Arbeit, im Herbst die Ernte unserer Bemühungen einzufahren – nur um dann den Kreis und den Rhythmus wieder von vorn beginnen zu lassen und wieder in die tiefe Zurückgezogenheit und Integration des Winters zurückzukehren.

Ich habe dieses Buch geschrieben, weil ich eine Bewusstseinsveränderung in Bezug auf Krankheit und Heilung herbeiführen möchte. Ich habe diesem Projekt Jahre meines Lebens gewidmet, weil ich selbst vieles von dem durchgestanden habe, was Sie gerade durchmachen, und mich auch selbst auf diese beängstigende Reise in die tödliche Unterwelt und zurück ins Licht begeben habe. Ich möchte Ihnen beibringen, auf starke Selbstheilungskräfte zuzugreifen, und ich möchte Sie daran erinnern, dass alles möglich ist!

Mir ist die Gnade zuteil geworden, eine zweite Chance bekommen zu haben, aber nicht durch Zufall, sondern durch harte Arbeit und die Bereitschaft, Veränderungen in Gang zu setzen, sowohl in mir selbst als auch in denen, die ich berühre. Ich stelle meine Energie zur Verfügung und überschreite auch soziale Grenzen, wenn wir unsere persönliche Transformation und die dringend erforderliche Weiterentwicklung der Gesundheitsfürsorge in Angriff nehmen, sowohl im US-amerikanischen Medizinsystem als auch in unserem eigenen Alltag.

Amerika braucht ein Integratives Gesundheitssystem, das Ärzte und Pflegefachpersonal mit Ernährungsberatern, Heilpraktikern, Akupunkteuren, Homöopathen, Reiki- und Kraniosakraltherapeuten, Chiropraktikern und Osteopathen unter einem Dach zusammenfasst. Über ganz Amerika sind sehr begabte, gut ausgebildete und einfühlsame Menschen in Heilberufen verstreut, die der abnehmenden Gesundheit unserer Gesellschaft weitaus besser dienen könnten, wenn sie an einem Strang zögen. Wir müssen wieder dahin zurück, dass ein gesundes Arzt-Patienten-Verhältnis aufgebaut wird. Um jemanden zu behandeln, braucht es nicht nur Expertenwissen, sondern auch eine Verbindung, einen „persönlichen Zugang". Die in Hülle und Fülle vorhandenen hochwertigen nutrazeutischen Ergänzungsmittel, Kräuter und Homöopathika könnten allesamt die Heilung des späten 20. Jahrhunderts unterstützen, aber wenn man nicht an die richtigen Heilpraktiker gerät, sind sie schlicht nicht zugänglich.

Solange wir im Weißen Haus nicht einen gesundheitsbewussten Präsidenten oder eine entsprechende First Lady sitzen haben, die den Wert der integrativen Medizin kennen und begreifen, stecken wir im Gesundheitsfürsorgemodell der Eisenhower-Ära fest. Heilung ist jedoch auch zu Hause möglich, in Ihrem eigenen Körper und Bewusstsein und mit der Unterstützung einiger gut ausgewählter Heilpraktiker sowie diesem Buch als Leitfaden, um Sie auf Kurs zu halten. Mit ist besonders wichtig, Sie daran zu erinnern, dass Sie nicht allein sind – in den USA leiden 50.000.000 Menschen und weltweit sogar 250.000.000 an Autoimmunkrankheiten, und in den letzten vier Jahrzehnten waren geschätzt 20.000.000 von durch Zecken übertragenen Krankheiten betroffen (von denen einige als Autoimmunerkrankungen fehldiagnostiziert wurden).

Wir können die Zukunft von Autoimmunerkrankungen und Lyme-Borreliose verändern. Es gibt einige sehr begabte Therapeuten, die ein Verständnis für die zugrunde liegenden Prozesse entwickelt haben. Ich spüre, dass sich das Bewusstsein verschiebt, dass Hunderttausende in ärgster Not nach Hilfe verlangen. Wir geben uns nicht länger damit zufrieden, dass ein Medikamentencocktail unsere einzige Stütze sein soll, wir akzeptieren auch nicht länger, dass eine Vielzahl an sowohl körperlichen als auch psychischen Symptomen einfach nur von einer ganzen Riege unterschiedlicher Ärzte oder Medikamente unterdrückt und damit letztlich aufrechterhalten wird. Was wir suchen, ist Heilung und Wohlbefinden – nicht Abhängigkeit und Missmanagement. Zu viele Menschen sind zu intelligent dafür, sich hinhalten zu lassen, ohne Antworten darauf zu bekommen, wie echte Heilung möglich ist, und wollen sich nicht länger in ihr Schicksal fügen.

Ich glaube an die Kraft des Geistes, den Ruf unseres Herzens und die gewaltige Kraft unseres Willens. Wenn wir aus diesen inneren Ressourcen schöpfen, können wir Berge versetzen. Wir können Veränderung bewirken. Wir können uns selbst, andere Menschen und den Planeten heilen.

Lassen Sie uns unsere Reise durch diese Seiten segnen, indem wir geistige Führung zur Hilfe nehmen, lassen Sie uns einzeln und in Gemeinschaft die allumfassende Kraft der Liebe erfahren. Wenn Ihnen das zu „abseitig" vorkommt, überspringen Sie diesen Abschnitt und lesen Sie einfach direkt beim nächsten Kapitel weiter. Diejenigen unter Ihnen, die dazu jetzt bereit sind, nehmen sich jetzt bitte einen Moment mit mir Zeit.

Spirituelle Intention

Ich möchte eine Heilintention auf all jene unter Ihnen richten, die an einer der vielen Autoimmunerkrankungen oder an Lyme-Borreliose leiden. Wenn es Ihnen hilft, können Sie die Augen schließen. Legen Sie sich die Hand aufs Herz. Holen Sie dreimal langsam und tief Luft und atmen Sie dabei tief in Ihren Bauch, nicht nur in den oberen Brustkorb. Folgen Sie Ihrem Atem mit Ihrem inneren Auge. Erspüren Sie, wie es sich anfühlt, wenn Sie dies langsam tun. Richten Sie Ihr Bewusstsein nun auf Ihr Herz. Fühlen Sie seine beständige, wissende Präsenz. Es ist voll Weisheit und Liebe. Von unserem Herzen geht die Heilung aus. Bleiben Sie mit Ihrer Aufmerksamkeit mitten in Ihrem Herzen.

Ich spreche diese Heilintention mit Liebe und voller Hoffnung. Hoffnung auf Ihre Heilung, auf die kollektive Heilung der ganzen Welt und auf ein Ende allen Leids. Hier sind meine Worte der Heilung.

Lesen Sie diese Worte jetzt laut vor:

Ich glaube an eine gesunde Zukunft für mich, für die, die mir nahestehen, und für alle Kranken.

Ich vertraue darauf, dass sich die richtigen Menschen, Ressourcen und Energien miteinander verbünden, um diesen Epidemien Einhalt zu gebieten und uns eindeutigere Diagnosemöglichkeiten sowie ein integratives Gesundheitssystem, in dem echte Heilung möglich ist, zu bringen.

Mit meinem persönlichen Willen und meiner Intention bewege ich mich in Richtung eines Morgen, das glücklicher, gesünder und frei von Krankheit sein wird.

Möge ich dabei Weisung und Schutz finden.

Lesen Sie sich diese Worte täglich vor, bis Sie sie auswendig kennen. Sie füllen Ihre Seele mit Gnade und Bedeutung, und gemeinsam drehen wir ein kraftvolles Seil voller Intention und Wandel für die Gesellschaft. Ein einzelner Regentropfen wirkt wie ein Nichts, aber eine Million Tropfen ergeben ein Unwetter. Mit unserer Energie können wir dieses reinigende Unwetter hervorbringen.

DER WEISE RATGEBER

„Wenn wir eine positive Veränderung des Äußeren herbeisehnen, müssen wir erst für Veränderung in unserem Inneren sorgen."

-DAVID MANNERS

Veränderung ist eine beständige Kraft, die durch uns und die Welt fließt. Obwohl wir im ewig-zuverlässigen Rhythmus der Jahreszeiten Beständigkeit sehen und fühlen, verkörpern sie selbst doch Wandel und Veränderung. Wenn die Knospen neuen Wachstums sprießen, wissen wir, dass der Frühling kommt, und die fallenden Blätter und aufkommenden Winde verkünden uns das faltige Antlitz des Herbstes. Die Dunkelheit und der Schnee des Winters treiben uns dann in die Zurückgezogenheit unserer unerschütterlichen inneren Kraft. Als Gegenpol dazu lassen uns die üppige Schönheit der Sommerhimmel und die großzügige Wärme entspannen, sie bringen uns Freiheiten und lachende Freude, um Neues aufzubauen, zu erreichen und zu bewahren.

Viele von uns sind auf Routinen, eine Beziehung und ein regelmäßiges Gehalt angewiesen, um den gewohnten Lebensstil oder Komfort aufrechtzuerhalten. Das allein kann schon sehr hilfreich sein. Ordnung und Berechenbarkeit sorgen für weniger Stress und können die Bühne sein, auf der wir wachsen. Doch trotz dieser Neigung, an dem festzuhalten, was wir kennen oder geschaffen haben, verlangt die Weisheit von uns, uns neu auszurichten; und wie uns die Jahreszeiten lebhaft vor Augen führen, sind wir ständig dazu aufgefordert, uns zu verändern. Stagnation, eintönige Beständigkeit und Monotonie dämpfen unseren Geist und unterdrücken unsere Träume, sie lassen uns verkümmern und behindern die überschäumende Energie unseres Herzens. Affektive Störungen sind die Folge; es kommt zu Autoimmun- und Herzkrankheiten.

In diesem lebenswichtigen Tanz von Veränderung und Transformation gibt es aber auch Beständigkeit: die Gelegenheit. Wir haben die gesegnete

AUTOIMMUN-ERKRANKUNGEN

Gelegenheit, auf diesem zauberhaften Planeten in einem riesigen Universum der Energiezustände unser Leben zu leben und unsere Erfahrungen zu sammeln. Viele von uns bleiben jedoch unbewusst nur an der Oberfläche dieser Erfahrung – wir verbringen diese wertvollen Jahre profan damit, zu shoppen, Klatsch zu verbreiten, zu konsumieren und die Umwelt zu verschmutzen oder mit all unseren Aufgaben und Verpflichtungen Schritt zu halten. Wir machen uns Gedanken über den Ölpreis, die Umweltzerstörung, die Flaute in unseren Geldbeuteln oder verlieren uns in der Sucht oder in Zeitschnipseln – und unterbrechen auf diese Weise massiv die Verbindung zu uns selbst. Wovon kann ein solches Herz noch sprechen? Können wir unser inneres Selbst überhaupt noch hören? Sitzen wir in Ruhe und Frieden, stellen uns auf uns ein und bringen unsere Gier oder Zorn oder Angst hinter Schloss und Riegel? Ist es möglich, in einem solchen Herzen Frieden zu finden?

Was finden wir in unserem Inneren, wenn wir unser Selbst stärken, die Fassade nicht länger aufrechterhalten und unser Schutzschild aus Wagemut oder Verantwortung sinken lassen? Jeder von uns ist mit einem weichen Herz auf die Welt gekommen – mit der sanften, offenen Fähigkeit, Zuneigung, Fürsorge und Liebe eines anderen zu empfangen. Als kleine Kinder sprudelten wir noch über vor Lächeln, freudigem Kieksen und frischer Neugier. Mit den Jahren und den sich überlagernden Ereignissen aus der schulischen Laufbahn, den Lebensumständen und anderer Leute Handlungen haben viele von uns Reflexe und Reaktionen entwickelt, haben möglicherweise Unsicherheiten und Schutzmechanismen ausgebildet. Das Herz in unserem Inneren aber ist nach wie vor zart und empfindlich. Vielleicht ist es verschüttet. Vielleicht kommt es nur während einer Romanze zum Vorschein oder wenn sich ein Freund in Not befindet. Aber das wunderbare, liebende Herz ist in uns allen lebendig, bis ans Ende unserer Tage.

Wenn wir uns nach positiven Veränderungen sehnen – nach einer sichereren Schule, einem netteren Partner, einer friedlicheren Welt, der Genesung von einer Krankheit – dann müssen wir uns zunächst an die Tatsache gewöhnen, dass wir eine Veränderung herbeiführen können, indem wir bei uns selbst, in unserem Inneren, mit der Arbeit beginnen. Wir müssen uns auf unser Herz einstimmen. Es ist weise. Es ist voller Liebe. Es gehört uns. So wie unsere Fingerabdrücke einzigartig sind, so leuchtet auch jedes Herz auf seine individuelle und unverwechselbare Weise. Liebe ist sein Lebenssaft. Ein Herz muss genährt werden, andernfalls wird es verrosten, Plaque einlagern, sich verkrampfen und schließlich sterben. Selbst ein Herz voller Leidenschaft und Zielbewusstsein sehnt sich nach Einklang und Schönheit; denn wenn wir im Einklang mit uns leben, sind wir formbarer und können dadurch innere und äußere Heilung herbeiführen. Wir sind offen für die Gelegenheiten, die uns das Leben darbietet.

Versuchen Sie, sich die Zeit für lebendige Stille zu nehmen und nichts anderes zu tun, als einen prächtigen Sonnenuntergang, die Behaglichkeit Ihres Sessels oder Ihren gleichmäßigen Atem zu genießen. Ignorieren Sie die Unzahl an zu erledigenden Aufgaben, die elektronische Betriebsamkeit, die Nachrichten aus aller Welt in den Medien und im Fernsehen. Lassen Sie für ein paar Minuten alles los. Beruhigen Sie Ihr Bewusstsein und das Durcheinander Ihrer Gedanken. Seien Sie dankbar. Wie fühlt sich dieser Augenblick an?

Im weiteren Verlauf dieses Buches werden wir mit diesem weisen Ratgeber in Ihrem Inneren zusammenarbeiten – mit Ihrem Herzen. Ich werde Ihnen den Weg in die Schatzgrube weisen, die all unsere starken inneren Heilungswerkzeuge hält. Meine Rolle als Wegbereiterin ist es, Ihnen den Zugriff auf Ihre persönlichen Kräfte zu ermöglichen. Gemeinsam werden wir viele Reichtümer entdecken, und ich werde meine Erkenntnisse mit Ihnen teilen. Es ist mein Wunsch, dass Sie ein Gefühl von Stärke, Erleichterung und persönlichem Wachstum entwickeln. Wir werden durch die Liebe geheilt, und auf diesen Seiten teile ich mit Ihnen meine Wertschätzung für die Heilung und meine Liebe für die Menschheit.

In den folgenden Kapiteln werde ich Sie darin unterstützen, eine wertvolle Perle zu finden – Ihre spirituelle Berufung. Sie logiert in Ihrem Herzen und wartet darauf, dass Sie sich ihrer bemächtigen und damit gleichzeitig Ihre Selbstvertrautheit nähren. Nur dann, wenn wir das Auf und Ab akzeptieren wie Ebbe und Flut, wie den Mondzyklus, wie die Jahreszeiten der Natur und nicht dagegen ankämpfen und versuchen, gegen den Strom zu schwimmen – nur dann können unsere Psyche, unsere Seele und letztlich auch unsere Zellen und unser Körper in ein Gleichgewicht oder eine Homöostase finden und wieder Wohlbefinden erlangen. Es ist eine Opferreise. Wir müssen loslassen – wie das Lamm auf der Schlachtbank, wie der Baum sein Herbstlaub, wie die Fürsorge einer Mutter!

Medikamente, Kräuter, Ergänzungsmittel und eine gesunde Ernährung sind ausgezeichnete äußerlich einsetzbare Werkzeuge, die uns dabei unterstützen können – sozusagen Krücken für die systemischen Funktionen. Sie können uns auf der stofflichen Ebene nützen. Wir werden uns in diesem Buch auch mit diesen wertvollen Werkzeugen befassen.

Aber auf der inneren Ebene, wo die Metaphysik ins Spiel kommt, können nur Sie selbst diese Veränderungen bewirken. Nur Sie können eine Bewusstseinsveränderung herbeiführen, nur Sie können sich Ihrer höheren Quelle öffnen, nur Sie können lernen, Ihren Rhythmus zu respektieren, sich selbst zu lieben und sich in Einklang mit der Natur zu begeben. Nur Sie allein können den wahren Heilungsprozess in Gang setzen.

Jetzt möchte ich uns gerne an einen heiligen Ort führen – in die Mitte unseres Herzens. Ich möchte mit denen, die bereit dazu sind, eine kurze spirituelle Übung machen, die nur wenige Minuten erfordert. Ich möchte, dass jeder von uns erkundet, wonach unser Herz für unsere Heilung und unser Wohlbefinden verlangt. In den kommenden Kapiteln werden Sie erfahren, wie Sie die Kraft in Ihrem geistig-körperlichen Heilungsfundus aktivieren können, und Sie werden noch weitere Fähigkeiten kennenlernen, die von unserer heutigen Gesellschaft gerne vom Tisch gewischt werden, aber eine sehr mächtige Heilwirkung haben.

Beginnen wir also damit, dass Sie zu Ihrem weisen Ratgeber Verbindung aufnehmen – zu Ihrem Herzen. Von unserem ersten bis zu unserem letzten Atemzug hält dieses geduldige Organ Schritt, bleibt im Rhythmus und erhält unsere Lebenskraft aufrecht, und es ist ein Hort tiefer, allwissender Einsicht. Wenn wir nicht aus dem Verstand heraus, sondern aus dem Herzen leben, werden unsere Entscheidungen und Vorsätze, wird unser Weg ehrlich und großzügig sein. Ich möchte, dass Sie jetzt, in diesem Moment, Ihren wichtigsten Verbündeten begrüßen. Nehmen Sie sich einen Augenblick Zeit. Schließen Sie die Augen. Legen Sie eine Hand auf Ihr Herz. Lenken Sie Ihr inneres Auge hinunter in Ihren Brustkorb. Spüren Sie Ihren Herzschlag. Nehmen Sie Ihr treues Organ wahr und zollen Sie ihm dafür Anerkennung, dass es rund um die Uhr zuverlässig und unermüdlich für Sie arbeitet. Bedanken Sie sich bei Ihrem wunderbaren Herzen.

Als Nächstes stellen Sie sich folgende Frage und lauschen dann in sich hinein, um ein Wort, einen Gedanken, ein Gefühl und ein Bild zu erhaschen. Diese Botschaft wird für Sie von Bedeutung sein. Hier kommt die Frage – lesen Sie sie und warten dann, dass die Antwort zu Ihnen kommt. „Was muss ich für mich annehmen, damit ich heilen kann?" Schreiben Sie die Antwort auf. Halten Sie an dieser Botschaft fest. Ihr weiser Ratgeber hat gesprochen. Rufen Sie sich in Erinnerung, dass diese Botschaft aus Ihrer eigenen inneren Kraft erwachsen ist. Spüren Sie ihr Wesen. Entscheiden Sie sich dafür, diese Nachricht voll und ganz anzunehmen. Lesen Sie sie jeden Tag. Ihr Herz weiß Bescheid. Erlauben Sie sich, dieser Veränderung zu folgen. Die Reise beginnt.

Wenn wir Veränderungen in unserem Inneren zulassen, können wir auch äußere Veränderungen herbeiführen. Aller Anfang liegt bei uns. Bei jedem Einzelnen von neuem. Die Jahreszeiten führen uns treu immer wieder vor Augen, dass wir uns stetig weiterentwickeln müssen. Jeder trägt die Möglichkeit zu Transformation und Heilung in sich. Der Frieden nimmt im Herzen seinen Anfang. Herzlich willkommen in Ihrer Zukunft.

WAS IST GESUNDHEIT?

Gesundheit wird im Websters-Wörterbuch als „Abwesenheit von Krankheit" definiert. Diese Definition geht davon aus, dass alles, was nicht gerade eine ausgewachsene Krankheit ist, unseren Gesundheitszustand nicht weiter beeinträchtigt. Manche Menschen fühlen sich jedoch schon krank, bevor eine Krankheit über das Blut oder andere Untersuchungsmethoden feststellbar ist. Oft müssen wir uns anhören, dass uns trotz verwirrender Symptome nichts fehlt. Aber auch leichtere Beschwerden sind eindeutig ein Zeichen dafür, dass die Gesundheit beeinträchtigt ist und müssen ja irgendeine Ursache haben. Solche Beschwerden weisen typischerweise auf ein systemisches Ungleichgewicht hin, bevor sich eine Krankheit manifestiert und zytologisch diagnostizieren lässt. Solch frühe Anzeichen aber kommen vor und sind durchaus real. Würden wir diesen frühen Symptombildern unsere Aufmerksamkeit schenken und sie schnell beheben, so könnten wir dahin kommen, dass medizinische Behandlung künftig weniger auf den Umgang mit Gesundheitskrisen, sondern eher auf das Bewahren von Wohlbefinden abzielt.

Ein solcher am Wohlbefinden orientierter Ansatz ist nun gerade die Stärke der Naturmedizin (wobei man heute eher von funktioneller oder integrativer Medizin spricht). Der Philosophie der Naturmedizin liegt ein ganzheitlicher Ansatz zugrunde, der von drei Säulen der Gesundheit ausgeht: Körper, Geist und Seele müssen gesund und im Gleichgewicht sein. Wenn alle drei Facetten unseres Daseins optimal funktionieren, schwingen wir in Harmonie und leben unser Leben mit Energie, Enthusiasmus und Erfüllung. Wird jedoch eine der Säulen überlastet oder nicht ausreichend genährt, stellen wir fest, dass unsere Fähigkeiten und Funktionen nachlassen. So könnten beispielsweise Erschöpfung oder Rückenschmerzen unsere Energie beeinträchtigen. Wenn dieser Zustand länger anhält, wird unser Enthusiasmus durch Apathie verdrängt. Statt uns ausgefüllt und lebendig zu fühlen, wächst unsere Unzufriedenheit.

Wenn wir dazu in der Lage sind festzustellen, welche Faktoren uns ausgebremst haben und diese dann korrigieren, werden wir für gewöhnlich auch wieder gesund. Wenn wir die Situation jedoch ignorieren und einfach so weitermachen, weil wir davon ausgehen, dass die Beschwerden irgendwann schon wieder von selbst verschwinden werden, dann wird unser Organismus nur noch weiter überlastet. Das können wir aber nur sehr begrenzt so durchziehen. Irgendwann bauen wir deutlich ab und werden richtig krank. Diese Krankheiten bringen nun Veränderungen auf zellulärer Ebene sowie organische Fehlfunktionen mit sich, so dass sie mithilfe von Laboruntersuchungen, bildgebenden Verfahren oder klinischen Diagnosen nachgewiesen werden können.

Aus der naturheilkundlichen Perspektive muss das Wohlbefinden eines Menschen auf allen drei Ebenen beurteilt werden. Es kommt häufig vor, dass ein Ungleichgewicht in einer der Säulen auch in einer anderen Säule ein Ungleichgewicht hervorruft. Es ist wie bei einem dreibeinigen Hocker, der auch schon in eine Schieflage gerät, wenn nur eins seiner Beine kürzer ist als die anderen. Monatelanges unzufriedenes Ausharren in einer erdrückenden Arbeitsumgebung kann zu Apathie führen. Diese Apathie wiederum kann zunächst eine Gewichtszunahme bedingen, indem das Verlangen nach kohlenhydratreicher Nahrung steigt, die die Produktion von Serotonin ankurbelt. Durch das höhere Gewicht wird dann das Lymphsystem schwerfällig, was dann seinerseits zu wiederkehrenden Halsschmerzen führt. Es ist viel wichtiger, die Apathie und Job-Unzufriedenheit dieses Menschen anzugehen, als sich um seine Halsschmerzen zu kümmern. Die Halsschmerzen mit den üblichen Mittelchen oder Halsbonbons zu bekämpfen und selbst der Versuch, das Gewicht mit Diäten wieder zu reduzieren, sind keine Lösungen für das Ursprungsproblem. Wenn diese emotionalen Sorgen am Arbeitsplatz nicht in Angriff genommen werden, dürften die Halsschmerzen aller Wahrscheinlichkeit nach immer wiederkommen und chronisch werden.

Die erstaunliche Ganzheit unseres vollendeten Wesens lässt nicht zu, dass die einzelnen Ebenen unseres Körpers willkürlich nebeneinander existieren und nicht miteinander zusammenhängen. Wenn wir die Bedeutung dieser Zusammenhänge begreifen und Heilung von dieser Perspektive aus angehen, kann sich unser Gesundheitszustand insgesamt deutlich verbessern. Statt nur die konkreten Fehlfunktionen (Lupus erythematodes, Reizdarmsyndrom, ein arthritisches Knie) zu bekämpfen, sollte es das Ziel sein, den Menschen in seiner Gesamtheit zu betrachten und ihn oder sie zu behandeln, nicht die Krankheit. Von diesem Ansatz, den ganzen Menschen zu sehen, leitet sich auch der Begriff „ganzheitlich" her.

Die Methoden der Naturheilkunde basieren hauptsächlich auf Verfahren, die auf eine ganzheitliche Optimierung sämtlicher Funktionen abzielen. Indem die Schwachstellen eines Menschen gestärkt werden, verliert die Krankheit an Existenzberechtigung. Wir heilen durch unsere inneren Fähigkeiten, die mit Hilfe von Kräutern, homöopathischen Mitteln, Nahrungsergänzungsmitteln oder sportlicher Betätigung stimuliert wurden. Die Allopathie, also das konventionelle Medizinsystem der westlichen Welt, stützt sich hauptsächlich auf Medikamente oder chirurgische Eingriffe, die den Symptomen entgegenwirken oder diese unterdrücken. So würde beispielsweise ein abschwellendes Mittel eingesetzt, um bei einer Erkältung der verstopften Nase entgegenzuwirken. Ein naturheilkundlicher Ansatz würde sich dagegen darauf konzentrieren, durch den Einsatz von Hilfsmitteln wie Nasenduschen oder Kräuterextrakten aus Rot-Ulme und Echinacea den Abfluss aus den Nebenhöhlen und dem Lymphsystem zu verbessern und so das System bei seiner eigenen Heilung zu unterstützen. Ist eher die geistige oder emotionale Ebene aus dem Gleichgewicht geraten, so gibt es auch hier naturheilkundliche Mittel, die überschüssigen Gefühle auszuschwemmen.

Wenn man sich der Gesundheit eines Menschen auf diese Weise nähert, dann liegt der Schwerpunkt auf einer Stärkung der allgemeinen Verfassung und Widerstandskraft. Manche lebensbedrohliche akute Erkrankungen, wie z.B. ein Herzinfarkt, bedürfen natürlich einer spezialisierten medizinischen Behandlung. Aber insbesondere chronische Krankheiten, und dort speziell jene vom Spektrum der Autoimmunerkrankungen und der Lyme-Borreliose, profitieren nachhaltig davon, wenn ganzheitliche oder integrative Ansätze und Methoden angewendet werden, um stärkend und nährend auf Ungleichgewichte oder Mangelerscheinungen einzuwirken und so den Erkrankten dabei zu unterstützen, von innen zu gesunden und zu heilen. Häufig führt mehr als nur eine „Sache" zum Ausbruch einer Krankheit, meistens spielt ein ganzes Konglomerat an Faktoren zusammen.

Im letzten Jahrzehnt ist in den USA die Beliebtheit natürlicher Heilverfahren wieder gestiegen. Akupunktur, Massage-Therapie, Homöopathie, Yoga und Naturheilkunde werden regelmäßig in Anspruch genommen. Im kommenden Jahrzehnt sollten diese Verfahren in unserem Gesundheitssystem eine noch größere Rolle spielen, denn die Öffentlichkeit fordert bessere Zugangsmöglichkeiten zu diesen Therapieformen, und manche Ärzte bilden sich im Anschluss an ihr „traditionelles" Medizinstudium auch in Komplementärmedizin fort.

Wenn wir es schaffen, die beiden Seiten der Gesundheitsfürsorge zusammenzuführen – die diagnostischen und pharmazeutischen Werkzeuge der Allopathie mit den genesungsfördernden Therapien der Naturheilkunde – werden wir zur wahren Heilung finden. Wir alle wissen, dass es immer besser läuft, wenn alle an einem Strang ziehen!

In Bezug auf integrative Medizin hinken die USA ihrer Zeit hinterher. Soweit ich weiß, sind wir das einzige moderne Land, dessen Behandlungssystem ausschließlich auf Medikamenten und medizinischen Prozeduren beruht. Ganz Europa, Kanada, Südamerika und Asien integrieren schon seit Jahrhunderten Phytotherapeuten, Homöopathen, Heilpraktiker, Masseure und sogar Heilkuren (wovon einige sogar dem staatlichen Gesundheitssystem angehören) in ihre Gesundheitsfürsorge. Ärzte in Frankreich, Deutschland und Indien werden in Homöopathie ausgebildet. Kanada ist stolz auf seine wunderbaren Heilpraktiker. Und wo wäre China ohne seine uralte Kunst der Akupunktur? In Japan sowie in Latein- und Südamerika gilt es als normal, dass die Spiritualität eng mit dem Verständnis von Heilung verwoben ist.

Wenn es notwendig ist, dass die Verbreitung einer Infektionskrankheit epidemische Ausmaße annimmt und die angeschlagene Generation der Babyboomer samt ihrer Nachkommen inständig um integrative Medizin und die Rückkehr ins Wohlbefinden durch Naturheilkunde und die Weisheit geistiger Heiler bittet, dann ist dieser Zeitpunkt jetzt gekommen.

Gesundheit ist unser Grundrecht, und es ist unumgänglich, das Gleichgewicht auf dem dreibeinigen Hocker zu finden. Dies gilt mehr denn je in unserem modernen, gehetzten und übermäßig nach außen gerichteten Lebensstil. Die Hippies fanden, man solle „Bäume umarmen". Und so albern wie das auch klingen mag, ist es tatsächlich keine schlechte Idee, einen Gang runterzuschalten, die reiche Fülle der Natur und ihrer Gaben zu würdigen und seine innere Schatzquelle zu entdecken. Wenn wir wahrhaft eins mit unserem Selbst sind, rühren wir an unsere größte Stärke – die Weisheit. Die Weisheit ist ein allwissender Leitstern und wird Sie sicher mit dem richtigen Arzt, Heiler oder Ratgeber zusammenführen und Sie bei der Gesundung unterstützen. Wenn Sie bei sich Symptome an Körper oder Geist feststellen, so achten Sie bitte auf Ihre innere Weisheit. Können Sie „fühlen", was Sie aus dem Gleichgewicht gebracht hat? Wenn Sie die Hilfe eines geeigneten Arztes oder Heilpraktikers in Anspruch nehmen, dann sollten diese partnerschaftlich mit Ihnen zusammenarbeiten, indem sie Ihre Instinkte respektieren und ihre heilerischen Fähigkeiten zu Ihrer Unterstützung und Genesung einsetzen. In diesem Fall wird die Wiedererlangung Ihres Wohlbefindens und die „Abwesenheit von Krankheit" für Sie beide auf Ihrer Reise zur Genesung eine wahre Bereicherung sein.

WAS IST KRANKHEIT?

Zu viele Menschen kämpfen mit Syndromen, Beschwerden, Krankheiten und manchmal auch mit Symptomkonstellationen, für die es keine wirkliche Diagnose gibt. Viele von Ihnen nehmen wahr, dass Ihr Körper aus dem Gleichgewicht geraten ist, Sie fühlen sich nicht wohl und fragen sich, was *genau* Ihnen wohl fehlt. Meistens suchen wir dann die Expertise und Autorität eines Arztes, der sich um uns und unsere Probleme kümmern soll. In früheren Generationen konnte man sich in kleineren Dörfern oder Städten bei seinen Gesundheitsproblemen nur von ortsansässigen Hebammen, Homöopathen oder Kräuterkundlern helfen lassen – oder man behandelte sich eben selbst. Mit dem fantastischen Aufstieg der Wissenschaft sind seit den 1920er Jahren Ärzte zur Hauptstütze geworden. Wir haben einen neuen Industriezweig hinzugewonnen – pharmazeutisch produzierte Medikamente zur Behandlung von Krankheiten. Wir haben auch unglaublich viel in Bezug auf körperliches „Versagen" dazugelernt, so dass viele Krankheiten nun eine Bezeichnung tragen und sowohl diagnostiziert als auch behandelt werden können.

Die durchschnittliche Lebenserwartung in Amerika hat sich in den letzten 150 Jahren fast verdoppelt. Die moderne Medizin, verbesserte hygienische Bedingungen und ein reichhaltigeres Nahrungsangebot (keine winterlichen Hungersnöte mehr) verhelfen uns zu einem längeren Leben. Aber leider ist auch einiges an Krankheiten dazugekommen.

Wie Krankheit definiert wird, möchte ich hier anhand einiger Zitate aus der englischen Wikipedia illustrieren:

Eine **Krankheit** ist ein konkreter, abnormer, pathologischer Zustand, der den Körper ganz oder in Teilen beeinträchtigt. Oft spricht man auch von einem **Beschwerdebild**, das mit spezifischen Symptomen und Anzeichen assoziiert ist. Krankheit kann durch äußere Faktoren verursacht werden, was etwa bei Infektionskrankheiten der Fall ist, es kann aber auch eine Funktionsstörung des Körpers zugrunde liegen, wie zum Beispiel bei Autoimmunerkrankungen. In Bezug auf Menschen wird der Begriff „Krankheit" oft sehr breit verwendet. So bezieht er sich oft auf alles, was bei der betroffenen Person oder bei denen, die mit ihr in Kontakt stehen, zu Schmerzen, Fehlfunktionen, Leiden, sozialen Problemen oder zum Tod führen kann. In diesem weiteren Sinne umfasst der Begriff manchmal auch Verletzungen, Behinderungen, Störungen, Infektionen, einzelne Symptome, abweichende Verhaltensmuster und atypische Ausprägungen funktioneller und struktureller Art, wohingegen in anderen Kontexten und für andere Zwecke eine feinere Differenzierung sinnvoll sein kann. Menschen sind nicht nur körperlich, sondern auch emotional von Krankheiten beeinträchtigt, denn sich eine Krankheit zuzuziehen oder mit ihr zu leben, kann die Sicht auf das Leben und auch die eigene Persönlichkeit verändern.

Wenn eine Krankheit zum Tode führt, so wird dies als natürliche Todesursache angesehen. Es gibt vier Hauptarten von Krankheiten: Pathogene Krankheiten, Mangelkrankheiten, Erbkrankheiten und physiologische Krankheiten. Weiterhin kann man Krankheiten klassifizieren, indem man sie in ansteckende und nicht-ansteckende Krankheiten unterteilt. Die tödlichste Krankheit beim Menschen ist die ischämische Herzkrankheit (Obstruktion des Blutflusses), gefolgt vom Schlaganfall und von Erkrankungen der unteren Atemwege.

Als **Störung** wird in der Medizin eine funktionelle Anomalie oder Beeinträchtigung bezeichnet. Medizinische Störungen können in geistige, körperliche, genetische und psychische Störungen, Verhaltensstörungen und funktionelle Störungen unterteilt werden. Der Begriff *Störung* wird oft als wertneutraler und weniger stigmatisierend angesehen als der Begriff *Krankheit* und wird diesem daher mitunter vorgezogen. In der Psychiatrie wird der Begriff *psychische Störung* verwendet, um das komplexe Zusammenspiel biologischer, sozialer und psychologischer Faktoren bei mentalen Erkrankungen zu betonen. Der Begriff *Störung* wird jedoch auch in vielen anderen Bereichen der Medizin eingesetzt, insbesondere bei nicht durch Krankheitserreger hervorgerufenen physischen Störungen, wie z.B. Stoffwechselstörungen.

Ein **Syndrom** ist das gleichzeitige Vorliegen verschiedener Krankheitszeichen, Symptome und/oder weiterer typischer Merkmale, die oft zusammen auftreten. Einige Syndrome, wie beispielsweise das Down-Syndrom, haben nur eine einzige Ursache; andere, wie das Parkinson-Syndrom, haben eine Vielzahl möglicher Ursachen. Dann wiederum gibt es auch Fälle, in denen die Ursache des Syndroms nicht bekannt ist. Eine einmal eingeführte Syndrom-Bezeichnung wird oft selbst dann noch beibehalten, wenn die zugrunde liegende Ursache identifiziert wurde oder mehrere mögliche Grundursachen existieren.

Als **Präkrankheit** bezeichnet man die Vorstufe einer Krankheit, bei der bislang gesunde Menschen mitgeteilt bekommen, sie seien krank. Prädiabetes und Prähypertonie sind hierfür gängige Beispiele. Einem gesunden Menschen auf diese Weise den „Krankheitsstempel" aufzudrücken, kann einerseits zu Überbehandlung führen, wenn beispielsweise Medikamente eingenommen werden, die nur bei schweren Krankheiten helfen, andererseits kann diese Klassifizierung aber auch zu sinnvollen Präventivmaßnahmen führen und zum Beispiel die Motivation dieser Menschen steigern, mehr Sport zu treiben.[2]

Der Begriff Krankheit ist sehr negativ besetzt und wird schnell als etwas wahrgenommen, dem man als Individuum nichts entgegenzusetzen hat, als etwas, das einen ereilt. Man kann sich aber auch dazu entscheiden, sich nicht übermäßig auf die konkrete Krankheit, unter der man leidet, zu fokussieren, sondern darauf, dass das natürliche Wohlbefinden aus dem Gleichgewicht geraten und entsprechend gestört ist, um dann eine Geisteshaltung einzunehmen, die darauf ausgerichtet ist, diesen natürlichen Zustand des Wohlseins wieder herzustellen. Um auf diese Geisteshaltung hinzuweisen, wird im englischen Sprachraum in Heilerkreisen und auch von anderen Menschen, die sich vornehmlich auf das Wohlbefinden ausrichten, eine Bindestrichversion des englischen Ausdrucks für Krankheit vorgezogen: *dis-ease* statt *disease*. Dadurch wird betont, dass Krankheit nicht vornehmlich als die Gegenwart von etwas Schlechtem (eben der Krankheit, *disease*) angesehen wird, sondern in erster Linie

---

2 Aus dem englischen Wikipedia-Eintrag zu „Disease", Wikipedia, The Free Encyclopedia, https://en.wikipedia.org/wiki/Disease, letzter Zugriff am 26. Juni 2015

als die Abwesenheit von etwas Gutem (*ease*, was in etwa ‚Wohlbefinden‘ oder ‚Leichtigkeit‘ bedeutet), das es wiederzuerlangen gilt. Im Deutschen könnte man, um einen ähnlichen Schwerpunkt zu setzen, vielleicht von Un-Wohlsein sprechen. So nimmt man eine Haltung ein, die darauf ausgerichtet ist, ins Wohlsein und in die Gesundheit zurückzukehren, statt sich in den negativen Gefahren einer Diagnose zu verfangen, die sich bedrohlich und endlos anhört. Eine Krankheit im Sinne von Un-Wohlsein oder auch Un-Gleichgewicht lässt uns ergründen, was genau uns aus der Bahn geworfen, aus dem Gleichgewicht gebracht hat, dass wir uns nun so un-wohl fühlen.

Wenn jemand eine Diabetes-Diagnose bekommen hat, so sagt er häufig: „Ich bin Diabetiker." Wäre es nicht einfallsreicher und optimistischer zu sagen: „Ich werde durch Diabetes herausgefordert"? Geben Sie Ihre Kraft, Ihr Vermögen nicht einfach an eine Sprache oder Krankheit ab! Denken Sie darüber nach, welche Bedeutung Sie Ihrer Krankheit zuweisen, indem Sie von „Ihrer MS" sprechen oder Sachen sagen wie „Meine Migräne macht mir furchtbare Angst". Wenn Sie das Wort „mein" in Verbindung mit einer Krankheit verwenden, verankern Sie diese und all die mit ihr verbundenen Schwingungen tief in Ihrer Psyche. Immer mehr Menschen erkennen, dass die Worte, die wir aussprechen und niederschreiben, Macht ausüben, und ändern daher ihre Ausdrucksweise entsprechend.

Ich erinnere mich noch gut daran, wie ich bewusst eine neue Haltung einnahm, als ich z.b. sagte: „Die Lyme-Borreliose oder die chronische Erschöpfung macht mal wieder Ärger" und auf Sätze wie „Nein, ich kann wegen meiner Borreliose nicht zur Party" verzichtete. Eine Krankheit zu „besitzen", macht im großen Lebensplan nicht gerade stolz und glücklich. Vitalität und Kreativität zu besitzen, ist ungleich belebender. Denken Sie einmal darüber nach.

Letztlich ist Krankheit ein medizinischer Ausdruck. Das ist auch schon alles! Sie müssen nicht Ihre Krankheit sein, Sie können immer noch *Sie selbst* sein, und Sie können mit ein paar Symptomen leben und dennoch gut funktionieren oder sogar dabei mithelfen, die Symptome wieder loszuwerden. Über viele Jahrhunderte hinweg hatten Hebammen, Heiler und Ärzte nicht für alles eine Diagnose bei der Hand. Schauen Sie sich alte homöopathische Texte aus dem frühen 19. Jahrhundert an – dort sind Milliarden von Symptomen verzeichnet, die versorgt werden mussten, aber sie zu heilen, war/ist auch ohne eine Diagnose möglich.

Wenden wir uns nun der Heilung zu.

WARUM WERDEN WIR KRANK?

Wenn der menschliche Körper ein sich selbst regulierender und sich selbst heilender Organismus ist, warum werden wir dann überhaupt krank? Es ist eine Meisterleistung des Körpers, Infektionen und Störungen des Gleichgewichts abzuwehren, obwohl er permanent mehr Bakterien ausgesetzt ist, als seine natürliche Flora vorsieht. Wir sind wunderbar konstruiert und dazu in der Lage, uns an die Bakterien anzupassen, denen wir ständig in unseren Lebensräumen und an jedem neuen Ort, den wir bereisen, ausgesetzt sind. Dennoch ist Anfälligkeit der kritische Punkt, wenn es darum geht, wie wir erkranken.

Wenn wir die Faktoren identifizieren, die uns anfällig für Krankheiten werden lassen, können wir dadurch weitere Probleme verhindern. Es gibt sieben Bereiche, die beim Entstehen von Krankheiten eine Rolle spielen. Solange wir nur in einem Bereich nachlässig sind, kommen die meisten von uns noch ganz gut zurecht. Sobald wir unser System aber in zwei oder mehr Bereichen vermehrtem Stress aussetzen, steigt unsere Anfälligkeit für Krankheiten. Anfälligkeit ist ein interessantes Thema. Die Menschen unterscheiden sich darin, für welche konkreten Krankheiten sie anfällig sind. Häufig gibt es Tendenzen innerhalb einer Familie, z.B. Übergewicht, Herzerkrankungen, wiederkehrende Infektionen oder Migräne. Andere Krankheiten treten vielleicht nicht in dieser Regelmäßigkeit auf, aber alles in allem ist Anfälligkeit doch ein bekannter Faktor.

Ärzte und Krankenschwestern, die in Krankenhäusern arbeiten, die stark belastet sind mit bösartigen Mikroben wie z.B. multiresistenten Erregern oder Staphylokokken, scheinen sich aufgrund ihrer erworbenen Immunität nur selten anzustecken, ein frisch operierter Patient hingegen ist sehr anfällig. Meine beste Freundin ist sehr anfällig für Lungenentzündung und Bronchitis und hat sich diese Infektionen in ihrem Leben schon dutzende Male eingefangen, wohingegen ich beide Krankheiten noch nie gehabt habe. Ich neige eher zu häufigen Blasenentzündungen. Wir haben es hier mit klassischen Anfälligkeiten zu tun.

Konstitutionelle Veranlagungen sind die „Achillesfersen", die bestimmte Krankheiten zum Ausbruch kommen lassen. Es gibt eine Unzahl von Theorien darüber, weshalb Frauen mittleren Alters zu Fibromyalgie neigen oder warum Parkinson gehäuft bei älteren Männern auftritt. Die individuellen Anfälligkeiten, egal für welche Krankheit, verbinden sich mit den fundamentalen Bausteinen der Gesundheit. Um diese wesentlichen Faktoren müssen wir uns konsequent kümmern. Wenn diese Ecksteine ins Wanken gekommen sind, haben Autoimmunerkrankungen und durch Zecken übertragene Krankheiten ein leichteres Spiel. Nehmen wir diese Faktoren also näher unter die Lupe.

Unausgewogene Ernährung: Die Amerikaner haben Essgewohnheiten ausgebildet, die dem physischen und mentalen Wohlbefinden nicht zuträglich sind. Jeder Mensch muss dafür sorgen, dass seine Ernährung eine ausgewogene Mischung aus Proteinen, Obst/Gemüse, komplexen Kohlehydraten und gesunden Fetten enthält, damit der Köper für seinen Gewebeerhalt sowie für Zellwachstum und -neubildung mit ausreichend Energie versorgt wird. Darüber hinaus ist es wichtig, auf Nahrungsmittel, die Konservierungsstoffe, chemische Zusatzstoffe, Zucker, raffiniertes, genmodifiziertes Getreide und gesättigte Fette enthalten, weitgehend zu verzichten. Man sollte unbedingt versuchen, möglichst viel naturbelassene Nahrung zu verzehren. Je weniger ein Nahrungsmittel seinem Ursprungszustand noch ähnelt, desto weniger nahrhaft ist es. Gedünsteter Brokkoli sieht ungefähr so aus, als wenn er gerade aus dem Garten kommt. Nudeln hingegen haben kaum noch Ähnlichkeit mit dem Getreide, aus dem sie hergestellt wurden. Je mehr am Essen herumgepfuscht wird – durch Mahlen, Mischen, Überziehen oder Erhitzen – desto mehr geht von seinen Enzymen, Vitaminen und Mineralstoffen verloren. Durch das Erhitzen in der Mikrowelle werden natürliche Enzyme geschädigt, ähnliches passiert durch hohe Temperaturen und beim Grillen. Langsames Kochen bei niedrigen Temperaturen schont die wertvollsten Nährstoffe und Enzyme.

Stütz- und Bewegungsapparat: Unseren Stütz- und Bewegungsapparat in optimalem Gleichgewicht zu halten, ist ein Schlüsselfaktor. Durch unser Nervensystem werden lebenswichtige Informationen in jede einzelne Zelle unseres Körpers übertragen. Dieses lebensnotwendige Hauptkontrollnetzwerk ist in unserer Wirbelsäule lokalisiert. Es ist also sehr wichtig, Form und Funktion der Wirbelsäule sowie den Muskeltonus aufrechtzuerhalten. Regelmäßige Turnübungen zur Stabilisierung der Muskulatur und eine gute Körperhaltung sollte man nicht außer Acht lassen. Achten Sie in allen Bereichen auf eine gute Ergonomie – mit einer festen Matratze, vernünftigen Lendenstützen an Ihren Stühlen und dem Autositz und allgemein bei Ihrer Art zu sitzen und zu stehen. Durch stundenlanges Sitzen am Computer oder jede repetitive Bewegung kommt es zu Muskelverspannungen und eingeschränkter Durchblutung. Massagen, Chiropraktik, Yoga, Bewegungstherapie und ein bisschen Sport jeden Tag wirken sich unterstützend auf einen stabileren und ausgeglicheneren Stütz- und Bewegungsapparat aus. So verringert sich der Druck auf die Rückenmarksnerven, und die Muskeln und Gelenke bleiben geschmeidig.

Kreislauf: Um gut zu funktionieren, brauchen wir Bewegung und Sauerstoffzufuhr. Das Herz, die Lungen, das Kreislauf- sowie das Lymphgefäßsystem müssen durch regelmäßige Bewegung und sportliche Betätigung stimuliert werden. Unterbleiben diese, so werden sich die Körperfunktionen aufgrund unzureichender Sauerstoffausnutzung und einer Stagnation beim Abbau abgestorbener Blutzellen verschlechtern. Durch die Ausbildung körperlicher Ausdauer und Beweglichkeit verbessert sich auch unsere Fähigkeit, mit physischem und seelischem Stress umzugehen. Stellen Sie sicher, dass Sie am Tag mindestens zwanzig bis dreißig Minuten Aerobic und zehn bis zwanzig Minuten Dehnübungen machen, um der sitzenden Lebensweise entgegenzuwirken. Aufrechte Staubsauger, Drive-ins und weitere moderne Bequemlichkeiten halten uns davon ab, regelmäßig zu Fuß zu gehen, uns hinzuhocken und unsere großen Muskelgruppen einzusetzen, die eigentlich für den täglichen Gebrauch vorgesehen sind. Fitness ist entscheidend für das Wohlbefinden und sportliche Betätigung Teil der Genesung.

Schlaf: Während wir schlafen, läuft die Zellneubildung auf Hochtouren. In Träumen verarbeiten wir viele der emotionalen Verstrickungen, denen wir tagsüber ausgesetzt waren. Unser Organismus muss einen Gang herunterschalten und zur Ruhe kommen. Das Leben der meisten von uns ist bis oben hin vollgestopft. Wenn wir für irgendwas eine zusätzliche Stunde

Zeit benötigen, ziehen viele von uns sie einfach vom Schlaf ab. Statt der sieben bis neun Stunden, die die meisten gesunden Erwachsen benötigen würden, schlafen viele Menschen nur fünf oder sieben Stunden pro Nacht. Dies führt dazu, dass wir schneller altern und leichter krank werden. Wir sollten unseren Schlaf besser schützen und in der Nacht alle elektronischen Geräte, auch das WLAN, ausstellen. Verzichten Sie in Ihrem Schlafzimmer auf Fernseher und Computer, denn diese Geräte setzen elektromagnetische Strahlung frei.

Stress: Anhaltender Stress im Leben wirkt sich störend auf die reguläre Leistungsfähigkeit des Körpers aus. Auf Dauer kann Stress zu Erschöpfung, Schmerzen und verminderter Organfunktion führen. Es ist wichtig, zu lernen, wie man Stress und seine negativen Auswirkungen beseitigen kann. Durch Entspannungstechniken wie Yoga, Meditation, Biofeedback oder Gärtnern können die negativen Folgen und der stress- und entzündungsbedingte Anstieg der Cortisol-Ausschüttung verringert werden. Es ist ein Ding der Unmöglichkeit, Stress komplett zu vermeiden. Aber es ist lebensnotwendig, zu lernen, damit umzugehen und angemessen darauf zu reagieren. Auch Nahrungsergänzungsmittel, die die Nebennierenfunktion unterstützen, können sich förderlich auswirken.

Giftstoffe: In der modernen Welt sind Chemikalien allgegenwärtig – in unserer Umwelt, unserer Nahrung und in unseren Körpern. Vor hundert Jahren kamen die großen Chemie- und Pharmakonzerne gerade auf: DuPont, Johnson & Johnson, Merck, Monsanto. Heute gibt es sie zu tausenden, und sie haben uns mit Stoffen angefüllt, für die unser Körper schlicht nicht ausgelegt ist. Die Leber und die Nieren müssen rund um die Uhr arbeiten, um diese Giftstoffe zu identifizieren und abzubauen. Viele dieser chemischen Verbindungen sind unlöslich und können von diesen einfachen Organen nur schwer oder gar nicht beseitigt werden. In uns sammelt sich auf diese Weise ein Giftgebräu an, das uns irgendwann an unseren Schwachstellen Schaden zufügt und dadurch Symptome hervorruft, die von einfacher Erschöpfung bis hin zu komplexem Gelenkrheumatismus reichen können. Es ist heutzutage sehr nützlich, Giftstoffen soweit wie möglich aus dem Weg zu gehen, regelmäßig Lebensmittel zu essen, die reich an Antioxidantien sind, und die Wirkung entgiftender Kräuter auszunutzen.

Erfüllung: Wir alle haben das Bedürfnis, uns in einem wichtigen Bereich unseres Lebens gut zu fühlen. Wenn wir zufrieden damit sind, wie wir uns in bestimmten Situationen oder Rollen einbringen, schütten wir viele positive Botenstoffe aus. Diese Erfüllung können wir auf vielfältige Weise erreichen – durch unser Dasein als Eltern, bei der Arbeit, in unserer Ehe, durch ehrenamtliche Tätigkeiten, Spiritualität, Freundschaft und vieles mehr. Es gibt viele Initiativen und Projekte, in denen sich jeder engagieren kann, z.b. „wünschdirwas", „Balu und Du", das Rote Kreuz oder die Heilsarmee, „Habitat for Humanity" (http://www.hfhd.de), Umweltorganisationen, Suppenküchen und Freiwilligenarbeit in Schulen, Kirchen oder im Tierschutzbund. Man kann auch selbst etwas aufbauen, wie zum Beispiel Kurse für gesunde Küche, Familienmeditation und so weiter. (Auf Seiten wie www.buergergesellschaft.de, www.aktivpaten.de, der Freiwilligen-Datenbank der „Aktion Mensch" oder anderen Webseiten können Sie sich darüber informieren, wo in Ihrer näheren Umgebung Hilfe gebraucht wird). Diese „Nahrung für die Seele" kann uns sehr viel geben, wurde aber bislang nicht sonderlich gepflegt, denn schließlich stehen viele von uns unter großem Druck, über die Runden zu kommen, Arbeit und Familie unter einen Hut zu bringen und unsere Kinder sicher und gut zu erziehen. Aber diese Seite zu vernachlässigen, kann in uns ein gefährliches Gefühl der Leere und Unausgefülltheit entstehen lassen.

Wenn wir diese Schritte für eine gute Gesundheit befolgen, haben wir ein gewisses Maß an Kontrolle über unseren Zustand. Selbsterkenntnis und Eigenverantwortung sind dabei entscheidende Bestandteile dieser Gleichung. Wohlbefinden ist nichts, was ihnen jemand anders zuteil lassen werden könnte. Sie selbst müssen sich darum kümmern, indem Sie die Schlüsselfaktoren im Auge behalten und aufmerksam darauf achten, wie Sie leben. Wenn Sie auf diese Weise Ihre Gesundheit pflegen, sinkt die Wahrscheinlichkeit, von einer schweren Krankheit aus der Bahn geworfen zu werden. Wenn Sie bereits unter einer chronischen Krankheit leiden, nehmen Sie sich die Zeit, über die aufgeführten Faktoren nachzudenken. Gibt es Bereiche, in denen Sie Unterstützung benötigen? Oder können Sie sich entsinnen, welche Begebenheiten in Ihrer Vergangenheit einige dieser Faktoren über Bord geworfen haben? Machen Sie sich Notizen, wenn Ihnen das dabei hilft, Ihre Bedürfnisse zu skizzieren.

VERANLAGUNG UND KONSTITUTIONSTYP: WARUM MANCHE MENSCHEN ERKRANKEN

Krankheit laugt uns aus. Wir sind mit so vielen unterschiedlichen Beschwerden konfrontiert – mit Schwäche, Schmerzen, Trägheit oder schweren Gedanken und sogar mit absonderlichen und angsteinflößenden Symptomen oder Empfindungen, wenn es sich so anfühlt, als würde unser Herz in einen Schraubstock gezwängt, oder wenn die Bauchschmerzen so brutal sind, dass man noch nicht einmal einen Schluck Wasser verträgt. Entzündung ist der gemeinsame Nenner aller Autoimmunerkrankungen, einschließlich Lyme-Borreliose. Je nach Art der Erkrankung und auch abhängig von individuellen Faktoren kann die Entzündung ihre Fratze auf unterschiedlichste Weise zeigen. Jeder Mensch hat seine ganz eigene Symptomologie, die ich gerne als *Russisches Roulette* bezeichne und die auf der jeweiligen konstitutionellen und genetischen Veranlagung des Individuums fußt. Wir alle haben unsere „Achillesferse", die Krankheiten oder Symptombilder, zu denen wir neigen, wenn wir übermüdet, unterernährt, übergiftet, aus dem Gleichgewicht, überfordert oder infiziert sind.

Ich habe noch nie Lungenentzündung, Bronchitis, Streptokokken oder eine Mittelohrentzündung gehabt, weil mir hier meine Gene helfen. Aber in meiner Kindheit habe ich mir mehrere Knochen gebrochen und zwei Zähne ausgeschlagen. Meine Veranlagung betrifft offenbar mein Knochengerüst und die Zähne. Mit meinem heutigen Wissen als Heilpraktikerin liegt es auf der Hand, dass mein genetisches Roulette mir Vitamin-D-Mangel zugespielt hat, besonders wenn man in Betracht zieht, dass auch mein Vater sich bei Unfällen Hals- und Lendenwirbelbrüche zugezogen hat!

Als ich im Sommer 2000 an jener eigenartigen, sehr ausgeprägten Grippe erkrankte, hatte ich neben dem Schwindel, geschwollenen Lymphdrüsen und weiteren grippeähnlichen Symptomen ganz besonders schwer und

AUTOIMMUN-ERKRANKUNGEN

anhaltend mit teuflischen, meningitisartigen Migräneanfällen zu kämpfen, die mich oft tagelang lahmlegten. Mütterlicherseits lag Migräne in der Familie, so dass wir das einer familiären „Veranlagung" zuschrieben. Ich war siebzehnmal beim Neurologen, bevor die zugrunde liegende Ursache gefunden wurde!

Fünf katastrophale Jahre musste ich unter dieser anhaltenden Nerven-entzündung leiden, bis ich die wahre Geschichte erfuhr, nämlich dass Lyme-Bakterien sich in meinen Occipitalis-Nerven angesiedelt hatten und die Entzündung außer Kontrolle geraten war. 1200mg Ibuprofen alle drei Stunden nahmen mir nur etwa 10% der Schmerzen. Opiate, Ergotamin, Morphium – nichts konnte dem quälenden, messerscharfen, schneidenden Schmerz in meiner linken Gehirnhälfte Einhalt gebieten. Mein Leid war unermesslich.

Tage und nächtelang harrte ich von Eisbeuteln umgeben im abgedunkelten Schlafzimmer aus, das Essen wurde mir geräuschlos auf einem Tablett ins Zimmer gebracht, und zur Schlafenszeit kuschelte sich mein kleiner Sohn für eine Liebkosung an mich, weil Mama immer noch zu schwach war, um über den Flur in sein Zimmer zu gehen oder sich gar die Eichen-treppe hinunter zu wagen, um ins sonnendurchflutete Wohnzimmer zu gelangen. Während all der Jahre, in denen die heftigen Migräne-Anfälle fast täglich über mich herfielen, war ich in meiner Isolation gefangen und konnte zu meiner Stärkung nichts weiter tun, als einfach nur durchzuhalten und darum zu beten, dass es irgendwann wieder besser werden würde.

Nach achtundvierzig bis zweiundsiebzig Stunden ließen die Migräne-Anfälle für gewöhnlich nach. Ich war dann völlig erschöpft, kaputt und so wackelig auf den Beinen wie ein neugeborenes Rehkitz. Vorsichtig wagte ich mich mit Sonnenbrille in unseren Garten, um etwas frische Luft zu tanken und den Blick auf meine Mohnblumenbeete zu genießen, die so herrlich und prächtig blühten, und bei aller Erschöpfung fühlte ich mich nach drei Tagen des Eingesperrtseins in Dunkelheit und Stille gleichzeitig auch erstaunlich kühn und verwegen. Für mich fühlte sich jede Wieder-geburt nach einem Migräne-Anfall wie ein Fenster zur Herrlichkeit an, es war wie ein Wunder, dass der Schmerz-Tsunami sich zurückzog und das lebendige Reich der Natur sich direkt vor meiner Haustür darbot – das Vogelgezwitscher, die Eichhörnchen, die oben in den Ästen hin und her huschten, und die verspielte Freude und Begeisterung meiner Kinder, sie alle waren ein Quell der Freude! Es brach ein neuer Morgen für mich an.

Dennoch lebte ich in beständiger Furcht und ängstlicher Erwartung, dass die lähmenden Schmerzen zurückkehren und mich der richtigen Welt wieder entheben würden, der alltäglichen Welt, der Welt, durch die sich meine Freunde und meine Familie sämtlich mit Leichtigkeit und Energie und Lässigkeit bewegten. Autofahren, Einkäufe erledigen, Neonlicht, wuselige Büros, Flugzeuge – damit kamen sie problemlos und ohne Schmerzen klar! Ich hingegen war wieder hysterisch oder außer Gefecht oder zu Hause mit meinen Medikamenten und Eisbeuteln im Dunkeln weggesperrt.

Ich erzähle Ihnen das nicht, um Ihr Mitleid zu wecken, sondern um zu illustrieren, dass das die Stelle war, an der in meinem Körper die Entzündung saß. Die infektiösen Mikroorganismen hatten sich auch in meinem Darm angesiedelt, wo sie ein Reizdarmsyndrom verursachten. Die zugrunde liegende Ursache war Lyme-Borreliose, aber ich hatte die Symptome, die ich hatte, weil ich bin, wie ich bin – aufgrund meiner konstitutionellen Veranlagung, die mir das genetische Roulette über meine Familienabstammung zugespielt hatte.

Tante Joan, „Papou" Tom und zwei Kusinen mütterlicherseits neigten alle zu Migräne, wenn auch deutlich weniger extrem als ich. Mein Vater hatte jede Menge Magen-Darm-Probleme – er nahm irgendwann fast nur noch rohe und sehr einfache Speisen zu sich. Erst mit über achtzig wurde dann endlich Zöliakie bei ihm diagnostiziert. Die Borreliose-Bakterien haben sich meine Achillesferse gesucht und in meinen Schwachstellen eingenistet. Fünf Jahre lang musste ich mich mit Fehldiagnosen herumschlagen – chronisches Erschöpfungssyndrom, Reizdarmsyndrom und ein Migräne/Angst-Syndromkomplex.

Ihre konstitutionelle Veranlagung kann den Organismen den Weg in andere Körpersysteme weisen, wo sich Ihre genetischen Schwachstellen befinden, z.B. zum Herz und dem Herzbeutel; oder zu Ihren Gelenken und Synovialhäuten, wo sie dann Gelenkrheumatismus imitieren; zu Ihrer Schilddrüse, wo sie dann als Morbus Basedow oder Hashimoto-Thyreoiditis in Erscheinung treten. Besonders unerträglich ist es, wenn sie sich im Nervensystem niederlassen, wo sie Schlaflosigkeit, Depression, Lupus erythematodes, Multiple Sklerose, Amyotrophe Lateralsklerose (ALS) oder Tourette-Syndrom auftreten lassen können. Hatte vielleicht einer Ihrer Verwandten unter Stimmungsschwankungen zu leiden, wurde durch Depressionen zum Trinker oder schwand an einer Nervenkrankheit dahin? Das könnte ein Hinweis auf Ihre Konstellation beim Russischen Roulette sein.

Die integrative Medizin hat uns einiges über Autoimmunerkrankungen gelehrt und auch über die Anfälligkeit einiger Menschen, chronische Borreliose oder chronische Varianten von Virusinfektionen zu entwickeln, ebenso darüber, wie das Immunsystem „außer Kontrolle" geraten und dadurch diverse Autoimmunsyndrome hervorrufen kann.

Die folgende Liste enthält eine Reihe von Faktoren, die die Veranlagung eines Menschen dahingehend beeinflussen können, dass sein Körper, seine Psyche und sein Autoimmunsystem ihr natürliches Gleichgewicht verlieren und sein Körper sich in Folge „gegen sich selbst wendet" und seine eigenen Zellen fälschlicherweise als fremde „Eindringlinge" wahrnimmt. Ein Zuviel an Entzündung führt dann also zu Gelenkverschleiß, zu Schäden an Drüsen, Organen, Nerven und Faszien und gleichzeitig zu negativen, selbstzerstörenden Verhaltensweisen wie beispielsweise Zwangsstörungen, Schlaflosigkeit, Depression, Bulimie, Fressattacken, Selbstmordgedanken und Alkoholismus.

Wenn mehrere der folgenden Faktoren auf Sie zutreffen, sind Sie besonders gefährdet:

- Nicht ausreichende Versorgung mit antioxidativen Vitaminen: A, B, C, D, E
- Mangel an Spurenelementen: Zink, Molybdän, Mangan, Selen
- Mineralstoffmangel: Magnesium, Jod, Kalium
- Toxische Anreicherung von Schwermetallen:
  - Quecksilber: kommt am häufigsten in Thun- oder Schwertfisch sowie in Zahnfüllungen vor, darüber hinaus als Zusatzstoff in manchen Impfstoffen
  - Bleihaltige Farben und Leitungen
  - Kupferleitungen
- Unausgeglichene Darmflora, die zu übermäßigem Wachstum von Hefepilzen/Candida führen kann. Dies ruft Entzündungen und das

„Leaky-Gut-Syndrom" hervor und führt außerdem dazu, dass zu wenige gute Bakterien vorhanden sind, um invasive Organismen auszuschalten.

- Glutenunverträglichkeit oder -sensitivität
- Nahrungsmittelallergien (Allergien gegen Getreide, Milchprodukte, Hühnerei und Soja sind sehr häufig)
- Überempfindlichkeit gegen bzw. Gesundheitsschäden durch Schimmel
- Parasitenbefall (durch Auslandsreisen oder den Verzehr von rohem Fisch oder Fleisch)
- Überlastung durch Toxine (Pestizide, in Plastik enthaltene Stoffe, die Östrogen imitieren, Zusatzstoffe in industriell verarbeiteten Lebensmitteln und Kosmetika)
- Infektion mit durch Zecken übertragenen Krankheiten (Lyme-Borreliose, Bartonellose, Babesiose, Mykoplasmose, Rocky-Mountain-Fleckfieber)
- Virusinfektionen
  · Epstein-Barr
  · Cytomegalie
  · Coxsackievirus
- Infektion mit Chlamydia pneumoniae
- Regelmäßiger Zucker- und/oder Kaffeekonsum
- Familiäre Häufung von Autoimmunerkrankungen, Allergien, psychischen Krankheiten
- Unausgeglichener Säure-Basen-Haushalt
- Nach 1960 geboren
- Mehrfach geimpft, insbesondere nach 1970
- Traumatische Erfahrungen (körperlich, durch Unfall verursacht oder seelisch)
- Dauerstress oder einzelne sehr aufreibende Ereignisse
- Überlastung durch elektromagnetische Energie
- Krebs- oder Diabetes-Vorgeschichte

Glücklicherweise können die genannten Faktoren erfolgreich behandelt, behoben und geheilt werden, indem die Hilfe von guten Naturheilkundlern, Ernährungsmedizinern sowie integrativ oder funktionell arbeitenden Ärzten in Anspruch genommen wird. Manche Chiropraktiker oder Osteopathen sind speziell dafür ausgebildet, spezialisierte Tests durchzuführen und diese Fälle von gestörtem Gleichgewicht zu diagnostizieren und zu behandeln.

Wenn Sie es schaffen, Ihren Körper zu entgiften, krankmachende Stoffe und Mikroben auszuschalten, Mängel aufzufüllen und sich wieder nährstoffreich zu ernähren, wenn Sie darüber hinaus regelmäßig Sport treiben, sich in Achtsamkeit üben und auf ihre wertvollen spirituellen Kraftreserven zugreifen, können Sie Ihre Gesundheit wiederherstellen. Es ist wirklich machbar, chronische Krankheiten wie Autoimmunerkrankungen oder chronische durch Zecken übertragene Krankheiten zu bezwingen. Sie haben die Kontrolle über einen Großteil dieser Auferstehung.

Ernährung spielt in diesem Buch eine besondere Rolle. Wer nach 1960 geboren ist, ist aufgrund von ausgelaugten Böden, genmanipulierten Lebensmitteln, starken toxischen Belastungen in der Nahrungskette sowie vielen chemisch belasteten und industriell verarbeiteten Lebensmitteln erheblich „unterernährt". Das lässt sich jedoch alles wieder richten. Auf den folgenden Seiten wird der Weg zur Genesung im Detail erklärt.

WIE MAN MIT SYMPTOMEN ARBEITET

Wenn wir gesund und vital sind, geht es uns prächtig! Wir strahlen grenzenlose Energie, erholsamen Schlaf, gute Laune und jede Menge Kreativität aus. Von Regentagen oder körperlichen Beschwerden lassen wir uns nicht unterkriegen; im Vordergrund steht ein Gefühl des Wohlbefindens.

Die meisten Menschen sind bereits über zwanzig, wenn sie von chronischen körperlichen oder seelischen Symptomen eingeholt werden – wobei die nach 1990 geborenen mit größerer Wahrscheinlichkeit schon frühzeitig an Erdnuss-Allergie, Aufmerksamkeitsdefizit oder Asthma leiden. Was wir aber zunächst einmal verstehen müssen, ist, weshalb wir überhaupt Symptome ausbilden. Denn Symptome sind nicht einfach nur ärgerlich oder schmerzhaft, sondern haben auch einen tieferen Sinn.

Im Lexikon wird „Symptom" definiert als „Manifestation, Anzeichen, Kennzeichen, Indikator, Befund, charakteristische Erscheinung, Krankheitszeichen, Merkmal, Prodrom". Für mich sind Symptome Gehilfen. Wie die Warnleuchte, die im Auto aufleuchtet, wenn es ein Problem gibt, ist auch ein Symptom eine Warnung oder ein Hinweis. Ein Symptom weist uns darauf hin, dass irgendetwas in uns nicht so läuft, wie es sollte.

Bei normalen Beschwerden oder Krankheiten, wie bei einem aufgeschürften Knie oder einer Erkältung, verschwinden die Symptome für gewöhnlich nach einigen Tagen, weil der Körper seine natürlichen Prozesse der Reinigung oder Immunabwehr in Gang setzt, indem er z.b. Schleim oder Eiter produziert und damit die Mikroben aus dem Körper schwemmt, oder indem er Entzündungen entstehen lässt, die zu Schwellungen im Gewebe und in den Gefäßen führen und dadurch verhindern, dass Fremdkörper oder Krankheitserreger noch weiter in den Organismus vordringen, wodurch letztlich Krankheitserreger und Infektionen örtlich begrenzt bleiben.

AUTOIMMUN-ERKRANKUNGEN

Zum Schutze unserer inneren Organe und lebenserhaltenden Systeme stehen uns mehrere primäre Abwehrmechanismen zur Verfügung. Die äußerste Schutzhülle ist unsere Haut, dann kommen die Schleimhäute (die Nebenhöhlen, der Rachen, die Augen, die Ohren, der Mastdarm, die Vagina, die Harnröhre), und schließlich das Lymphgefäßsystem mit den Mandeln und Lymphknoten, die weiße Blutzellen und T- und B-Lymphozyten absondern, welche nur darauf warten, sich die Krankheitserreger zu schnappen, die es geschafft haben, durch die Haut oder die Schleimhäute in die Blutbahn zu gelangen.

Es ist ein Grundsatz der Naturheilkunde und integrativen Medizin, akute Krankheitssymptome nicht durch schleimlösende und entzündungshemmende Mittel zu unterdrücken, sondern den Körper selbst gegen die Erkältung oder Grippe vorgehen zu lassen und ihn dabei nur mit Ruhe, Flüssigkeitszufuhr und natürlichen, das Immunsystem kräftigenden Substanzen wie zusätzlichem Vitamin C, Zink, Echinacea und Holunderbeere zu unterstützen. Dem liegt die Argumentation zugrunde, dass es vorteilhaft ist, das Immunsystem ein paar Mal im Jahr zu fordern, weil es auf diese Weise immer wieder neue Antikörper produziert, was sich stärkend auf unser Immunsystem und unsere Widerstandskraft auswirkt. Darüber hinaus ist es sogar nachteilig, die natürlichen Entgiftungswege des Körpers (laufende Nase, Durchfall) zu unterdrücken, denn schließlich können auf diese Weise Giftstoffe oder Krankheitserreger tiefer in den Körper gelangen und bis zu lebenswichtigeren Organen wie der Lunge oder dem Dünndarm vordringen. Wenn einem Kind also immer wieder Erkältungsmittel verabreicht werden, kann das die Produktion von T-Lymphozyten unterdrücken, was auf Dauer seine Immunabwehr schwächt, wodurch sich dann eine gewöhnliche Erkältung zu einem tief sitzenden Husten oder einer Bronchitis und letztlich sogar zu Asthma auswachsen kann. Eine Anfälligkeit für Atemwegserkrankungen ist die Folge.

Wir möchten unsere primären Abwehrmechanismen dabei unterstützen, möglichst schnell und effektiv wirksam werden zu können, indem wir darauf verzichten, ständig antibakterielle Seifen, Hustenstiller oder Steroid-Cremes zu verwenden. Je besser der Körper Krankheitserreger mit einem zuverlässigen Immunsystem abwehren kann, desto gesünder werden wir bleiben. Homöopathische Mittel, Kräuter, Nahrungsergänzungsmittel,

Probiotika und Heiltees (z.B. Rotulme-Tee bei Halsschmerzen) helfen uns also dabei, das Immunsystem zu stärken.

Wenn diese akuten Symptome jedoch fortbestehen, dann bleibt uns nichts anderes übrig, als ihre Warnung ernst zu nehmen. Wenn nach einer Erkältung noch rasselnder Husten zurückbleibt, wenn das Knie drei Wochen nach dem Marathon immer noch Probleme bereitet, wenn beim Aufwachen wiederholt der Kopf schmerzt, dann ist das ein Zeichen für ein inneres Ungleichgewicht, eine innere Notlage, und verlangt nach Ihrer Aufmerksamkeit! Wie die Kontrolllampe im Auto dienen diese post-akuten Symptome Ihnen als Warnzeichen.

Wir Homöopathen haben eine Richtlinie, die mir gut gefällt: „Lassen Sie sich von Ihren Symptomen leiten", was bedeutet, dass wir ein homöopathisches Mittel (oder auch jede andere Medizin) nicht routinemäßig einnehmen sollten, sondern nur dann, wenn das Individuum über seine Symptome danach verlangt. Die Natur hat nicht vorgesehen, dass wir ständig Medizin einnehmen. Uns durch selektive Serotonin-Wiederaufnahmehemmer die Stimmung aufhellen zu lassen, muss nicht zur neuen Normalität werden.

Zu den wichtigsten Fähigkeiten eines jeden Heilberuflers gehört es, scharf zu beobachten, aufmerksam zuzuhören und verlässlich Schlüsse daraus zu ziehen. Naturheilkundler, Homöopathen, Akupunkteure, integrativ arbeitende Ärzte, Kräuterkundler und intuitive Heiler sind häufig besser darin ausgebildet, diese Fähigkeiten einzusetzen, als der durchschnittliche Schulmediziner. Das soll nicht heißen, dass konventionelle Ärzte diese Begabungen nicht einbringen, aber viele von ihnen sind in ihren siebenminütigen Sprechstundengesprächen einfach zu gehetzt oder verlassen sich selbst bei für mein Empfinden eklatant offensichtlichen Symptomen wie Herzinfarkt, hämorrhagischem Geschwür oder Nierenstein zu sehr auf das Verordnen von Medikamenten.

Den Patienten zu beobachten, ihm zuzuhören und seine Symptome mit der Physiologie der diversen Organe, Drüsen und Systeme in Verbindung zu setzen, sollte die behandelnde Person dazu befähigen, zu „schlussfolgern", wo genau im Körper die Beschwerde oder das Ungleichgewicht seinen Ursprung nimmt (z.B. im Darm, in der Schilddrüse oder als Blutzuckerproblem?). Von dieser Schlussfolgerung ausgehend, kann dann die

Suche weitergehen, zum Beispiel in Form von praktischen körperlichen Untersuchungen, Laboranalysen oder, wenn notwendig, auch mit komplexeren oder auch invasiven Verfahren (z.b. Computertomographie, Tumor-Biopsie).

Aus einer ganzheitlichen Perspektive heraus wollen wir jedoch daran denken, dass es nicht Sinn und Zweck dieser hinweisenden Symptome ist, dass wir uns in Medikamentenabhängigkeit, in die Fänge einer chronischen Krankheit und auf eine Ärzte-Odyssee begeben. Vielmehr sollen wir mit unterstützenden Hilfsmitteln und -methoden unsere volle Gesundheit wiedererlangen und zu neuem Wohlbefinden kommen, indem wir unser gestörtes Gleichgewicht und unsere Funktionsstörungen wieder richten.

Symptome sind ein Weckruf, der Sie zur Aufmerksamkeit zwingt, und zwar sofort! Ihr Körper oder Ihre Gefühle sprechen zu Ihnen, und Sie müssen auf Sie hören. Einfach zur nächsten Apotheke zu rennen, um die Symptome mit Chemie zu unterdrücken, oder den Arzt aufzusuchen, der schnell Heilung von außen herbeiführen soll, wird nicht immer helfen. Ich möchte Sie daran erinnern, dass Sie selbst die Verantwortung dafür tragen, für sich zu sorgen. Ihre Symptome fordern Sie dazu auf, still zu werden und zur Ruhe zu kommen, in sich hineinzuhören und zu erfühlen, „was genau" es mit dieser Krankheit, diesem Schmerz oder dieser Angst auf sich hat. In Ihrem Inneren haben Sie ein energetisches, seelisches, intuitives Wissen, das weder ein Arzt noch eine Untersuchung, ein Labor oder ein Krankenhaus jemals werden auffinden können. Die meisten von uns können „spüren", was schiefläuft; was sich als tiefere Wahrheit hinter „mein Knie tut so weh" oder „dieser Blähbauch nervt so" oder „es ist beängstigend, wie wackelig ich auf den Beinen bin" verbirgt.

Ich sage nicht, dass Sie Ihr eigener Arzt sein oder auf medizinische Hilfe verzichten sollen. Ich möchte nur allen, die mit Autoimmunerkrankungen oder andere Krankheiten zu kämpfen haben, zu der Erkenntnis verhelfen, dass wir unsere Krankheiten und Symptome, unsere Gesundheit und unser Wohlbefinden beeinflussen können, dass wir die Macht und die Fähigkeiten haben, darauf einzuwirken. Das Ziel dieses Buches ist es, Ihnen dabei zu helfen, sich auf Ihren Inneren Heiler zurückzubesinnen und sich einen Zugang dazu zu verschaffen, Ihre Energiezustände zu verändern und so

Heilenergie zu fördern. Man kann das schaffen. Wieder gesund zu werden, ist machbar! Wir geben die Kraft zu heilen ein Stück weit wieder in Ihre Hände, statt nur nach äußerlichen Möglichkeiten zu suchen, Sie wieder hinzubekommen. Wir haben es hier mit einem Duett zu tun – Sie und Ihr Heilpraktiker können miteinander harmonieren und zu einem heilenden Zusammenspiel zusammenfinden.

DER HEILUNGSVERLAUF:
DIE HERING'SCHE REGEL

Während wir auf die Besserung hinarbeiten, sollten unsere Symptome zurückgehen. Wenn Sie Homöopathie, Akupunktur, Energiemedizin wie Reiki oder Kraniosakraltherapie nutzen und Kräutermischungen oder hochwertige Nahrungsergänzungsmittel zum Wiederaufbau oder zu Entgiftungszwecken zu sich nehmen, dann sollte, wenn die Heilung einsetzt, ein Fortschritt erkennbar werden. Heilpraktiker sind dafür ausgebildet, entsprechende Merkmale zu beobachten und mit ihnen zu arbeiten.

Während die Heilung voranschreitet, sollten Sie merken, wie Ihre Kraft und Energie langsam zurückkehrt, wie Sie wieder klarer denken können und sich insgesamt besser fühlen! Ihre Schritte werden wieder energischer, Ihre Lebensfreude nimmt zu und statt Verzweiflung und Hoffnungslosigkeit werden Sie wieder Liebe und Leidenschaft fühlen.

Wenn wir mit unseren Heilpraktikern an unseren Symptomen arbeiten, gibt es im Hinblick auf die langfristige Behandlung bestimmte Zeichen, den sogenannten Heilungsverlauf, auf die sie besonders achten. Ein sehr talentierter und bekannter Homöopath hat Anfang des 19. Jahrhunderts ein Modell dieses angeborenen Heilungsprozesses aufgestellt, das als „Hering'sche Regel" bekannt ist. Auch heute noch achten Homöopathen und alternativ- oder komplementärmedizinische Therapeuten im Umgang mit ihren Patienten sehr genau auf die Grundsätze dieses renommierten Arztes, und auch Sie sollten sie im Kopf behalten, während Ihre Heilung voranschreitet. Sollte Ihr Therapeut von der Hering'schen Regel noch nichts gehört haben, drucken Sie sie doch bitte aus, um sie ihm zu zeigen.

Der Körper ist intelligent. Die Symptome wandern von unseren äußersten Abwehrmechanismen wie der Haut oder den Schleimhäuten, den Nebenhöhlen und Lymphknoten immer weiter und tiefer voran, bis sie zu Organen wie der Lunge gelangen, in den Verdauungstrakt oder in die Gelenke und Eierstöcke. Je beeinträchtigter wir sind und je weniger Widerstandskraft wir zur Verfügung haben, um unser Gleichgewicht aufrechtzuerhalten, desto tiefer wird die Krankheit in uns dringen. Sehr häufig hat jemand zunächst vielleicht einfach nur einen Hautausschlag oder ein Ekzem, aber wenn er dieses Symptom dann unterdrückt oder mit einer Kortisoncreme überrumpelt, treten in Folge dann häufig allergische Reaktionen der Atemwege oder Asthma auf, weil das Eingreifen die Instabilität und meist auch das auslösende Allergen zu einem tieferen Organ wie der Lunge oder zu den Gelenken hat vordringen lassen. Für die Naturheilkunde sind die Harnwege, der Verdauungstrakt, das Lymphgefäßsystem und die Haut die Hauptorte zur Krankheitsbeseitigung. Das Ziel ist, sich von einer infektiösen oder allergenen Substanz zu reinigen – nicht, die natürlichen Methoden zu konterkarieren und gleichzeitig die Krankheitsursache weiter vordringen und zu den lebenswichtigeren Körperteilen gelangen zu lassen.

Achten Sie auf den Heilungsverlauf gemäß der Hering'schen Regel. Wenn er bei Ihnen zutrifft, bedeutet das, dass Sie vorankommen:

1. Die Krankheit bzw. die Symptome wandern von innen nach außen, also von einem inneren Organ zu einem äußeren Organ, beispielsweise von der Lunge zu den Nebenhöhlen oder von den Gelenken zur Haut.
2. Die Symptome bessern sich von oben nach unten – Muskelschmerzen bei Fibromyalgie oder Lyme-Borreliose, die zunächst den Oberkörper betreffen und dann im Körper nach unten wandern, sind hierfür ein klassisches Beispiel. Oder Schultern- und Nackenschmerzen, die dann stattdessen in den Fußgelenken oder Füßen auftreten.
3. Unsere Symptome heilen in der umgekehrten Reihenfolge ihres Auftretens. Dieser Grundsatz bewahrheitet sich sehr häufig, und es ist sehr ratsam, ihn zu bedenken. Wenn Sie also zunächst unter Kopfschmerzen, später dann zunehmend unter Erschöpfung gelitten haben, anschließend vom Reizdarmsyndrom geplagt wurden und schließlich Fibromyalgie ausgebildet haben, dann wäre jedem Homöopathen oder Heilpraktiker klar, dass sich gemäß der Hering'schen Regel zunächst die Fibromyalgie zurückbilden würde,

bevor sich die Verdauungsprobleme bessern würden und dann irgendwann die Erschöpfungszustände. Als letztes Symptom würden dann wohl die Kopfschmerzen verschwinden, denn das war die ursprüngliche Schwachstelle. Das alles passiert nicht unmittelbar, sondern ist ein Prozess, der sich wahrscheinlich über Monate hinzieht. Aber ich habe es auch schon erlebt, dass chronische Fälle sich in nur zwei Monaten in Luft aufgelöst haben, wenn genau das richtige homöopathische Mittel in genau der richtigen Potenz ermittelt wurde.

4. Die Heilung beginnt bei der Psyche und schreitet dann beim Körper voran. Viele von Ihnen sind sich vielleicht gar nicht dessen bewusst, dass Menschen mit ernsten psychischen Krankheiten in der Regel kaum körperliche Beschwerden haben. Bei Schizophrenie oder Zwangsstörungen ist unser lebenswichtigstes Organ, das Gehirn, in Schwierigkeiten und aus dem Gleichgewicht. Die Wahrscheinlichkeit ist groß, dass der betroffene Patient in den vorangegangenen Jahren auch körperliche Beschwerden hatte, die aber verschwunden sind, bevor die klinischen psychischen Störungen auftraten. (Übrigens muss ich jedes Mal, wenn ich mit einer psychischen Krankheit in Berührung komme, an durch Zecken übertragene Krankheiten denken!) Gemäß der Hering'schen Regel wäre zu erwarten, dass der Patient in dem Maße, in dem sich seine Zwangsstörung bessert, an Nahrungsmitteln oder Rückenschmerzen zu leiden beginnt. Das Ungleichgewicht in seinem Organismus hat sich von der Psyche in den Körper verlagert. Wenn dann der Körper mit stärkenden Hilfsmitteln unterstützt wird, meistens mit Kräutern, Homöopathie oder einer Ernährungsumstellung, werden auch die körperlichen Symptome bald nachlassen.

Mit der Hering'schen Regel im Hinterkopf können Sie beobachten, wie Ihre Heilung Form annimmt, und müssen Ihren Zustand nicht mehr nur als eine willkürliche und verwirrende Symptomkonstellation ansehen. Es ist wie beim Häuten einer Zwiebel. Jedes Symptom wird in der Reihenfolge angegangen und beseitigt, wie es im Verlauf der Zeit aufgetreten ist. Wenn man daran arbeitet, unterdrückte Körperfunktionen, toxische Überlastungen, mikrobielle Infektionen oder schlicht chronische Symptome zu beseitigen, und dabei ausgleichende Nahrungsergänzungsmittel, homöopathische Arzneien oder, bei lang anhaltenden Infektionen, sogar Antibiotika zur Hilfe nimmt, kann es dadurch in manchen Fällen zu einer sogenannten „Heilungskrise" oder „Herxheimer-Reaktion" kommen. Das bedeutet, dass es über ein paar Tage oder sogar Wochen zu einer deutlichen Verschlimmerung Ihrer Symptome kommt, bevor eine erkennbare Besserung eintritt. Was hier passiert, ist Folgendes: Ihr Immunsystem und der Entgiftungsmechanismus wurden angekurbelt und haben einen Gang hochgeschaltet, und da sie nun (dank der unterstützenden Maßnahmen) besser funktionieren, kommt es zu einer enormen Reinigung, wodurch Sie sich zunächst ziemlich „grippig" fühlen oder Ihre Kopfschmerzen und Ihre Erschöpfungszustände zunehmen. Geben Sie nicht auf oder glauben gar, Ihr neuer Heilpraktiker wolle Sie vergiften. Höchstwahrscheinlich ist das nur Ihr Körper, der sich neu ausrichtet und besser funktioniert. Wenn Sie sich jedoch deswegen Sorgen machen oder die Heilungskrise länger als zwei Wochen anhält, wenden Sie sich bitte an Ihren Heilpraktiker, damit er die Behandlung gegebenenfalls anpassen und Sie unterstützen kann. Als gutes Zeichen dafür, dass Ihr Immunsystem und Ihre Entgiftungsmechanismen noch so lebendig sind, dass sie sich aktivieren lassen, ist uns eine Heilungskrise willkommen, aber Sie sollen trotzdem nicht zu lange leiden. Es ist immer möglich, z.B. die Dosierung anzupassen und noch besser auf Sie abzustimmen.

Am wichtigsten ist, dass Sie dranbleiben und weiter mit Ihren Heilpraktikern und Therapeuten zusammenarbeiten. Wenn auch nach sechs Monaten noch keine Besserung in Sicht ist, haben Sie den richtigen Therapeuten vielleicht noch nicht gefunden und sollten sich nach jemandem umsehen, der besser zu Ihnen passt – jemand, mit dem Sie zusammenarbeiten können und der Sie sowohl psychisch als auch körperlich versteht und Sie medikamentös genau einstellen kann. Heilung ist eine Reise, und eine hilfreiche, erfahrene Heilpraktikerin, die Sie dabei an die Hand nimmt, ist Gold wert.

KONTROLLLEUCHTEN-ARZT

Seit langem ist das amerikanische Gesundheitssystem auf der ganzen Welt hoch angesehen, und immer wieder schicken Länder der Dritten Welt einige ihrer schwierigsten Fälle für lebensrettende Maßnahmen zu unseren Ärzten. Im gesamten vergangenen Jahrhundert fand unsere überlegene wissenschaftliche Forschung großen Beifall; kardiovaskuläre Medizin, plastische Chirurgie und Krisenmanagement sind unsere Stärken. Aber das US-Gesundheitssystem hat seine Vormachtstellung verloren; Norwegen, Japan und Kanada haben uns in Bezug auf wissenschaftliche Durchbrüche übertrumpft. Die innovativsten Medikamente kommen mittlerweile aus der Tschechischen Republik und aus Deutschland.

Alles in allem ist der gesundheitliche Zustand unserer Gesellschaft ins Bodenlose abgestürzt und dümpelt nun auf einem schwachen 38. Platz der WHO-Gesundheitsrangliste dahin. Die Bevölkerungen in Marokko und Malta sind gesünder. An dem Niedergang des amerikanischen Gesundheitssystems sind viele Faktoren beteiligt. Es ist eine lange Liste. Unsere Nahrungskette ist mit gentechnisch veränderten Organismen und Chemikalien verunreinigt. Unsere Böden sind ausgelaugt und mit dem glyphosathaltigen Breitbandherbizid Roundup verseucht. Unsere Kinder werden von Wachstumshormonen aus der Milch und anderen Tierprodukten überstimuliert. Unsere CO_2-Bilanz ist unermesslich. Wir greifen viel zu schnell auf Antibiotika zurück, was zu aggressiveren und resistenteren Krankheitserregern geführt hat. Abgefüllte Vitamine sind nichts weiter als künstlich hergestellte Chemikalien. Impfstoffe sind voller Quecksilber und anderer Giftstoffe. Wir sind gänzlich von einer beängstigenden Zahl elektromagnetischer Strahlungsfelder umgeben, und unsere Mediziner werden leider nur noch dazu ausgebildet, „Kontrollleuchten-Ärzte" zu sein, die lediglich darauf eingestellt sind, offensichtliche Brüche, Blutungen oder Verletzungen zu reparieren.

Der gute alte Hausarzt mit seinem gesunden Menschenverstand gehört schon lange der Vergangenheit an. Er konnte noch einen Furunkel am Küchentisch aufstechen oder einer frisch gebackenen Mutter mit einem Kräutertonikum oder einer ordentlichen Dosis hausbackener moralischer Unterstützung durch den Babyblues helfen. Anders als tiefsitzender, bellender Husten wurde Reizhusten mit Andornsirup oder einem Senfpflaster behandelt; heute wird jeder Husten unterschiedslos mit Hustenstiller unterdrückt.

Aus unseren wissenschaftlich ausgerichteten medizinischen Fakultäten gehen herausragende Chirurgen und Spezialisten hervor, die sich bestens damit auskennen, organische Fehlfunktionen aus dem Weg zu räumen, aber gute Generalisten sind sie nicht. Ein amerikanischer Arzt, der nicht-medikamentenbasierte Medizin praktiziert, ist die Ausnahme.

So wie ein Autofahrer durch eine blinkende Kontrollleuchte auf einen konkreten Defekt hingewiesen wird, so sind auch Fachärzte auf ihre „Kontrollleuchten-Symptome" spezialisiert, für deren Behandlung sie sich massiv auf herkömmliche „Pillen und Prozeduren" verlassen.

Schlaganfälle, Knochenbrüche, Blinddarmentzündungen, Leistenbrüche, Fehlgeburten, Traumata und Gehirntumore springen einem förmlich ins Auge – und die moderne Medizin kann sich blitzschnell ihrer annehmen. Dafür sind wir ihr auch dankbar.

Die mysteriösen Symptome jedoch – wandernde Gelenkschmerzen, halbseitige Migräne, die Kombination aus Nacken- und Bauchschmerzen mit Schlafstörungen und Herzrhythmusstörungen – bringen unsere modernen amerikanischen Ärzte aus dem Konzept, weil sie ihren gesunden Menschenverstand verloren haben und nicht mehr wissen, wie man verschiedene Symptome zusammen interpretiert, um zu erkennen, dass es sich bei der Grundursache in Wirklichkeit um eine Entzündung, eine Nahrungsmittelunverträglichkeit oder vielleicht einen Mineralstoffmangel handelt. Diese einfachen, aber sinnvollen Erkenntnisse werden überdeckt, weil sich an den medizinischen Fakultäten heutzutage alles um medikamentöse Behandlungsmöglichkeiten dreht. US-Amerikaner sollen gesund, kompetent und widerstandsfähig sein; und für ihre optimale Gesundheit ist angeblich nichts weiter nötig als Nahrungsmittel voller Transfette, fluorisiertes und gechlortes Wasser sowie abgeschottete Klassenzimmer, in

AUTOIMMUN-ERKRANKUNGEN

denen unsere Kinder in abgestandener Luft und Neonlicht baden. Ganz genau! So etwas akzeptieren wir mittlerweile als normal und gesund.

Aus irgendeinem Grund glauben wir, auf diese Weise lebhafte, neugierige Kinder heranziehen zu können, auch wenn ihre Schilddrüsenfunktion durch Fluorisierung auf die Hälfte gedrosselt ist und ihr wacher Geist durch Dioxindämpfe aus Reinigungsmitteln eingelullt wird, nach denen es in den Schulfluren stinkt. Wenn man dann noch den ganzen Zucker und das Weißmehl dazurechnet und den verkümmerten Sportunterricht, der eigentlich für Endorphin-Produktion und Herz-Kreislauf-Training sorgen sollte, dann wundert es einen kaum noch, dass unsere Kinder weit mehr unter Allergien, Diabetes und Lernschwäche leiden als noch ihre Eltern im selben Alter.

Der durchschnittliche Amerikaner hat mehr als 13 kg Übergewicht, ist für seine Energiezufuhr von Kaffee und Zucker abhängig und befindet sich zwischen Arbeit, Zuhause, Besorgungen und lästigen Pflichten in einer nicht enden wollenden Hetze. Das Szenario ist düster: Disharmonie, Ungleichgewicht, Nährstoffmangel, eine trostlose Zukunft – wenn Sie sich nicht dazu entscheiden, selbst die Kontrolle zu übernehmen und Ihr Leben zu verändern.

Meine Großeltern wurden weit über achtzig bzw. neunzig Jahre alt, obwohl sie Butter und Speck aßen, Whisky tranken und rauchten. Weil sie Ende des 19. Jahrhunderts zur Welt gekommen waren, hatten Sie vor ihrem 50. Geburtstag weder hydriertes Öl zu sich genommen noch Obst konsumiert, das mit Konservierungsstoffen und Reifungsbeschleunigern besprüht wurde, weil es außerhalb der Saison wachsen sollte. Sie aßen selbst gebackenes Brot, kochten mit Schmalz und hatten jeden Sonntag kindliche Freude am Gin-Rommé. Sie hatten Freude am Leben und Zeit für ihre Familie, verbrachten Tage am Strand und hatten einfach eine langsamere Gangart. Natürlich war das Rauchen auch für sie nicht gesund, aber sie konnten den in den Zigarren enthaltenen Karzinogenen mehr entgegensetzen, weil sie durch die nicht industriell verarbeiteten regionalen Lebensmittel ungleich besser mit Nährstoffen versorgt waren und insgesamt weniger Stress hatten, was ihren Cortisolspiegel auf Normalmaß hielt. Ihr Immunsystem war stark genug, um mit gesundheitsschädlichen Stoffen oder den natürlichen Fetten aus der Butter umgehen zu können.

Meine Mutter war bereits weniger gesund als ihre Mutter und starb im Alter von achtundsechzig Jahren an Krebs. Ich schlug mich in meinen Vierzigern zehn Jahre lang mit chronischer Lyme-Borreliose herum. Ich bin davon überzeugt, dass es meiner Großmutter sehr viel leichter gefallen wäre, sich davon zu erholen, als mir. Ich war ein Kind der 1960er und wurde mit DDT, Fischstäbchen und Limonade groß, und mein Zuhause auf Long Island befand sich im Einflussbereich eines Atomkraftwerks. Es ist ziemlich wahrscheinlich, dass diese widerlichen Chemikalien, der Lebensstil und zunehmender Smog nicht nur meine zartgliedrige, elegante Mutter zu früh aus dem Leben gerissen haben, sondern auch meine Leber dermaßen zugemüllt und mein Immunsystem und meine Nebennieren so sehr beansprucht haben, dass ich den aggressiven Borreliose-Bakterien (*Borrelia burgdorferi*), die in meinen Körper eindrangen und ihr invasives und multisystemisches Unheil anrichteten, nicht genug entgegensetzen konnte. Aufgrund meiner genetischen Veranlagung kam es zu einem Zusammenbruch meiner Mitochondrien-Funktion und dadurch zu einem chronischen Erschöpfungssyndrom. Die Infektion führte zu einer Erschöpfung meiner Reserven an essenziellen Fettsäuren und zu neurologischen Problemen, und gleichzeitig bewirkte sie eine Entzündung meiner Darmschleimhaut, woraus sich ein Reizdarmsyndrom entwickelte. Die schwelende Entzündung wurde durch meinen hektischen Lebensstil noch weiter angefacht. Das alles unterschied sich grundlegend von meinen hart arbeitenden Großeltern, die zwar zwölf Stunden am Tag in ihrem Feinkostladen und Café schufteten, aber regionale Kost zu sich nahmen und an jedem Sommerabend barfuß im Garten Zeitung lasen.

Dutzende „Kontrollleuchten"-Gastroenterologen, -Neurologen und -Endokrinologen konnten mit meiner Symptom-Konstellation nichts anfangen. Ich, die ich ursprünglich sportlich war und mich gern an der frischen Luft bewegte, wurde stattdessen von ihnen belächelt – da stünden wohl die Wechseljahre bevor, ich würde mir einfach zu viele Sorgen machen. Und dann bekam ich zunehmend teure Migräne-Mittel verschrieben. Statt nach einer Möglichkeit zu suchen, meinen Organismus wieder aufzubauen, empfahlen mir die Ärzte Prednison gegen meinen ewigen Reizdarm. Gerade für eine Heilpraktikerin wie mich war diese Ärzte-Odyssee eine einsame, isolierende und enttäuschende Erfahrung.

Als ich zum siebzehnten Mal bei meinem illustren Neurologen in der Sprechstunde saß – im Rollstuhl – brach ich in Tränen aus und flehte um Hilfe. Warum war ich zu schwach dazu, mich auf den Beinen zu halten oder mir die Haare zu waschen? Woher kam diese Fußheberschwäche wie bei Multipler Sklerose, die mir Angst und Schrecken einjagte, woher diese wöchentlichen Migräne-Anfälle, die über mich herfielen und mich völlig außer Gefecht setzten? Warum verschlechterte sich mein Zustand halbjährlich, warum kamen nur immer weitere eigenartige Symptome dazu? Was konnte er für mich tun? Wer konnte mir helfen? Ich hatte so vielen Menschen beim Gesundwerden geholfen; warum konnte niemand das Gleiche für mich tun?

„Ich kann Ihre Fragen nicht eindeutig beantworten, Katina. Unsere Untersuchungen haben keine neurologische Ursache bei Ihnen feststellen können. Wir sollten mal ein Antiepileptikum gegen die Migräne ausprobieren. Vielleicht wird Ihnen das ja helfen?"

Ich war geschockt, ich wollte Topamax mit all seinen Nebenwirkungen nicht einnehmen und dadurch nur noch gründlicher ausgeknockt werden als mit meinem versagenden Gehirn und Körper ohnehin schon. „Wer kann mir helfen", flehte ich den Neurologen an. „Kennen Sie nicht einen anderen Arzt, der vielleicht versteht, warum mein Körper mit nur siebenundvierzig Jahren aufhört zu funktionieren?"

Der mit Titeln überhäufte Facharzt, den mein jahrelanger Verfall vor ein Rätsel stellte, musterte mich aus seiner zartumrandeten Brille und sagte freundlich: „Wir versuchen es mal ein paar Wochen mit einem Angstlöser – Xanax. Vielleicht kann Ihnen ein Spezialist für das chronische Erschöpfungssyndrom an einem anderen Krankenhaus weiterhelfen?"

In meinem Innersten wusste ich, dass diesem Mann jeder gesunde Menschenverstand abging. Er konnte sich aus meinem vielschichtigen Mysterium kein Bild machen und nahm mich nicht ernst. Gänzlich entmutigt konnte ich nur nicken und fühlte mich von diesem berühmten Arzt und unserem Gesundheitssystem schrecklich im Stich gelassen. Mein Partner rollte mich zurück zum Auto, und während der gesamten neunzigminütigen Rückfahrt rannen mir die Tränen nur so aus den Augen, ich fühlte mich benommen, mein Hirn wie in Watte gepackt, und versank mehr und mehr in einer abgrundtiefen Verzweiflung.

Wie konnte es sein, dass all die Weltklasse-Ärzte in ihren Technologie- und Labortempeln mir, einer begabten Homöopathin mit einer Erfolgsquote von 85%, die in zwanzig Jahren des Praktizierens mehr als tausend Patienten wieder zu Gesundheit verholfen hatte, nicht im Geringsten weiterhelfen, mir weder die Richtung weisen noch irgendeine Linderung zu verschaffen vermochten? Ich war am Boden zerstört, und das zu recht. Diese Erfahrung ließ mich zutiefst verzweifeln und brachte mich eindeutig an meinen Tiefpunkt.

Und mit dieser Erfahrung stehe ich nicht alleine da. Meine Geschichte ist auch die Geschichte von Millionen von Amerikanern. Man hat mich irgendwann im Autoimmun-Eimer „entsorgt", so wie Sie vielleicht auch. Aber so wie ich können auch viele von Ihnen wieder ein hohes Maß an Wohlbefinden, vielleicht sogar vollständige Genesung erlangen. Der wichtigste Schritt dabei ist, nicht nur die Symptome mit lindernden Medikamenten in den Griff zu bekommen, sondern das Problem bei der Wurzel zu packen und die zugrunde liegenden Anfälligkeiten zu bedenken.

Leiden Sie an einer durch Zecken übertragenen Infektion (Lyme-Borreliose, Babesiose)? Haben Sie Schwermetalle in sich angesammelt? Könnten Sie an Nahrungsmittelunverträglichkeiten leiden und immer wieder heftige Entzündungen dadurch auslösen, dass Sie die verursachenden Stoffe weiterhin zu sich nehmen? Ist Ihre Leber mit Chemikalien wie Glyphosat oder Tetrahydrochlorid (einem Trockenreinigungsmittel) belastet? Es gibt so viele Faktoren, die zum chronischen Erschöpfungssyndrom, zur Bell'schen Parese, zu Lupus erythematodes und zu vielen weiteren chronischen Krankheiten beitragen, und sie alle kann man in Angriff nehmen. Lesen Sie weiter! Wir müssen begreifen, dass sich die USA zu einer hektischen, übergifteten und chemisch verunreinigten Gesellschaft entwickelt haben, deren Zustand sich nach dem zweiten Weltkrieg in jeder Dekade mit wachsender Geschwindigkeit verschlechtert hat.

2015 sind wir mit folgender Situation konfrontiert: Einer in erschreckendem Umfang von Krankheiten heimgesuchten Bevölkerung stehen nur relativ wenige integrativ arbeitende Ärzte und Heilpraktiker gegenüber, die die Dynamik einer ganzheitlichen Behandlung in vollem Umfang begreifen. Wir sind in eine enorme Schieflage geraten. Die Schriftsteller Thoreau und Emerson, die ein einfaches Leben im Einklang mit der Natur propagierten, und auch der Kinderarzt Dr. Spock wären entsetzt.

Wir wollen uns nun einen neuen Überblick verschaffen und Sie so dabei unterstützen, die Kontrolle über Ihren Körper und Ihre Gesundheit wiederzuerlangen. Sie tragen gewaltige Heilungsressourcen in sich, die Sie anzapfen können: Resilienz, Willenskraft, Kreativität, Glaube, Hingabe und Intention. In den Kapiteln in Teil VI werden wir ausführlich darauf eingehen.

ÜBERBLICK ÜBER DIE GESCHICHTE
DER MEDIZIN IN DEN USA

Es ist sehr aufschlussreich, einen Blick darauf zu werfen, wie sich das Gesundheitssystem in den USA entwickelt und zu seiner heutigen Form gefunden hat, die sich vornehmlich auf medikamentengesteuerte Behandlungsmodelle stützt. Dieses Kapitel gibt einen Überblick über das Gesundheitssystem der USA in den vergangenen 150 Jahren.

In den letzten Jahrzehnten des 19. Jahrhunderts basierte die Gesundheitspflege im Wesentlichen auf traditioneller Kräutermedizin, die von Generation zu Generation weitergereicht wurde und weitgehend in der Hand von Frauen lag. Die meisten Mütter brachten ihren Töchtern bei, Wildkräuter, Wurzeln und Samen zu sammeln und daraus Tees, Wickel und Tinkturen gegen eine Vielzahl häufiger Beschwerden zu bereiten. Es war üblich, Wunden, fiebrige Infekte, Bauchschmerzen und Atemwegserkrankungen zu Hause zu behandeln. Zusätzlich besaßen und benutzten viele Frauen, ganz besonders jene, die in Blockhütten an der Siedlungsgrenze wohnten oder im Planwagen unterwegs waren, Hausapotheken mit pflanzlichen oder homöopathischen Arzneimitteln.

In Fällen, in denen die Beschwerden auf die Hausmittel nicht ansprachen, wurde unter Umständen auch ein Arzt aufgesucht, wobei nicht alle ländlichen Gemeinden und kleineren Ortschaften überhaupt über einen Arzt verfügten. Oft waren die Hebammen mit ihrem umfassenden Wissen über Kräuter, Homöopathie und Geburt, das auch medizinische Grundkenntnisse und kleinere Operationen mit einschloss, die bewandertsten und erfahrensten Praktiker in der Stadt. Die Zeiten waren grundlegend anders. Man lebte nahe an der Natur und im Einklang mit den Jahreszeiten. Die Lebensbedingungen waren rau. Viele Kinder starben an Infektionskrankheiten, und nur die mit den stärksten Genen kamen durch.

Wer in jenen Zeiten Arzt war, der war vielleicht ein eklektischer Arzt in der Art eines Naturheilkundlers, ein Homöopath oder ein Doktor der Medizin. Die Ärzteausbildung damals war lange nicht so umfassend wie heute. Es gab auch einige „Laien-Ärzte", die ihr Handwerk, der Not gehorchend, auf den Schlachtfeldern des Sezessionskriegs erlernt hatten oder schlicht indem sie ihrem als Arzt praktizierenden Vater über die Schultern geguckt hatten. Die moderne Medizin hat mit dem, was in jenen ungeordneten Zeiten darunter verstanden wurde, kaum noch etwas zu tun. Damals wurde kaum regulierend eingegriffen, denn auf Arzneimittel wurden noch keine Patente angemeldet. Entsprechend gab es Händler, die als Nebenattraktion beim Zirkus Quacksalberprodukte und heilkräftige Zaubertränke feilboten. Fahrende Heiler priesen die mirakulöse Wirkkraft ihrer Wunder-Elixiere an. In vielen Läden wurde für Kräutertonika geworben, die zu 90% aus Alkohol bestanden, in dem ein paar Kräuter herumschwammen. Es galt quasi die Devise „Jeder kann mitmachen". Zahnärzten wurde noch mit großem Argwohn begegnet. Zähne wurden einem damals vom Barbier gezogen. Erst ganz zum Ende des 19. Jahrhunderts kam Aspirin auf den Markt.

Aber inmitten dieser Kakophonie wurde doch auch gute Heilungsarbeit betrieben. Es gab viele kompetente Ärzte und Krankenhäuser, die für ihre Erfolge berühmt waren. Die Homöopathie war im 19. Jahrhundert eine sehr beliebte Disziplin, weil ihre Arzneien den Kräutern noch am nächsten standen. Viele Menschen blieben lieber bei diesen sanften Mitteln, während sie vor der stärkeren, allopathischen Medizin jener Zeit, wie z.B. Quecksilber, Arsen und Morphium, eher zurückschreckten. Selbst einige der bekanntesten Familien, z.B. die Rockefellers und die Carnegies, vertrauten auf Homöopathen als Hausärzte. In ganz Europa und Amerika feierte die Homöopathie erstaunliche Erfolge und hatte während der großen Diphtherie- und Typhus-Epidemien deutlich weniger Verluste zu beklagen als die Allopathie. Durch die schlechten hygienischen Bedingungen und verschmutztes Wasser konnten sich Krankheitserreger rasend schnell verbreiten und Epidemien auslösen. In regelmäßigen Abständen brach verheerendes Unheil über Städte und Familien herein.

Bei fast allen Familien klopfte der Tod oft an die Tür. Noch zu Beginn des 20. Jahrhunderts starben viele Kinder an Dehydrierung, wenn sie Fieber hatten. Viele Menschen wurden in der Blüte ihrer Jugend durch Lungenentzündung hinweggerafft, und auch die grassierende Tuberkulose forderte ihren Tribut. Doch dann kam es zu einer bahnbrechenden Entwicklung: Antibiotika. Zu Beginn war Penicillin eine wahre Wunderdroge. Blutvergiftung, Wundbrand und Nierenentzündungen wurden im Keim erstickt. Tausende Leben wurden gerettet. Es erfordert nicht viel Phantasie, um sich vorzustellen, wie beeindruckt die Menschen von diesem modernen medizinischen Wunder waren. Etwa ab 1930 begann das Blatt sich zu wenden. Statt die modernen medizinischen Behandlungsmethoden und Arzneien weiter infrage zu stellen, war man nun allgemein der Überzeugung, dass Kräuter und homöopathische Mittel altmodisch waren und viel zu langsam wirkten. Gleichsam über Nacht nahmen die Menschen die medizinische Welt und die wachsende pharmazeutische Industrie begeistert an.

Während des Zweiten Weltkriegs wurden Tausende Leben gerettet, indem Kriegsverletzungen und Infektionen behandelt werden konnten, die noch zwanzig Jahre zuvor einen tödlichen Ausgang genommen hätten. Mit einem Mal begann die Pharmazie-Branche zu wachsen und wurde dabei von den vermögenden großen Unternehmen mit beträchtlichen Geldmitteln versehen. Gleichzeitig hatte die amerikanische Arzneimittelzulassungsbehörde (*Food and Drug Administration*, FDA) den dringend benötigten patentrechtlichen Schutz für Medikamente eingeführt und damit den vorgeblichen Heilmittelchen der Vergangenheit ein Ende bereitet.

Darüber hinaus berief die Regierung der Vereinigten Staaten einen Mann namens Abraham Flexner zum „Quacksalber-Entlarver". Er sollte allen Scharlatanen und Wundermittelverkäufern das Handwerk legen sowie unhygienische Krankenhäuser und Lehranstalten schließen. Leider gab es immer noch Institutionen, die auf dem Stand stehen geblieben waren, der unmittelbar nach dem Sezessionskrieg geherrscht hatte. Flexner selbst hatte nichts für Kräuterkundler, Homöopathen, Magnetiseure und eklektische Ärzte übrig. Mit seiner weitreichenden Macht ließ er sämtliche homöopathischen Lehranstalten schließen – davon ausgenommen war nur das Hahnemann College in Philadelphia (Pennsylvania) – und Dutzenden homöopathischen Krankenhäusern wurde die behördliche Genehmigung entzogen. Eklektische Ärzte und Kräuterkundler mussten Strafe zahlen oder wurden sogar ins Gefängnis geworfen, weil sie ohne Zulassung praktizierten. Zwar gab es Naturheilkundler, die ihren Beruf heimlich im Keller weiter ausübten, aber alles in allem entwickelten sie sich zu einer Seltenheit.

Zum Glück für die Homöopathie hatte die Arzneimittelzulassungsbehörde genehmigt, homöopathische Mittel rezeptfrei zu verkaufen, solange diese exakt den patentrechtlichen Anforderungen entsprachen. Aufgrund dieses Gesetzes werden homöopathische Mittel, die seit den 1920ern daraufhin überprüft werden, ob sie den Anforderungen der Regierung entsprechen, weiterhin in den Apotheken geführt. Selbst heute noch müssen sämtliche Mittel von der Arzneimittelzulassungsbehörde als nicht verschreibungspflichtig genehmigt werden.

Gegen Mitte des 20. Jahrhunderts waren viele Kinderkrankheiten durch Impfungen ausgerottet. Als moderner Arzt war man nun umfassend in Pharmakologie ausgebildet. Milch wurde pasteurisiert, Babys wurden in Krankenhäusern durch Ärzte, nicht mehr durch Hebammen, auf die Welt gebracht, und Stillen wurde als „zu primitiv" abgelehnt. Mit dem Erstarken der Wirtschaft nach dem Krieg und einer Gesellschaft, die durch die aufblühende Technologie in neue Höhen gehoben wurde, trat die Wissenschaft in unser aller Leben. Die nächsten fünfzig Jahre wurden zur Bühne der modernen, wissenschaftlichen Medizin. Die Zahl der bahnbrechenden Entdeckungen war so gewaltig, dass wir in eine fantastische Welt des Fortschritts katapultiert wurden.

In Bezug auf Wissenschaft und Technologie haben das 20. und das nun beginnende 21. Jahrhundert die allopathische Medizin im strahlendsten Ruhmeslicht erglänzen lassen. Wir haben unglaublich viel über den Körper, über seine Physiologie, über die genauen Prozesse, die bei Krankheiten ablaufen, und ganz besonders über Diagnosemöglichkeiten gelernt. Unsere Vorfahren im ausgehenden 19. Jahrhundert wären verblüfft, wenn sie wüssten, zu welchen chirurgischen Eingriffen wir heute in der Lage sind und was durch bildgebende Verfahren wie Computertomographie, Szintigraphie, Positronenemissionstomographie und Kernspintomographie alles sichtbar gemacht werden kann. Es wäre geradezu unvorstellbar für sie, dass Organe verpflanzt, Operationen durch Roboter ausgeführt und Babys im Reagenzglas gezeugt werden können.

Die Welt der Medizin ist sich auch der älteren, traditionelleren Disziplinen und Anwendungen wieder zunehmend bewusst und ihrem Wissen
gegenüber offener geworden. Mit seinem bahnbrechenden Buch „Spontan-
heilung: Die Heilung kommt von innen" hat Andrew Weil eindrucksvoll
gezeigt, wie wirkungsvoll alternative Heilmethoden bei vielen Krankheiten sind, und dadurch vielen Menschen, der Medizin und der Gesellschaft
im Ganzen ein neues Bewusstsein eröffnet. Entsprechend kann man zurzeit beobachten, wie angesehene medizinische Fakultäten wie Harvard
Symposien und Vorlesungen zur integrativen Medizin abhalten und wie
Stressbewältigungsstrategien sowie ein Bewusstsein für das Zusammenspiel von Körper und Geist und für das Potenzial menschlicher Berührung
Einzug in die Krankenhäuser und den Gesundheitsbetrieb halten. Viele
Schulmediziner befassen sich heute interessiert mit einigen der etablier-
teren alternativen Heilmethoden. Schauen Sie doch nur einmal, was sich
in den letzten zwanzig Jahren im Ernährungsbewusstsein getan hat. Vor
zwanzig Jahren wurde es noch als Unsinn abgetan, zur Krebsvorbeugung
Gemüse aus der Familie der Kreuzblütler zu essen – heute findet es allgemeine Zustimmung.

Im Gesundheitssystem steht uns das Beste noch bevor. Schon heute erleben wir, wie konventionelle Medizin und Naturheilkunde miteinander
verschmelzen und zu einer umfassenden Ressource werden, auf die wir
zurückgreifen können. Es bleibt zu hoffen, dass die Wissenschaft die Zeit
und das Geld aufbringen wird, um zu erforschen, wie einige der alternativen Disziplinen denn nun genau funktionieren. In Verbindung mit den
unglaublichen Diagnosemöglichkeiten und den hochentwickelten Pflege-
fähigkeiten, die wir heutzutage zur Verfügung haben, steht uns eine sehr
spannende Zeit unmittelbar bevor, und die Aussichten für unsere zukünf-
tige Gesundheit sind vielversprechend. Nach dreißigjähriger Tätigkeit im
Gesundheitsbereich spüre ich, wie das Blatt sich zu wenden beginnt.

Durch das Verschwinden der Hausärzte, wie sie zu Beginn und noch bis
Mitte des 20. Jahrhunderts gang und gäbe waren, ist unser Gesundheitssystem in unzusammenhängende Teile zerfallen, aber ich habe das Gefühl,
dass wir uns aufgrund der aufkeimenden Krise durch Autoimmunerkrankungen und Lyme-Borreliose wieder auf Behandlungsmethoden zurück-
besinnen, die genau hinschauen und das Gesamtbild im Auge haben. Die

ersten seismischen Erschütterungen sind bereits spürbar. Jeden Mittwoch um 16:00 (ET) bzw. 22:00 (MEZ) begrüße ich in meiner Radiosendung *Lyme Light Radio* führende Wissenschaftler und Ärzte zum Thema Lyme-Borreliose – hören Sie doch mal herein! Auch mit der Radiosendung *Dead Doctors Don't Lie* (‚Tote Ärzte lügen nicht‘) von Dr. Joel Wallach können sich die Hörer täglich darüber informieren, was wahre Heilung umfasst und welchen Veränderungsbedarf es im Bereich der amerikanischen Medizin gibt.

GANZHEITLICHES GESUNDHEITSKONZEPT: PHILOSOPHIE DER NATURHEILKUNDE

Naturheilkunde umfasst viele Heilmethoden aus allen Teilen der Welt, deren Ziel es ist, Heilmittel und Heilverfahren anzuwenden, um die natürliche Selbstheilung des Körpers zu unterstützen. Diese Methoden basieren auf der überlieferten Weisheit alter Praktiken und gelegentlich auch auf moderneren Verfahren. In der Regel kommen diese Methoden ohne pharmazeutische Medikamente und chirurgische Eingriffe aus. Naturmedizin wird aus nicht-chemischen, organischen Substanzen gewonnen, wie sie in der Natur vorkommen, und nicht künstlich hergestellt. Die Pflanzen, Mineralien oder Tierprodukte müssen für den Verzehr vielleicht gekocht, zerstoßen oder extrahiert werden, aber den Substanzen selbst werden keine Additive zugesetzt.

Naturheilkunde wird an schulmedizinischen Fakultäten in Amerika nicht gelehrt. Entsprechend werden die meisten naturheilkundlichen Therapeuten in eigenen Institutionen ausgebildet und haben auch ihre eigenen Zulassungsvoraussetzungen, so z.B. Heilpraktiker bzw. Doktoren der Naturheilkunde (ND), Doktoren der Chiropraktik (DC), Akupunkteure (Lic. Ac.) oder klassische Homöopathen (CCH). Schulmediziner (MD), die zusätzlich Ernährungsberater oder Homöopathen sind oder sich auf funktionelle Medizin ausgerichtet haben, haben ihre diesbezügliche Ausbildung und Zulassung außerhalb der medizinischen Fakultäten erworben. In Europa und anderen Ländern kann funktionelle und alternative Medizin Teil des Curriculums sein. In Frankreich sind beispielsweise über die Hälfte aller Schulmediziner auch in Homöopathie ausgebildet.

Gelegentlich werden die Begriffe „ganzheitlich", „alternativ" und „integrativ" in Bezug auf Naturheilkunde synonym gebraucht. Da sie aber durchaus Unterschiedliches bezeichnen, wollen wir sie einmal näher betrachten.

Die Komplementär- und Alternativmedizin, für die im englischsprachigen Raum die zusammenfassende Abkürzung CAM (*complementary and alternative medicine*) gebräuchlich ist, versteht sich als Ergänzung zur (allopathischen) Schulmedizin. Der naturmedizinische Ansatz soll hier die schulmedizinische Behandlung also nicht ersetzen, sondern gleichzeitig mit ihr zur Anwendung kommen und die Heilung unterstützen. Ein gutes Beispiel hierfür ist der Einsatz von Kräutern oder Akupunktur gegen die bei einer Chemotherapie auftretende Übelkeit oder zur Schmerzlinderung bei Rheumatoider Arthritis.

Alternativmedizin und Komplementärmedizin bezeichnen das Gleiche. Manche Menschen entscheiden sich ausschließlich für alternative Ansätze, andere wählen eher eine Kombination. Wer bei Rückenschmerzen beispielsweise einen Chiropraktiker aufsucht, statt zum Orthopäden zu gehen, der entscheidet sich gegen die etablierten Methoden und verlässt sich auf die Alternativmedizin. Man kann sagen, dass Naturheilkunde in Bezug auf die Schulmedizin eigentlich immer alternativ oder komplementär ist, aber nicht jeder dieser Ansätze ist damit automatisch auch ganzheitlich.

Die ganzheitliche Medizin umfasst eine Reihe von Disziplinen. Diese mögen sich in ihren Methoden unterscheiden, aber sie eint eine gemeinsame Philosophie. Diese besagt, dass ein Mensch ein vollständiges, ganzheitliches Wesen ist. Sein Körper und dessen Teile stehen nicht allein, sondern sind untrennbar mit seiner Seele und seinem Geist verbunden. Die Beschwerden eines Menschen werden in ihrer Gesamtheit gesehen, so dass sich der Therapeut ein Gesamtbild davon macht, was im Argen liegt. Einzelne Symptome werden nicht für sich behandelt, sondern immer als Teil des Ganzen. Wenn jemand z.B. an wiederkehrenden Nierenentzündungen leidet, in der kalten Jahreszeit zu Bronchitis neigt, immer mal wieder Schlafstörungen hat, chronisch erschöpft und leicht depressiv ist, so sind das alles Puzzleteile, die sich zu einem großen Gesundheitsbild zusammensetzen lassen. Der Therapeut wird sich aufgrund dieser konkreten Symptomkonstellation für eine bestimmte homöopathische Arznei, für Akupunktur, Nahrungsergänzungsmittel oder eine spezielle Kräuterrezeptur entscheiden, um das Gleichgewicht des Systems wiederherzustellen. Wenn das der Fall ist, wenn die innere Homöostase wiedererlangt ist, werden die Symptome ganz von selbst verschwinden. Ganzheitliche Therapeuten behandeln keine Krankheiten, sie behandeln Menschen. Fast alle Disziplinen erkennen, dass das Wesen nach Heilung strebt. Der Körper möchte in den Zustand der Homöostase zurückkehren, in dem sich keine Symptome oder Beschwerden bemerkbar machen. Unser inneres Gyroskop ist beständig auf der Suche nach unserem Mittelpunkt. Während akuter Beschwerden wird sich unser System seiner angeborenen Reinigungsmechanismen bedienen, um dieses Ziel zu erreichen. Durch die schleimigen Sekrete bei einer Erkältung oder einem Allergieanfall sollen die eingedrungenen Mikroben ausgeschwemmt werden. Fieber lässt die Körpertemperatur so ansteigen, dass Mikroben darin nicht überleben können. Mit Durchfall entledigt sich der Körper des verdorbenen Nahrungsmittels oder der fremden Amöben. Sonnenbrand lässt uns die noch schädlicheren UVA-Strahlen vermeiden. Die Liste könnte noch fortgeführt werden.

Natürliche Heilungsansätze zielen darauf ab, den Menschen während dieser Prozesse zu unterstützen. Statt eine dieser natürlichen Körperfunktionen auszubremsen oder zu unterdrücken, stützen wir uns auf Heilmethoden, die die Wirksamkeit dieser Prozesse fördern. Lobelientee kann das Abhusten des rasselnden Schleims eines tief sitzenden Hustens begünstigen; eine chiropraktische Behandlung wird den Druck vom eingeklemmten Ischiasnerv nehmen.

Chronische Leiden wie das Reizdarmsyndrom oder Fibromyalgie sind ein Hinweis auf eine Störung, Schwäche oder Überfunktion im Organismus. Auch hier sind die Methoden darauf ausgerichtet, dem Menschen an seinen Schwachstellen unter die Arme zu greifen. Für den Therapeuten sind die Symptome ein Hinweis darauf, an welcher Stelle das System sich abmüht. Wir wollen Körper und Geist bei den ablaufenden Prozessen unterstützen. Wäre der Körper allein dazu in der Lage, hätte er sich schon längst selbst geholfen, und es wäre gar nicht erst zu einem chronischen Verlauf gekommen. Gerade weil die Beschwerde sich chronifiziert hat oder immer wieder nach demselben Muster auftritt, braucht der Mensch Hilfe beim Beseitigen der Disharmonie.

Akupunktur, Aromatherapie, Ayurveda, Chiropraktik, chinesische Kräutermedizin, Homöopathie, Makrobiotik, Körperarbeit, Naturheilkunde, Reflexzonenmassage und Reiki gehören zu den üblicheren Disziplinen innerhalb der Naturmedizin. Darüber hinaus gibt es noch viele weitere, scheinbar esoterische Praktiken, wie z.b. Magnettherapie oder die Feldenkrais-Methode. Auch sie finden ihre Nische. In den Vereinigten Staaten ist die Schulmedizin oder Allopathie die medizinische Hauptströmung. Unsere Ärzte werden darin ausgebildet, Symptome festzustellen und diese dann zu behandeln, indem sie sie mit antipathischen Mitteln „hemmen". Der Schwerpunkt der Schulmedizin liegt darin, Fehlfunktionen des Körpers mit Medikamenten und chirurgischen Eingriffen zu begegnen, die dem Symptom entgegenwirken sollen. Mit dem Aufkommen der pharmazeutischen Industrie in den 1930ern fand dieser Ansatz in den Vereinigten Staaten ein festes Fundament. Weil der Schulmedizin keine ganzheitliche Philosophie zugrunde liegt, nimmt sie den Menschen nur eingeschränkt und nicht in seiner Gesamtheit wahr. Ihr Fokus liegt immer nur auf dem, was gerade nicht funktioniert, und so werden sämtliche Fehlfunktionen des Körpers bekämpft, wobei jeweils Antibiotika, Antihistaminika, Antispasmodika, Antidepressiva, Antiphlogistika, Antitussiva (hustenstillende Mittel), Analgetika und so weiter zum Einsatz kommen.

Solche Mittel eignen sich gut bei begrenzten, akuten Beschwerden, zum Beispiel bei Hautreizungen durch Giftefeu, bei Muskelkrämpfen durch Überbeanspruchung oder bei Durchfall wegen einer Lebensmittelvergiftung – solche Unpässlichkeiten würden auch von selbst wieder vergehen, sind aber mit Hilfe eines Medikaments leichter erträglich. Auch bei wirklichen Notfällen, wie Herzinfarkten, Blutungen oder einer schnell voranschreitenden Sepsis (Blutvergiftung) sind solche Medikamente ungemein hilfreich. Ebenso lassen sich organische Fehlfunktionen durch medikamentöse Therapien ausgleichen, wenn beispielsweise die Bauchspeicheldrüse bei Diabetes kein Insulin mehr produzieren kann. Ein weiterer Kernbereich der Schulmedizin sind chirurgische Eingriffe, auf die man immer dann angewiesen ist, wenn Organzerstörung durch Krankheit so weit fortgeschritten ist, dass eine operative Entfernung notwendig wird, wenn Tumore herausgeschnitten, Knochen gerichtet oder verstopfte Arterien freigemacht werden müssen.

Die Schulmedizin arbeitet nicht ganzheitlich, sondern behandelt stattdessen einzelne Symptome oder Körperteile. Gegen jedes Symptom wird ein anderes Medikament verschrieben. Ein Medikament gegen die Nierenentzündung, eins gegen Morbus Crohn, noch ein anderes gegen die Schlaflosigkeit und vielleicht noch ein viertes gegen die Depression. Den Nierenentzündungen wird zudem nicht präventiv begegnet, sondern nur bei einem akuten Ausbruch. Die Schulmedizin ist nicht dafür vorgesehen, den Körper zu unterstützen und zu stärken. Für akute gesundheitliche Krisen, Notfälle und manche pathologische Krankheitsverläufe ist sie gut geeignet, nicht jedoch, um bereits Vorstadien oder ein gestörtes Gleichgewicht zu behandeln.

Vielen von Ihnen ist es vielleicht schon einmal so ergangen, dass Sie wegen irgendwelcher Symptome oder Beschwerden Ihren Arzt aufgesucht haben, der dann nach diversen Untersuchungen, Blutabnahmen und Scans zu keinem Ergebnis gekommen ist. „Alles in Ordnung", sagt dann der Arzt. „Wahrscheinlich nur der Stress. Schenken Sie sich mal eine Weile Ruhe." In manchen Fällen werden die Beschwerden von allein wieder vergehen. In anderen Fällen dauern sie an und werden chronisch – und Sie hängen dann verwirrt und frustriert in der Luft und wissen nicht, wie Sie jetzt sinnvollerweise weiter vorgehen sollten. Sie fühlen sich nicht gesund, haben aber nicht die geringste Idee, was Ihnen fehlt und was Sie jetzt tun könnten. In solchen Fällen – bei einem gestörten Gleichgewicht, bei Vorstadien von Autoimmunerkrankungen oder bei chronischer Lyme-Borreliose – ist es zum Glück oft so, dass der eine oder der andere naturmedizinische Ansatz gute Erfolge verspricht.

Wenn Sie an diesem Punkt angelangt sind, würden Sie gerne einen naturmedizinischen Ansatz ausprobieren, haben aber noch einige Fragen. Zunächst einmal möchten Sie wissen, welcher Ansatz für Sie überhaupt der richtige ist. Sollten Sie es mit Akupunktur, Ernährungsberatung, Homöopathie, Naturheilkunde, Ayurveda oder noch etwas anderem versuchen? Im praktischen Leitfaden ab Seite 264 finden Sie mehr Informationen zu den verschiedenen Ansätzen. Zweitens machen Sie sich vielleicht Gedanken über die Kosten, da die meisten Versicherungen die Ausgaben für diese Behandlungsansätze nicht decken. Drittens wissen Sie gar nicht so genau, wie Sie einen guten Therapeuten finden können, wenn Sie sich für eine Richtung entschieden haben. In den Vereinigten Staaten ist die integrative Medizin in der medizinischen Grundversorgung und in den Versicherungsleistungen der Krankenkassen nicht vorgesehen, so dass wir aus dem Mainstream-Modell heraustreten und uns davon unabhängig machen müssen. 2009 haben die Amerikaner 34 Milliarden Dollar für Alternativmedizin ausgegeben. Unsere Bedürfnisse verändern sich. Wir scheinen mehr als nur die Schulmedizin zu benötigen und sind offenbar auch bereit, dafür zu zahlen, wenn es uns hilft. Die beste Methode, einen gut qualifizierten Therapeuten zu finden, ist im Moment sicherlich, sich jemanden empfehlen zu lassen oder sich an einen entsprechenden landesweiten Verband zu wenden.

Befürworter der Naturheilkunde verlassen sich bei den meisten ihrer gesundheitlichen Probleme auf natürliche Methoden und greifen nur dann auf die Schulmedizin zurück, wenn Lebensgefahr besteht, in Notfällen, für Operationen oder wenn sich die naturheilkundlichen Ansätze als wirkungslos herausgestellt haben. Warum schrecken manche Menschen vor der konventionellen Schulmedizin zurück, wo sie doch für fast jede gängige Krankheit ein passendes Medikament bereithält? Dafür gibt es ein paar Gründe.

Der erste ist ein Unwillen, ihren Körper mit Chemikalien zu belasten, ganz besonders mit starken Chemikalien wie Pharmaka. Diese konzentrierten synthetischen Substanzen sind eine große Belastung für die Leber, die dafür zuständig ist, unseren Körper von Fremdstoffen – Alkohol, Fetten, Chemikalien, Medikamenten, Giftstoffen – zu befreien. Mit der Zeit wird die Leber durch Medikamente geschwächt, andere Teile des Körpers sind ebenfalls davon betroffen. Je mehr man davon aufnimmt, desto größer ist die kumulative Wirkung.

Zweitens werden die angeborenen Selbstheilungskräfte des Körpers durch die meisten auf akute Gegenwirkung ausgerichteten allopathischen Medikamente unterdrückt. Auf Dauer schadet das dem Immunsystem, das dann in Folge noch schlechter auf eindringende Bakterien, Viren oder Pollen reagieren kann. Gerade bei Kindern hat das weitreichende Folgen. Gibt man ihnen bei jeder Erkältung, jedem Husten oder jeder Mittelohrentzündung gleich Antibiotika, so wird ihr sich entwickelndes Immunsystem davon abgehalten, zu zeigen, was es vermag, was zu einem unausgereiften Immunsystem im Erwachsenenalter führt, wodurch es dann zu Nahrungsmittelallergien und später oft zu Autoimmunerkrankungen kommt.

Der letzte Grund ist Abhängigkeit. Wenn Ihr Körper nie gelernt hat, Antikörper gegen bestimmte Bakterien zu produzieren oder Neurotransmitter auszubalancieren, sondern sich stattdessen immer darauf verlässt, dass extern zugeführte Antibiotika oder stimmungsregulierende Medikamente die Arbeit für ihn übernehmen, stehen ihm diese Antikörper oder stimmungsregulierenden Mechanismen auch nicht zur Verfügung, wenn er mit den konkreten Bakterien oder jahreszeitlichen Schwimmungsschwankungen konfrontiert ist. Also wird man wieder krank, nimmt wieder ein Antibiotikum ein, wiederholt den Kreislauf und schafft sich so eine Abhängigkeit. Wenn man stattdessen bei unkomplizierten akuten Erkrankungen, besonders in der Kindheit, den Körper „seine Arbeit" tun lässt, führt das zu besserer Gesundheit. Man muss sich ja nicht ganz alleine hindurchquälen, sondern kann bei Bedarf auf natürliche unterstützende Maßnahmen zurückgreifen.

Die Schulmedizin hat ihre Stärken, und in vielen Fällen sind diese wunderbar und völlig angemessen. Die riesigen diagnostischen und chirurgischen Fortschritte des 20. Jahrhunderts können durch nichts ersetzt werden. Bevor es Antibiotika gab, erlagen tausende Menschen dem Wundbrand oder starben an Lungenentzündung, also wissen wir um die Bedeutung dieser Medikamente, ganz besonders, wenn tief liegende innere Organe betroffen sind. Gleiches gilt für manche Herzmittel. Aufgrund dieser Fortschritte ist das Leben in der westlichen Welt sauberer und seuchenfreier geworden. Ich möchte keinesfalls den Eindruck erwecken, dass ich einen bestimmten Ansatz für allumfassend oder besser als einen anderen halte. Jeder hat seine Vorzüge und seine Schwächen, und jeder sollte einen angemessenen Platz in unserem Gesundheitssystem haben. Das bringt mich zum Kern des Dilemmas, in dem sich unser Gesundheitssystem in den letzten Jahren befindet: die Wahlmöglichkeit.

Im Gesundheitssystem der Vereinigten Staaten gab es im vergangenen Jahrhundert kaum Wahlmöglichkeiten. Die meisten von uns kannten nur die Schulmedizin, weil die amerikanische Ärztekammer (AMA), die zur bestimmenden gesellschaftlichen Institution in Gesundheitsfragen wurde, den meisten naturheilkundlichen Ansätzen Geringschätzung und Verachtung entgegengebracht hat. Entsprechend gab es kaum Zugang zu den alternativen Ansätzen. Seit den 1980ern ließen sich die Einschränkungen der Schulmedizin jedoch immer weniger ignorieren, so dass viele Kranke, insbesondere jene mit chronischen Leiden, damit begannen, andere Möglichkeiten ausfindig zu machen.

Mittlerweile sind die meisten von uns zu der Erkenntnis gelangt, dass die Zeit für eine Erweiterung unseres Gesundheitssystems gekommen ist. Prävention, Mangelzustände und Vorstadien diverser Krankheiten können aufs wunderbarste von vielen naturheilkundlichen Ansätzen in Angriff genommen werden. Langsam kommen auch Ärzte, Krankenhäuser und selbst die den privaten Krankenversicherungen ähnelnden *Health Maintenance Organisations* (HMO) zu dieser Einsicht. Die fortschrittlicheren unter ihnen nehmen Heilmassagen, Achtsamkeitstechniken, Akupunktur und Reiki in ihr Angebot auf und eröffnen Praxen mit Namen wie „Ambulanz für Integrative Medizin".

Auf Ihrer Reise durch das Gebiet der Naturmedizin gibt es viel zu entdecken. Bei einigen Ansätzen sind Ausbildung und Zulassung sehr strukturiert. Andere wiederum haben noch nicht dieses Ausmaß an Organisation oder allgemeiner Anerkennung erreicht und bedürfen noch einer formalen Standardisierung. Einige Gegenden sind flächendeckend mit alternativ arbeitenden Therapeuten versorgt, während in anderen gähnende Leere herrscht. Die USA sind das einzige westliche Land, dessen medizinische Grundversorgung keine Naturheilkunde und klinische Ernährungsberatung umfasst. In England, Frankreich, Deutschland, Italien, Kanada, Japan, Indien und Argentinien werden diese Ansätze mit einbezogen.

In diesem Buch wollen wir unser Augenmerk unter anderem darauf richten, die Stärken der traditionellen und komplementären Medizin miteinander zu verbinden und auch die immens wichtigen Gesichtspunkte der emotionalen und seelischen Heilung zu betonen. Wenn wir diese Bereiche übergehen, werden wir nicht vollständig genesen können.

Die erhebliche Kraft der Emotionen darf nicht überdeckt werden. Es gibt drei wirkmächtige Emotionen, die während des Heilungsprozesses eine große Rolle spielen: Akzeptanz, Mitgefühl und Liebe. Man kann noch so gezielte Methoden, Ergänzungsmittel oder Medikamente einsetzen – man wird nicht weiterkommen, ohne auch die Emotionen anzuzapfen. Manchen Menschen gelingt dies instinktiv – ihre Heilung verläuft problemlos. Andere lehnen sich gegen ihr inneres Selbst auf oder sind sich ihres inneren Reiches gar nicht erst bewusst. Es handelt sich dabei um eine Medizin, die die Ärzte jahrzehntelang ignoriert haben, deren wesentliche Bedeutung für den Heilungsprozess sie aber nun begreifen. An einigen Fakultäten werden mittlerweile Seminare zur Kommunikation und emotionalen Wechselwirkung zwischen Arzt und Patient angeboten.

Uns selbst und auch anderen zuliebe müssen wir zu einer inneren Akzeptanz kommen. Wir müssen akzeptieren, dass unser Leid für etwas gut war, nämlich dafür, uns und unseren Therapeuten aufzuzeigen, wo in uns etwas aus dem Gleichgewicht geraten war. Wir müssen akzeptieren, dass unsere Bürde einen Sinn hat, dass unser Wesen nach Heilung strebt. Daneben braucht es Mitgefühl. Mitgefühl vonseiten der Therapeuten und Pflegenden, die begreifen, dass sich hier jemand nicht wohl fühlt und Hilfe braucht. Mitgefühl für dessen momentane Verletzlichkeit; aber auch Mitgefühl in uns selbst, für uns selbst, für die Kämpfe, die wir ausstehen müssen. Und schließlich die Liebe. Die stärkste Kraft von allen. Liebe für den Menschen in Not. Liebe für den Quell unserer Gaben und unserer Heilungskräfte. Liebe für uns selbst, auch inmitten von Sorgen, Problemen und Not. Liebe für die erhabene Schönheit des Lebens.

WAS IST HEILUNG?

Die Herausforderungen des Lebens sind mannigfaltig. Viele von uns wissen, wie sehr es schmerzt, wenn ein geliebter Mensch stirbt, eine Ehe in die Brüche geht oder unser Kind der Drogensucht verfällt. Wir kennen die Enttäuschung, wenn Versprechen nicht gehalten werden, die Situation am Arbeitsplatz sich nicht gut entwickelt oder ein Freund sich als Lügner herausstellt. Es ist ein wesentlicher Bestandteil des Heilungsprozesses, durch diese Lebensprüfungen zu tieferem Bewusstsein zu kommen und sich selbst gegenwärtig zu werden.

Krankheit ist eine strenge Lehrerin. Viele ihrer Lektionen verlangen von uns, dass wir uns unseren persönlichen Dämonen stellen, was bedeutet, dass wir der Angst, dem Versagen, dem Verlust und dem Sumpf von Traurigkeit geradewegs ins Auge schauen müssen. Unsere inneren Ressourcen werden auf die Probe gestellt, wir zweifeln an Sterblichkeit und Glauben, wir fragen uns, ob wir überhaupt in dieses System, dieses Leben hineinpassen.

Man sollte nie die Möglichkeit abtun, durch eine Krankheit persönlich zu wachsen. Wenn wir auch glauben, dass andere weiser oder gebildeter sind als wir, dass irgendein Trank oder Mittel uns heilen kann, so verstehen doch die meisten Menschen instinktiv und im Innersten ihres Herzens, dass es an ihnen selbst ist, sich von ihren Travestien zu heilen.

Dennoch fühlen wir uns verloren, einsam, verwirrt und ängstlich. Das ist unerlässlich! Indem Sie diese Gefühle zulassen, stehen Sie an der Schwelle Ihres Erwachens. Wenn Sie sie als Teil Ihrer Lebensgleichung akzeptieren, dann erwachen Sie und werden sich Ihres Lebenswegs bewusst. Dies ist der wichtige erste Schritt.

Wenn wir jedoch auf unserem Standpunkt beharren, Widerstand leisten und im Schleudergang gefangen bleiben, so wird die Fähigkeit, unserer Seele Raum zur Entfaltung zu geben und sie nach Höherem streben zu lassen, zunichtegemacht. Der wichtige nächste Schritt ist, dass Sie sich die Zeit und die Großzügigkeit gewähren, diese Gefühlsfallen loszulassen.

Das Leid ist zu schwer und zu schmerzhaft und nimmt einem die Fähigkeit, sein Leben ganz zu leben, offen und voller Liebe.

Heilung ist eine komplexe und erlesene Kunst und muss, wie eine heilige Reise, mit der Gegenwart im Einklang sein. Krankheit zwingt uns dazu, uns aus der äußeren Welt und aus so vielen Tätigkeiten zurückzuziehen. Sie fordert uns dazu auf, „im Hier und Jetzt" zu existieren. Krankheit legt alle großen Fragen des Lebens auf den Tisch und entblößt uns bis auf die Knochen. Alle Ausschweifungen, jede Anerkennung, das Gute und das Schlechte kommen auf den Prüfstand.

Egal welcher sozioökonomischen Gruppe man angehört, auf welcher Stufe der Karriereleiter man steht, ob man liiert ist oder nicht, egal wie alt und welchen Geschlechts man ist und welchen Ort auf der Welt man sein Zuhause nennt – eine schwere Krankheit ist die moderne Version der Suche nach dem „Heiligen Gral" oder Ihrer Hingabe am Hochaltar. Wenn wir uns den sehr bewussten Lebensstil der Mennoniten oder buddhistischen Mönche einmal ansehen, fällt uns die anmutige Einfachheit ihres Alltags auf. Ihr Rhythmus wird dadurch bestimmt, dass sie sich um die einfachen Dinge des täglichen Überlebens kümmern – Nahrung anbauen, ein Dach über dem Kopf errichten, mit der Gemeinschaft teilen, Aufrichtigkeit leben – und sich so aller Ausschweifungen entledigen.

Ein solcher Lebensstil ist für viele weder erreichbar noch wünschenswert, aber man kann doch Wertvolles davon lernen; denn in ihren bescheidenen Lebensumständen legen diese Menschen große Sorgfalt dabei an den Tag, das Loch im Weidezaun zu flicken, den Riss in ihrer Kleidung zu nähen oder das Kommunikationsproblem zwischen zwei Menschen aus der Welt zu schaffen. Diese Kultivierung von Fürsorge und Achtsamkeit ist unübersehbar.

Ich kann mich gut daran erinnern, wie mein sehr weltlich gesinnter Vater mich auf kluge und geschickte Weise gelehrt hat, wie man heilt. Ich hatte mein geliebtes Kuscheltier Bunny „zerliebt", so dass sein rechter Arm gerissen war und ihm lose von der Schulter hing. Auf seinem Schreibtisch bereitete mein Vater die „Operation" vor: Wir breiteten ein sauberes Handtuch aus, holten Nadel und Faden, eine Stehlupe, zusätzliche Lampen und er machte sich daran, meinen Liebling zu reparieren, der mich nachts immer beschützte. Während ich neben ihm stand und ihm auf seine Order hin Schere und Garn reichte, lehrte mein Vater mich Mitgefühl und Fürsorge. Während Bunny repariert wurde, überschütteten wir ihn mit Liebe. Ich habe große Achtung vor dem warmen Gefühl, das sich in mir ausbreitete, weil ich wusste, dass mein Vater mir dabei half, meinen Liebling wieder heil zu machen, und auch vor der fürsorglichen Hingabe, mit der wir uns dieser Aufgabe widmeten. Als mein Vater mir nach dem letzten Stich in die Augen sah und mir damit zeigte, dass es Bunny nun wieder gutging, fühlte ich tief in meinem Herzen, dass mit wahrer Fürsorge und Hingabe alles und jeder wieder „heil" werden konnte. Ich umarmte meinen weichen, schlaksigen Hasen so fest wie ich konnte und war meinem Vater unendlich dankbar. Er klopfte mir beruhigend auf die Schulter und sagte: „Du musst ihn jetzt mehr lieben als je zuvor, Schätzchen. Pass gut auf ihn auf, dann ist er bald wieder ganz gesund."

Mein Vater hat mich gelehrt, wie wichtig es ist, sich um seine Wunden und Tränen zu kümmern und was für eine mächtige Heilerin die Liebe ist. Zwar waren es die geschickten Finger meines Vaters gewesen, die den gerissenen Arm wieder angenäht hatten, aber in mir spürte ich, dass vor allem unsere gemeinsame Aufmerksamkeit und liebende Fürsorge jede Prüfung und jedes Unglück überwinden konnte. Diese kleine metaphorische Anekdote erinnert mich daran, was für jeden auf seinem Genesungsweg gilt – die Liebe ist die beste Heilerin und eine äußerst weise Lehrmeisterin.

Man kann eine Wunde oder eine zerbrochene Vase heil machen, indem man sie näht bzw. klebt, aber wenn man sich selbst von einer schweren Krankheit heilen will, muss man sich aufrichtig zur Liebe bekennen. Sich selbst zu lieben, ist keine einfache Aufgabe. Wir sind so erzogen, unsere Liebe eher auf andere Menschen, auf Gegenstände und Eskapaden zu richten als auf unseren eigenen Körper und unsere eigene Seele. Aber die zerstörerischen Autoimmunerkrankungen und die Crossover-Effekte von durch Zecken übertragenen Infektionen lassen keine solchen Nachlässigkeiten mehr zu. Jetzt liegen Sie auf dem OP-Schreibtisch! Sie haben sich auf die Suche begeben, aber das Ziel Ihrer Reise ist kein bestimmter Ort, sondern die Erkenntnis, dass Sie zum Bewusstsein erwachen müssen, denn das Bewusstsein ist der Weg zur Erleuchtung.

Wenn Sie diese neue Perspektive einnehmen können, können Sie auch die Kehrseite von Lyme-Borreliose und Autoimmunerkrankungen erkennen. Neben allen Behandlungen und notwendigen unterstützenden Maßnahmen bringen die Herausforderungen durch diese Krankheiten Sie auch dazu, die spirituelle Transformation, die sich Ihnen bietet, voll und ganz anzunehmen. Es ist an der Zeit, dass Sie sich um SICH SELBST kümmern.

Ich und all die anderen, denen eine vollständige Genesung – manche sprechen auch von Remission – gelungen ist, haben etwas gemein, nämlich die Fähigkeit, sich von der mentalen und emotionalen Dunkelheit zu lösen und zuzulassen, dass sie durch das ewige Licht der Liebe und des Selbstwerts ersetzt wird.

Im gleichen Atemzug räume ich ein, dass es oft sehr schwer ist, dies ganz allein zu schaffen. Scheuen Sie sich nicht, den Beistand eines Therapeuten, eines spirituellen Heilers, eines Seelsorgers, eines empathischen Menschen mit viel Lebenserfahrung, eines Schamanen oder eines weisen Familienmitglieds zu suchen, die Sie auf Ihrem Weg unterstützen und leiten können, so wie auch mein Vater und ich am Arbeitszimmer-OP-Tisch Seite an Seite meinen verschlissenen Liebling reparierten.

Auch für Sie ist Heilung möglich, und Sie sollen wissen, dass Sie auf der anderen Seite etwas Wundervolles und Bedeutendes erwartet; denn die Gaben, die der transformierende Heilungsprozess hervorbringt, greifen tief. Die verwandten Seelen, die Ihnen begegnen, die kreative Energie, die Sie anzapfen, das neue Werk, das Sie in die Welt bringen – all das ist von tiefer Bedeutung. Lassen Sie die Gnade Gestalt annehmen. Ihre neue Präsenz und Ihr neues Leben warten darauf, geboren zu werden. Greifen Sie nach vorn, lassen Sie Ihre Angst hinter sich, glauben Sie an Ihr Morgen; denn selbst mit Rissen und Stichen und den Scherben Ihrer Seele können Sie sich selbst auf einer neuen Bewusstseinsebene neu zusammensetzen. Heilung ist ein Akt der Schönheit.

DAS ZUSAMMENSPIEL
VON KÖRPER UND GEIST

Jeder weiß, dass ein wenig Liebe viel bewirken kann. Wenn Ihnen ein Kind ein strahlendes Lächeln schenkt oder eine Freundin Ihnen eine Karte schickt, weil sie an Sie denkt, geht es Ihnen gut. Wie können Sie noch lange wütend sein, wenn Sie nach der Arbeit nach Hause kommen und Ihr stets glücklicher Hund vor lauter Freude, Sie zu sehen, förmlich aus der Haut fährt? Der Wert dieser positiven emotionalen Begegnungen scheint über ihre kurzfristige Wirkung hinauszugehen.

Studien haben gezeigt, wie sich negative Gefühle nachteilig auf unsere Gesundheit auswirken können. Menschen, deren Ehepartner kürzlich verstorben ist, erleiden häufiger einen Herzinfarkt. Menschen, die nie verheiratet waren, haben eine kürzere Lebenserwartung als jene, die in dauerhaften Beziehungen leben. Alleinstehende leiden häufiger an chronischen Krankheiten. Offenbar wirken sich Einsamkeit und ein Mangel an einem täglichen emotionalen Austausch mit einem anderen Menschen auf unser Wohlergehen aus.

Viele Therapeuten und Ärzte empfehlen alleinstehenden älteren Menschen, sich ein Tier zuzulegen – eine Katze, einen Hund, selbst einen Vogel. Indem man sich um ein anderes Lebewesen kümmert, entsteht eine liebevollere Atmosphäre. Tiere können ihren Haltern Liebe und Zuneigung entgegenbringen und so eine Leerstelle im Leben dieser Menschen füllen. Solche positiven Gefühle haben auch eine heilsame Wirkung auf unseren Körper.

Das Immunsystem ist ein erstaunlich komplexes Netz aus Drüsen, Organen, Nerven und Zellen, das beständig danach strebt, unseren Körper in einem homöostatischen Gleichgewicht zu halten, indem es eindringende Keime, Giftstoffe oder entartete Krebszellen abwehrt. Das Immunsystem hat keinen erkennbaren Hauptschalter, sondern funktioniert über ein Zusammenspiel unterschiedlicher Faktoren, das die menschliche „Maschine" erfolgreich am Laufen hält. Mittlerweile wissen wir, dass ein zentraler Bestandteil dieses Immunsystems interessanterweise in einer ausgeglichenen Darmflora und einem funktionierenden Magen-Darm-Trakt liegt! Wenn das Immunsystem jedoch geschwächt und die „Abwehr" gestört ist, werden wir krank.

Die Hypophyse in unserem Schädel ist für die Regulation sämtlicher anderer Drüsen im Körper zuständig und sorgt dafür, dass diese zum richtigen Zeitpunkt die richtige Menge der jeweiligen Hormone freisetzen. Hormone sind an einer unüberschaubaren Vielzahl an Körperfunktionen beteiligt, von denen einige direkt für die Aufrechterhaltung einer guten Immunantwort verantwortlich sind. Ein Beispiel hierfür ist die Thymusdrüse, die die sogenannten T-Zellen produziert, die auf natürliche Weise Jagd auf Krankheitserreger machen. Studien haben gezeigt, dass bei Patienten, die an Aids oder Leukämie leiden, die Zahl der T-Zellen reduziert ist.

Die Hypophyse wird durch das Gehirn gesteuert. Gefühle wie Einsamkeit, Depression oder Angst geben dem Gehirn das Signal, die Hypophysenfunktion anzupassen, weil der Körper drohende Gefahr wahrnimmt. Die Amygdala, ein Areal im Gehirn, ist Sitz unserer Emotionen. Alles, was wir sehen, hören und fühlen, wird über Nervenrezeptoren direkt zur Amygdala transportiert. Gute wie schlechte Bilder und Sinneseindrücke werden erfasst und lösen in konzertierter Aktion wiederum Reaktionen der Hypophyse und anderer endokriner Drüsen aus.

Bei einer Depression verlangsamt sich die Hypophyse und gibt den anderen endokrinen Drüsen ihren Einsatz nur mit einer gewissen Verzögerung. Wenn die anderen Drüsen daraufhin nicht ganz so viele Hormone ausschütten, kann es zu diversen kleineren Ungleichgewichten kommen, wie z.b. schlechtem Schlaf, einem veränderten Menstruationszyklus oder einer geschwächten Immunantwort (weil weniger T-Zellen zur Verfügung stehen, um fremde Eindringlinge zu bekämpfen). Wenn die negativen Gefühlszustände schon eine längere Zeit andauern, kann die eingeschränkte Immunfunktion ein optimaler Nährboden für die Entstehung chronischer Krankheiten wie Asthma oder MS sein.

Leider kann es dann zu einem Teufelskreis kommen. Wenn man tief in einer chronischen Krankheit verstrickt ist, ist es nur natürlich, dass

AUTOIMMUN-ERKRANKUNGEN

man deprimiert ist und Angst verspürt. Auch aggressivere Gefühle wie Wut oder Panik kommen häufig vor und können die Nebennieren dazu veranlassen, Adrenalin auszuschütten. Diese Substanz ruft im Körper unterschiedliche Reaktionen hervor. Beispielsweise werden unser Reaktions- und Selbstverteidigungsvermögen sowie unsere Konzentrationsfähigkeit erhöht, es wird aber auch die Thymusdrüse herabgeregelt, wodurch kaum noch T-Zellen produziert werden. Kein schönes Szenario: Sie kämpfen mit einer schweren Krankheit, sind voller Sorge und Ärger über Ihre Zukunft, haben ohnehin schon zu wenig T-Zellen und hemmen nun auch noch deren weitere Produktion, weil Ihre Gedanken auf Hochtouren laufen! Was können Sie tun? Den Umgang mit den eigenen Gefühlen und Wahrnehmungen zu erlernen, kann entscheidend dabei helfen.

Auf Dauer bringt es nichts, seine Gefühle zu ignorieren. Wenn man es lernt, seine Gefühle zum Ausdruck zu bringen, ohne andere damit zu verletzen, kann man sich von diesen immununterdrückenden Emotionen befreien. Schreiben, reden, auf ein Kissen einschlagen oder auch sich psychologisch beraten zu lassen, sind mögliche Ventile dafür. Ebenso geeignet sind Trauma verarbeitende Therapien wie EFT (*Emotional Freedom Technique*), EMDR (*Eye Movement Desensitation and Reprocessing*) und Biofeedback.

Besonders wichtig ist es, den Parasympathikus zu aktivieren. Dieser beruhigende Teil des Nervensystems lässt die Drüsen und die Organe des Körpers gleichmäßiger arbeiten. Der Parasympathikus wird durch beruhigende geistige und körperliche Tätigkeiten aktiviert und stimuliert dadurch wiederum die Hormonausschüttung der Thymusdrüse und anderer Drüsen. Als Beispiele für solche Tätigkeiten seien Meditation, Gebete, Yoga, Visualisierung, Gesang und das Hören von Entspannungs-CDs genannt. Auch Lachen, Liebe und Gemeinschaft fügen sich hier gut ein. Diese positiven Emotionen erzeugen einen entspannteren Geisteszustand, wodurch sie den Parasympathikus aufblühen lassen und letztlich dafür sorgen, dass vermehrt T-Zellen gebildet und auch die sonstigen Immunfunktionen verbessert werden und die außer Kontrolle geratene Nebenniere sich wieder beruhigt.

Was wir hieraus lernen können, ist, unsere Liebe und unser Mitgefühl miteinander zu teilen. Uns ständig mit negativen Gefühlen zu befassen, tut uns nicht gut. Unsere Emotionen zu spüren und zu verarbeiten, ist ein wesentlicher Bestandteil einer ausgeglichenen Gesamtgesundheit. Eine beruhigende und stressabbauende Komponente ins Leben zu integrieren, ist ein Plusfaktor für die Gesundheit. Auch die Vorteile geglückter Beziehungen können viel für uns tun. Ein Leben im Gleichgewicht zu führen – sowohl zwischen Körper und Geist als auch in unseren zwischenmenschlichen Beziehungen – ist eine Entscheidung, die unserer Gesundheit zweifellos zuträglich ist.

Für gebrechliche und schwache Menschen, die über längere Zeit zu Hause ans Krankenbett gefesselt sind und weder Ehepartner noch Lebensgefährten noch sonst eine Familie um sich haben, kann Vereinsamung zu einer ernsthaften Angelegenheit werden. Selbst wenn man eine große Familie hat oder einen Partner, der einen unterstützt, sind Krankheit und Schmerz etwas Furchtbares. Wenn man aber auf sich allein gestellt ist, kann man leicht in einen Strudel der Verzweiflung und des Leids geraten. Mir ist das so ergangen. Ich weiß, wie trost- und hoffnungslos sich einige von Ihnen fühlen. Viele Menschen, die an chronischer Lyme-Borreliose leiden, denken sogar an Selbstmord. Für viele von Ihnen scheint es undenkbar, durchzuhalten und nicht den Glauben daran zu verlieren, dass Sie irgendwann wieder die Kraft haben werden, zu tanzen oder zu reisen oder mit Ihren Kindern oder Enkeln zu spielen.

Diese Gefühle sind keinesfalls lächerlich. Sie sind real, und Sie müssen lernen, Ihren ganzheitlichen Heilungsweg in eine neue, positive Richtung zu lenken, um die Hypophyse zu stimulieren, die Amygdala vom Trauma zu befreien, Ihrer Immunfunktion Starthilfe zu geben und die Ausschüttung der „Wohlfühl"-Neurotransmitter Serotonin und Dopamin anzuregen.

Können Sie sich noch an Norman Vincent Peale und seine Lachtherapie erinnern? Ich muss an meinen bettlägerigen Vater denken, der sich von einer Stimmbandlähmung und schweren Herz-Kreislauf-Schäden kurierte, indem er tagelang Filme von den Marx Brothers schaute! Nachdem ihn achtzehn postoperative Embolien fast das Leben gekostet hätten (er war bereits für tot erklärt worden – Null-Linie auf dem EKG, außerkörperliche Erfahrung), kam er nach Hause und guckte sich Filme an, die so irrsinnig komisch waren, dass er hysterisch lachen musste. Das Lachen war zunächst zwar noch ohne jedes Geräusch, aber es schüttelte seinen gesamten Körper durch. Obwohl seine Überlebenschancen äußerst gering gewesen waren, trotzte er den Tatsachen, erfreute sich noch vierzig Jahre bester Gesundheit und erinnerte mich immer daran: „Denke positiv! Das ist die beste Medizin."

Fortschrittliche Ansichten in der Medizin betonen die Macht des Glaubens und positiver Symbole; die Wirkungen, die Klänge, Licht, Farbe und Visionen auf unsere Heilung haben können. Diejenigen, die aus Katastrophensituationen unbeschadet hervorgehen, haben immer die Fähigkeit, sich selbst an einem besseren Ort vorzustellen; sie glauben an eine bessere Zukunft. Ich halte viel davon, mithilfe von Fotos und schönen Bildern oder Dingen (einem Blumenstrauß an ihrem Bett, einem Poster von einem tropischen Strand, einer hübschen Aussicht aus ihrem Fenster) gute Gefühle hervorzurufen. Beruhigende Musik oder tönende Akkorde können erwiesenermaßen zur Rehabilitation bei Hirnverletzungen, zur Förderung der Wundheilung sowie bei Hysterie und Panik eingesetzt werden. Hierfür gibt es einige hilfreiche CDs und auch Online-Angebote. Schauen Sie mal unter http://www.unexplainablestore.com/ oder http://www.meditations-cd.de/.

Wenn wir krank sind, müssen wir all unsere Sinne mit den richtigen Stimuli anregen, um so den Sympathikus zu bändigen und den uns gewogenen Parasympathikus zu unterstützen. Ermutigung, Meditation und Visualisierungen sind dabei ungeheuer hilfreich. Die Liebe und Unterstützung von Freunden, Nachbarn oder auch einer Selbsthilfegruppe anzunehmen, kann ausschlaggebend dafür sein, dass Depressionen und Seelenqualen verblassen und sich das Blatt wieder in Richtung Hoffnung und Heilung wendet. Um Hilfe zu bitten, fällt vielen von uns zwar schwer, aber diesen Schritt zu tun, könnte den Wendepunkt darstellen, der für Ihre Heilung nötig ist. Den Weg allein zu gehen, ist normalerweise nur eine Notlösung. Die Fürsorge eines anderen zu empfangen, gehört zu den großen Labsalen des Lebens.

Der Mensch ist dazu in der Lage, viele Schwierigkeiten zu überwinden. Dennoch kann es uns widerfahren, dass wir in einem unguten Trott feststecken. Wenn wir krank sind, vergessen wir leicht, wie wir uns aus einer festgefahrenen Situation wieder befreien können – und geraten oft nur noch tiefer hinein! Die Ratschläge eines Freundes oder die Liebe eines Familienmitglieds helfen, uns zu erden und zu nähren. Wenn wir emotionale und geistige Nahrung bekommen, werden viele wunderbare Körperchemikalien und Hormone ausgeschüttet. Sich dem Positiven zuzuwenden, der Liebe, dem Lachen, der Schönheit und der Hoffnung, ist immer eine große Hilfe und dient der Gesundheit.

Körper und Geist sind nicht voneinander getrennt, wie viele Fachleute über Generationen hinweg behauptet haben. Das Gegenteil ist der Fall. In uns fließt ein gewaltiger Strom von Körper, Geist und Seele, und wenn Sie erst lernen, diesen reißenden Fluss anzuzapfen, ist alles möglich! In Teil VI finden Sie hierzu weitere Informationen und auch Übungen, die Ihnen diesen Prozess erleichtern können. Sie können heilen, wachsen, aufblühen, Erfolg haben und für Sie selbst und die Welt Wunder wirken.

RESILIENZ

Die Prüfungen des Lebens richten uns zuweilen übel zu und hinterlassen bei vielen von uns körperliche oder emotionale Narben. In manchen Menschen kocht vielleicht die Verbitterung und Wut nach einer Scheidung. Andere werden von Allergien heimgesucht, nachdem sie ein Jahr damit zugebracht haben, einen kranken Elternteil zu pflegen. Dann wiederum gibt es aber auch Menschen, die die Lebensfreude und Zuversicht selbst nach zwei Operationen und einem Hausbrand nicht verlässt. Warum rollen sich manche Menschen ein und ziehen sich von der Welt zurück, während andere einfach weitermachen und manchmal sogar noch an Schwung und Leidenschaft zulegen?

Das charakteristische Wesensmerkmal, das manche Menschen nach Schicksalsschlägen schnell wieder auf die Füße kommen und sogar noch an ihnen wachsen lässt, ist Resilienz. Im Bereich der Naturheilkunde stellen wir fest, dass resiliente Menschen über eine enorme Vitalität oder „Lebenskraft" verfügen. Wenn Kinder erfolgreich hohes Fieber oder viele akute Erkrankungen bekämpfen, sprechen wir von ihrer angeborenen Vitalität. Wenn ein Erwachsener nach einer schweren Krankheit oder schweren emotionalen Traumata wieder auf die Beine kommt, nehmen wir die Resilienz als Teil ihrer starken „Lebenskraft" wahr. Manche Menschen haben eine angeborene Resilienz, aber man kann sie sich auch antrainieren. Wie geht das?

Lassen Sie uns zunächst einen Blick auf die bekannten Gefühlsstadien werfen, die jeder durchläuft, der sich von einem Schicksalsschlag erholt, sei dies nun eine ernste Diagnose oder der Tod eines Elternteils. Zuerst befindet man sich in einem Schockzustand, in dem man sich der Realität verweigert. Angesichts einer persönlichen Tragödie oder unerwarteten Hürde kommen einem oft Gedanken wie „Es kann nicht sein, dass *mir* das passiert" oder „Es muss sich um einen Irrtum handeln". Im zweiten Stadium erkennt man zwar die Gegebenheiten an, fühlt sich dabei aber häufig noch dumpf und benommen. Wenn man sich dann der Realität stellt und mit ihr zu leben beginnt, wenn einem Monate mit Gipsverband oder die Leere nach dem Tod eines Elternteils bevorstehen, gewinnt als Nächstes der Schmerz die Oberhand. In dieser Phase treten oft starke Gefühle von Wut, Angst und Traurigkeit auf. Dann kommt es zur Anpassung, während derer man neue Pläne und Maßnahmen in sein Leben integriert. Wenn man sich im Haushalt von der Familie helfen lässt, wenn man den Umgang mit einer Gehhilfe trainiert oder eine Trauerberatung in Anspruch nimmt, zeigt das, dass man sich mit den Veränderungen arrangiert. Schließlich gelangt man an einen Punkt, an dem das Leben weitergeht, an dem man den Schicksalsschlag hinter sich lässt. Resiliente Menschen stellen dann oft fest, dass es ihnen sogar besser geht als vor der Heimsuchung. Während Sie sich mit Ihrer Krankheit auseinandersetzen, stellen Sie vielleicht fest, dass dies Ihr Selbstbewusstsein stärkt oder Sie den Drang verspüren, anderen in einer ähnlichen Situation zu helfen. Durch die Beschäftigung mit dem Leben Ihres verstorbenen Elternteils erschließt sich Ihnen vielleicht plötzlich der Sinn Ihres eigenen Lebens in neuer Klarheit und mit neuer Leidenschaft.

Diese Stadien können in dieser Reihenfolge völlig glatt ineinander übergehen, es kann aber auch sein, dass Sie einige gleichzeitig oder sogar in einer anderen Reihenfolge durchlaufen. Manche Stadien können auch mehrfach durchlebt werden. Um vollständig zu genesen, können wir jedoch keines davon auslassen. Wenn wir in einem bestimmten Stadium steckenbleiben und nicht weiterkommen können, kommt es zu Komplikationen. Verbitterung und Ärger kochen immer wieder in uns hoch und führen dazu, dass wir schnell mit anderen Menschen in Konflikt geraten. Oder die unterdrückte Trauer zwingt unser Immunsystem in die Knie und führt zu Allergien oder Autoimmunstörungen. Manche Menschen können Ihre Gefühle nicht ausdrücken oder haben sogar Probleme damit, selbst Zugang zu ihnen zu finden. In solchen Fällen versucht man dann, die Gefühle mit dem Verstand beiseite zu schieben oder durch große Betriebsamkeit zu verhindern, dass man sich den Momenten der Einsamkeit oder der rasenden Wut stellen muss. Man versucht, sich davon abzuhalten, diese unbequemen Räume zu betreten.

Resilienz beinhaltet, dass man die mit jedem dieser Genesungsstadien

AUTOIMMUN-ERKRANKUNGEN

verbundenen Gefühle durchlebt. Es gibt unzählige Arten und Weisen, dies zu tun, und keine davon ist besser oder schlechter als die andere. Manche Menschen müssen ihren Emotionen freien Lauf lassen: weinen, schreien, Türen schlagen. Andere setzen sich im Tagebuch mit ihnen auseinander. Noch ein anderer führt Gespräche mit einem Freund, Seelsorger oder Berater. Ein vierter macht lange Spaziergänge und unterhält sich im Geiste mit dem Verstorbenen oder kommuniziert stundenlang mit der Natur oder einem besonderen tierischen Freund. Manche müssen laufen, malen oder tanzen, um ihre Gefühle wahrzunehmen. All diese Methoden sind in Ordnung, solange Sie es nur schaffen, alle Stadien durchzumachen und zu überstehen. Wenn Sie feststellen, dass Sie monatelang in Ihrer Wut auf Ihren Ex-Mann oder Ihre Ex-Frau gefangen oder zu unsicher sind, um sich nach einem Autounfall wieder hinters Steuer zu trauen, dann ist es an der Zeit, dass Sie sich einem Therapeuten oder einem fürsorglichen Freund anvertrauen, der Ihnen dabei hilft, dieses festgefahrene Stadium Ihrer Heilung hinter sich zu lassen. Heilung erfordert in jedem Fall ihre Zeit – nach einem schweren Schicksalsschlag kann sie mehrere Monate in Anspruch nehmen. Aber während dieses Prozesses können wir heilen, wachsen und uns zum Besseren verändern.

Unser Körper und unser Geist trägt die Weisheit zur Heilung in sich. Unsere Systeme sind darauf ausgelegt, immer wieder ins Gleichgewicht oder in die Homöostase zu kommen. Tränen, Zittern und Albträume sind emotionale Wege, über die unsere Psyche Gefühle ausdrückt und freisetzt, die uns zu verletzen oder zu beschweren drohen. Wir müssen zum einen diese Vorgänge als normalen Bestandteil des Heilungsprozesses akzeptieren und können darüber hinaus auch noch unsere Resilienz erhöhen. Zum Glück können wir, selbst wenn wir uns für nicht sonderlich resilient halten, unseren „Resilienz-Vorrat" auffüllen.

Psychologen haben herausgefunden, dass gewisse Einstellungen und Handlungen für eine höhere emotionale Resilienz förderlich sind.

1. Übernehmen Sie die Verantwortung für Ihr Leben und Ihre Handlungen. Manche Ereignisse mögen sich Ihrer Kontrolle entziehen, aber die emotionalen Folgen dieser Ereignisse können Sie beeinflussen.

2. Denken Sie positiv. Wenn Ihnen das schwerfällt, reicht es für den Anfang, wenn Sie sich immer wieder sagen: „Alles wird gut."

3. Bringen Sie sich bei, Veränderung zu akzeptieren. Stellen Sie Ihre Möbel um oder kaufen Sie sich Kleidung in einer Farbe, die Sie sonst nicht tragen. Wenn Sie sich in ruhigen Zeiten daran gewöhnen, Veränderung zu akzeptieren, können Sie sich besser anpassen, wenn tatsächlich eine unerwartete Veränderung eintritt.

4. Steigern Sie Ihr Selbstbewusstsein. Am leichtesten geht das, indem Sie eine neue Fertigkeit erlernen. Nehmen Sie Zeichenunterricht, lernen Sie Yoga, trainieren Sie für einen 10 km-Lauf. Erlebnispädagogische Kurse, wie „Outward Bound" sie im Angebot hat, können Ihrem Selbstbewusstsein einen enormen Schub geben und innerhalb kurzer Zeit einen großen Unterschied machen.

5. Seien Sie sich selber treu, indem Sie Authentizität praktizieren. Eine Fassade wird Sie letztlich immer nur stark einschränken. Vielen Menschen verursacht diese Art des Selbstfindungsprozesses Angst. Möglicherweise hilft es Ihnen, während dieser Reise, auf der Sie zu neuer Blüte gelangen, einen Therapeuten oder Berater aufzusuchen, der Sie emotional unterstützen und Ihrer Selbstidentität Bestätigung entgegenbringen kann.

6. Verbinden Sie sich mit Ihrem inneren Glauben. Durch Gebete, Meditation, Waldspaziergänge und ehrenamtliche Tätigkeiten können Sie sich auf Ihre eigene Kraft und Ihre inneren Überzeugungen einstellen. Bringen Sie das auch Ihren Kindern bei. Es wird Ihnen in Ihrem Leben gute Dienste leisten.

Auch dem Körper kann für eine schnelle und anhaltende Genesung ein wenig nachgeholfen werden. Dabei ist eine gute Ernährung natürlich wichtig, entsprechend sollten möglichst frische, unverarbeitete und biologisch angebaute Nahrungsmittel auf dem Speiseplan stehen. Besonders bei Stress können die B-Vitamine, Vitamin C, Spurenelemente und immunstärkende Mittel wie Echinacea und Quercetin eine große Hilfe sein. Ebenso ist es ratsam, ein Nebennieren-Supplement einzunehmen und damit zu verhindern, dass zu viel Cortisol in den Blutkreislauf gelangt und die Entzündungskaskade auslöst. Frische Luft und Zirkulation wirken sich stärkend auf die Körperfunktionen aus und sorgen für mentale Ausgeglichenheit. Meine Erfahrung als Homöopathin ist, dass homöopathische Mittel bei Lebensherausforderungen jedweder Art, seien sie nun körperlicher oder seelischer Natur, die Genesung mit am stärksten vorantreiben. Über die Jahre konnte ich immer wieder beobachten, wie selbst sehr schwierige Situationen durch den wundersamen Einfluss dieser sanften, natürlichen Substanzen an Schwere und Schärfe verloren haben. Die Notfalltropfen sind hierfür ein Klassiker.

Durch die Einnahme von homöopathischen Mitteln wird die Gefühlslandschaft bei bedeutenden Lebensumbrüchen geradezu schlagartig verändert. Offenbar wird durch sie die Psyche auf eine Weise angerührt, dass sie inmitten der überwältigenden Schwemme an alles beherrschenden schwierigen Gefühlen zu einer inneren Einsicht und Akzeptanz kommen kann, so dass sie sich schließlich aus ihren Fesseln befreit und zu mehr Leichtigkeit und Wissen gelangt.

Resilienz wird vererbt. Einige der stärksten Persönlichkeiten, die ich in meinem Leben kennengelernt habe, sind Menschen, die selbst vor den schlimmsten Widrigkeiten des Lebens nicht in die Knie gegangen sind, sondern es geschafft haben, sich mit Optimismus, seelischer Kraft, Glaube und der Fähigkeit, Hilfe anzunehmen, von schweren Krankheiten und Verletzungen, von schmutzigen Scheidungen oder vom Tod eines geliebten Menschen wieder zu erholen. Ihre Seele ist mächtig, und wenn Sie sich die Zeit nehmen, die Stadien des Traumas und der Genesung zu durchlaufen, ohne sich in Angst und Selbstmitleid zu verfangen oder sich selbst zu vernachlässigen, dann können Sie voller Resilienz ins Leben zurückkehren.

Wir lernen am Modell. Durch das Vorbild ihrer primären Bezugspersonen hat sich Kindern im Alter von sieben oder acht Jahren bereits eingeprägt, wie man mit bestimmten Situationen, Menschen oder den eigenen Gefühlen umgeht. Wenn es in Ihrer Familiengeschichte Menschen mit starkem Überlebenswillen und einer resilienten Lebenseinstellung gibt, stehen die Chancen gut, dass auch Sie mit dieser Kombination aus Wille, seelischer Stärke und optimalen Visionen einer besseren Zukunft ausgestattet sind. Wenn nicht, verzagen Sie nicht, sondern bedienen Sie sich dieser Seiten und der folgenden Chakra-Lektionen, um Ihren phänomenalen

Heilungsweg für Körper und Geist zu entfachen und auf Ihre größten Potenziale zu vertrauen.

„Aus dem Leid erwachsen die stärksten Seelen; die größten Persönlichkeiten sind von Narben übersät."

- *KHALIL GIBRAN* –

DIE FÄHIGKEIT ZUR HEILUNG

Niemand ist gerne krank oder verletzt. Leider gibt es kaum jemanden, der nicht auch einmal durch eine schwere Krankheit oder einen Unfall außer Gefecht gesetzt wird. Ob man an einem Knochenbruch, an Lungenentzündung oder an einer schwerwiegenderen Krankheit wie Lupus erythematodes oder Krebs leidet – in jedem Fall ist Heilung das erklärte Ziel.

In unserem komplexen Körper ist der primitive Wunsch nach Heilung tief verankert. Diese Heilungskraft umfasst mehrere scheinbar wundersame Fähigkeiten, die wir während des Genesungsprozesses hervorzaubern. Durch das Aufkommen einer Vielzahl moderner Therapiemöglichkeiten ist das Bewusstsein dafür in Vergessenheit geraten, dass noch vor wenigen Generationen viele Menschen an Allgemeininfektionen, Kinderkrankheiten und Geburtskomplikationen gestorben sind. Noch immer haben wir es nicht geschafft, die Verheerungen durch Krankheit und Verletzungen endgültig zu bewältigen. Nach wie vor können viele chronische Krankheiten und schwere Verletzungen uns das Leben kosten. Dennoch gelingt vielen von uns die Heilung, obwohl die Chancen oftmals sehr schlecht dafür stehen. Worin genau bestehen diese inneren Kräfte, die derartige Heilungsenergien aufbringen können? Ist jeder dazu in der Lage?

Selbst in den letzten Jahrzehnten, die von erstaunlichen wissenschaftlichen Erkenntnissen geprägt waren, wurde unsere innere Heilungskraft noch nicht vollständig nutzbar gemacht. Wir können ein Raumschiff zum Mars schicken, aber was genau unsere Heilkraft ist, müssen wir erst noch herausfinden. Aktuell wird davon ausgegangen, dass es sich um eine Kombination verschiedener Systeme handelt, die ineinander greifen. Das Immunsystem umfasst weiße Blutkörperchen, Lymphozyten, T-Zellen und die endokrinen Drüsen wie die Hypophyse und die Thymusdrüse, die es irgendwie schaffen, mit dem Gehirn und dessen zahllosen natürlichen Sedativa, Endorphinen und sonstigen Chemikalien an einem Strang zu ziehen. Unser Körper schüttet darüber hinaus natürliche Corticosteroide aus, um Entzündungen in Schach zu halten, er erzeugt Fieber, um Krankheitserreger abzutöten, und produziert neue Blutzellen in seinem Knochenmark. Dieses symphonische Zusammenspiel führt irgendwie dazu, dass wir uns wieder „richten". Dafür sind oft nur Bruchteile von Sekunden nötig, und vielfach müssen wir noch nicht einmal bewusst in dieses erstaunliche Wechselspiel eingreifen, um unsere Genesung zu orchestrieren.

Manchmal kommt es uns vor, als bräuchten wir Monate oder gar Jahre, um wieder gesund zu werden. Manchmal stimmt das auch. Von einer kleineren Muskelzerrung oder Blasenentzündung können wir uns innerhalb weniger Tage erholen, wohingegen es drei Jahre dauern kann, nach einem Schlaganfall oder der Lyme-Borreliose wieder auf die Beine zu kommen. Bei manchen Menschen stagniert die Heilung, so dass sie dauerhaft unter einer chronischen Krankheit leiden, während andere ihre inneren Kräfte zusammennehmen und vollständig genesen. Mit zunehmendem Alter scheint es immer schwieriger zu werden, diese tiefen Heilungskräfte anzuzapfen, und doch kennt jeder einen erstaunlichen Rentner, der genauso schnell wieder gesund wird wie sein Enkel.

Dadurch, dass ich in dreißig Jahren naturheilkundlicher Arbeit sowohl persönlich als auch in meiner Kapazität als helfende Begleiterin an vielen Heilungsreisen teilhatte, wurde ich Zeugin vieler verblüffender Genesungen. Denjenigen von uns, die den Antrieb für eine Genesung mitbringen, wird durch eine Reihe von Faktoren dabei geholfen. Durch meine Beobachtungen und die Erkenntnisse einiger kritischer Denker stellen sich dabei ein paar Kernkomponenten heraus. Zwar handelt es sich um keine exakte Formel, aber es besteht doch eine gewisse Übereinstimmung darüber, welches die Faktoren sind, die nicht außer Acht gelassen werden sollten.

EPIGENETIK

Der Begriff Epigenetik stammt aus einem bahnbrechenden Gebiet der modernen Medizin. Er bezieht sich auf den Zusammenhang zwischen unseren inneren Heilungskräften und der Frage, wie wir Zellen und sogar DNS-Sequenzen anschalten können, um den Heilungsprozess in Gang zu setzen, selbst wenn eigentlich alles dagegen spricht. Bruce Lipton beschreibt in seinem berühmten Buch *Intelligente Zellen: wie Erfahrungen unsere Gene steuern* sehr detailliert, wie die physiologischen Prozesse im Einzelnen ablaufen und wie man bestimmte Gene durch Gebete und Glauben aktivieren kann, um den Körper zur Produktion neuer, gesünderer Zellen und zu einer optimalen Funktionsweise zu stimulieren.

Jeder von uns kennt und bewundert Überlebende – tapfere Menschen, die einen Flugzeugabsturz, einen Krieg oder invasiven Krebs überstanden haben. Sie sind widerstandsfähig durch und durch. Eine etwas kleinere Gruppe Überlebender wird als „Thriver" (‚Aufblüher') bezeichnet. Das Buch von Dawson Church, *Die neue Medizin des Bewusstseins: Wie Sie mit Gedanken und Gefühlen Ihre Gene positiv beeinflussen können*, bezeugt auf eindrucksvolle Weise diese Art der Seelenmedizin. *Thriver* sind Menschen, die einen höllischen Hausbrand oder verheerenden Schiffbruch überleben und in ihrem weiteren Leben dann die außergewöhnlichsten humanitären Dinge in Angriff nehmen. Ihr Leben geht über ihr eigenes Leben, ihre Krankheit oder ihre Verluste hinaus und rührt an die Menschheit an.

Laut Church haben alle *Thriver* ein bestimmtes Gen-Paar auf der DNS-Helix aktiviert. In Studien konnte gezeigt werden, dass Überlebende und *Thriver* in der Familie liegen. Ihr Gen-Paar ist bereits aktiviert. Von diesen unerschrockenen, eigensinnigen, kreativen Menschen gibt es nicht allzu viele, aber wir alle kennen jemanden, der so beschaffen ist. Das Bemerkenswerte hierbei ist, dass jeder Mensch dazu in der Lage ist, das *Thriver*-Genpaar zu aktivieren. Das bedeutet, dass jeder von uns katastrophale Gegebenheiten überwinden kann, dass für jeden von uns Heilung, Überleben und Gesundung möglich ist und wir alle wieder glücklich und gesund werden und unseren Beitrag zur Welt beisteuern können, statt unser Leben medikamentenabhängig oder auf einen Stock gestützt zu fristen.

Aber wie genau soll das gehen? Im Moment hört sich das noch nach Zauberei an.

WILLE

Das wichtigste und mächtigste Werkzeug ist der eigene Wille. Ich habe das „Licht" des Willens in vielen ehrgeizigen Patienten sehen und fühlen können. Man kann es förmlich im Raum spüren. Der Wille, es zu schaffen, ist stark, deutlich und unerschütterlich. Er offenbart sich in dem konzentrierten Engagement, mit dem diese Patienten sich an den vereinbarten Behandlungsplan halten (nach einer Operation trotz großer Schmerzen das Bett für einen Gang zu verlassen, regelmäßig ihre Übungen zu machen, eine bestimmte Diät einzuhalten, einer ärztlichen Diagnose die Stirn zu bieten) und gleichzeitig in der sachlichen Einstellung, mit der sie sich weigern, sich zu verzärteln. Sie werden „es" schaffen (was auch immer das konkret bedeutet) – und davon wird sie niemand abhalten! Wie Bergziegen zieht es sie zum Gipfel.

RUHE

Der Elan, mit dem die Heilung betrieben wird, muss zwingend auch mit der Bereitschaft einhergehen, Ruhepausen einzulegen. Schlaf und Erholung sind mit die wirksamsten Heilungswerkzeuge. Ringen Sie sich ruhig dazu durch, sich selbst Ihr gesundes Essen zuzubereiten, aber dann legen Sie sich auch wieder hin und halten ein Nickerchen, während jemand anders auf die Kinder aufpasst oder die Waschmaschine befüllt.

UNTERSTÜTZUNG

Einer der Hauptpunkte. Wer von anderen Liebe und Unterstützung erhält, kommt am besten voran. Eine tägliche Dosis an Gesellschaft, Streicheleinheiten und liebevoller Zuwendung ist die beste Arznei, die ich kenne. Wenn man krank und am Boden ist, bedarf man der Liebe der anderen – nicht nur einfach einen flüchtigen Besuch oder mal eben eine Karte (wobei das auch ganz schön sein kann), sondern echtes Mitgefühl und wahre seelische Unterstützung. Ein gelegentliches Stimmungstief kann sich durch ein aufmunterndes Gespräch oder eine sanfte Schultermassage in Wohlgefallen auflösen. Zu wissen, dass uns geholfen wird, wirkt ungemein beruhigend. Entspannung führt dazu, dass die Nebennieren weniger Cortisol ausschütten und der Parasympathikus gestärkt wird, wodurch wiederum mehr Glückshormone freigesetzt werden können.

SELBSTLIEBE

Inmitten der durch eine Krankheit hervorgerufenen Frustration, Trauer und Wut gut zu sich zu sein, ist eine weitere innere Einstellung, der zentrale Bedeutung zukommt. Selbstliebe will hart erkämpft werden. Den meisten Menschen fällt es leichter, einen anderen Menschen, einen Hund oder sogar den Beruf zu lieben als sich selbst! Nehmen Sie sich einen Moment Zeit, schließen Sie die Augen. Sprechen Sie Ihren Namen laut aus. Dann sagen Sie: „Ich liebe dich, [Ihr Name]." Welche Gefühle löst das in Ihnen, in Ihrem Herzen aus?

Fühlte es sich angenehm an oder komisch und seltsam fremd? Ich selbst war ziemlich geschockt, als ich das zum ersten Mal ausprobiert habe. „Katina" fühlte sich irgendwie zart und nach jungem Mädchen an, nicht nach der fleißigen Erwachsenen, Mutter und Freundin, als die ich mich kannte. Als ich so schwer krank war, rührte es mich zu Tränen, die innere Katina zu sehen und ihr zu sagen, dass ich sie liebte, denn vor meinem inneren Auge konnte ich erkennen, wie wenig Fürsorge ich mir selbst entgegenbrachte, während ich andere damit förmlich überschüttete. Eine Epiphanie! Für mich war das ein wahrer Wendepunkt auf meiner Heilungsreise, und Tausenden anderen ergeht es ebenso. Wenn Sie wirklich und wahrhaftig die Notwendigkeit der Selbstliebe erkennen – und sie auch praktizieren – entfaltet sich in Ihrem Inneren etwas Wunderschönes: Ein kleiner Schein, ein wenig Stolz, anfangs vielleicht auch Verlegenheit. Aber auch nur zu bemerken, wie es sich anfühlt, sich selbst zu lieben, ist schon ein gewaltiger Schritt.

Die zentrale Wahrheit lautet: Wir leben und sterben mit unserem Herzen. Wenn es zu schlagen aufhört, sterben wir. Unser Herz beherbergt unsere Liebe. Die Liebe hält uns am Leben. Einsiedler und Menschen, die ans Haus gefesselt sind, lieben ihre Pflanzen oder ihre Katzenmenagerie. Die kräftige und rüstige Großmutter mit Kindern auf dem Schoß ist von Liebe umgeben. Alle Überlebenden und *Thriver* haben einen Satz gemeinsam: „Ich habe immer an meinen Sohn (meine Frau, meine Tochter, meinen Mann) gedacht und gewusst, dass ich weiterleben musste, um sie wiedersehen zu können." Die Liebe war ihr Antrieb. Selbstliebe schaltet das besagte Gen-Paar an; und das verknüpft sich mit dem letzten und vielleicht ein wenig mysteriösen Element.

GLAUBE UND POSITIVES DENKEN

Manche Menschen verlassen sich auf ihre religiösen Überzeugungen, auf ein breiteres spirituelles Fundament oder schlicht auf positives Denken. Wie immer man das auch nennen will, diese Art von Glaube schafft Vertrauen oder inneren Frieden. Ein solcher Gefühlszustand scheint wie ein Katalysator auf die Ausschüttung der unterschiedlichsten Botenstoffe im Gehirn zu wirken, die unseren Heilungsprozess in Gang setzen. Durch den Glauben und das Vertrauen in unsere Fähigkeit zur Heilung entsteht eine Art innerer Medizin, die wirkmächtiger sein kann als jede von außen zugeführte Pille, Stütze oder Behandlung.

Sie müssen unbedingt begreifen, dass es in Ihrer Macht liegt zu heilen! Lassen Sie sich das von niemandem ausreden. Düstere Diagnosen, abschließende Redeweisen und zeitliche Heilungsprognosen engen Ihren Geist und Ihr Herz nur ein. Im Gespräch mit Ihrem inneren Heiler zu bleiben, ist Ihre Schatzkiste. Halten Sie diese in Ehren. Arbeiten Sie mit sich selbst. In den folgenden Kapiteln werden Fertigkeiten vorgestellt, die Sie dafür trainieren sollten.

WELCHE ROLLE SPIELE ICH SELBST BEI MEINER KRANKHEIT?

E s ist wichtig, zu begreifen, welche Rolle wir selbst bei einer Krankheit spielen und was unsere Gefühle in Bezug auf die körperlichen Symptome sind. Beschwerden können einem die Augen öffnen. Durch die Dyade von Krankheit und Schmerz werden unsere inneren Auslöser wie mit einer Taschenlampe beleuchtet, und wir sollten diese Auslöser nicht als Hindernisse ablehnen, sondern als etwas begreifen und begrüßen, was unser Wachstum fördern kann. Gefühle „bewegen" uns, sie setzen uns in „Bewegung". Gefühle bringen Empfindungen mit sich, sie sind mit einer Energie verbunden. Es ist ein guter Ausgangspunkt, herauszufinden, wie die Energie eines Gefühls beschaffen ist. Spüren Sie die Energie des jeweiligen Augenblicks. Wie fühlt sie sich an? Ist sie überdreht, unberechenbar, schleppend oder schwer?

Wir können die Angst wahrnehmen, die in unserem Bauch oder Kopf wütet, die Zornausbrüche oder unsere gereizte Stimmung, wenn wir unsere Kinder oder unseren Partner anblaffen. Davon ausgehend, können wir versuchen zu erspüren, was diese Gefühlsenergie mit uns, mit unserem Körper macht. Bemerken Sie während dieser Gemütszustände eine Enge irgendwo in Ihrem Körper? Oder eine Leere? Oder sitzt irgendwo ein Felsbrocken, eine Schlinge oder ein Schraubstock? Seien Sie aufmerksam! Machen Sie sich Notizen, wenn Ihnen das hilft. Dieser Stelle sollten Sie nun besondere Aufmerksamkeit widmen, denn Sie haben erkannt, dass dieses Organ oder dieser Körperteil unter Beschuss ist. Ihr Gemütszustand hat damit begonnen, einen energetischen Eindruck auf einem körperlichen System zu hinterlassen. Wenn diese Energie über einen längeren Zeitraum aufrechterhalten wird, so hat das körperliche Auswirkungen und wird irgendwann Symptome hervorrufen, dann zu zellulären Veränderungen führen, die wiederum die Funktionen unsere Drüsen und Organe schädigen können.

Stellen Sie sich vor, Sie würden wochenlang einen zentnerschweren Felsbrocken halten – es würde Sie irgendwann ermüden und entkräften. Schmerz, Erschöpfung und Zusammenbruch wären die Folgen. Stellen Sie sich vor, sie halten stundenlang ein zappeliges, frustriertes Hundebaby auf dem Arm. Sie wären zerkratzt, überreizt und zerfetzt. Unsere Emotionen und Gefühle üben eine ähnliche Kraft auf uns aus.

Natürlich würden wir den Felsbrocken oder das Hundebaby am liebsten fallen lassen und davor weglaufen. So ist es auch mit unseren Beschwerden. Wir wollen, dass sie verschwinden. Manche versuchen dann vielleicht, sie durch Ablenkungen oder Flucht – mit Drogen, Shopping, Essen, Seriengucken – loszuwerden. Solche „schnellen Lösungen" lassen die Beschwerden jedoch nicht wirklich verschwinden; sie sorgen nur für vorübergehende Linderung. Unter der Oberfläche bleiben die ungelösten Beschwerden bestehen, bis wir uns wirklich mit ihnen auseinandersetzen, sie verarbeiten und uns aktiv an die Arbeit machen, das Problem zu überwinden. Oder halten wir den zentnerschweren Felsbrocken oder das zappelige Hundebaby einfach immer weiter fest?

Unsere Kultur hat sich dahingehend entwickelt, dass es eine endlose Reihe externalisierter Stützen, Ausfluchts- und Konsummöglichkeiten gibt. Während der Kindheit erfährt man kaum noch Unterstützung dabei, zu lernen, wie man in sich selbst zu Ruhe, Kontemplation und Selbsterkenntnis findet. Wenn wir es kultivieren können, uns nach innen zu kehren und uns (selbst in jungen Jahren) unserer Gefühle bewusst zu werden, werden sich gar nicht erst so viele Beschwerden aufbauen und auf unserer Psyche ablagern. Ein Gespür für die eigene Gefühlswelt führt zu einem Leben in größerer Klarheit. Wir sind lebendiger und freier, wir können teilen, lachen und mit Leichtigkeit in Beziehungen leben.

Ihre Rolle bei Ihrer Krankheit besteht höchstwahrscheinlich in einer Entfremdung, sei sie nun größer oder kleiner, auf zwei wesentlichen Ebenen. Die eine besteht in einem fehlenden Verständnis dafür, dass Gefühle Energiezustände haben. Wenn die Energie von Angst, Wut, Verrat, Feindseligkeit, Verlust oder auch von jedem anderen negativen Gefühl zu lange aufrechterhalten wird, kann sie sich auf den Körper auswirken und zunächst biochemische, dann zelluläre Veränderungen hervorrufen und so zu Fehlfunktionen von Organen, Drüsen oder anderen Systemen führen, wodurch sich Symptome manifestieren und schließlich auch sogenannte Krankheiten oder Störungen entwickeln.

Die zweite Entfremdung besteht in der fehlenden Erkenntnis, dass Sie die Fähigkeit dazu haben, Ihre Symptome und Ihren Zustand zu verändern, indem Sie sich mit Ihren Gefühlen auseinandersetzen und Ihre inneren Achtsamkeitswerkzeuge in Anspruch nehmen. Wenn man in den Symptomen von Beschwerden und Krankheiten die Chance sieht, zu wachsen und sich zu verändern, dann geht Heilung über die externe „ärztliche Behandlung" weit hinaus und wird zu einer deutlich multidimensionaleren Angelegenheit. Wenn wir Krankheit als Weckruf zur Transformation begreifen und annehmen, gewinnen wir einiges an Kontrolle und persönlicher Verantwortung zurück.

Legen Sie die Hand auf Ihren Bauch. Schließen Sie die Augen und spüren Sie, was Sie dabei fühlen. Erreicht Sie ein Gefühl oder ein Bild? Nehmen Sie jeden Sinneseindruck zur Kenntnis, den Sie in Ihrem Körper fühlen. Welche Adjektive kommen Ihnen in den Sinn? Unruhig, leer, schwer, berstend oder unberechenbar? Schreiben Sie diese Sinneseindrücke oder das Bild, das Ihnen in den Sinn kommt, auf – auch die Farben, die Umgebung, ob auch andere Personen dabei sind oder nur Sie selbst. Was Sie da erkunden, ist ein Gefühl Ihrer selbst in diesem Moment und Ihres Zustandes in Bezug auf Ihre persönliche Präsenz und Kraft; denn neben den Organen und Muskeln, die sich physisch in dieser Region befinden, findet sich hier auch das metaphysische Pendant, Ihre in Ihrem Hara zentrierte „Präsenz": Das Bild, das unser Selbst in der Welt darstellt. Aus unserer Mitte präsentiert sich dieses dritte Chakra, unsere kreative Energie und unsere physische Potenz.

Als bestes Beispiel für Menschen mit einem starken dritten Chakra führe ich oft Berufssportler an. Denken Sie einmal an Profi-Sportler, die Sie kennen oder im Fernsehen gesehen haben. Sie haben gut ausgebildete Muskeln und eine aufrechte, stolze Positur. Man muss sie nur anschauen, um ihre Kraft zu spüren. Sie strahlen die Stärke, Willenskraft, Entschlossenheit und Präsenz, von denen ich gesprochen habe, förmlich aus. Es ist kein Wunder, dass große Unternehmen sie sich durch Sponsoring zunutze machen, denn sie verkörpern Willenskraft und Erfolg. Auch andere hätten gern ein solch kraftvolles Wesen und möchten gern davon profitieren oder es für sich „in Anspruch nehmen".

Obwohl Sie vielleicht weder ein Profi-Sportler noch ein heldenhafter Feuerwehrmann, talentierter Redner oder kreativer Lehrer (weitere Beispiele für Menschen mit einem starken dritten Chakra) sind, können Sie ohne weiteres lernen, wie man die wunderbare und lebensverändernde Energie der Willenskraft und den Heilungsweg von Körper und Geist entfachen kann. Sie können die „Entfremdung", die Sie möglicherweise über Jahre aufrechterhalten haben, überwinden und sich mit Ihrer inneren Willenskraft und Intention verbinden, um Ihre eigene Heilung und Ihren eigenen Erfolg zu fördern. Wie das geht, lernen Sie in Teil VI. Sie können die Transformation herbeiführen, indem Sie Ihre Heilung selbst in die Hand nehmen.

Für den Augenblick seien Sie einfach nur gut zu sich. Wir und einige Generationen vor uns sind nicht dazu erzogen worden, das Ineinandergreifen unserer Gefühle und unseres Körpers zu verstehen. Unser Augenmerk liegt eher darauf, uns in der Öffentlichkeit korrekt zu verhalten und anderen mit größerem Respekt und von gleich zu gleich zu begegnen. Diese zwischenmenschliche Transformation war eine notwendige und erfreuliche Konsequenz des gesellschaftlichen Wachstums im späteren 20. Jahrhundert. Aber jetzt ist für jeden von uns die Zeit dafür gekommen, zu lernen, unseren Körper, unseren Geist und unsere seelischen Bedürfnisse in Einklang miteinander zu bringen und zu begreifen, auf welch faszinierende Weise diese Komponenten aufeinander einwirken. Kompetenzen in diesem Bereich werden dazu führen, dass es sich für Sie nicht mehr so anfühlt, als „seien" Sie Ihre Krankheit oder als würde die Krankheit Sie dominieren. Sie werden nicht länger Formulierungen wählen wie „Meine MS hindert mich daran, heute Abend mit ins Theater zu kommen." Stattdessen werden Sie sich immer häufiger so ausdrücken: „Ich komme heute Abend gerne mit ins Theater. Ich hoffe, Ihr habt Verständnis dafür, dass ich nicht ganz so fit bin, aber das Stück wird mich bestimmt aufmuntern." Vieles ist eine Frage der Perspektive: Wie wir uns ausdrücken, welche Einstellung wir haben und wie wir uns ins Zeug legen, ist im Leben oft schon die halbe Miete. All das hat einen entscheidenden Einfluss auf uns. Beginnen Sie damit, auf Ihre Gefühle und die damit verbundenen Empfindungen zu achten.

TEIL II
ÜBERBLICK ÜBER
AUTOIMMUNERKRANKUNGEN
UND LYME-BORRELIOSE

ÜBERBLICK ÜBER AUTOIMMUNERKRANKUNGEN UND LYME-BORRELIOSE

In den letzten Jahrzehnten hat es nicht nur eine krisenhafte Explosion der Lyme-Borreliose gegeben, auch die Fallzahlen von Autoimmunerkrankungen haben einen Höchststand erreicht. Nach allem, was die naturheilkundlichen und integrativen Ansätze sowie die Experten für Lyme-Borreliose aus aller Welt darüber wissen, lässt sich schließen, dass es mehr als nur einen einzelnen Grund dafür gibt, dass aktive, vitale und sogar jugendliche Menschen plötzlich so schwer erkranken. Die „herkömmliche" Sicht der Medizin – „Ihr Immunsystem hat sich gegen sich selbst gerichtet und überreagiert, so dass wir diesen Mechanismus nun unterdrücken müssen" – hat nur mäßigen Erfolg.

Unser neuerer Blickpunkt, der über ein schlicht „fehlgeleitetes Immunsystem" hinausgeht, besagt, dass eine Reihe von Faktoren zusammengekommen sind, die Ihren Körper überlastet haben, so dass dieser nun nicht mehr in gewohnter Manier funktionieren kann. In Teil III werden wir diese Faktoren näher beleuchten und Vorschläge zu Genesung und Heilung machen. In diesem Teil wollen wir uns zunächst den häufigsten Autoimmunerkrankungen zuwenden und mehr über die oft komplexen Wechselwirkungen erfahren, die zwischen diesen Krankheiten und den Krankheitserregern von Lyme-Borreliose sowie anderen durch Zecken übertragenen Krankheiten bestehen. Man darf die Bedeutung von Krankheitserregern, die systemische Entzündungen hervorrufen, nicht ignorieren. Die entsprechenden Testverfahren müssten noch deutlich verfeinert und verbessert werden. Ebenso wichtig ist es, genau zu bestimmen, an welchen Mängeln oder Schadstoffbelastungen die betroffenen Personen leiden.

Ebenfalls zu beachten ist, dass bei manchen Menschen die pathologischen Veränderungen in einzelnen Drüsen oder Organen nicht schwerwiegend genug sind, um als krankhaft zu gelten. Sie haben stattdessen eine Reihe unangenehmer Symptome, die aber keine „echte" wissenschaftliche Diagnose ermöglichen und dann als „Syndrom" bezeichnet werden. Bekannte Beispiele hierfür sind das prämenstruelle Syndrom, das Reizdarmsyndrom und neuerdings auch das chronische Erschöpfungssyndrom und Fibromyalgie (auch hier handelt es sich um ein Syndrom). Krankheiten werden üblicherweise anhand von Laborwerten oder bildgebenden und sonstigen Verfahren genau nachgewiesen, indem „klinische" pathologische Veränderungen oder Unregelmäßigkeiten gefunden werden, die schwerwiegend genug sind, um beispielsweise aufgrund sehr hoher Blutzuckerwerte Diabetes oder wegen eines alarmierenden Cholesterinspiegels koronare Herzkrankheit zu diagnostizieren. Die gute Nachricht bei Syndromen ist, dass Komplementärmediziner sie als Vorstadien von Krankheiten ansehen und sie mit Hilfe von Stärkungsmitteln, Ernährungsumstellung, homöopathischen und pflanzlichen Mitteln beheben können. Selbst bei vielen „ausgewachsenen" Krankheiten gibt es mit diesen Ansätzen Aussicht auf Hilfe und Besserung.

Betrachten wir nun die wichtigsten Autoimmunkrankheiten, von denen mehr als 50.000.000 Amerikaner und 250.000.000 Menschen weltweit betroffen sind!

CHRONISCHES ERSCHÖPFUNGSSYNDROM (CFS)

Die gängige Bezeichnung „Chronisches Erschöpfungssyndrom" (CFS) steht für eine Reihe sehr lähmender Beschwerden, die durch anhaltende Erschöpfung sowie weitere spezifische Symptome charakterisiert sind und über mindestens sechs Monate bei Erwachsenen und drei Monate bei Kindern bestehen bleiben. Die Erschöpfung wird nicht durch Anstrengung hervorgerufen, kann durch diese jedoch verstärkt werden. Ruhe führt zu keiner deutlichen Besserung. Selbst nach zehnstündigem Schlaf oder entsprechender Bettruhe fühlen sich CFS-Patienten unverändert erschöpft. Andere Bezeichnungen für das chronische Erschöpfungssyndrom sind myalgische Enzephalomyelitis (ME), postvirales Müdigkeitssyndrom (PVFS), Chronisches Müdigkeitssyndrom bei Immundysfunktion (CFIDS) etc. Als Auslöser sind genetische, infektiöse und psychologische Mechanismen im Gespräch, aber die genaue Krankheitsursache des chronischen Erschöpfungssyndroms ist noch nicht vollständig bekannt. Man geht davon aus, dass es im Bereich der Autoimmunerkrankungen anzusiedeln ist. In den vergangenen zwanzig Jahren sind die Fallzahlen stark angestiegen.

Zu Beginn des 20. Jahrhunderts kannte man diese Beschwerden als „Neurasthenie", die als Modekrankheit der gehobenen Gesellschaft und insbesondere der Frauen angesehen wurde. Dabei hatte man das Bild einer feinen Dame in weißer Spitze vor Augen, die auf ihrem Diwan zusammengesunken war. Damals hielt man die Elektrizität für eine mögliche Ursache, die in die Häuser der reicheren Bürger Einzug gehalten hatte und womöglich das Nervenkostüm der Damen durcheinanderbrachte, die im Wesentlichen daheim blieben, um über ihre Familie zu wachen. Heutzutage wissen wir mehr über das chronische Erschöpfungssyndrom und können mit Sicherheit sagen, dass es sich dabei um ein Zusammenspiel von endokrinem System, Immunsystem, Herz-Kreislauf-System und Nervensystem handelt. Häufig liegen dem Syndrom auch Borreliose-Bakterien oder andere durch Zecken übertragene Krankheitserreger zugrunde.

Zu den Symptomen von CFS zählen Verschlechterung des Zustands nach Anstrengungen, nicht erholsamer Schlaf, ausgeprägte Gelenk- und Muskelschmerzen, Halsschmerzen, ständige oder häufige Kopfschmerzen, kognitive Schwierigkeiten, chronische und schwere geistige und körperliche Erschöpfung sowie weitere charakteristische Symptome wie kribbelnde Beine, Atemlosigkeit und verschwommene Sicht, die bei einem bis dahin gesunden und aktiven Menschen auftreten. Es können noch andere Symptome hinzukommen, wie z.b. Muskelschwäche, gesteigerte Licht-, Geräusch- und Geruchsempfindlichkeit, labiler oder niedriger Blutdruck, Verdauungsstörungen, Depressionen, schmerzende und oft leicht geschwollene Lymphknoten sowie Herz- und Atemwegsprobleme. Die Symptome können in Anzahl, Art und Schweregrad von Fall zu Fall variieren.

Nachdem ich selbst sieben mühsame Jahre mit diesem Syndrom gelebt habe, kann ich bestätigen, dass die Erschöpfung so extrem ist, dass einfache Aufgaben wie Zähne putzen, duschen, sich ein Brot schmieren oder auch nur einmal quer durch den Raum gehen, um vom Sofa zur Toilette zu kommen, sich wie eine Mount-Everest-Besteigung anfühlen. Wenn man die Arme hebt, fühlt es sich an, als wären schwere Gewichte daran befestigt. Ich habe oft Sachen gesagt wie: „Atmen ist so anstrengend" und „Das fühlt sich an wie der schlimmste Jetlag meines Lebens". Draußen vor dem Fenster dreht sich die Welt, während man selbst nur drinnen sitzen und zuschauen kann, einsam und ohne einen blassen Schimmer, warum man so geschwächt ist und warum gar nichts helfen will. Es fühlt sich so an, als wäre der Körper mit Blei gefüllt und der Verstand in Mull gewickelt, es tut einfach viel zu viel weh, und auch die allgemeine Stimmung rauscht in den Keller. Vielen Patienten bleibt nur eine Ärzte-Odyssee, sie werden auf Antidepressiva oder entzündungshemmende Mittel gesetzt, die aber keine wirkliche Hilfe sind, sondern die Beschwerden allenfalls geringfügig lindern.

Die Lebensqualität von CFS-Patienten kann extrem eingeschränkt sein. Erschöpfung ist ein Symptom, das bei vielen Erkrankungen auftritt, beim chronischen Erschöpfungssyndrom aber extrem ist. Diverse nationale Gesundheitsorganisationen gehen davon aus, dass über eine Million Amerikaner und ungefähr eine Viertelmillion Briten an chronischem Erschöpfungssyndrom leiden. Tatsächlich könnten diese Schätzungen weit unter den wirklichen Fallzahlen liegen, denn bei vielen Patienten wird die Krankheit nie diagnostiziert. Stattdessen mühen sie sich mit starker Erschöpfung und ohne klinische Diagnose durchs Leben. Bei Frauen tritt CFS häufiger auf als bei Männern, und es ist unter Kindern weniger verbreitet, kommt aber zunehmend auch bei Heranwachsenden vor.

Zwar herrscht Einigkeit darüber, dass das chronische Erschöpfungssyndrom eine ernstzunehmende Bedrohung für die Gesundheit, Zufriedenheit und Produktivität der Betroffenen darstellt, aber in Bezug auf Diagnosekriterien, Ursachen und Behandlungsmethoden gehen die Meinungen unterschiedlicher Ärztegruppen, Wissenschaftler und Patientenvertreter auseinander, so dass über viele Aspekte der Krankheit noch Uneinigkeit herrscht. Auch die Bezeichnung „Chronisches Erschöpfungssyndrom" ist umstritten: Viele Betroffene und Patientenvertreter sowie einige Fachleute sind der Ansicht, dass sie die Erkrankung bagatellisiert, und setzen sich für eine Namensänderung ein. Tatsächlich wurde in einer Studie herausgefunden, dass die Erschöpfung bei CFS viermal so schwer ist wie bei Herzinsuffizienz!

Alle Fälle von CFS sollten in Speziallaboren auf Lyme-Borreliose und/oder Co-Infektionen getestet werden. Wenn diese Infektionen zugrunde liegen, stehen die Chancen für Heilung gut. Zusätzlich kann die Lebensqualität auch durch die Methoden der integrativen Medizin und Naturheilkunde wiederhergestellt werden. Es ist möglich, mitochondriale Fehlfunktionen, Störungen der Nebenniere, Schilddrüsenfehlfunktionen, den Verlust von Spurenelementen sowie Ungleichgewichte im Aminosäuren- und Hormonhaushalt wieder zu regulieren.

Auch giftige Schwermetalle wie Quecksilber und Blei sollten ursächlich in Erwägung gezogen werden. Sie können neben schwerster Erschöpfung auch Lähmungen, MS-ähnliche Beschwerden und viele neurokognitive Probleme hervorrufen. Ihr Körper kann mit Hilfe von Chelat-Therapie von dieser Schwermetallbelastung befreit werden. Ebenso sollte untersucht werden, ob ein übermäßiger Befall mit Hefe/Candida vorliegt, denn wenn diese natürlich vorkommenden Pilze sich exzessiv vermehren, führt dies zu einer massiven Einschränkung der geistigen Leistungsfähigkeit, zu Kränklichkeit und Lethargie, zu allen möglichen Darmproblemen und sogar zu Lernschwäche. Bei vielen CFS-Fällen spielen auch Toxine aus Schimmelpilzen – sowohl aus Ihrer aktuellen wie auch aus einer vergangenen Wohn- und Arbeitssituation – eine zentrale Rolle. Es ist daher unerlässlich, sowohl den inneren Giftsumpf als auch die äußere Umgebung zu sanieren. Bei vielen Autoimmunerkrankungen und mit Lyme-Borreliose verbundenen Problemen ist Schimmel einer der Hauptfaktoren. Lesen Sie zu diesem Thema das Buch von Dr. Ritchie Shoemaker, das aktuell aber leider nur auf Englisch vorliegt (*Surviving Mold: Life in the Era of Dangerous Buildings*).

Gesundheit beginnt im Darm, denn ein ausgewogenes Verhältnis von guten und schädlichen Bakterien ist von entscheidender Bedeutung für eine gute Immunfunktion, Verdauung sowie die Produktion und Aufnahme von Energie. Unsere Omega-6-lastige Ernährung mit viel Zucker und Zusatzstoffen bewirkt eine übersäuerte Umgebung, die allen möglichen Organismen Raum zur freien Entfaltung bietet. Selbst Krebszellen können bei einem pH-Wert unter 6.0 besser wachsen. Ein „bakterielles Gleichgewicht" herzustellen, ist beim chronischen Erschöpfungssyndrom also unerlässlich.

CFS hat starke Überschneidungen mit Viren wie dem Epstein-Barr-Virus, dem Cytomegalie-Virus und dem Coxsackievirus sowie mit *Chlamydia pneumoniae*. Diese verhalten sich ähnlich wie Herpes und Gürtelrose, was bedeutet, dass sie niemals vollständig ausgeheilt werden, sondern im Körper verbleiben, wo sich Latenzphasen mit Phasen der Aktivität abwechseln. Typischerweise kommt es alle vier bis sechs Wochen zu einem solchen Aufflackern, aber wenn die Immunfunktion durcheinander gerät, kann die Rezidivphase auch chronisch werden. Dies ist beispielsweise bei Autoimmunerkrankungen der Fall, bei denen der Körper ohne Unterschied gute und schlechte Organismen attackiert. Bei den meisten Fällen von chronischem Erschöpfungssyndrom sind auch Viren dieses Typs beteiligt und müssen behandelt werden, da es sehr wahrscheinlich ist, dass sie das Stadium der Latenz verlassen haben und reaktiviert wurden. Bitten

Sie Ihren Arzt oder Therapeuten darum, hier genauer nachzuforschen und sich dabei nicht nur auf die üblichen Standard-Diagnoseverfahren zu stützen. Die aus Kokosöl gewonnene Laurinsäure kann sehr behilflich dabei sein, diese Viren wieder ins Latenzstadium zu versetzen. Ich selbst bevorzuge Monolaurin von *Ecological Formulas*, um meine Gesundheit wiederzuerlangen.

Auch Homöopathie kann beim chronischen Erschöpfungssyndrom sehr gewinnbringend eingesetzt werden. Man kann der zittrigen Schwäche, der Schlaflosigkeit, den tiefen Muskelschmerzen oder der Atemlosigkeit mit einer Vielzahl von Heilmitteln begegnen. Bei akuten Symptomen können die Mittel klinisch eingesetzt werden, aber noch wirkungsvoller ist es, sich von einem zertifizierten klassischen Homöopathen helfen zu lassen, der den angeborenen Konstitutionstyp bestimmen kann, der einen für bestimmte Arten von Krankheiten und Syndromen anfällig sein lässt. Manche Konstitutionen sind anfällig für Lupus erythematodes, andere für Rheumatoide Arthritis – und zwar unabhängig vom Krankheitserreger oder der jeweiligen Schwermetallbelastung. Im Anhang finden Sie einige Vorschläge für Mittel, die Ihnen weiterhelfen können. Nach Möglichkeit sollte jedoch ein zertifizierter klassischer Homöopath eine Auswahl treffen, die genau auf Ihren Konstitutionstyp und Ihre spezifischen Symptome abgestimmt ist.

Metaphysik: Die Chakras, die im Ungleichgewicht sind und um die Sie sich bei Ihrer Selbstfürsorge kümmern sollten, sind die Chakras eins, drei, vier und fünf. Die Chakras eins und drei spielen in allen Fällen von Muskelschmerzen und Schwäche eine zentrale Rolle. Probleme mit dem ersten Chakra kreisen um das Gleichgewicht zwischen *Handeln* und *Sein* in Ihrem Leben. Die meisten Menschen, die an chronischem Erschöpfungssyndrom leiden, haben sich damit übernommen, permanent für andere da zu sein, statt auch einmal zur Ruhe zu kommen, still zu werden und sich um sich selbst zu kümmern. Fragen Sie sich: „Welche Last wird mir zu schwer?" und „Welche Berufung vernachlässige ich?" Entsprechende energetische Heilungsübungen finden Sie in Teil VI.

MORBUS CROHN/REIZDARMSYNDROM/
COLITIS

Morbus Crohn wurde 1932 von zwei Ärzten am *Mount Sinai Hospital* in New York City zum ersten Mal als eigenständige Krankheit beschrieben. Ihre Patienten litten an einer Entzündung des terminalen Ileums und des Dünndarms. Benannt ist die Krankheit nach Dr. Burrell Bernard Crohn. Diese Krankheit ist sehr schmerzhaft und verursacht Schleimhautentzündungen des Dünndarms und anderer Darmabschnitte. Morbus Crohn wird als Autoimmunerkrankung klassifiziert, verhält sich jedoch ein wenig anders als die meisten Autoimmunerkrankungen, insofern als Morbus Crohn im Wesentlichen auf den Verdauungstrakt beschränkt bleibt und sich nicht im gesamten Körper ausbreitet.

Morbus Crohn tritt bevorzugt in den westlichen Industriestaaten auf: Die Fallzahlen in Europa und Nordamerika sind höher, während sie in Asien und Afrika oder in Gesellschaften, in denen bevorzugt unverarbeitete und unraffinierte Nahrungsmittel konsumiert werden, niedriger sind. Männer und Frauen sind gleich häufig von Morbus Crohn betroffen. Die meisten Betroffenen erkranken im Alter von 13-30 Jahren, aber die Symptome können auch zu jedem anderen Zeitpunkt auftreten. Es besteht definitiv eine erbliche Veranlagung, zu der etwa siebzig Gene beitragen, und häufig ist ein Vorfahre ebenfalls betroffen. Das Risiko, an Morbus Crohn zu erkranken, ist bei Rauchern doppelt so hoch wie bei Nichtrauchern!

Häufig wird die Krankheit durch eine Gastroenteritis ausgelöst. Insgesamt herrscht große Verwirrung um Morbus Crohn – aktuell lässt sich diese Krankheit nach gängigem medizinischen Verständnis nicht heilen, so dass sich die Behandlung auf Schmerzmanagement und operative Eingriffe beschränkt. Zu Beginn der Diagnose kommen oft Kortikoide zum Einsatz, später dann sehr starke Medikamente wie Methotrexat oder Thiopurin. Ein Fünftel der Morbus-Crohn-Patienten muss jährlich stationär behandelt werden, und die Hälfte dieser Betroffenen unterzieht sich im Laufe von zehn Jahren einer Operation. Im Rahmen von Morbus Crohn kann es auch zu Abszessen, Darmverschlüssen und sogar Karzinomen kommen. Vernarbtes Gewebe nach Operationen führt zu weiteren Komplikationen und kann auch weitere Operationen nach sich ziehen!

Zu den Symptomen zählen anhaltende und schwere Bauchschmerzen sowie Unregelmäßigkeiten beim Stuhlgang, bei denen sich schmerzhafte Durchfallkrämpfe mit Verstopfungsepisoden abwechseln können. Die Lebensqualität kann sehr eingeschränkt sein, weil viele Patienten sich ans Haus „gefesselt" fühlen: Sie haben Angst, ins Kino zu gehen, unterwegs zu sein oder auswärts zu essen, weil sie sich immer in der Nähe einer Toilette aufhalten müssen. Nicht selten krümmen sich die Betroffenen vor Schmerzen.

Wenn wir uns in Erinnerung rufen, dass Mediziner nicht dafür ausgebildet sind, verschiedene Körpersysteme integrativ zu betrachten, sondern sich stattdessen nur auf den jeweils Probleme bereitenden Körperteil fokussieren, sind die Einschränkungen nicht schwer zu erkennen, die ein Gastroenterologe mit Morbus Crohn und dessen Schwesterkrankheiten wie Reizdarmsyndrom (RDS) und Colitis haben kann.

Aus Perspektive der Naturheilkunde nehmen wir viele Faktoren ins Visier, die zu diesen entzündlichen Erkrankungen der Darmschleimhaut beitragen können. Wir verstehen, dass hier, wie bei anderen Autoimmunerkrankungen auch, die Entzündungskaskade aus dem Ruder gelaufen ist, so dass sich der Körper nun offenbar „gegen sich selbst" wendet, Signale zur vermehrten Ausschüttung von Zytokinen und anderen Entzündungsstoffen aussendet und dadurch nur noch mehr natürliches Gewebe zerstört.

Morbus Crohn, das Reizdarmsyndrom und Colitis werden häufig durch chronischen Stress oder einen besonders starken Stressor ausgelöst, was zu einer Überlastung und schließlich zur Erschöpfung der Nebennieren führt. Auch die antagonistische und entzündungsfördernde Wirkung von Getreide (Weizen, Gerste, Hafer und Roggen) sollte unbedingt in Betracht gezogen werden. Dr. Joel Wallach, der für seine Arbeit zum Thema Ernährung und chronische Krankheiten bekannt ist, hat für „Glutenintoleranz" eine sehr deutliche Metapher parat. Er ist der Meinung, dass das

„moderne" Gluten für den Durchschnittsmenschen schädlich ist, und dass seine Wirkung dem durch Giftefeu hervorgerufenen Kontaktekzem der Haut gleicht. Gluten ruft eine Kontakt-Enteritis im Verdauungstrakt hervor, indem es die Schleimhaut entzündet, so dass diese die „unberechenbaren" genmodifizierten Proteinmoleküle aus der Nahrung nicht aufnehmen kann. Die meisten Körper sind nicht für diese „neueren" genmodifizierten Getreidesorten mit ihrem höheren Stärke- und Glutengehalt ausgelegt. Auch Milchprodukte und Laktose können Probleme hervorrufen und sollten entsprechende Beachtung finden, ebenso andere Nahrungsmittelunverträglichkeiten und ihr wahrscheinlicher Zusammenhang mit Krankheitserregern wie Parasiten und Bakterien (schließlich wissen wir, welches Ausmaß an Entzündungen Borrelien, Bartonellen, Candida und Mykoplasmen herbeiführen können!). Ein „Darm-Biom", das aus dem Gleichgewicht geraten ist – in dem das Verhältnis der Bakterien zueinander nicht dem natürlich vorgesehenen Verhältnis im Körper entspricht – ist ein Schlüsselfaktor. Da es bei Patienten mit entzündlichen Krankheiten des Verdauungstrakts häufig zu Spannungszuständen und aufgestauten Gefühlen kommt, sollte auch die psychische Komponente nicht außer Acht gelassen werden.

Der sinnvollste erste Schritt ist der Gang zu einem integrativ arbeitenden Arzt oder Therapeuten und/oder einem zertifizierten klinischen Ernährungsberater. Der Darm macht 75% der Immunfunktion aus, und Morbus Crohn, das Reizdarmsyndrom oder Colitis haben zu einigem Ungleichgewicht darin geführt. Es ist notwendig, für zwei bis drei Monate auf diese entzündungsfördernden Nahrungsmittel zu verzichten, und mindestens zweimal täglich sollten zwischen den Mahlzeiten entzündungslindernde Hilfsstoffe wie Aloe-Vera-Saft, Papaya, Verdauungsenzyme und/oder Curcumin aus Kurkuma eingenommen werden. Die Einnahme einer Rezeptur aus Verdauungsenzymen zu den Mahlzeiten wirkt zudem unterstützend dabei, die Nährstoffe aufzuschlüsseln und aufzunehmen – auf diese Weise müssen Sie sich dafür nicht nur auf Ihren gestörten Darm verlassen. Wenn der Körper besser mit Nährstoffen versorgt ist, steht ihm auch mehr für seine Heilung zur Verfügung.

Darüber hinaus ist es wichtig, durch die Einnahme von probiotischen Zusatzpräparaten für eine gesunde Darmflora und ein gutes Darm-Biom zu sorgen, denn wenn die natürlich vorkommenden Darmbakterien in ausreichender Zahl vorhanden sind, halten diese die anderen, für die Entzündung verantwortlichen Bakterien in Schach. Das Probiotikum sollte verschiedene Bakterienstämme enthalten, unter anderem Bifido- und Laktobakterien, und die Zahl der Bakterien sollte jeweils im Milliardenbereich liegen. Die besten probiotischen Präparate müssen gekühlt werden, um die Kulturen aktiv zu halten. Am besten nimmt man sie zwischen den Mahlzeiten oder morgens vor dem Frühstück ein, damit sie Gelegenheit haben, den Darm zu erreichen, bevor ihnen die Nahrung in die Quere kommt. Auch Nahrungsmittel wie Kimchi, Miso und milchsauer fermentiertes Sauerkraut versorgen den Darm mit gesunden Bakterien. Bei allen alten Ernährungsweisen findet sich ein fermentiertes Nahrungsmittel auf dem Speiseplan. Bei jedem, der wiederholt Antibiotika bekommen oder die Pille, Steroide, Antazida oder auch nicht-steroidale Entzündungshemmer eingenommen hat, ist höchstwahrscheinlich die gute Darmflora ins Ungleichgewicht geraten, so dass nicht mehr genügend gute Darmbakterien im Verdauungstrakt vorhanden sind und die gesundheitsschädigenden Bakterien sich ungehindert und exzessiv vermehren konnten.

Es ist auch sehr wichtig, die Zahl der gesundheitsschädigenden Bakterien zu reduzieren – denn wenn sie es erst einmal bis in den Dünndarm geschafft haben, der eigentlich eine sterile Umgebung sein sollte, kann dies zu den mit Morbus Crohn verbundenen lähmenden Schmerzen und Abszessen führen. Das Problem kann auch einfach durch einen Parasiten entstehen, den Sie sich auf einer Auslandsreise eingefangen haben, oder dadurch, dass Sie sich bei Ihren Kindern mit einem Magen-Darm-Infekt angesteckt haben, oder auch schlicht durch verdorbenes Essen. Es sind viele sehr gute antimikrobielle Mittel auf dem Markt, die die Zahl der Parasiten und Bakterien verringern, hier kommt beispielsweise die komplette Produktlinie von *Nutramedix* in Frage. Was aber am wichtigsten ist: Morbus Crohn kann nicht ohne Hilfe behandelt werden. Sie brauchen einen wirklich erstklassigen integrativ arbeitenden Arzt oder Heilpraktiker und Ernährungsberater.

Es gibt aber auch eine gute Nachricht: Wenn Sie Ihre Nahrung konsequent anpassen, mit natürlichen Methoden die Entzündung reduzieren und die Funktionsfähigkeit der außer Kontrolle geratenen Nebenniere wieder herstellen und Ihre Darmflora wieder in ein gesundes Gleichgewicht bringen, ist einiges an Heilung möglich.

Der Autoimmunschalter muss wieder „umgelegt" werden, und ein klassischer Homöopath kann Ihnen bei dieser Neuausrichtung Ihres Körpers sehr behilflich sein. Im Kapitel über Homöopathie finden sich hierzu weitere Informationen.

Metaphysik: Metaphysisch haben Morbus Crohn und andere Darmprobleme primär mit dem dritten Chakra zu tun. Es gibt aber auch eine Verbindung zum vierten Chakra, weil auch das Immunsystem eine Rolle spielt. Die meisten Menschen sollten auch die Übungen für das sechste Chakra mit einbeziehen, das mit dem endokrinen System verknüpft ist, denn die Entzündung rührt auch von einer schlecht funktionierenden Nebenniere her.

Fragen Sie sich: „Was nagt an mir?" oder „Was frisst mich von innen auf?" Wenn diese Fragen nichts in Ihnen zum Klingen bringen, versuchen Sie es mit „Was in meinem Leben kann ich nicht verarbeiten?" Gibt es etwas in Ihrem Leben – einen Menschen, ein Problem, eine schwierige Situation – das Sie nicht verarbeiten und emotional und seelisch nicht verkraften können? Haben sich Anspannungen und Sorgen und Ängste in ihrem „Bauch" festgesetzt? Die Chakras drei und vier spielen hierbei eine wichtige Rolle.

Lassen Sie Ihre Gedanken hochkommen und nehmen Sie sich die Zeit, ganz bei sich zu sein und die Gefühle zu erspüren, die diese Fragen bei Ihnen hervorrufen. Irgendwo gibt es sicherlich ein sehr einschneidendes Erlebnis oder eine allmähliche Anhäufung von Erlebnissen oder auch eine gewisse Beziehung, wodurch Sie in einen Gefühlszustand versetzt wurden, der noch in Ihnen nachhallt und den Sie nun stillschweigend zu internalisieren scheinen. Dieser energetische Zustand hält schon zu lange an und ist zu intensiv, um aufrechterhalten zu werden. Hören Sie auf Ihre Signale und beginnen Sie mit den Übungen in Teil VI.

FIBROMYALGIE

Ich kann mich noch genau an den Moment erinnern, in dem mir aufging, dass Fibromyalgie gar nicht so selten ist, sondern zunehmend zu einem Problem wird. Im Spätsommer 1992 stand ich in unserem Bioladen an der Kasse. Die Kassiererin kannte ich ganz gut aus meinem Step-Aerobic-Kurs. Sie war Ende zwanzig, hübsch, sportlich und gern an der frischen Luft. Stephanie sagte zu mir: „Ich weiß jetzt endlich, warum ich mich ständig so mies fühle und warum meine Muskeln mir so weh tun und sich nach dem Step-Kurs gar nicht wieder regenerieren." Ich sah sie fragend an. Mir war gar nicht bewusst, dass Sie krank sein könne, weil sie mit ihrem honigbraunen Haar und ihren rosigen Wangen eigentlich ganz robust wirkte. „Fibromyalgie."

„Das gibt's doch nicht?!", antwortete ich. „Du bist doch so jung und fit – das kann doch gar nicht sein. Hast du viel Stress?" Mir war bekannt, dass insbesondere Menschen, die in ihrem Leben viel Stress ertragen müssen, an dieser lähmenden Krankheit herumlaborieren.

„Na ja, schon irgendwie, ich versuche, mein Studium abzuschließen und arbeite dabei auch noch halbtags. Man hat mir jetzt ein Antidepressivum verschrieben, das helfen soll. Aber vielleicht könnte ich auch noch einmal zu dir in die Homöopathie-Praxis kommen?"

„Aber klar doch, hole dir einen Termin. Wir kriegen die Sache schon in den Griff – du musst nicht andauernd leiden."

Nur zwei Wochen zuvor hatte ich bei einer Fibromyalgie-Selbsthilfegruppe in der Nähe einen Abendvortrag gehalten. Die Gruppe passte genau ins Bild – vierzig und fünfzigjährige Frauen mit Schmerzen am ganzen Körper, wiederkehrenden Kopfschmerzen, Verdauungsproblemen und leichten Depressionen. Die meisten waren leicht übergewichtig und wirkten langweilig und schlaff, was zu dem passte, was ich über Nebennierenschwäche, hormonelles Ungleichgewicht und Nahrungsmittelunverträglichkeiten wusste. Sie entsprachen auch dem Konstitutionstyp in der klassischen Homöopathie, der zu Fibromyalgie und chronischem Erschöpfungssyndrom neigt. Stephanie hingegen war zu jung und vital und passte einfach nicht „ins Bild", so dass ich diese Diagnose kaum fassen konnte.

Sie sprach recht gut auf die homöopathischen Mittel und die Mittel zur Stärkung der Nebenniere an, und wir strichen sämtliche Stärke und Milchprodukte von ihrem Speiseplan. Innerhalb weniger Monate steckte sie mitten in ihren Uni-Prüfungen, und nach ihrem Abschluss habe ich irgendwann den Kontakt zu ihr verloren. Aber ihr Fall hat mein Interesse geweckt: Warum erkrankte eine so junge und gesunde Frau wie sie an Fibromyalgie?

Die Jahrzehnte gehen ins Land, und heute, fast fünfundzwanzig Jahre später, sind die Fallzahlen von Fibromyalgie explosionsartig in die Höhe geschnellt! Laut Amy Myers, die für eine (kostenpflichtige und englischsprachige) Expertenseite im Internet achtunddreißig Spezialisten zum Thema Autoimmunerkrankungen befragt hat (www.autoimmunesummit. com), ist es statistisch erwiesen, dass einer von fünfzig Amerikanern an Fibromyalgie leidet, was auf 6.000.000 Betroffene hinausläuft. Der Schulmedizin ist es bislang noch nicht gelungen, die genaue Ursache für diese Krankheit zu bestimmen, die konventionell im Wesentlichen mit Schmerzmitteln und Antidepressiva behandelt wird. Naturheilkundler gehen davon aus, dass das Problem deutlich umfassender ist.

Der Belgier Dr. Kenny de Meirleir, den ich für meine Sendung „Lyme Light Radio" interviewt habe, sagt, er habe in seinen Studien bewiesen, dass 97% der Fälle von Fibromyalgie und chronischem Erschöpfungssyndrom als chronische Verlaufsformen von Lyme-Borreliose und anderen durch Zecken übertragenen Krankheiten identifiziert werden könnten, wenn man sich nicht auf die fehlerhaften Laboruntersuchungen verließe, sondern anständig testen würde.

Zu den Symptomen von Fibromyalgie gehören anhaltende Muskelschmerzen, Erschöpfung, Schlaf- und Konzentrationsstörungen, kognitive Schwierigkeiten, Depressionen und eine allgemeine Lethargie. Über den ganzen Körper verteilt befinden sich besonders schmerzempfindliche Druckpunkte, die sogenannten „Tenderpoints", die während einer Exazerbation für eine oder sogar mehrere Wochen am Stück schmerzhaft

AUTOIMMUN-ERKRANKUNGEN

aufflammen. Oft geht der Fibromyalgie eine grippeähnliche Erkrankung voraus, sie kann sich aber auch schleichend über mehrere Wochen und Monate hinweg entwickeln, ohne jemals wirklich nachzulassen. Es können auch unspezifischere Symptome auftreten, wie z.b. Verdauungsstörungen, Schwächeanfälle oder eine Überempfindlichkeit gegen bestimmte Gerüche wie Parfüms oder Autoabgase.

Menschen mit dieser vagen Symptomkonstellation ziehen oft von Arzt zu Arzt, bevor endlich jemand die Diagnose Fibromyalgie stellt. Jahrelang wurde dieser Erkrankung mit Geringschätzung begegnet, und Frauen, die darunter litten, wurden als Hypochonderinnen abgestempelt oder mussten sich anhören, sie bildeten sich ihre Probleme nur ein. Dann schien eine bestimmte Klasse von selektiven Serotonin-Wiederaufnahmehemmern (SSRI) ganz gut gegen die Depressionen, den Schmerz und die Erschöpfung zu wirken. Wenn diese Medikamente niedrigdosiert zum Einsatz kommen, sorgen sie bei vielen Betroffenen für Besserung, lassen sie aber auch von den Medikamenten abhängig werden. Warum sind die Fallzahlen bei dieser Krankheit so rapide angestiegen? Oder liegt es vielleicht nur daran, dass sie heute häufiger diagnostiziert wird?

Wahrscheinlich spielen beide Seiten der Medaille eine Rolle: Einerseits die jahrzehntelange Weigerung der Medizin, Fibromyalgie überhaupt als Krankheit anzuerkennen, sowie andererseits bei den jüngeren Generationen ein allgemein schlechterer Gesundheitszustand, eine unzureichende Nährstoffversorgung und ein gestörtes Gleichgewicht im Hormonhaushalt und bei anderen empfindlichen Botenstoffen. Aus naturheilkundlicher Perspektive kommen einige Faktoren zusammen, die maßgeblich dazu beitragen, dass Fibromyalgie entsteht. Zum Glück kann man einiges dafür tun, um diese Erkrankung zu überwinden, ohne dass man als Betroffener ein Leben lang von Medikamenten abhängig ist. Dabei ist es von zentraler Bedeutung, einen Heilpraktiker oder integrativ arbeitenden Arzt und Akupunkteur zu finden. Akupunktur und die chinesische Pflanzenheilkunde sind bei Fibromyalgie sehr wirksam. Gleiches gilt für die Homöopathie und eine sehr fundierte Ernährungstherapie. Im Folgenden sind einige zentrale Punkte aufgeführt, die Sie mit Ihrem Therapeuten besprechen sollten.

NEBENNIEREN

Die Nebennieren sind für unsere Stressreaktion (*Fight-or-flight*-Reaktion) bekannt, schütten aber auch natürliche Kortikosteroide aus, um Entzündungen in Schach zu halten, und produzieren noch weitere Hormone sowie Histamin. Bitte lesen Sie hierzu auch das Kapitel über die Nebennieren. Der Fibromyalgie liegt eine Nebennierenschwäche zugrunde, da der Körper nicht dazu in der Lage ist, ausreichend Kortikosteroide zu bilden, um die Entzündung des Muskelfasziengeflechts in Schach zu halten. Wenn die Nebennieren sehr strapaziert werden und im Akutfall, wie einem Unfall, einer Verletzung oder einer Infektion, große Mengen an Kortikosteroiden ausschütten müssen, kann es passieren, dass sie sich erschöpfen und dann nicht mehr in ihre alte Form zurückfinden. Dies führt dazu, dass eine chronische Entzündung bestehen bleibt und Ihr Körper nicht mehr dazu in der Lage ist, die entsprechenden Hormone auszuschütten, um gegen sie vorzugehen. Sie sind in einer teuflischen Zwickmühle gefangen.

SCHILDDRÜSE

Die Schilddrüse ist eine weitere endokrine Drüse, die dafür zuständig ist, dass der Stoffwechsel reguliert wird und sich der Körper an die äußeren Temperaturen anpasst. Bei vielen Menschen ist das Gleichgewicht dieser wichtigen Drüse geringfügig gestört, worauf insbesondere die Symptome Erschöpfung, Depressionen, Schlafstörungen und Muskelschmerzen hindeuten. In schulmedizinischen Untersuchungen wird überprüft, ob klinische Abweichungen im Bereich der Schilddrüse vorliegen, aber viele Menschen mit einer leichten Schilddrüsenunterfunktion, die sich nur so gerade eben in den Laborwerten bemerkbar macht, fallen durch dieses Raster. Für eine gut funktionierende Schilddrüse sind Jod und das Spurenelement Selen unabdingbar. Stellen Sie sicher, dass Ihr Arzt neben den üblichen Untersuchungen auch die Schilddrüsenwerte T3 und T4 bestimmt, und messen Sie eine Woche lang morgens vor dem Aufstehen Ihre Basaltemperatur. Für die Tests nehmen Sie am besten die Dienste eines Speziallabors in Anspruch.

GLUTEN

Bei den meisten Menschen führt Gluten zu massiven Entzündungen. Bei der Weizenart, die wir seit vierzig Jahren zu uns nehmen, handelt es sich um eine Hybridform, die so modifiziert wurde, dass sie zwei Wachstums- und Erntezyklen pro Saison hat, wohingegen die Ursorten, die unsere Verwandten vor hundert Jahren konsumierten, Pflanzen von größerem Wuchs und mit nur einem Erntezyklus waren. Die Hybridform, die wir essen, hat einen höheren Stärke- und Glutengehalt. Die meisten Menschen haben eine Glutensensitivität, keine Unverträglichkeit (letztere führt zu Zöliakie). Für sie sind Produkte aus Dinkel, Hirse oder biologisch angebautem Mais die sicherere Wahl.

SCHIMMEL

Wenn man Schimmel ausgesetzt ist, kann dies die Schilddrüse schädigen und im Körper einen Gift-Cocktail hervorbringen. Manche Menschen sind für die Toxizität von Schimmel und die Zahl der Sporen sehr anfällig. Es ist möglich, den Urin auf Mykotoxine zu untersuchen, um festzustellen, ob man toxischem Schimmel ausgesetzt war. Ich musste aus einem Haus mit toxischem Schimmelbefall ausziehen, weil dieser bei mir Migräne und Fibromyalgie-Symptome auslöste, die wiederum den Nährboden für meine sehr schwere Neuroborreliose bereiteten. Vielen Menschen geht es so, dass toxischer Schimmel Fibromyalgie auslöst oder verschlimmert.

ÜBERMÄSSIGES HEFEPILZWACHSTUM

Die häufigste Hefepilz-Infektion wird durch Candida ausgelöst. Dieser Hefepilz ist vielen sicherlich von Vaginalpilz-Infektionen bekannt. Wenn Hefepilze, bei denen es sich um natürlich vorkommende Mikroorganismen handelt, sich übermäßig vermehren, produzieren sie toxische Abfallprodukte, die zu Konzentrationsschwäche, Erschöpfung und diversen Verdauungsproblemen in Kombination mit körperlichen Schmerzen führen. Zucker, Kohlenhydrate, die Pille oder wiederholte Antibiotika-Einnahme können zu einem solchen übermäßigen Hefepilzwachstum beitragen. Abhilfe bringt eine Anti-Candida-Diät (wenig Zucker, wenig Stärke, kein Koffein), die man zusätzlich noch mit Produkten unterstützen kann, die den Candida-Befall reduzieren, wie beispielsweise Candibactin von Metagenics.

MAGNESIUM

Magnesium unterstützt die Muskeln und das Nervensystem. Viele Menschen leiden an Magnesiummangel, weil unseren Böden der Nährstoffgehalt fehlt. Darüber hinaus führen unsere Ernährungsgewohnheiten dazu, dass der Körper übersäuert, wodurch viele Mineralstoffe verloren gehen. Magnesium ist einer der wichtigsten Mineralstoffe, die unser Körper benötigt, um gut zu funktionieren. Durch die Einnahme von Magnesiumcitrat können Muskelschmerzen und Erschöpfung oft überraschend schnell beseitigt werden! Beginnen Sie mit 800 oder 1000 mg pro Tag und steigern Sie die Dosis, bis sich Ihr Stuhlgang verflüssigt; das ist das Signal dafür, dass Sie ein klein wenig zu viel eingenommen haben und die Dosis so lange zurückschrauben sollten, bis Ihr Stuhl wieder die richtige Konsistenz hat. Ich selbst habe für über zwei Jahre schockierende 1600 mg Magnesium am Tag benötigt, während ich das chronische Erschöpfungssyndrom, Lyme-Borreliose und Fibromyalgie bekämpfte.

VITAMIN D

In den letzten Generationen haben wir auf die harte Tour gelernt, dass wir an schwerem Vitamin-D-Mangel leiden, und zwar ganz besonders in den höheren Lagen der nördlichen Hemisphäre. Lang vorbei sind die Tage, in denen noch in rauen Mengen frische Sahne, Heringe, Bücklinge, Sardinen und Lebertran verzehrt wurden, alles beste Vitamin-D-Lieferanten. Darüber hinaus wird durch unsere Sonnenschutzmittel verhindert, dass die Haut Vitamin D produzieren kann. Alles jenseits von Sonnenschutzfaktor 8 blockiert die Vitamin-D-Absorption, also gehen Sie jeden Tag zwanzig Minuten uneingecremt in die Sonne, bevor Sie Ihre Schutzlotion auftragen. Vitamin D trägt entscheidend zu einem gesunden Immunsystem bei und ist auch daran beteiligt, das Gehirn mit Nährstoffen zu versorgen und gesunde

Neurotransmitter zu produzieren. Ein Vitamin-D-Mangel führt sehr schnell zu Depressionen, Alkoholismus, Hautproblemen und Winterdepression.

LEBER-STAGNATION

Als es mir sehr schlecht ging, fühlte mir meine in vierter Generation tätige chinesische Ärztin immer den Puls und sagte dann für gewöhnlich: „Stagniertes Leber-Qi." Anfangs hatte ich keine Ahnung, was sie damit meinte. Später erfuhr ich dann, dass es meiner Leber wohl nicht gelang, den Blutstrom effektiv zu reinigen, so dass sich in diesem großen Filterorgan viele Giftstoffe ansammelten. Dieses Problem haben viele Menschen, bei denen sich das wichtige Molekül Glutathion nicht in ausreichender Menge bildet, und die auch nicht genügend Enzyme für die Entgiftung und Ausscheidung produzieren. Leber-„Stagnation" führt zu körperlichen Schmerzen, besonders im Bereich des oberen Rückens, der Schultern und des Nackens, zu Kopfschmerzen und Lethargie, zu Abstumpfung und Depressionen. Man hat zu nichts Lust, keinerlei Ehrgeiz und alles fühlt sich irgendwie falsch an. Die Leber wieder in den Griff zu kriegen, ist für Fibromyalgie-Patienten ein wahrer Wendepunkt. Mariendistel in synergistischer Mischung mit anderen Heilpflanzen wie Löwenzahn, dazu Alpha-Liponsäure und ein Glutathion-Nahrungsergänzungsmittel können dabei enorm behilflich sein. Hierfür kommen beispielsweise die Produkte von *Pure Encapsulations* und *Integrative Therapeutics* in Frage.

Sie können enorm von einem klassischen Homöopathen profitieren, der Ihnen möglicherweise leberreinigende Produkte empfehlen wird. Auch viele Kräuterrezepturen der Traditionellen Chinesischen Medizin können bei „stagniertem Leber-Qi" helfen und die Energieproduktion wieder mobilisieren.

Metaphysik: Denken Sie nach: „Was hält mich auf?", „Warum ist es zu schmerzhaft, etwas in Angriff zu nehmen?", „Welche kreativen Möglichkeiten lasse ich ungenutzt, die mein Herz bereichern könnten?" Das dritte und vierte Chakra brauchen dringend energetische Unterstützung. Auch die Chakras eins und fünf (endokrines System) könnten Aufmerksamkeit gebrauchen.

INTERSTITIELLE ZYSTITIS

Wahrscheinlich muss man erst eine Blasenentzündung durchgemacht haben, um zu verstehen, wie empfindlich dieses Organ ist. Die Blase befindet sich im Unterleib und ist ein etwa faustgroßes Hohlorgan, in dem sich die interzellulären Abfallprodukte unseres Körpers und sämtliche von der Niere gefilterten Flüssigkeiten sammeln. Im Schnitt urinieren wir etwa sieben Mal in vierundzwanzig Stunden. Die Blase füllt sich mit Urin und entleert sich dann über ein dünnes, schlauchförmiges Organ, die Harnröhre, die bei Frauen nur etwa sieben Zentimeter, bei Männern fünfzehn oder mehr Zentimeter lang ist. Eine gewöhnliche Harnwegsinfektion oder Blasenentzündung kann starke Schmerzen, häufigen Harndrang und Brennen beim Wasserlassen verursachen. Ein typischer Auslöser für die Infektion sind E.-coli-Bakterien, die natürlicherweise im Dick- und Enddarm vorkommen und über die Harnröhre in die Blase gelangt sind, wo sie die Entzündung in Gang gesetzt haben. Auch durch Geschlechtsverkehr, „verkehrtes" Abwischen von hinten nach vorn nach dem Stuhlgang und selbst durch schwül-heißes Wetter können akute Harnwegsinfektionen ausgelöst werden.

Manchmal kommt es zu chronischen Blasen- und/oder Harnröhrenschmerzen. Nach unzähligen Untersuchungen und vielen qualvollen Monaten wird dann oft die Diagnose „Interstitielle Zystitis" gestellt, die heute zu den Autoimmunkrankheiten gezählt wird. In den vergangenen zwanzig Jahren haben die Fallzahlen deutlich zugenommen, und insgesamt sind mehr Frauen als Männer davon betroffen.

Bei der **Interstitiellen Zystitis**, die auch unter der Bezeichnung chronisches **Blasenschmerzsyndrom** bekannt ist (auch **IC/BPS**), handelt es sich um eine chronische Entzündung der Submukosa und des Muskelgewebes der Blase. Der Auslöser für IC/BPS ist der Schulmedizin nicht bekannt, und die Krankheit wird durch eine Ausschlussdiagnose identifiziert. Zu

AUTOIMMUN-ERKRANKUNGEN

den Symptomen von IC/BPS zählen häufiges und schmerzhaftes Wasserlassen, wiederholtes nächtliches Aufwachen wegen Harndrangs sowie sterile Urinkulturen. Die Symptome überschneiden sich mit denen anderer Harnblasenerkrankungen, wie z.b. Harnwegsinfektionen, Harnröhrenentzündungen, überaktiver Blase („Reizblase") und Prostataentzündungen. Auch Hefepilze und Geschlechtskrankheiten können IC-ähnliche Symptome verursachen.

Interstitielle Zystitis kann für die Betroffenen eine große Belastung darstellen und sowohl den Alltag als auch das Sexualleben deutlich beeinträchtigen. Die Lebensqualität kann ähnlich leiden wie bei Patienten mit Rheumatoider Arthritis, chronischen Krebsschmerzen oder bei Dialyse-Patienten.

Im naturheilkundlichen Ansatz bringt uns das wieder zu den bekannten Protagonisten bei chronischer Entzündung. Diese Krankheiten drehen sich stets um dieselben zentralen Themen: Allergene (häufig Nahrungsmittelintoleranzen), Krankheitserreger, Toxine, Mangelerscheinungen, Stress (sowohl körperlich als auch seelisch) und Ernährungsgewohnheiten. Interstitielle Zystitis ist insbesondere mit zwei weiteren Problemen vergesellschaftet – mit Nahrungsmittelintoleranzen (Gluten, Milchprodukte, Soja, Mais) sowie mit Lyme-Bakterien und spezifischen Co-Infektionen mit Bartonellen und Mykoplasmen. Harnwegserkrankungen und allen voran die Interstitielle Zystitis sind typische Anzeichen dafür, dass sich Infektionen mit Bartonellen, Mykoplasmen oder Lyme-Bakterien in der Blasen- und Harnröhrenschleimhaut festgesetzt haben, wo sich zahlreiche Nervenrezeptoren befinden. Abgesehen davon, dass diese Mikroorganismen sich ohnehin gerne in den Schleimhäuten des Körpers einnisten, befallen Bartonellen und Mykoplasmen bevorzugt die Blasenwand. Auf der jährlich stattfindenden ILADS-Konferenz (*International Lyme and Associated Diseases Society*) 2013 in San Diego, Kalifornien, wurde dieses Thema in Arztvorträgen und Diskussionsrunden besonders beleuchtet. Das Buch *Healing Lyme Disease Coinfections: Complementary and Holistic Treatments for Bartonella and Mycoplasma* von Dr. Stephen Harrod Buhner behandelt ebenfalls sehr detailliert, welchen Schaden diese Mikroorganismen anrichten können.

Spezielle Testverfahren in auf Lyme-Borreliose und Co-Infektionen spezialisierten Laboren und die Unterstützung durch einen Therapeuten, der sich mit Lyme-Borreliose auskennt, kann Ihrem Leben eine völlig neue Wendung geben. Wenn es gelingt, diese Infektion einzudämmen, die Entzündungskaskade zu unterbrechen sowie auf schädliche Nahrungsmittel zu verzichten und sie durch entzündungshemmende zu ersetzen, dann ist vollständige Heilung möglich.

Der andere Übeltäter bei Interstitieller Zystitis ist ein übermäßiges Wachstum von Hefe- und anderen Pilzen. Wenn bei sogenannter „chronischer" Blasenentzündung mehrfach Antibiotika gegen scheinbar akute Harnwegsinfektionen verabreicht wurden, kann dieser Pilzbefall oft systemisch werden. Die meisten Urologen testen überhaupt nicht auf systemische Pilzinfektionen. Mit Glück treffen Sie auf einen Therapeuten, der eine Urinkultur auf Schimmel- oder Candida-Sporen untersucht. Am besten sind Mykotoxin-Tests, die eine Vielzahl von Erregerstämmen untersuchen. Wenn Hefe- oder andere Pilze eine Rolle spielen, erklärt das bereits einen Großteil Ihrer Beschwerden und kann angegangen werden, indem Sie eine gründliche Darmreinigung und Entgiftungskur durchführen und mit Hilfe von extrem reichhaltigen probiotischen Ergänzungsmitteln wieder genügend gesunde Bakterien in Ihrem Verdauungstrakt ansiedeln.

Metaphysik: Wenden Sie sich dem zweiten und vierten Chakra zu. Überlegen Sie, welchen „dringenden" Lebens- oder Gefühlsangelegenheiten Sie nicht die nötige Priorität beimessen. Fragen Sie sich auch: „Woran halte ich mit solcher Kraft fest, dass es mir solch brennende Schmerzen verursacht?" Im zweiten Chakra haben emotionale Giftstoffe ihren Sitz, ebenso der Abtransport von Stoffwechselabbauprodukten durch die Körperflüssigkeiten. Dieses Chakra der Intimität und Verbundenheit nimmt auch Beziehungsangelegenheiten in den Blick. Manchen unserer Beziehungen fühlen wir uns tief verbunden, aber nicht immer sind sie ganz „rein". Alte Wunden, Muster und unsere Geschichte können uns auf gewisse Weisen „im Griff" haben. Interstitielle Zystitis wirkt in diesem Bereich wie ein lauter und deutlicher Aufschrei.

LUPUS ERYTHEMATODES

Systemischer Lupus erythematodes (SLE) gehört weltweit zu den meist diagnostizierten Autoimmunkrankheiten. Wie bei so vielen dieser Erkrankungen gibt es nicht den einen, spezifischen Test, sondern bestimmte Kombinationen von Kriterien, aus denen Ärzte die Diagnose herleiten. In mancher Hinsicht ähneln die Symptome denen bei chronischem Erschöpfungssyndrom, Fibromyalgie und auch Multipler Sklerose (MS), wobei es anders als bei MS nicht zu einer Demyelinisierung der Markscheiden kommt.

Wenn Sie über anhaltende Erschöpfung, Kopfschmerzen, Gelenkschmerzen und -schwellungen, Haarausfall, Anämie, Fieber, das „typische" Schmetterlingserythem an Nase und Wangen, Ödeme, Photosensibilität, Geschwüre in Mund und Nase oder das Raynaud-Syndrom klagen, dann werden sich die Ärzte sehr wahrscheinlich auf die Diagnose Lupus erythematodes festlegen. Es sind offensichtlich mehrere Organsysteme betroffen, und die Symptome treten schubweise auf. Durch das überlastete Immunsystem können auch das Herz, die Nieren, die Gelenke und die Haut in Mitleidenschaft gezogen werden.

Die Ärzte achten auf Entzündungen der inneren und äußeren Organe, unter anderem der Haut, der Nieren und des Kreislaufsystems. Es gibt bestimmte Testverfahren für autoimmun bedingte Entzündungen, auf die Ärzte bei der Diagnose zurückgreifen können. Die Lupus-Stiftung Amerika (*Lupus Foundation of America*) führt auf ihrer Website (www.lupus. org/answers/entry/lupus-tests) folgende Verfahren auf, die hier wörtlich zitiert und um einige Bemerkungen ergänzt werden:

BLUTTEST AUF AUTOANTIKÖRPER

Mithilfe von Antikörpern bekämpft und neutralisiert der Körper Fremdstoffe wie Bakterien und Viren. Bei Lupus erythematodes und anderen
Autoimmunerkrankungen spielen die Antikörper, die der Körper produziert, um gegen seine eigenen Zellen und sein eigenes Gewebe vorzugehen, eine sehr große Rolle. Viele dieser Antikörper können durch Testrei-
hen identifiziert werden, die zusammen durchgeführt werden. Der Test,
von dem Sie in diesem Zusammenhang wahrscheinlich am häufigsten hören, ist der Bluttest auf antinukleäre Antikörper, oder auch ANA-Test.
Antinukleäre Antikörper (ANA) heften sich an den Zellkern, die „Kom-
mandozentrale" der Zelle. Dadurch wird den Zellen Schaden zugefügt,
was sie letztlich zerstören kann. Zwar ist der Test auf antinukleäre Antikörper kein spezifischer Test für Lupus erythematodes, aber er ist sehr
empfindlich und weist die Antikörper nach, die 97% der Erkrankten im
Blut haben.

Der ANA-Test kann auch bei anderen Krankheiten und selbst bei Gesunden positiv ausfallen. Die Ergebnisse können auch bei ein und derselben
Person fluktuieren. Dennoch führt es normalerweise zu einer Lupus-Diagnose, wenn diese antinukleären Antikörper in Ihrem Blut nachgewiesen
werden.

Neben ANA halten die Ärzte bei einer Lupus-Diagnose auch noch nach
den folgenden spezifischen Antikörpern Ausschau:

Antikörper gegen doppelsträngige Desoxyribonukleinsäure (Anti-
dsDNS): Diese Antikörper greifen die DNS an, das genetische Material im
Inneren des Zellkerns. Bei etwa der Hälfte aller an Lupus erythematodes
erkrankten Menschen können dsDNS-Antikörper nachgewiesen werden,
aber auch, wenn dies nicht gelingt, kann Lupus erythematodes vorliegen.

Histon-Antikörper: Histon ist ein Protein, das die DNS-Moleküle um-
wickelt. Diese Antikörper können manchmal bei Lupus-Patienten nachgewiesen werden, jedoch treten sie häufiger bei arzneimittelinduziertem
Lupus erythematodes auf. Dieses Krankheitsbild wird durch bestimmte
Medikamente hervorgerufen, klingt aber nach Absetzen dieser Mittel
meist ab.

Phospholipid-Antikörper (aPL): Diese Antikörper können zu einer Verengung der Blutgefäße führen, wodurch Blutgerinnsel in den Beinen oder der Lunge entstehen können, die wiederum Schlaganfälle, Herzinfarkte oder Fehlgeburten verursachen können. Die am häufigsten gemessenen apL sind Lupus-Antikoagulans, Anti-Cardiolipin-Antikörper und Anti-Beta-Glykoprotein I. Fast 30% der an Lupus erythematodes Erkrankten wird positiv auf Phospholipid-Antikörper getestet. Die gleichen Phospholipid-Antikörper können auch bei Syphilis nachgewiesen werden, deren Erreger wie das Lyme-Bakterium zu der Familie der Spirochäten gehört, weshalb ein Bluttest nicht immer den Unterschied zwischen den beiden Krankheiten (und Lyme-Borreliose) feststellen kann. Ein positiver Syphilis-Test muss nicht bedeuten, dass Sie an Syphilis leiden oder jemals gelitten haben. Bei etwa 20% der an Lupus erythematodes Erkrankten wird ein Syphilis-Test ein falsch-positives Ergebnis liefern (in diesem Kontext sollte man immer auch Lyme-Borreliose als Möglichkeit in Erwägung ziehen).

SS-A/Ro- und SS-B/La-Antikörper (Ro und La sind Bezeichnungen für Proteine im Zellkern): Diese Antikörper werden häufig bei Patienten, die am Sjögren-Syndrom leiden, nachgewiesen. Die Anti-Ro-Antikörper treten insbesondere bei bestimmten Formen des kutanen Lupus erythematodes (Hautlupus) mit sehr sonnenempfindlichem Hautausschlag auf. Besonders wenn Sie schwanger sind, ist es sehr wichtig, dass Ihr Arzt Sie auf Ro- und La-Antikörper hin untersucht, denn beide Antikörper können die Plazentaschranke überwinden und zu neonatalem Lupus erythematodes beim Neugeborenen führen. Neonataler Lupus tritt nur selten auf und ist für gewöhnlich nicht gefährlich, kann in manchen Fällen aber einen schweren Verlauf nehmen.

Sm-Antikörper: Diese Antikörper greifen die Sm-Proteine im Zellkern an. Bei etwa 30 bis 40% der an Lupus erythematodes Erkrankten lassen sich diese Antikörper nachweisen, und der Nachweis ist ein sehr sicherer Indikator für diese Erkrankung.

RNP-Antikörper: Diese Antikörper greifen Ribonucleoproteine an, die die chemische Aktivität der Zellen steuern. RNP-Antikörper treten bei einer Vielzahl von Autoimmunerkrankungen auf und sind insbesondere bei Patienten, die Symptome mehrerer Krankheiten (auch Lupus erythematodes) aufweisen, in sehr hoher Zahl anzutreffen.

WEITERE BLUTTESTS

Manche Bluttests messen den Spiegel von Proteinen, bei denen es sich nicht um Antikörper handelt. Diese Proteinspiegel können Ihrem Arzt signalisieren, dass irgendwo in Ihrem Körper eine Entzündung vorliegt.

KOMPLEMENTE

Komplementproteine oder auch Komplementfaktoren schützen den Körper vor Infektionen, indem sie seine Immunreaktion stärken. Durch die Lupus-Entzündung werden die Komplementproteine aufgebraucht, weshalb der Komplementproteinspiegel bei Patienten mit akutem Lupus-Schub oft niedrig ist. Insgesamt gibt es neun sogenannte Komplementfaktoren, die als C1-C9 bezeichnet werden, wobei der Buchstabe C für „Komplement" (Englisch: *complement*) steht. Die häufigsten bei Lupus erythematodes zum Einsatz kommenden Komplement-Tests sind die CH50-Komplementanalyse sowie die Bestimmung von C3 und C4. Mit der CH50-Komplementanalyse wird die allgemeine Funktion des Komplementsystems im Blut überprüft. Ein Mangel an C3 und C4 kann auf einen Lupus-Schub hinweisen. Ein neuer Kombinationsbluttest nutzt eine Komplementkomponente von C4, C4d genannt, um die Diagnose Lupus erythematodes zu festigen und andere Krankheitsbilder auszuschließen. Mit Hilfe der Komplementkomponente C4a wird oft der Entzündungsspiegel bei chronischen Krankheiten festgestellt. Je höher der Wert, desto stärker ist die Entzündung. (Dies ist auch ein wichtiger Test, wenn der Verdacht im Raum steht, dass neben Lupus erythematodes auch Lyme-Borreliose eine Rolle spielen könnte.)

C-REAKTIVES PROTEIN (CRP)

Eine hohe Blutkonzentration von CRP, einem Protein, das in der Leber produziert wird, signalisiert eine Entzündung, die durch Lupus erythematodes oder auch durch andere chronische Krankheiten oder Infektionen ausgelöst sein kann. Hohe CRP-Werte können auch Herz-Kreislauf-Erkrankungen hervorrufen.

ERYTHROZYTENSEDIMENTATIONSRATE (ESR)

Mit diesem Test, auch bekannt unter der Bezeichnung Blutkörperchen-Senkungsgeschwindigkeit (BSG), wird ein Protein untersucht, das dazu führt, dass sich die roten Blutkörperchen (die Erythrozyten) zu größeren Aggregaten zusammenballen. Während eines Lupus-Schubs ist die Blutsenkungsgeschwindigkeit für gewöhnlich hoch, wofür es jedoch auch andere Gründe geben kann, z.b. eine Infektion oder Entzündung wie Lyme-Borreliose oder eine Co-Infektion.

BLUTGERINNUNGSZEITBESTIMMUNG

Die Geschwindigkeit, mit der Blut zu gerinnen beginnt, ist wichtig. Gerinnt es zu schnell, kann sich ein Blutgerinnsel (Thrombus) lösen und durch den Körper wandern. Solche Blutgerinnsel können Schlaganfälle und Fehlgeburten auslösen. Gerinnt das Blut nicht schnell genug, kann dies bei Verletzungen zu übermäßigem Blutverlust führen. (Dies kommt bei Lyme-Borreliose häufig vor, was bei einer Infektion der Mutter als mögliche Ursache für plötzlichen Kindstod und Totgeburten gesehen wird. Siehe auch die Forschungen und Erkenntnisse von Dr. Joseph Burrascano).

Thromboplastinzeit (TPZ): Dieser Test ist ein Gerinnungstest, mit dessen Hilfe sich das Risiko feststellen lässt, dass das Blut bei einer Wunde nicht schnell genug gerinnt.

Partielle Thromboplastinzeit (PTT): Auch mit diesem Test lässt sich feststellen, wie lange es dauert, bis das Blut zu gerinnen beginnt.

Weitere empfindliche Tests zur Blutgerinnungszeitbestimmung sind die Bestimmung der *Modified Russell Viper Venom Time* (RVVT), ein Thrombozyten-Neutralisationstest (*Platelet Neutralization Procedure*, PNP) und die Kaolinzeit (*Kaolin Clotting Time*, KCT).

Fibrinogen: Misst den Fibrinspiegel im Blut. Ist er hoch, steigt das Risiko für Blutgerinnsel. Fibrin ist auch ein Bestandteil von Biofilmen, die von vielen Bakterien und Pilzen gebildet werden und ihnen als „Versteck" dienen, so dass sie der Entdeckung durch das Immunsystem entgehen. Durch diesen Mechanismus können Infektionen hartnäckig bestehen bleiben. Durch Zecken übertragene Krankheitserreger sind bekannt dafür, dass sie

Biofilme bilden und besiedeln. Krankheitserreger, die sich auf diese Weise verstecken, sind durch konventionelle Behandlungsmethoden nicht erreichbar (Ansätze, die die festgefahrenen Bahnen verlassen, arbeiten beispielsweise mit Energie-Frequenzen).

URINUNTERSUCHUNGEN

Urinuntersuchungen sind sehr wichtig, weil Lupus erythematodes die Nieren angreifen kann, und das oft ohne jedes Warnsignal. Die Nieren verarbeiten die Abfallprodukte des Körpers. Durch die Untersuchung einer Urinprobe (auch „Urin-Stichprobe" genannt) kann man erkennen, wenn die Nieren nicht so arbeiten, wie sie sollen.

Die gängigsten Urin-Untersuchungen suchen nach Urin-Zylindern (das sind Ansammlungen von Zellen und zellulären Bruchstücken, die normalerweise herausgefiltert werden, wenn das Blut von den Nieren gereinigt wird) und nach Proteinurie (einer übermäßigen Ausscheidung von Proteinen, wenn die Nieren die Abfallprodukte nicht richtig filtern). Es kann auch sehr aufschlussreich sein, den Urin über einen Zeitraum von vierundzwanzig Stunden zu sammeln.

Der schulmedizinische Ansatz ist natürlich, unangenehme Symptome zu unterdrücken. Klassischerweise wird mit einem Diuretikum oder mit Schmerzmitteln in Kombination mit einem entzündungshemmenden Kortikosteroid wie Prednison oder Kortison begonnen. Wenn das nicht hilft, wendet man sich stärkeren, das Immunsystem unterdrückenden Pharmazeutika zu, wie z.B. Plaquenil oder Enbrel. Wenn den Beschwerden eine Infektion zugrunde liegt, wird deren Behandlung durch den Einsatz von Steroiden und Immunsuppressiva noch schwieriger; und der erkrankten Person geht es zudem schlechter.

Alle Medikamente haben potenzielle Nebenwirkungen. Zu diesen können Blutkrankheiten, Krebs, Infektanfälligkeit, Nierenbelastung und -versagen und Muskelatrophie gehören. Allgemein kann man sagen, dass es sich hier um ein Katz-und-Maus-Spiel handelt, bei dem man versucht, den Symptomen mit wechselnden Medikamenten und lebenslanger Abhängigkeit voraus zu sein.

Ohne jeden Zweifel sollten alle Lupus-Fälle von einem Arzt untersucht werden, der sich auch gut mit Lyme-Borreliose auskennt! Dass es bei dieser Krankheit eine Crossover-Komponente mit infektiösen Mikroorganismen gibt, stellen Ärzte und Therapeuten, die sich mit diesem Thema gut auskennen, im klinischen Alltag immer wieder fest. An dieser Stelle möchte ich auf die hervorragende Arbeit von Dr. Richard Horowitz hinweisen, die er in seinem Buch „Why Can't I Get Better? Solving the Mystery of Lyme & Chronic Disease" detailliert beschreibt. Sein Verständnis dieser Autoimmun- und anderer chronischer Krankheiten in Bezug auf durch Zecken übertragene Krankheiten könnte für die Zukunft des Gesundheitsbereichs richtungsweisend werden.

Außerdem kann es auch beim Epstein-Barr Virus (EBV), ein Herpesvirus, das bei vielen in jüngeren Jahren das Pfeiffersche Drüsenfieber ausgelöst hat, wie bei allen anderen Herpesviren auch, zu zyklisch wiederkehrenden Ausbrüchen kommen. Die chronische Variante von EBV ist bei Fibromyalgie, chronischem Erschöpfungssyndrom, Lupus erythematodes und vielen Erscheinungsformen von Lyme-Borreliose beteiligt. Über Generationen hinweg waren Ärzte der Ansicht, dass man, wenn man einmal positiv auf das Virus getestet wurde, immer positiv getestet wird, so dass es zwecklos ist, das Virus im Auge zu behalten. Tatsächlich können aber subtilere Testmethoden einen Hinweis darauf liefern, ob das Virus aktuell im Ruhezustand, aktiv oder in der sogenannten Rekonvaleszenzphase ist.

Zyklen von sechs Wochen Dauer sind typisch; wenn das Immunsystem jedoch sehr geschwächt ist und noch weitere gesundheitliche Probleme komplizierend hinzukommen, kann eine EBV-Infektion chronisch werden und zu Autoimmunerkrankungen führen. Im gesamten Bereich der Viruskrankheiten ist noch weitergehende Forschung nötig. Laurinsäure, die aus Kokosnussöl gewonnen wird und beispielsweise in dem hilfreichen Produkt Monolaurin (von Ecological Formulas) erhältlich ist, kann diesbezüglich Menschen mit Lupus erythematodes enorm weiterhelfen. Nehmen Sie für Ihre Untersuchungen bitte auch immer die bereits erwähnten Speziallabore in Anspruch. Manche Ärzte würden es vorziehen, Ihnen antivirale Medikamente zu verschreiben, die zwar vielen Menschen zumindest vorübergehend helfen, aber nicht die zugrunde liegenden Probleme behandeln. Zwar gibt es spezifische antivirale Pharmazeutika, die hilfreich sein könnten. Es gibt jedoch auch pflanzliche Mittel mit antiviraler Wirkung, die auf lange Sicht, anders als die antiviralen Pharmazeutika, weniger langfristige Nebenwirkungen haben.

Abgesehen von infektiösen Mikroorganismen gibt es noch weitere Faktoren, die dem Ausbruch der Autoimmunkrankheit Lupus erythematodes zugrunde liegen können. Schimmelpilze und die durch sie produzierten Toxine können sich verheerend auswirken und zu Symptomen führen, die denen von Lyme-Borreliose, Fibromyalgie, dem chronischen Erschöpfungssyndrom, einigen Virusinfektionen und Autoimmunerkrankungen ähneln. Die meisten Ärzte wenden nicht die empfindlichen Mykotoxin-Tests an, sondern suchen lediglich nach Sporen. Suchen Sie sich ein Labor, das modernste Urin-Untersuchungen auf Mykotoxine durchführen kann.

Bei Lupus erythematodes spielen auch Gluten- und andere Nahrungsmittelunverträglichkeiten eine zentrale Rolle. Wie bereits gezeigt wurde, kann Gluten, wenn es täglich konsumiert wird, alle möglichen Entzündungen und Schmerzen, kognitiven Probleme, Schlafstörungen, neurologischen Symptome, Erschöpfung und Depressionen hervorrufen. Alle Kohlehydrate werden außerdem schnell in Zucker umgewandelt, was zu Energiespitzen mit folgendem rapiden Blutzuckerabfall führt und das Verlangen nach noch mehr Zucker und weiteren Kohlehydraten nur noch steigert. Dann kommen unsere Neurotransmitter, die Nebennieren und die Bauchspeicheldrüse ins Spiel, so dass eine ganze Palette an assoziierten Symptomen zutage tritt, die, zusätzlich zu den Toxinen, dazu führen, dass es uns schlecht geht und Lupus-Symptome auftreten. Das Buch *The Blood Sugar Solution 10-day Detox Diet* von Dr. Mark Hyman eignet sich bestens dafür, diesem Thema auf den Grund zu gehen.

Schwermetalle, insbesondere Quecksilber und Blei, rufen in unserem Körper viele unterschiedliche Symptome hervor und tragen entscheidend zum chronischen Müdigkeitssyndrom, zu allen Autoimmunerkrankungen und vielen neurologischen Störungen bei. Entsprechend gut sollte untersucht werden, ob bei Ihnen eine Schwermetallbelastung vorliegt. Viele Lupus-Patienten könnten von einer Chelat-Therapie profitieren.

Auch das ewige Thema Hefepilze und Candida muss angepackt werden. Wenn die Darmflora aus dem Gleichgewicht gerät und die gesundheitsfördernden Bakterien verdrängt oder durch Antibiotika abgetötet werden, kann dies zu einem übermäßigen Wachstum von Candida oder anderen Pilzen führen. Jede weitere Zufuhr von Stärke oder Zucker dient diesen Organismen dann als Nahrung, so dass sie sich exzessiv vermehren und Blähungen, Flatulenz, Stuhlunregelmäßigkeiten, schwere Erschöpfung, Kopfschmerzen, Ausschläge und weitere typische Lupus-Symptome auslösen können. Selbst bei einer Nahrungsumstellung und mit Hilfe von Ergänzungsmitteln wie CandiBactin, Oregano-Öl, Berberin und Caprylsäure kann es Monate dauern, bis der Darm vollständig saniert und das Candida-Problem im Griff ist. Systemischer Pilzbefall spielt bei Lupus erythematodes eine große Rolle, besonders bei Vorliegen des Schmetterlingsausschlags. Die Pilz-Diät kann sich sehr einschränkend anfühlen und möglicherweise verspüren Sie das Bedürfnis aufzugeben, aber halten Sie bitte durch, denn wenn Ihre Darmflora erst einmal wieder im Gleichgewicht ist, kann sich auch Ihre Gesundheit auf spektakuläre Weise zum Guten wenden!

Auch die Nebennieren sind bei Autoimmunerkrankungen und anderen chronischen Problemen oft involviert, hier wäre insbesondere die Nebennierenschwäche zu nennen. Wie im ersten Teil dieses Buches dargestellt, gehört Stress für die meisten Menschen zum Alltag, so dass täglich, Tag und Nacht, Adrenalin (Cortisol) ausgeschüttet wird, was in Körper und Geist verheerenden Schaden anrichtet. In der modernen Welt sind Achtsamkeit und die Fähigkeit, sich selbst zu zentrieren und Druck abzulassen, unerlässlich. Man muss lernen, zur Ruhe zu kommen, zu reflektieren und zu meditieren, um diesen empfindlichen Drüsen bei der Heilung zu helfen. Es gibt hervorragende Präparate, mit denen sich die Nebennieren nähren und unterstützen lassen, beispielsweise Vitamin C und Vitamin D3. Darüber hinaus gibt es auch spezielle Produkte zur Stärkung der Nebennieren.

Integrativ arbeitende Ärzte, Heilpraktiker, Akupunkteure und Homöopathen sind im Umgang mit Lupus erythematodes sehr bewandert. Ihnen steht eine strahlende Zukunft bevor, und hoffentlich können Sie die Mängel ausgleichen und die entstandenen Schäden beheben, um eine grenzenlose Lebensqualität wiederzuerlangen.

Metaphysik: Bei Lupus erythematodes sind alle Chakras involviert! Machen Sie alle Übungen aus Teil VI. Am wichtigsten ist das vierte Chakra. Wie Lyme-Borreliose verlangt auch Lupus erythematodes danach, dass

Sie Ihr Leben komplett umstellen. Sie müssen sich eine substanzielle Auszeit nehmen – Ihre alten Lebensgewohnheiten funktionieren nicht mehr für Sie. Es ist notwendig, dass Sie in aller Ruhe nachdenken und Bilanz ziehen. „Wonach verlangt mein Herz?" Nähren Sie wirklich den wahren Kern Ihres Lebenssinns? Welche Träume, welches kreative Verlangen haben Sie bisher vernachlässigt, aufgeschoben oder aus Zeitgründen nicht verwirklicht? Antworten auf diese Fragen zu finden, kann Ihnen tatsächlich das Leben retten. Suchen Sie sich einen geistigen Heiler, genehmigen Sie sich ein Wochenend-Retreat, besuchen Sie einen Workshop oder wenden Sie sich sogar an einen Life-Coach. In Ihrer Seele ist ausreichend Platz und Raum, um sich auf die Suche nach Wegen zu begeben, wie Sie Ihrer Leidenschaft und Ihrem Herzen folgen können. Sie sind zu wertvoll, um sich zu ignorieren. Lupus erythematodes fordert Sie dazu auf, Ihre alten Bahnen zu verlassen und sich von alten Gedanken und Überzeugungen zu lösen und stattdessen anzufangen zu träumen und Ihr neues Morgen, Ihren neuen Weg und Ihre gesündere Zukunft zu erschaffen.

MULTIPLE SKLEROSE

M ultiple Sklerose (MS) ist eine Krankheit, welche die Nerven und
das Gehirn befällt und sich zunehmend verbreitet. Sie tritt gehäuft
in der nördlichen Hemisphäre auf, wobei es einen Zusammenhang mit einem niedrigen Vitamin-D3-Spiegel, Lyme-Borreliose, *Chlamydia-pneu-
moniae*-Infektionen und anderen durch Zecken übertragenen Krankheiten
zu geben scheint.

Die Diagnose erfolgt klinisch, meist durch den Ausschluss anderer
Krankheiten. Es gibt keine spezifische Laboruntersuchung, mit der sich
MS nachweisen ließe. Die charakteristischen Hauptsymptome sind Taubheit und Kribbeln der Extremitäten sowie Sehstörungen – diese können
von einfach nur verschwommener Sicht bis hin zu völliger Blindheit reichen. Ein Schwächegefühl in den Beinen, Muskelzittern und Gleichge-
wichtsprobleme sind ebenfalls typisch. Jeder innervierte Körperteil kann
betroffen sein.

Bei manchen Betroffenen schreitet die Krankheit gleichmäßig voran,
während andere ein Plateau erreichen oder wiederkehrende Zyklen von
Remission und aktiven Rückfällen oder Rezidiven durchlaufen, die man
auch als „Schübe" bezeichnet. Manchmal werden diese Schübe von leichtem Fieber begleitet, was an Malaria mit ihren rezidivierenden Fieber- und
Schweißausbrüchen erinnert. (Diese Krankheitsbilder treten oft in Verbindung mit der durch Zecken übertragenen Babesiose, einer Infektion mit
Chlamydia pneumoniae und mit Zeckenrückfallfieber auf).

Ärzte beurteilen mit Hilfe einer Magnetresonanztomographie (MRT),
ob eine Demyelinisation der Myelinscheide, der die Nerven und das Gehirn umgebenden Schutzschicht, vorliegt, die sich in Form von weißen Flecken in der MRT-Aufnahme zeigt. Bei echter Multipler Sklerose
kommt es typischerweise zu zahlreichen weißen Läsionen im Gehirn und
in den Rückenmarksnerven (nicht nur zu ein paar zufälligen Flecken), ins-

besondere im Bereich der Halswirbel und der Brust. Diese weißen Flecken treten auch bei Bartonella-Infektionen auf. Einige vorübergehende Symptome kommen und gehen bei MS-Patienten. Hier fällt besonders die Überempfindlichkeit gegen Hitze und Luftfeuchtigkeit ins Auge, ebenso wie die Abhängigkeit vom Mondzyklus (was möglicherweise auf Parasiten oder Würmer hindeutet?). Kopf- und andere Schmerzen können ebenfalls auftreten.

Multiple Sklerose gehört mit der Rheumatoiden Arthritis zu den am häufigsten fehldiagnostizierten Krankheiten des Autoimmunsystems, die mit Lyme-Borreliose und anderen durch Zecken übertragenen Co-Infektionen in Verbindung stehen. Einige der Symptome – Schwächegefühl und kribbelnde Missempfindungen in den Extremitäten, gepaart mit Erschöpfung und weißen Flecken in MRT-Aufnahmen des Gehirns – sind sogar oft bei Lyme-Borreliose und Bartonella-Infektionen dieselben wie bei MS. Das Problem ist, dass die meisten Neurologen sich nicht ausreichend mit den angemessenen Test- und Diagnoseverfahren für Lyme-Borreliose und die Co-Infektionen auskennen. Der beste Test, um eine Lyme-Diagnose zu bestätigen, ist der Western-Blot-Test von *IGeneX Lab*. Für einen positiven Befund müssen hierbei Lyme-spezifische Banden nachgewiesen werden, beispielsweise die Banden 18, 23 bis 25, 28, 31, 34, 39 und 83 bis 93. Die CDC (Zentren für Krankheitskontrolle und Prävention) sehen vor, dass dem Western-Blot-Test ein ELISA-Antikörpertest auf Lyme-Borreliose vorgeschaltet wird, der aber in 65 bis 75% der Fälle falsch negative Ergebnisse erzielt. Lyme-Borreliose wird anhand dieser Art von Test tatsächlich also oft übersehen. Wenn bei einem Patienten nur eine der Lyme-spezifischen Banden positiv ist, wird dies von den CDC nicht als positive Diagnose angesehen, sie verlangen mindestens fünf positive Banden im IgG- und drei positive Banden im IgM-Blot. Tatsächlich liegt eine Lyme-Diagnose schon dann nahe, wenn eine dieser spezifischen Banden positiv ist (vgl. hierzu das Kapitel über Labordiagnostik bei Lyme-Borreliose). Leider verzichten die meisten Ärzte darauf, auf Lyme-Borreliose zu testen, sondern stellen stattdessen gleich die MS-Diagnose und verschreiben dann starke chemisch-pharmazeutische Medikamente, die starke Nebenwirkungen haben können, ohne wirklich zur Heilung beizutragen. Wenn der MS eine Lyme-Borreliose zugrunde liegt, kann die Genesung von dieser Krankheit durch besagte Medikamente sogar beeinträchtigt werden, indem sie das Immunsystem noch weiter zerstören.

Lyme-Borreliose, die sich als „großer Imitator" einen Namen gemacht hat, kann im ganzen Körper Entzündungen auslösen, und MS-Symptome sind ein sehr plastisches Beispiel dafür, wie die Borrelien auch das Zentralnervensystem befallen können. Zecken (und andere Vektoren wie Feuerameisen, Moskitos und Flöhe) können noch weitere schädliche Mikroorganismen in unseren Blutkreislauf injizieren, wie z.b. Mykoplasmen, *Chlamydia pneumoniae*, Ehrlichien, die das Zeckenrückfallfieber übertragenden *Borrelia duttoni* und Bartonellen. Mara Williams, Autorin des Buches *Nature's Dirty Needle* („Die schmutzige Nadel der Natur'), zitiert: „Man hat C. pneumoniae als Auslöser für diverse Probleme des Zentralnervensystems und für MS identifiziert, aber aus welchem Grund auch immer scheinen das nur wenige Ärzte in Erwägung zu ziehen." Wenn bei Ihnen MS diagnostiziert wurde und Sie Lyme-Borreliose noch nicht endgültig ausgeschlossen haben, dann suchen Sie sich einen Arzt, der sich gut mit Lyme-Borreliose auskennt, idealerweise jemanden, der sich bei der berühmten *International Lyme and Associated Diseases Society* (ILADS) hat fortbilden lassen.

Es gibt noch ein paar weitere Faktoren, die sich verstärkend auf diese chronische Autoimmunerkrankung auswirken. Wie wir wissen, muss man all diesen Krankheiten auf vielfältige Weise begegnen. Worum man sich beispielsweise kümmern muss, ist die Schwermetallbelastung des Körpers, insbesondere die durch Quecksilber und Blei, von denen bekannt ist, dass sie die Nerven schädigen und über die Wirbelsäule bis ins Gehirn vordringen. Zu einer übermäßigen Belastung mit Schwermetallen kommt es durch Rohrleitungen aus Blei und Kupfer. Weiterhin gibt es immer noch Impfstoffe, die Quecksilber (Thiomersal) enthalten, und auch über Zahnfüllungen gelangt Quecksilber in den Organismus. Glücklicherweise ist es möglich, Schwermetallgifte durch eine Chelat-Therapie auszuleiten. Mit speziellen Laboruntersuchungen des Blutes und Haaranalysen kann die persönliche Schwermetallbelastung festgestellt werden. Zeolith-Ton und Koriander helfen dabei, die Schwermetalle aus dem Gewebe zu ziehen.

Ein weiterer Faktor ist ein Vitamin-B12-Mangel, der sich typischerweise durch Kribbeln und Taubheitsgefühle in Händen, Füßen und den Extremitäten und auch durch Schwächegefühl und Erschöpfung bemerkbar macht. Mit Hilfe von Vitamin-B12-Spritzen kann dem entgegengewirkt werden. Vitamin B12 ist wasserlöslich und kann schon bei geringfügigem Stress und einer streng vegetarischen Ernährungsweise leicht ausgeschwemmt werden. In unserer heutigen Zeit sind Vitamine aus dem B-Komplex eine absolute Notwendigkeit. Doch denken Sie daran, dass nicht alle Nahrungsergänzungsmittel gleich gut sind. Sie sollten Methylcobalamin oder Hydroxycobalamin als Vitamin B12 und Folat einnehmen, sowie P5P als Vitamin B6, nicht Folsäure.

Ein integrativ arbeitender Arzt oder Naturheilpraktiker wird Zugang zu sehr subtilen und präzisen Tests haben, mit denen ein metabolisches Profil erstellt werden kann, und er wird auch wissen, wie man auf Mineralstoff- und Vitaminmangel testet. Bei MS spielt oft Magnesiummangel eine Rolle, weil dieses Mineral die Muskeln und Nerven des Körpers versorgt, aber unsere Böden und entsprechend auch die Nahrungsmittel in dieser Hinsicht ausgelaugt sind. Auch wiederkehrende Migräne und epileptische Anfälle können auf einen Magnesiummangel hinweisen.

Ich bin einmal einer Norwegerin begegnet, die fast hundert sogenannte klassische MS-Läsionen an Gehirn und Wirbelsäule hatte. Nachdem sie sechs Jahre lang mit pflanzlichen antimikrobiellen Mitteln behandelt wurde und ihre Vitamin- und Mineralstoffmängel behoben wurden, sind sämtliche Läsionen verschwunden. Sie ist nun nicht mehr ans Bett gefesselt, sondern eine äußerst aktive Frau, die arbeiten und reisen kann.

Metaphysik: Sie sollten das erste, dritte, vierte und siebte Chakra nähren. Fragen, über die Sie nachdenken sollten, sind: „Warum habe ich meine innere Autorität, meine innere Weisheit aufgegeben?" und „Ist meine Verbindung zur Spiritualität abgebrochen?", „Warum schaffe ich es nicht, die Leidenschaft und Kreativität meines Lebens voranzubringen?" Denken Sie darüber nach. Beseitigen Sie die BLOCKADE! Oder fangen Sie an, darüber nachzudenken, wie Sie das tun könnten. Manchmal ist etwas Schockierendes oder Beunruhigendes vorgefallen, bevor die ersten Symptome aufgetreten sind. Wenn Sie Symptome haben, die Ihre Sehfähigkeit betreffen, überlegen Sie, was Sie „gesehen" oder mitbekommen haben, das Sie verängstigt, beunruhigt oder schockiert hat.

Auf der seelischen und metaphysischen Ebene kann man vieles tun, um ein offensichtlich gestörtes Kronen-Chakra, das siebte Chakra, wieder zu harmonisieren und die tief sitzenden Gefühle, die zwangsläufig entstehen, wenn man jahrelang mit einer chronischen Krankheit zu kämpfen hat, neu auszurichten. Es gibt einfach zu viel Gutes, was Sie in der Welt tun könnten, als dass Sie endlos leiden sollten – bleiben Sie auf der Suche!

RHEUMATOIDE ARTHRITIS

Die meisten Betroffenen erinnern sich an ein „grippeähnliches" Krankheitsgefühl zu dem Zeitpunkt, als ihre Beschwerden zum ersten Mal auftraten. Meine ehemalige Schwägerin und auch viele meiner Klienten und Freunde berichten davon, dass sie tage- oder wochenlang an Fieber mit Gelenkschmerzen, Erschöpfung sowie Kopfschmerzen oder geschwollenen Lymphdrüsen oder auch Halsschmerzen gelitten haben, bevor es zu den eigentlichen, eher schwelenden Gelenkschmerzen kam. Trotzdem stellen die meisten Ärzte keine Verbindung zwischen den sogenannten verdächtigen grippeähnlichen Symptomen und der bleibenden Rheumatoiden Arthritis (RA) her. Auch Schwangerschaft und die Wechseljahre können eine Rheumatoide Arthritis herbeiführen. Die fortschrittlichsten Ärzte und Therapeuten erkennen, dass bei dieser Krankheit viele Faktoren zusammenspielen.

Rheumatoide Arthritis kann über die Jahre so sehr voranschreiten, dass die schwerwiegende Entzündung in den Gelenken selbst einfachste Aufgaben wie Zähneputzen, die Autotür öffnen oder morgens aus dem Bett aufstehen, unmöglich macht. RA kann Betroffene an den Rollstuhl und ans Bett fesseln. Wer einmal von dieser Krankheit betroffen ist, der wird sie mit Hilfe der Schulmedizin meist nicht wieder los. Bei den palliativen Behandlungsansätzen kommen zum Teil harte Medikamente, wie beispielsweise Methotrexat, das auch im Rahmen einer Chemotherapie verabreicht wird, zum Einsatz, wodurch die Betroffenen zu einem schubgeplagten Leben in Abhängigkeit verurteilt sind.

Art und Schwere der Symptome der Rheumatoiden Arthritis können von Person zu Person unterschiedlich sein, aber zu den üblichen Anzeichen gehören Schmerzen, Schwellungen, Empfindlichkeit, Steifheit und Deformierungen der Gelenke oder Finger, Knoten oder harte Beulen unter der Haut, Erschöpfung, unbeabsichtigter Gewichtsverlust und eine Häufung von Harnwegsinfektionen. Bei Ausbruch der Krankheit kommt es oft zu Fieber.

Klinisch wird die Rheumatoide Arthritis als Autoimmunkrankheit beschrieben, die auftritt, wenn der Körper die Gelenke angreift, weil er die Zellen der Gelenkinnenhaut fälschlicherweise für fremdartige Eindringlinge hält. Der Körper greift also die dünne Membran, die die Innenseite der Gelenke auskleidet, an, wodurch es dort zu Ansammlungen von Flüssigkeit und Immunkomplexen kommt, was starke Schmerzen verursacht.

Normalerweise werden diese Immunkomplexe auf natürlichem Weg aus dem Blut herausgefiltert, wenn es aber zu Ansammlungen kommt, ergießen sie sich in die verschiedenen Gelenke, wo sie lokal zu Entzündungen und Gewebeschädigungen führen. Wenn sich diese Immunkomplexe in den Gelenken ansammeln, können sie die RA-typischen Symptome wie Schmerzen, Steifigkeit und Schwellung hervorrufen. Durch die Entzündung werden NOCH MEHR Killerzellen gebildet, so dass es zu einem Teufelskreis kommt und schließlich der Autoimmunschalter kippt!

Klassischerweise tritt RA zunächst in den kleinen Gelenken der Hände, Finger und Zehen auf. Von dort aus schreitet sie zu den größeren Gelenken, wie den Hand-, Fuß-, Knie- und Hüftgelenken, voran. Auch die Schultern, der Nacken und die Wirbel können betroffen sein. Die Schmerzen und Schwellungen treten oft beidseitig und paarweise auf. Wenn sich die Krankheit erst einmal festgesetzt hat, beginnen die Gelenkschmerzen bei manchen Betroffenen zu wandern, was bedeutet, dass an einem Tag Knie und Ellenbogen entzündet sein können, die Schmerzen dann ein paar Tage später aber an einen anderen Ort, z.B. in die Hüfte oder das Handgelenk, weiterwandern. Das Wetter, die Ernährung, Stress und der Menstruationszyklus können sich verschlechternd auf die Symptome auswirken. Bei vielen Frauen kommt es während der Schwangerschaft zu einer Remission.

Wenn jemand in Ihrer Familie bereits an RA oder anderen Autoimmunerkrankungen leidet, ist Ihr Risiko, im Laufe des Lebens an RA zu erkranken, erhöht. Solche Tendenzen werden durch genetische, anlagebedingte Prädispositionen verursacht. Wenn man bereits an RA erkrankt ist, steigt die Wahrscheinlichkeit, auch noch eine weitere Autoimmunerkrankung auszubilden, laut Dr. Amy Myers um das Dreifache. Sie weist aber außerdem darauf hin, dass Zwillingsstudien ergeben haben, dass die Gene nur zu 25% für sämtliche Autoimmunerkrankungen verantwortlich sind, während 75% auf Umweltfaktoren zurückzuführen sind (www.autoImmuneSummit.com).

Eine gewöhnliche, orthodoxe RA-Diagnose stützt sich auf das Vorhandensein gewisser Symptome, eine körperliche Untersuchung und Bluttests. Typischerweise gibt der Arzt einen oder mehrere der folgenden Blutuntersuchungen in Auftrag, um nach Anzeichen für Entzündungen und Autoimmunvorgänge zu suchen: Test auf antinukleäre Antikörper (ANA-Test), Rheumafaktor (RF), Antikörper gegen citrullinierte Peptide/Proteine (Anti-CCP-Antikörper), Erythrozytensedimentationsrate bzw. Blutsenkungsgeschwindigkeit (ESR bzw. BSG), hochempfindliches C-reaktives Protein (hsCRP oder Cardio CRP). Vielleicht wird auch eine Röntgenaufnahme des betroffenen Gelenks bzw. der betroffenen Gelenke gemacht. Die meisten Ärzte und Rheumatologen testen nicht standardmäßig auf Lyme-Borreliose und ihre Co-Infektionen. Wenn doch, werden sich 99% von ihnen dafür an kommerzielle Labore wenden, die sich auf den zu 70% unzuverlässigen ELISA-Test und einen Western-Blot-Lyme-Borreliose-Test stützen, an den so hohe Maßstäbe angesetzt werden (die sogenannten CDC-Kriterien), dass Lyme-Borreliose oft fälschlicherweise ausgeschlossen wird. In diesen Tests wird meist auch nicht nach Mykoplasmen und Bartonellen gesucht, die ebenfalls von Zecken und anderen Vektoren übertragen werden und als Auslöser in Betracht kommen.

Millionen von RA-Fällen liegen mikrobielle Infektionen zugrunde, die nur selten richtig diagnostiziert werden. Sowohl Dr. Richard Horowitz als auch Dr. Joel Wallach führen Mykoplasmen-Infektionen als Schlüsselauslöser für den Ausbruch von Rheumatoider Arthritis auf. Sie konnten kurative Erfolge damit erzielen, dass sie bei der Behandlung gegen die zugrunde liegenden infektiösen Mikroorganismen vorgegangen sind, was auch die anfänglichen „grippeähnlichen" Symptome erklärt, an die sich so viele Betroffene erinnern. Schon in den 1930ern hat der Rheumatologe Dr. Thomas McPherson Brown einen Zusammenhang zwischen Mykoplasmen und Rheumatoider Arthritis erkannt.

Der Hintergrund: Die *Road Back Foundation* in Boston, Massachusetts, beschäftigt sich mit der Forschung und den Methoden des verstorbenen Dr. Thomas McPherson Brown, und zwar insbesondere mit seiner Theorie, dass Rheumatoide Arthritis als Folge einer bakteriellen Infektionskrankheit anzusehen ist. Er hat in bahnbrechenden Arbeiten erklärt, wie Mykoplasmen die entzündliche Autoimmunerkrankung der Gelenke – Rheumatoide Arthritis – auslösen und auch für andere Bindegewebserkrankungen wie Lupus erythematodes und Sklerodermie verantwortlich sind. Allerdings wurde zeitgleich das wirkmächtige Medikament Kortison entdeckt, was viele Ärzte dazu veranlasst hat, auf den Zug dieses „Wundermittels" und seiner schnellen Wirksamkeit aufzuspringen und damit die brennenden Entzündungen zu unterdrücken, statt den Studien und Theorien von Dr. Brown weiter nachzugehen.

In Dr. Browns ursprünglichem Buch *The Road Back* und Jahrzehnte später dann in Henry Scammells Buch *The New Arthritis Breakthrough* wird Dr. Browns Ansatz beschrieben und erläutert, wie er es mit niedrigdosiertem Doxycyclin (Minocyclin) geschafft hat, die Mykoplasmose auszuheilen. Wegbereitende Therapeuten, die sich mit Lyme-Borreliose und anderen von Zecken übertragenen Krankheiten auseinandersetzen, wissen um den Zusammenhang, der zwischen Mykoplasmen und RA sowie anderen Autoimmunerkrankungen besteht und behandeln auch die Mykoplasmose sowie die ebenfalls assoziierten Problembereiche der Gluten- und Nahrungsmittelunverträglichkeiten, Nebennierenschwäche, möglicher Belastungen durch Schwermetalle und Umweltgifte und auch der übrigen Auslöser von Autoimmunkrankheiten, die in den vorigen Kapiteln bereits behandelt wurden. Ohne jeden Zweifel sollten bei der Rheumatoiden Arthritis immer auch Infektionen durch Mykoplasmen, Bartonellen und Lyme-Borrelien mituntersucht werden. Ebenso ist es sinnvoll, Mineralstoffmängel auszugleichen und das Immunsystem neu zu kalibrieren.

Metaphysik: RA-Patienten sollten sich für ihre innere Energiearbeit am sinnvollsten dem ersten und dritten Chakra zuwenden. Ein Blick auf die Chakra-Übersicht (vgl. Teil V) verrät jedoch, dass andere Chakras auch relevant sind, wobei das zweite und das sechste Chakra für RA-Patienten nicht ganz so wichtig sind. Denken Sie über diese Fragen nach: „Was macht mich unbeweglich?", „Was hindert mich daran, mich zu bewegen, oder ist zu schmerzhaft dafür?"

SCHILDDRÜSE: MORBUS BASEDOW
UND HASHIMOTO-THYREODITIS

Die Schilddrüse spielt in der meisterhaften Sinfonie unseres endokrinen Systems eine herausragende Rolle. Sie befindet sich im vorderen Halsbereich in der Nähe des Schlüsselbeins und reguliert unseren Stoffwechsel. Sie ist daran beteiligt, wieviel Tatkraft und Energie wir spüren und wie es um unseren Schlafrhythmus, unsere Haut, Haare und sexuelle Libido bestellt ist. Die Schilddrüse besteht aus drei Lappen und den kleineren Nebenschilddrüsen.

Viele haben schon von der Schilddrüse gehört, machen sich aber nicht bewusst, wie empfindlich sie ist und dass sie zu den verletzlichsten Drüsen des gesamten Körpers zählt, bei der es leicht zu Schädigungen und Fehlfunktionen kommt. Ich vergleiche sie oft mit dem Kanarienvogel im Kohlebergwerk, weil diese erstaunliche Drüse so viele Bereiche wachsam überprüft: Giftstoffe, Nahrungsmittelunverträglichkeiten, Stress und Gefühle. Wenn nur ein einzelner Mineralstoff dem Körper nicht ausreichend zur Verfügung steht, kann das ihre komplette Funktionsweise durcheinander bringen. Ebenso kann die Schilddrüse durch jeden lebensstilbedingten Stressfaktor oder sogar durch ein einzelnes erschütterndes Ereignis aus dem Takt gebracht werden.

Normalerweise suchen Ärzte und Endokrinologen mit ihren Tests nur nach klinischen Abweichungen. Das bedeutet, dass im Bluttest innerhalb eines Referenzbereichs nach Ausscherungen geschaut wird, die so markant sind, dass sie auf „pathologische" Veränderungen der Schilddrüse hinweisen. Wenn dieses Tests ein Ungleichgewicht der Schilddrüse ergeben, dann bedeutet das, dass die Schilddrüse bereits so schlecht funktioniert, dass sie eigentlich gar nicht mehr vernünftig arbeitet. Oft werden dann Wirkstoffe wie Levothyroxin verabreicht, damit sie wenigstens wieder ihre Grundfunktionen erfüllen kann. Leider können mit dieser eher groben Untersuchungsmethode keine feinen Abweichungen vom Schilddrüsengleichgewicht im subklinischen oder präpathologischen Bereich festgestellt werden. Anders ausgedrückt: Möglicherweise ist Ihre Schilddrüse nicht zu 100% funktionstüchtig, weshalb gewisse Symptome bei Ihnen auftreten, aber die meisten Tests sind zu ungenau, als dass sie diese Probleme aufspüren könnten. Ich selbst habe jahrzehntelang deswegen gelitten!

Mit Anfang zwanzig hatte ich starke Angstgefühle, konnte nicht vernünftig schlafen, litt permanent an Heißhunger und hatte einen gereizten Verdauungstrakt. Ich verkam zu einem Nervenbündel und musste mich über einen Zeitraum von sechs Monaten vielfach übergeben. Der normale Schilddrüsentest war unauffällig, aber innerlich spürte ich, dass irgendetwas nicht ganz stimmte, nicht zuletzt die Tatsache, dass ich fürchterliche Nackenschmerzen hatte. Zufällig bemerkten meine Mutter und ich, dass meine Angst, mein Hunger und meine Verdauungsprobleme innerhalb von dreißig Minuten verschwanden, als mir für ein CT meines Nackens radioaktives Jod gespritzt wurde. Die Aufnahme selbst brachte nichts Ungewöhnliches zum Vorschein, aber der Arzt bestätigte mir, dass die verabreichte Jod-Dosis im manchen Fällen ausreichen könne, um die Schilddrüse wieder in Gang zu bringen!

Die Schwester meiner Mutter war eine genauso dünne Bohnenstange wie ich, was wir immer unserer Schilddrüse zugeschrieben haben, die ein bisschen zu schnell arbeitet. Wir hatten nicht den blassesten Schimmer, dass ich mich ein oder zwei Monate zuvor, als ich eine üble Migräne und eine schwere Nackenentzündung hatte, die fast ein Jahr anhalten würde, aller Wahrscheinlichkeit nach mit Lyme-Borreliose infiziert hatte und die Bakterien auch meine Schilddrüse angriffen! Mehr durch Zufall war ich auf homöopathische Mittel gestoßen, und innerhalb weniger Monate waren sämtliche meiner Symptome verschwunden. Die nächsten zwanzig Jahre ging es mir blendend.

Als ich jedoch im Sommer 2000 dann schwer an einer zweiten Lyme-Borreliose erkrankte, die fünf Jahre lang unentdeckt blieb und mich ans Bett fesselte und in vielerlei Hinsicht schier zum Krüppel machte, entwickelten sich auch Symptome einer Schilddrüsenunterfunktion – extreme Lethargie und Erschöpfung, gepaart mit Gewichtszunahme und Wassereinlagerungen, Schlafunregelmäßigkeiten, Haarausfall, Nachtschweiß sowie Angst und Depressionen im Wechsel. Bei jedem Arzt, mit dem ich in Berührung kam, ließ ich nicht locker und bestand darauf, dass irgendetwas mit meiner Schilddrüse nicht in Ordnung sei. Es wurden entsprechende Tests durchgeführt, aber immer bekam ich die Antwort: „Nein, Katina, Ihrer Schilddrüse fehlt nichts." Meine Basaltemperatur, die ich jeden Morgen nach dem Aufwachen maß, war jedoch immer sehr niedrig – unter 36,6° – ein deutliches Zeichen für Schilddrüsenunterfunktion.

Der Ernährungsmediziner, der schließlich die versteckten Lyme-Borrelien entdeckte, die dem ganzen Albtraum aus chronischem Müdigkeitssyndrom, Fibromyalgie, Reizdarmsyndrom und ständiger Migräne zugrunde lagen, ließ meinen Hausarzt meinen Reverse-T3-Wert bestimmen. Dieser Test wird von vielen Allgemeinärzten und selbst von vielen Endokrinologen nicht standardmäßig angewendet, ist aber oft der, der in Kombination mit dem kostenfreien T4-Test eine periphere Funktionsstörung der Schilddrüse aufdeckt. Dies bedeutet, dass die lebensnotwendigen Schilddrüsenhormone T3 und T4 nicht in ausreichender Zahl produziert werden. Ich hatte also recht: Mein Körper lief nur auf Sparflamme.

Die gute Nachricht ist, dass die Schilddrüse gut auf die naturmedizinischen Behandlungsansätze ansprach – besonders Selen war sehr hilfreich. Die schlechte Nachricht jedoch ist, dass Millionen von Amerikanern an einer Schilddrüsenfehlfunktion leiden. In der Supermarktschlange oder selbst bei einem Sportereignis wird Ihnen auffallen, dass mindestens die Hälfte der Bevölkerung übergewichtig ist. Neben einer unausgewogenen Ernährung mit zu vielen Kohlehydraten, Zuckern und hydrierten Fetten ist dies auch darauf zurückzuführen, dass viele Menschen ohne ihr Wissen eine träge Schilddrüse haben.

Laut Dr. Mark Hyman haben ein Fünftel der Frauen und ein Zehntel der Männer Schilddrüsenprobleme, was in absoluten Zahlen etwa 30.000.000 Frauen und 15.000.000 Männer in den Vereinigten Staaten bedeutet! Diese unauffällige und doch wesentliche endokrine Drüse könnte vielen Ihrer Symptome ursächlich zugrunde liegen und ist mit Sicherheit ein Hauptauslöser vieler Autoimmunerkrankungen. Es gibt zwei Autoimmunerkrankungen, die ganz offensichtlich die Schilddrüse betreffen: Morbus Basedow und Hashimoto-Thyreoiditis. Bei beiden führt eine Entzündung der

Schilddrüse dazu, dass die entsprechenden Hormone über- bzw. unterproduziert werden, und wie bei allen Autoimmunerkrankungen hat der Körper seine Unterscheidungsfähigkeit verloren und damit begonnen, auch körpereigenes Gewebe anzugreifen.

Bei Morbus Basedow liegt eine Überfunktion der Schilddrüse vor, bei der der Stoffwechsel auf Hochtouren läuft und den Körper bis zur Erschöpfung aufputscht. Bei der Hashimoto-Thyreoiditis ist das Gegenteil der Fall; die Schilddrüse schwächelt, wodurch sich am Hals oft eine zitronengroße Schwellung, ein sogenanntes Struma, bildet. Die Schulmedizin geht medikamentös gegen diese Erkrankungen vor, während die Naturmedizin alle Wege nutzt, mit denen diese empfindliche Drüse ihr Gleichgewicht wiederfinden kann – Ernährungsumstellung, Einnahme von Kaliumjodid und Selen, Bekämpfung von Infektionen und Entzündungen und sorgfältige Einbeziehung der Psyche. Während der Therapeut mit der „Reinigung" von Körper und Seele beschäftigt ist, benötigen manche Betroffene vorübergehend natürliche unterstützende Schilddrüsenmittel wie *Armour Thyroid* oder andere Schilddrüsenextrakte (die besten stammen aus Neuseeland). Diese Mittel sind in Deutschland mit Privatrezepten über internationale Apotheken importierbar.

Metaphysik: Bei Schilddrüsenproblemen liegt der Schwerpunkt auf dem vierten, fünften und sechsten Chakra. Fragen Sie sich: „Welche seelische Unterstützung brauche ich oder kann ich mir vorstellen?" und „Wie kann ich mir meine Kräfte einteilen? Rase ich durchs Leben?" oder „Warum mühe ich mich so ab? Wie kann ich Last von mir werfen und an Geschwindigkeit gewinnen?" Wie Sie die richtige Geschwindigkeit und das richtige Timing für sich finden und wie Sie sich Ihre Kräfte in der Tretmühle des Alltags einteilen, sind wesentliche Punkte, über die Sie nachdenken sollten.

CROSSOVER-EFFEKT ZWISCHEN LYME-BORRELIOSE UND AUTOIMMUNERKRANKUNGEN

W enn Sie krank sind, sollten Sie auf jeden Fall eine Crossover-Diagnose zwischen Lyme-Borreliose und Autoimmunerkrankungen in Erwägung ziehen. Das Bakterium, das Lyme-Borreliose auslöst, *Borrelia burgdorferi*, ruft eine Vielzahl von Symptomen hervor, die sowohl bei der Klassifikation von Autoimmunerkrankungen als auch in der neurologischen und kardiologischen Literatur beschrieben werden. In den USA gibt es über hundert Erregerstämme, die Lyme-Borreliose verursachen, weltweit wird Borreliose durch 300 Erregerstämme ausgelöst. Kommerzielle Labore überprüfen in der Regel jedoch nur einen einzigen Erregerstamm, so dass diese Mikroorganismen tausendfach übersehen werden. Darüber hinaus kann Lyme-Borreliose Autoimmunerkrankungen sowohl imitieren als auch tatsächlich auslösen. Dieser ganze Themenkomplex muss dringend intensiv erforscht werden und könnte Unmengen an Fördergeldern gebrauchen, denn wenn es gelingt, dieses Netz zu entwirren, könnten sich daraus Heilungsansätze für Millionen von Betroffenen in aller Welt ergeben.

Dr. Alan MacDonald, einer der führenden Pathologen in der Forschung, der auch in dem fesselnden Lyme-Borreliose-Dokumentarfilm *Under Our Skin* zu Wort kommt, hat mir einige sehr relevante Informationen und Zahlen darüber zukommen lassen, wie sich Lyme-Borreliose auf das Gehirn auswirken kann. Mit seinen Forschungen, die er 1989 im *Southampton Hospital* auf Long Island, New York, durchgeführt hat, konnte er beweisen, dass bei 70% der Alzheimer-Patienten Spirochäten im Gehirn vorhanden sind! Leider wurden ihm trotzdem keine weiteren staatlichen Fördergelder gewährt, die er gebraucht hätte, um diese Forschungen voranzutreiben. Seitdem hat sich Dr. MacDonald jedoch darauf konzentriert, die Crossover-Effekte zwischen Lyme-Borreliose und Multipler Sklerose zu erforschen. Ich hatte das Glück, ihn als Interviewpartner für meine Radiosendung *Lyme Light Radio* gewinnen zu können. Auf LymeLightRadio. com sind die Podcasts archiviert – hier können Sie – leider nur auf Englisch – nachhören, welche bahnbrechenden Erkenntnisse Dr. MacDonald in Bezug auf MS, Alzheimer, ALS und Lyme-Borreliose hat.

Der Kern ist, dass *B. burgdorferi* prächtig in der Umgebung von Fettsäuren und Fettgewebe gedeiht. Wenn sich der Mikroorganismus vom Blutkreislauf ins Körpergewebe fortgearbeitet hat, macht er sich über die Fettschichten her, die sich auf den Myelinscheiden der Nerven und auf den Muskelfaszien befinden. Auch Organe wie das Herz und das Gehirn können auf diese Weise angegriffen werden. *B. burgdorferi* kann das Nervensystem zudem durch einen Prozess beeinträchtigen, der als molekulare Mimikry bekannt ist. Das Immunsystem versucht, die Bakterien anzugreifen und zu zerstören, richtet sich stattdessen aber gegen die Nerven und führt so zu Demyelinisierung. Auf MRT-Aufnahmen sind dann Läsionen zu sehen, die üblicherweise als MS diagnostiziert werden. Laut Dr. Mac-Donald und anderen Experten für Lyme-Borreliose muss in diesen Fällen auch an durch Zecken übertragene Krankheiten gedacht werden, denn diese demyelinisierenden Läsionen können auch Stellen markieren, an denen Borrelien die Fettschicht zerstört haben.

MS und Lyme-Borreliose haben viele Symptome gemeinsam: Schwäche, Schwierigkeiten beim Gehen, Kribbeln und Taubheit in den Extremitäten, Sehstörungen, Schwierigkeiten beim Wasserlassen, Erschöpfung, Schlafstörungen, gestörte Regulierung der Körpertemperatur und MRT-Läsionen. Sie führen auch zu einem vergleichbar erhöhten Proteingehalt in der Rückenmarksflüssigkeit, z.B. zu einem erhöhten Gehalt an basischem Myelinprotein (MBP) oder an oligoklonalen Banden, was angeblich nur bei Multipler Sklerose der Fall ist. Laut Dr. Richard Horowitz, einem Spezialisten für Lyme-Borreliose, kann man die beiden Krankheiten dadurch voneinander abgrenzen, dass bei MS für gewöhnlich mehr demyelinisierende Läsionen in MRT-Aufnahmen sichtbar sind, bei einer Lumbalpunktion mehr MBP und oligoklonale Banden nachgewiesen werden und bei MS auch die Hals- und Brustwirbelsäule von den Läsionen betroffen sein können, was bei Lyme-Borreliose normalerweise nicht der Fall ist. Die Unterschiede zwischen den Krankheiten sind jedoch nicht leicht zu identifizieren, weshalb es sich bei vielen MS-Fällen in Wirklichkeit um *B. burgdorferi* handelt, die bis zu den Nerven oder ins Gehirn vorgedrungen sind. Dr. MacDonald weist darauf hin, dass MS besonders in den nördlichsten Breitengraden – in ganz Nordamerika und Kanada, Skandinavien, Nordeuropa, Russland und Japan – weit verbreitet ist. Dies kann zum einen mit einem Mangel an Vitamin D zusammenhängen, aber auch damit, dass in diesen Regionen die Lyme-Borreliose-Epidemie besonders rasch um sich greift. Auf der NorVect-Konferenz, die jährlich im Herbst in Oslo abgehalten wird, wird immer auch der gravierende Anstieg der Lyme-Borreliose in Europa thematisiert.

Aber der Zusammenhang zwischen diesen beiden Krankheiten ist noch längst nicht alles. Dr. Joel Wallach, ein bekannter Naturheilkundler und Tierarzt, der seit über fünfzig Jahren praktiziert und mehr als vierzehn Bücher geschrieben hat, hat erklärt, dass man rheumatoide Arthritis in den Griff bekommt, indem man die durch Zecken übertragenen Mykoplasmen bekämpft und Gluten vom Speiseplan streicht. Auch Dr. Browns Forschungsergebnisse aus den 1930ern stützen die Schlussfolgerungen, dass ein Zusammenhang zwischen Mykoplasmen und RA besteht. Lyme-Borreliose und die Co-Infektionen können auch bis in die Synovialmembranen der Gelenke vordringen und dort Entzündungen und Schmerzen auslösen, wie man sie von Rheumatoider Arthritis kennt, und gleichzeitig den für Lupus erythematodes typischen „Schmetterlingsausschlag" hervorrufen.

Dr. Richard Horowitz, ein führender Lyme-Borreliose-Experte, ist in seinem Buch *Why Can't I Get Better?: Solving the Mystery of Lyme and Chronic Disease*, das es bis auf die Bestseller-Liste der *New York Times* geschafft hat, detailliert der Frage nach dem Crossover-Effekt zwischen Lyme-Borreliose und Rheumatoider Arthritis, MS und anderen Autoimmunerkrankungen nachgegangen. Er führt aus, dass der Erreger von Lyme-Borreliose und manche andere Bakterien, die ebenfalls von Zecken übertragen werden, dazu in der Lage sind, Autoimmunerkrankungen zu imitieren oder auszulösen, so dass ein Krankheitsbild entsteht, das bei Allgemeinärzten, Rheumatologen, Neurologen, Kardiologen und Endokrinologen zu Verwirrung führt. Beispielsweise ist es nicht ungewöhnlich, dass sich bei einem Patienten mit Lyme-Borreliose ein Störungsbild entwickelt, das nach Hashimoto-Thyreoiditis – einer Autoimmunerkrankung der Schilddrüse – aussieht, oder dass sich Lyme-Borreliose so auf den Hormonhaushalt im Körper auswirkt, dass in der Folge die Konzentration der männlichen oder weiblichen Sexualhormone absinkt oder die Nebenniere nur noch eingeschränkt arbeitet. Der Grund dafür ist, dass sich Lyme-Borreliose auf die Hypophyse auswirken kann, die eine zentrale Rolle bei der Regulation des Hormonhaushalts im Körper spielt.

Durch Lyme-Borreliose können auch spezielle Autoantikörper gegen Ganglioside gebildet werden, was zu niedrigem Blutdruck und einem Anstieg der Herzfrequenz führt, eine Erkrankung, die man als posturales orthostatisches Tachykardiesyndrom (POTS) oder auch als Dysautonomie bezeichnet. Bei den Betroffenen kommen die chronische Erschöpfung, der Schwindel, das Herzrasen und die Konzentrationsstörungen nicht nur durch eine aktive Borrelieninfektion zustande, sondern auch durch einen Autoimmunmechanismus, der sich auf das vegetative Nervensystem auswirkt. Über diesen Teil des Nervensystems werden der Blutdruck, die Herzfrequenz und die Verdauung gesteuert. Manche Betroffene benötigen zusätzlich Salz und Flüssigkeit, Nebennierenhormone und/oder eine intravenöse Immunglobulintherapie (IVIG), wenn die kleinen Nervenfasern durch den Autoimmunmechanismus bei Lyme-Borreliose geschädigt wurden. Es ist auch nicht ungewöhnlich, dass sich noch weitere Autoimmunerkrankungen zu einer bestehenden hinzugesellen, woraus sich schließen lässt, dass hier mehr im Spiel ist als lediglich ein falsch umgelegter Schalter im Körper, der das Immunsystem überreagieren lässt.

Ich zitiere aus Dr. Horowitz' hervorragendem Buch: „Der Schlüssel zur Linderung chronischer Schmerzen bei Lyme-Borreliose ist womöglich, zeitgleich gegen die Infektion, die Entzündung und gegen Immunstörungen vorzugehen. Blebs, ballonförmige Bläschen, die von der Oberfläche von *Borrelia burgdorferi* abgesondert werden, können zu einer unspezifischen Stimulierung des Immunsystems führen (von der Rolle, die die zuvor besprochenen Co-Infektionen mit Babesien, Bartonellen und *Mycoplasma fermentans* dabei spielen, einmal abgesehen). Blebs sind abgeworfene

Partikel, die unvollständige DNS von *Borrelia burgdorferi* enthalten. Sie wirken sehr stimulierend auf das Immunsystem, und interzelluläre Blebs können Wirtszellen in Zielscheiben für das Immunsystem umwandeln. Wir haben bereits darüber gesprochen, welche Rolle die biochemischen Signalwege spielen, so z.b. der Stickstoffmonoxid-(NO)-Pfad mit seiner Fähigkeit, den oxidativen Stress und die Zahl der inflammatorischen Zytokine bei Lyme-Borreliose, Fibromyalgie, der Umweltkrankheit MCS und dem chronischen Erschöpfungssyndrom zu erhöhen. Dass man diversen Stressoren, seien sie nun viraler, bakterieller, physikalischer, emotionaler Natur, oder flüchtigen organischen Lösungsmitteln oder Pestiziden ausgesetzt ist, kann zu einer Zunahme von Stickstoffmonoxid und seinem Oxidationsprodukt Peroxinitrit führen und so Erschöpfungs- und Schmerzsyndrome auslösen. Dies wäre einer der üblichen Mechanismen, der eine Verbindung zwischen diesen unterschiedlichen Krankheiten mit ähnlicher Klinik herstellt. Schließlich kann es auch zu Schmerzen kommen, wenn, was bei Lyme-MSIDS (multisystemisches Infektionskrankheitssyndrom) recht häufig vorkommt, die ersten beiden Phasen der Entgiftung in der Leber nicht richtig funktionieren, so dass Glutathion entweder nicht in ausreichender Menge produziert oder im Übermaß verbraucht wird und folglich Neurotoxine und Zytokine nicht beseitigt werden können."

Eine sehr prägnante Zusammenfassung des „rätselhaften" Szenarios. Dr. Horowitz nimmt oft die Dienste des spezialisierten Labors IGeneX in Kalifornien in Anspruch, um Lyme-Borreliose und verdächtige Co-Infektionen nachzuweisen. Auch die meisten Ärzte, die sich mit Lyme-Borreliose auskennen, beschränken sich nicht auf die Lyme-Definition der CDC (Zentren für Krankheitskontrolle und Prävention), die, wie die CDC selbst sagen, nur für ein epidemiologisches Screening großer Populationen durch das Gesundheitsministerium vorgesehen ist. Durch Anwendung der CDC-Definition im klinischen Kontext können pro Jahr hunderttausende Fälle übersehen werden.

Der bekannte Lyme-Borreliose-Spezialist Dr. Kenneth Liegner ist der Ansicht, dass es in den ganzen USA nur etwa fünfzig bis sechzig Ärzte gibt, die die epidemiologischen Zusammenhänge bzw. den Crossover-Effekt zwischen Lyme-Borreliose und Autoimmunerkrankungen begreifen. Liegner, seit über dreißig Jahren ein Pionier auf diesem Gebiet, fordert:

„Wir brauchen Ärzte und Therapeuten, die disziplinübergreifend miteinander arbeiten können und nicht im Dogma steckenbleiben. Es ist die Pflicht eines jeden Arztes, sich mit anderen zusammenzutun, wenn er einen Patienten mit einem solch komplexen Krankheitsbild wie den Autoimmun-Crossover-Krankheiten behandelt. Andernfalls besteht die Gefahr, dass es läuft wie bei den ‚Blinden und dem Elefanten' – dass man schlicht das ‚Ganze' nicht erkennt, weil einem das Verständnis dafür fehlt, dass es etwas gibt, was den Autoimmunmechanismus ‚antreibt'. Dies kann in einigen Fällen ein Krankheitserreger sein, so dass durch antimikrobielle Behandlung Besserung eintritt, obwohl gelegentlich auch dann noch diverse immunmodulierende Therapien notwendig sein können."

Unsere genetische Veranlagung bestimmt, ob wir dafür anfällig sind, dass der Autoimmun-Schalter durch Kontakt mit *B. burgdorferi* umgelegt wird. Ein durch eine Borrelien-Infektion überstimuliertes Immunsystem kann die Produktion von Autoantikörpern, wie sie bei Rheumatoider Arthritis (Rheumafaktor, RF) oder bei Lupus erythematodes (antinukleäre Antikörper, ANA) auftreten, auslösen. Manche Betroffene testen beim Autoantikörper-Test sowohl auf Lyme-Borreliose als auch auf Rheumatoide Arthritis positiv. Bei anderen kann vielleicht kein Rheumafaktor nachgewiesen werden, dafür fällt das Ergebnis bei den antinukleären Antikörpern positiv aus – sie werden von deformierenden Gelenkschwellungen und -schmerzen verkrüppelt und bekommen eine kombinierte RA- und Lupus-Diagnose. Diese Autoimmunmarker treten jedoch nicht ausschließlich bei Rheumatoider Arthritis und Lupus erythematodes auf, und Dr. Liegner und Dr. Horowitz sind sich einig, dass diese Patienten nicht einfach nur Immunsuppressiva verschrieben bekommen, sondern immer auch auf durch Zecken übertragene Krankheiten überprüft werden sollten. Laut Dr. Horowitz gibt es Antikörpertests, mit denen sich die einzelnen Krankheiten genauer identifizieren lassen, so z.B. Lupus erythematodes durch den Nachweis von dsDNS-Antikörpern (Antikörper gegen doppelsträngige DNS) oder Rheumatoide Arthritis durch den Nachweis von CCP-Antikörpern (Antikörper gegen cyclische citrullinierte Peptide/Proteine), und diese Tests sollten Anwendung finden, um wirkliche Autoimmunerkrankungen von jenen abzugrenzen, die durch Lyme-Borreliose und Co-Infektionen wie Mykoplasmose ausgelöst werden. Wenn es gelingt, die wahre Ursache der Krankheit zu finden und die zugrunde liegenden Infektionen zu identifizieren, könnte tatsächliche Heilung an die Stelle der bloßen Symptomlinderung treten. Bei einer erfolgreichen antimikrobiellen Behandlung – wenn die Diagnose einer durch Zecken übertragenen Infektion also stimmt – verschwinden die Autoimmunmarker im Laufe der Behandlung von selbst. Dies ist z.b. beim Rheumafaktor, bei CCP und ANAs möglich und tatsächlich sogar oft der Fall. Manchmal ist die antimikrobielle Behandlung zwar notwendig, aber nicht ausreichend. In solchen Fällen ist eine Kombinationsbehandlung mit antimikrobiellen und immunmodulierenden Wirkstoffen erforderlich. Hierbei ist die Kooperation mit aufgeschlossenen Immunologen, Rheumatologen und/oder Neurologen für das Wohlergehen des Patienten unerlässlich.

Warum kommt es bei Lyme-Borreliose so häufig zu Autoimmunsymptomen? Wenn *B. burgdorferi* in die Zelle gelangt und dort DNS-Teilstücke, die sogenannten Blebs, absondert, wirken diese wie ein Köder auf das Immunsystem, das auf sie losgeht, als wären sie Eindringlinge von außen – das Immunsystem reagiert über. Auf diese Weise greift es die körpereigenen Zellen an. Es ist so, als wären die Zellen gekapert worden und würden nun selbst als fremdartig angesehen. Hinzu kommt noch die molekulare Mimikry: Hierbei versucht das Immunsystem, die Schwänze (*Flagella*) der Spirochäten zu attackieren, greift aber stattdessen die Myelinscheiden der körpereigenen Zellen an. Diese Spirochäten sind sehr „gewitzt" und sehr wahrscheinlich Mitverursacher vieler chronisch-entzündlicher Erkrankungen, so die Meinung dieser äußerst erfahrenen und kenntnisreichen Ärzte.

Um noch mehr Öl ins Feuer zu gießen, gibt es auch noch einen weiteren Übeltäter, der im Bereich der Autoimmunerkrankungen sein Unheil treibt: Ein Borrelien-Stamm mit Namen *Borrelia miyamotoi*, eine Rückfallfieberspirochäte, die, so der medizinische Entomologe Dr. Durland Fish (Yale), zwar schon lange zugegen ist, auf die wir aber erst vor fünf Jahren durch eine wissenschaftliche Publikation aus Russland aufmerksam wurden. Dr. Peter Krause stellte diese Informationen und einen neuen Labortest 2013 auf der Imugen-Konferenz in Boston vor. Offenbar wird dieser Erregerstamm gewöhnlich von Hirschzecken in den nördlichen Lagen der USA übertragen und imitiert schon seit Generationen Autoim-

AUTOIMMUN-ERKRANKUNGEN

munerkrankungen. Im 20. Jahrhundert wurden vergleichbare Rückfallfieber in Afrika erfolgreich mit Antibiotika behandelt. Ein Teil dieses älteren Wissens muss unter neuem Licht betrachtet werden. Auch andere anerkannte Ärzte, wie Dr. David Perlmutter und die bahnbrechende Ärztin für funktionelle Medizin, Amy Myers, sind der Ansicht, dass man bei allen Autoimmunerkrankungen immer auch nach Krankheitserregern wie Lyme-Borrelien und Mykoplasmen Ausschau halten sollte. Man kann diese Erreger nicht länger von der Hand weisen, weil so vieles dafür spricht, dass sie am Auftreten von Autoimmunerkrankungen beteiligt sind. Wenn man Schwermetalle, Gluten und andere Giftstoffe im Blutkreislauf wie Schimmel und Plastikderivate dazu nimmt und dann auch noch durch Zecken übertragene Krankheitserreger ins Spiel kommen, braut sich ordentlich was zusammen! Wenn man das Ganze von dieser Warte aus betrachtet, ist es geradezu unmöglich, sich vorzustellen, dass der Autoimmunschalter *nicht* gekippt wird. Den Körper innerlich aufzuräumen und gegen konkrete Krankheitserreger vorzugehen, ist jedenfalls ein deutlich funktionellerer Ansatz, als einfach nur Immunsuppressiva einzunehmen.

Die Zeit ist reif, den Autoimmunerkrankungen umfassender zu begegnen und auch die Lebens- und Ernährungsgewohnheiten und Umweltbelastungen sowie chronische Infektionen mit in den Blick zu nehmen, denn nur so können wir den explodierenden Zahlen von Lyme-Borreliose und Autoimmunerkrankungen tatsächlich etwas entgegensetzen. Wie Dr. Liegner weise erkannte: „Kein einzelner Arzt ‚kann alles‘, und oft ist es notwendig und wünschenswert, dass Ärzte aus unterschiedlichen Disziplinen im Umgang mit Patienten, die an solch komplexen Krankheiten leiden, miteinander kooperieren. Die Ärzte müssen Grenzen überwinden und zusammenarbeiten", so wie auch wir persönlich uns nicht in unser Schneckenhaus verkriechen und auf Hilfe warten dürfen, sondern uns auf die Suche nach qualifizierten Alternativen begeben und unsere inneren Heilungskräfte aktivieren müssen.

LYME-BORRELIOSE: DIE GRUNDLAGEN

Nach vierzig Jahren klinischer Erfahrung haben wir auf die harte Tour gelernt, dass Lyme-Borreliose viel mehr ist als nur eine akute Infektionskrankheit, die räumlich auf den Nordosten der USA beschränkt ist. Sie tritt in den gesamten USA und sogar weltweit auf und nimmt dabei epidemische Ausmaße an. In den USA verbreitet sich Lyme-Borreliose viermal so schnell wie HIV und wird aufgrund von mangelndem Problembewusstsein, schlechter Ärzteausbildung und fehlerhaften Laboruntersuchungen täglich falsch diagnostiziert und fasst dadurch noch weiter Fuß. Der weit verbreitete kommerzielle ELISA-Labortest hat eine Falsch-negativ-Rate von 70%, was bedeutet, dass Hunderttausende Betroffene trotz ihres schlechten Befindens und ihrer eigenartigen Symptome mitgeteilt bekommen, sie hätten keine Lyme-Borreliose. Stattdessen wird bei ihnen fälschlicherweise eine Autoimmunerkrankung diagnostiziert oder man stempelt sie als „Hypochonder" oder „psychisch unausgeglichen" ab. Diese Vernachlässigung vonseiten der Wissenschaft, dieses enorme Vakuum, das durch das Leugnen dieser sich ausbreitenden Infektionskrankheit entsteht, muss unbedingt angegangen werden. Unmittelbare Veränderung tut not, und zwar auf vielen Ebenen – Problembewusstsein, Forschung, Regierungsbeteiligung und medizinische Ausbildung. Millionen Menschen weltweit leiden unnötig!

Lyme-Borreliose ist eine bakterielle Infektion, die durch den Erreger *Borrelia burgdorferi* ausgelöst wird. Davon abweichend gibt es auch durch Zecken übertragene Lyme-Co-Infektionen, die durch ähnliche Mikroorganismen – Ehrlichien, Babesien, Bartonellen und Mykoplasmen – hervorgerufen werden. Diese Mikroorganismen und bis zu 300 weitere mit Lyme-Borreliose assoziierte Erregerstämme verursachen ähnliche Symptome, die sich nur geringfügig, aber doch erkennbar voneinander unterscheiden. *B. burgdorferi* gehört zu den Spirochäten – wendelförmigen Bakterien, die sich korkenzieherartig durch das sie umgebende Medium fortbewegen – und damit zur selben Familie wie die Syphilis-Bakterien, wobei die Lyme-Bakterien wohl stärker und virulenter sind. Wie bei Syphilis sind die Symptome auch bei der akuten Lyme-Borreliose zunächst mild, wenn die Krankheit jedoch nicht behandelt wird, kann sie mit der Zeit katastrophale Auswirkungen auf das Zentralnervensystem, das Herz, die Nieren sowie auf das Hormon-, Skelett- und Immunsystem haben und zu bleibenden Nachwirkungen führen. Durch diese breite Palette systemischer Symptome werden viele Autoimmunkrankheiten imitiert.

Das Bakterium verbreitet sich über das Blut. In den meisten Fällen wird es durch den Biss der Hirschzecke übertragen, eines winzigen Spinnentiers, das die Größe eines Stecknadelkopfes oder einer kleinen Sommersprosse hat. Man hat lange angenommen, die winzige Hirschzecke (*Ixodes stapularis*) sei die einzige mit *Borrelia burgdorferi* infizierte Art. Das ist falsch. Alle in den USA, in Europa, Kanada, Australien, Afrika, Asien und Südamerika vorkommenden Arten *können* mit Lyme-Borreliose (bb) und diversen Co-Infektionen infiziert sein. Die in den südlichen USA verbreitete Lone-Star-Zecke (*Amblyomma americanum*) ist besonders aggressiv und klammert sich sehr schnell an ihrem Wirt fest. Sie überträgt Borrelien sowie die Erreger anderer Co-Infektionen, die mit der Entstehung von Autoimmunerkrankungen in Verbindung gebracht werden.

Nach wie vor ist es sehr kompliziert, diese Co-Infektionen korrekt im Labor zu diagnostizieren! Gelegentlich gelingt es, diese Mikroorganismen durch einen PCR-Test nachzuweisen. Ein Arzt, der gut und umfassend ausgebildet ist – idealerweise nicht nur durch die klassische medizinische, chiropraktische oder naturheilkundliche Ausbildung, sondern zusätzlich auch durch Fortbildungen der *International Lyme and Associated Disease Society* (ILADS), der *Tick-Borne Disease Alliance* (TBDA) oder der Deutschen Borreliose-Gesellschaft – kann die Diagnose auch klinisch über Anzeichen und Symptome stellen. Wenn Ihnen ein Therapeut, der nicht entsprechend fortgebildet ist, ein negatives Lyme-Borreliose-Testergebnis präsentiert, sollten Sie vorsichtshalber eine zweite Meinung einholen.

Zu den häufig vorkommenden Co-Infektionen zählen Bartonellosen, Babesiosen, Ehrlichiosen und Mykoplasmosen. Auch das Rocky-Mountain-

Fleckfieber, das Heartland-Virus und weitere Krankheiten werden durch Zecken und andere Vektoren (Feuerameisen, Flöhe, Mücken) übertragen.

Bitte beachten Sie: Lyme-Borreliose wird durch das Bakterium *Borrelia burgdorferi* verursacht. Als Auslöser für die vergleichbaren Co-Infektionen kommen Bakterien, Parasiten oder Mykoplasmen in Betracht. Aus Platzgründen wird im Folgenden nur von Lyme-Borreliose die Rede sein, obwohl auch die Co-Infektionen mitgemeint sind.

Laut einer Studie vom Januar 2014, an der u.a. Dr. Ralph Stricker und Dr. Eva Sapi beteiligt waren, könnte es auch eine sexuell übertragbare Form der Lyme-Borreliose geben. Schwangere und stillende Mütter können die Bakterien auf ihr Baby übertragen, da Lyme-Borrelien plazentagängig sind und sich auch bei 33% der Mütter in der Muttermilch nachweisen ließen. Interessanterweise kommt es jedoch auch vor, dass infizierte Mütter ihre Babys zwar nicht mit dem eigentlichen Bakterium anstecken, diese aber doch an Problemen des Zentralnervensystems, ADHS, Nahrungsmittelallergien, Autismus, Tourette-Syndrom, Zwangsstörungen oder anderen Syndromen leiden. Durch einen miasmatischen Einfluss der Mutter entsteht beim Nachwuchs eine Reihe von Empfindlichkeiten, Allergien oder Ungleichgewichten. Dies bezeichnet man als PANS (peripheres autonomes Nervensystem).

Bislang ist noch nicht nachgewiesen worden, dass Lyme-Borreliose auch indirekt über den gemeinsamen Verzehr von Nahrungsmitteln und Getränken, durch Esswerkzeuge oder Händeschütteln übertragen werden kann. Potenziell ist eine Ansteckung über Schleimhäute und Speichelflüssigkeit möglich, aber dies ist noch nicht bestätigt. Die Blutbanken sind infiziert und müssten überprüft werden. Bei seinem Haustier kann man sich während des normalen Umgangs oder normaler Pflegetätigkeiten nicht anstecken. Allerdings ist es möglich, von einer Zecke gebissen zu werden, die vom Körper des Haustiers auf den eigenen herübergewandert ist. Es wird davon abgeraten, mit Tieren in einem Bett zu schlafen. Es ist auf jeden Fall empfehlenswert, ihre Schlafstelle zu reinigen und sie mit Zeckenschutzmitteln wie Vectra einzureiben.

Die Lyme-Borreliose hat im 21. Jahrhundert epidemische Ausmaße angenommen. Jahrzehntelang haben wir nicht begriffen, wie sehr diese

Mikroorganismen unsere Gesundheit belastet haben, so dass chronische Krankheiten in den letzten Generationen explosionsartig angestiegen sind. Im August 2013 hat das Zentrum für Krankheitskontrolle bekanntgegeben, dass es pro Jahr 300.000 Neuerkrankungen gibt, von denen jedoch 90% nicht im akuten Anfangsstadium diagnostiziert und behandelt werden. Manche Behörden gehen sogar von 1.000.000 Neuerkrankungen in den USA pro Jahr aus. Lyme-Borreliose ist die am weitesten verbreitete Infektionskrankheit in den USA. In meinem Landkreis in New Hampshire hat die Erkrankungsrate in den vergangenen fünf Jahren jedes Jahr um 100% zugenommen, und in manchen Staaten sind 75 bis 90% der Hirschzecken mit Lyme-Bakterien infiziert.

Die Ost- und Westküste sind besonders stark betroffen, und in den Südstaaten ist zu wenig über die Angelegenheit bekannt. Im Flusstal des Ohio, im Mittleren Westen und entlang der Großen Seen nehmen die Fallzahlen exponentiell zu, da mittlerweile viele verschiedene Zeckenarten die Krankheit in sich tragen. Milde Winter können ihnen nichts anhaben. Weltweit tritt Lyme-Borreliose mittlerweile in achtundneunzig Ländern auf. Zecken können noch eine Vielzahl weiterer Infektionskrankheiten übertragen, wie z.b. das Rocky-Mountain-Fleckfieber, diverse Rückfallfieber und Virusinfektionen. Zecken sind Miniatur-Jauchegruben. Im Wesentlichen übertragen sie Krankheitserreger während ihres Entwicklungs- und Nahrungszyklus von einem Wirt zum nächsten.

Zecken bevorzugen als Lebensraum tiefgelegene Waldgebiete, Strandhafer, an Wälder grenzende offene Wiesen, Büsche und Unterholz sowie Bodendecker wie Ysander. Normalerweise suchen sie sich ein kleineres Tier als Wirt, wie z.B. Kaninchen, Eichhörnchen, Waschbären, Hunde oder Rehe. Zecken sitzen etwa in Oberschenkelhöhe auf einem Blatt oder Grashalm und klettern dann hinüber auf warmblütige Tiere (und Menschen), wenn diese an ihnen vorbeistreifen. Auf dem Körper krabbeln sie dann so lange umher, bis sie eine weiche und dünne Hautstelle finden, die sie als Einstichstelle nutzen können. Oft ist dies am Genick/Haaransatz, in den Achseln oder in der Leistenbeuge der Fall. Dort beißen sie sich im Wirt fest und bleiben über Stunden und Tage am selben Ort, während sie sich mit Blut vollsaugen. Oft verbeißt sich die Zecke gar nicht im Wirt, sondern krabbelt lediglich auf ihm herum. Um Bakterien zu übertragen, muss sie sich aber festgebissen haben. Manchmal wird behauptet, die Zecke müsse über vierundzwanzig Stunden festgesaugt sein, damit ihr Speichel ins Blut gelangt, aber diese gut gemeinte Beruhigung entspricht leider nicht den Tatsachen. Vielmehr ist es davon abhängig, in welchem Stadium ihres Nahrungszyklus sie sich gerade befindet, wenn sie bei Ihnen andockt.

Im Frühling sind Zecken besonders zahlreich vorhanden, weil dies die Jahreszeit ist, zu der sie als fast durchscheinende und leicht übersehbare Nymphen aus ihren Eiern schlüpfen. Auch nach einem Regenfall kann ihre Zahl wachsen. Eine weitere Hoch-Zeit kommt dann im Herbst. Das deutlichste Anzeichen einer frischen Lyme-Infektion ist die Wanderröte an der Einstichstelle. Ein kleiner roter Punkt in der Mitte und ein diesen umgebender roter Kreis ist ein klassisches frühes Warnsignal. Dieser Ausschlag, der ein wenig an eine Zielscheibe erinnert, kann so klein wie ein 10-Cent-Stück sein, aber auch die Größe eines Softballs erreichen. Farblich ist von Blassrosa bis Zinnoberrot alles denkbar, entzündungsbedingt kann der Ausschlag auch schmerzhaft anschwellen und ins Blau-Schwarze gehen. Bei anderen wiederum kommt es lediglich zu einer Quaddel. Dieses *Erythema migrans* ist, wenn es sicher durch eine Zecke verursacht wurde, ein 100-prozentiger Nachweis, dass es zu einer Infektion mit *Borrelia burgdorferi* gekommen ist.

Viele bemerken den Zeckenbiss überhaupt nicht. Nur bei etwa 50% tritt die Wanderröte auf. Sie kann sich auch an einer nicht gut einsehbaren Stelle wie dem Rücken oder dem Kopf befinden. Wenn Sie bei sich eine rote Quaddel oder Einstichstelle entdecken, die Sie für einen gewöhnlichen Spinnenbiss halten – auch Spinnenbisse können gelegentlich wie ein roter Punkt mit umgebendem roten Kreis aussehen – lassen Sie bitte auch diese untersuchen. Wenn man bedenkt, wie schnell Lyme-Borreliose eskaliert und welch schwere Konsequenzen mit ihr einhergehen, sollte man einen solchen Biss nicht als Zipperlein abtun. Sie stellen sich nicht an, nur weil Sie einen Insektenstich oder -biss abklären lassen!

Abgesehen von der anfänglichen Wanderröte gehören grippeartige Schmerzen, oft in den Gliedmaßen, im Rücken und Nacken, zu den frühen Symptomen der Lyme-Borreliose. Diese Schmerzen gehen oft mit Frösteln und Übelkeit einher (auch Rheumatoide Arthritis und das chronische Erschöpfungssyndrom nehmen oft diesen Anfang!). Manche Betroffene leiden an deutlichen Gelenkschwellungen und -schmerzen (am häufigsten ist hierbei das Knie betroffen). Eine leicht erhöhte Temperatur, selten über 37,8 Grad, ist auch nicht untypisch. Neben den grippeähnlichen Schmerzen sind Kopfschmerzen, oft schwere, die zweithäufigsten Symptome. Schwindel, Halsschmerzen, Erschöpfung und geschwollene Lymphdrüsen können ebenfalls auftreten. Auch Depressionen sind nicht ungewöhnlich. Die Symptome kommen und gehen in Schüben, die über vier bis sechs Wochen andauern, was auch bei vielen Autoimmunerkrankungen der Fall ist.

Die erwähnten Symptome treten in unterschiedlichen Konstellationen auf und bleiben über ein paar Tage bestehen, ohne wie bei Grippe üblich auf die Atemwege oder den Magen-Darm-Trakt überzugreifen. Die typischen Grippesymptome wie Schleimproduktion, laufende Nase und Husten bleiben für gewöhnlich aus. Dies ist ein sehr entscheidender Hinweis, auf den Sie achten sollten. Wenn Sie sich unwohl und grippig fühlen, ohne dass die Krankheit wie gewohnt fortschreitet und zu Husten und Schnupfen führt, sollten Sie an Lyme-Borreliose denken. Erst später setzen das schwere Unwohlsein und die ausgeprägte Erschöpfung ein, oft begleitet von einem „Wattegefühl" im Kopf und geistiger Dumpfheit. In manchen Fällen bildet sich tatsächlich eine richtige Grippe aus, in welchem Fall die Möglichkeit, es könne sich um Lyme-Borreliose handeln, meist völlig verworfen wird. Bei Betroffenen mit einem sehr starken Immunsystem treten die grippeähnlichen Symptome möglicherweise nur ein paar Tage lang auf und kehren dann erst Wochen oder sogar Monate später zurück. Umgekehrt gibt es auch Menschen, die sagen: „Ich fühle mich, als hätte mich ein Lastwagen überrollt! In meinem ganzen Leben habe ich mich noch nie so schlecht gefühlt."

Bitte beachten Sie, dass bei Kindern oft nicht alle der erwähnten Symptome auftreten. Vielmehr leiden sie hauptsächlich an Glieder- und Kopfschmerzen, und möglicherweise zeigt sich auch die Wanderröte. Weil aber Kinder bei jedem kleinen Virus, das in Schule oder Kindergarten auftritt, schnell mal an leichtem Fieber, Halsschmerzen und Müdigkeit leiden, denkt man sich während der ersten Tage nichts weiter bei ihren Beschwerden und geht davon aus, dass sie schon wieder nachlassen werden, sobald ihr aktives Immunsystem der Mikroben-Invasion erfolgreich ein Ende setzt. Meistens ist diese Einstellung ja auch angemessen – von gewöhnlichen Virus-Erkrankungen erholen sich Kinder von selbst.

Wenn Ihr Kind über Kopfschmerzen klagt, sich in der Schule nicht mehr konzentrieren kann, ängstlich oder unruhig ist, am Knie oder einem anderen Gelenk Schmerzen hat oder ein paar Wochen nach einer scheinbar leichten Erkältung oder grippeartigen Erkrankung einfach immer noch nicht seine alte Energie zurückhat, kann ich Sie nur immer wieder dazu ermuntern, es auf Lyme-Borreliose testen zu lassen. Bei Kindern, Jugendlichen und sehr gesunden Erwachsenen werden Lyme-Borreliose und die Co-Infektionen im frühen Stadium oft fehldiagnostiziert, ganz besonders dann, wenn die Wanderröte ausgeblieben ist oder man keine Zecke bemerkt hat. Sie verfügen über ein sehr aktives und starkes Immunsystem, das sich sofort aggressiv daran macht, die Borrelien niederzukämpfen. Selbst bei gesunden Kindern und Jugendlichen kommt es oft zu psychischem Leid, Aufmerksamkeitsdefizitsyndrom, Wutausbrüchen, Müdigkeit und Schlafstörungen. Auch Kopfschmerzen, Depressionen, Zwangsstörungen, Ängste, Unwohlsein und Probleme des Verdauungstrakts sind bei Kindern keine Seltenheit und rufen oft noch nicht einmal Verdacht hervor. Dadurch bleiben die frühen Anzeichen von Lyme-Borreliose undiagnostiziert und kehren oft nach einer Ruhepause von einigen Wochen oder Monaten als bleibende Symptome zurück, die dann aber weder vom Arzt noch vom Patienten überhaupt noch mit der ursprünglichen Infektion in Verbindung gebracht werden. Auf diese Weise gehen die meisten Fälle chronischer Lyme-Borreliose schief. Sie wurden anfänglich – in der Praxis, im Labor oder durch sonstige Untersuchungen – nicht richtig diagnostiziert und führen beim Betroffenen zu wiederkehrenden eigenartigen Krankheitsausbrüchen, die sich schließlich zu einer chronischen Lyme-Borreliose auswachsen, die durch mysteriöse und unspezifische Symptomkonstellationen gekennzeichnet ist, oft auch Auswirkungen auf Herz und Nervensystem hat und Autoimmunerkrankungen mit sich bringen kann. Dr. Richard Horowitz macht sehr deutlich, auf welche Weise die durch Zecken übertragenen Infektionen bei vielen Menschen Autoimmunerkrankungen auslösen. Wenn diese Krankheitserreger nicht ausgeschaltet werden, kann lebenslanges Leid die Folge sein.

Eine meiner wichtigsten Botschaften ist daher, dass ein frühzeitiger

Nachweis, eine frühzeitige Diagnose bei Lyme-Borreliose entscheidend ist. Je schneller das Bakterium ausgeschaltet wird, desto besser stehen die Chancen für eine vollständige Heilung. Zögern Sie nicht, sich professionell testen zu lassen, wenn Sie auch nur ansatzweise befürchten, sich infiziert zu haben. Ich kann das nur immer wieder ausdrücklich betonen!

Viele Ärzte sind nicht dazu bereit, das Konzept einer chronischen Lyme-Borreliose anzuerkennen, weil die *Infectious Diseases Society of America* (IDSA, Amerikanische Gesellschaft für Infektionskrankheiten) diese Erkrankung nicht vollständig gelten lässt, sondern nach wie vor behauptet, Lyme-Borreliose sei eine akute Krankheit von begrenzter Dauer. Die fortbestehenden Symptome bezeichnet sie lediglich als „Post-Lyme-Syndrom". Chronische Lyme-Borreliose ist eine schwer fassbare Krankheit, die sich einer eindeutigen Schwarz-weiß-Diagnose entzieht. Da die Krankheit ein oder mehrere Hauptsysteme des Körpers befällt, können die unterschiedlichsten Symptome auftreten und von Fall zu Fall divergieren. Das endokrine System ist besonders oft betroffen.

Mir sind tausende Betroffene begegnet, deren Nervensystem beeinträchtigt war, was die unterschiedlichsten Folgen haben kann: Diverse Lähmungen, Multiple Sklerose, ALS, Parkinson, Neuropathien sowie Morbus Crohn, Hashimoto-Thyreoiditis, bipolare Störungen, Zwangsstörungen, Demenz und Halluzinationen. Ich habe Patienten beraten, bei denen Borrelien Herzprobleme wie Perikarditis oder Herzklappenfehler ausgelöst haben. Bei dem Kind einer Freundin waren die Augen befallen, so dass es blind war, bis es richtig behandelt wurde. Viele Lyme-Betroffene müssen im Krankenhaus behandelt werden, besonders dann, wenn das Immunsystem so überlastet ist, dass es zu Sekundärinfektionen wie Lungenentzündung, einer Infektion mit dem Epstein-Barr-Virus oder Cytomegalie kommt. Kniegelenksergüsse, Rheumatoide Arthritis, Nackensteife, Fibromyalgie, Migräne, chronisches Erschöpfungssyndrom und Lupus erythematodes können oft auf chronische Lyme-Borreliose und unzuverlässige Labortests hinweisen.

Da es so ist, dass sowohl der Stütz- und Bewegungsapparat, das Immun-/Lymphsystem, der Magen-Darm-Trakt, das Herz-Kreislauf- und das Nervensystem als auch die Haut angegriffen werden können und dies von Fall zu Fall unterschiedlich ist, kommt es zu einer solchen Palette verwirrender Symptome, dass es schwierig sein kann, eine eindeutige Diagnose zu treffen. Eine klinische Diagnose kommt durch ein Krankheitsbild zustande, das idealerweise, aber nicht immer, durch modernste Labortestverfahren ergänzt wird, die dazu in der Lage sind, DNS-Fragmente der Lyme-Borrelien sowie spezifische Proteine genau zu identifizieren. Mit begrenzten Forschungsmitteln arbeiten einige wackere Wissenschaftler daran, den Code zu knacken, so dass ein neuer Antigen-Test die Diagnose künftig innerhalb von Tagen, nicht Wochen wie bislang, bestätigen kann.

Was mir in Bezug auf all die Millionen, die an fortgeschrittener Lyme-Borreliose leiden, mit am meisten Sorgen bereitet, ist, dass diese lähmende, verheerende Krankheit die Betroffenen brechen kann. Man ist nur begrenzt belastbar. Oft laugt Lyme-Borreliose die Betroffenen und die, die sich um sie kümmern, völlig aus – körperlich, geistig und seelisch. Sich um die verletzte Seele zu kümmern, ist genauso wichtig, wie den erkrankten Körper zu heilen. Diese randalierende Epidemie hat uns ihre Fratze gezeigt. Sie lässt Hunderttausende von Menschen auf vielfältige Weise leiden. Ich appelliere daran, dass wir Ressourcen auftun, um den Betroffenen zu helfen. Wenden Sie sich an Organisationen wie ILADS (*International Lyme and Associated Diseases Society*), GLA (*Global Lyme Alliance*) und Lymedisease.org bzw. in Deutschland die DBG (Deutsche Borreliose-Gesellschaft), den BFBD (Borreliose- und FSME-Bund Deutschland e.V.) und Onlyme-Aktion.org, um herauszufinden, welche Studien gerade aktuell sind, oder um Blut oder Geld zu spenden.

Die integrative und die Naturmedizin halten sehr gute Ressourcen bereit, die bei der Heilung von Lyme-Borreliose und den durch Crossover-Effekte ausgelösten Autoimmunerkrankungen zum Einsatz kommen können. Naturheilkundlich ausgerichtete Ärzte sind besonders dafür geeignet, diese Krankheit anzugehen, da sie erfahren darin sind, durch unterstützende Behandlungsmethoden Mangelzustände zu beheben und einen überlasteten Körper zu entgiften, gleichzeitig aber auch Infektionen durch die angemessene Gabe von Antibiotika oder antimikrobiellen Kräutermitteln bekämpfen können. In Dr. Richard Horowitz' bahnbrechendem Buch *Why Can't I Get Better? Solving the Mystery of Lyme and Chronic Disease* wird ein umfassendes Behandlungskonzept vorgestellt, mit dem entsprechend ausgebildete Ärzte der Komplexität der Lyme-Borreliose mit ihren

AUTOIMMUN-ERKRANKUNGEN

Co-Infektionen und ihrem Crossover-Effekt auf Autoimmunerkrankungen begegnen können.

Ich hoffe sehr, dass im Laufe des nächsten Jahrzehnts den wegbereitenden Wissenschaftlern endlich die lang überfälligen Forschungsgelder zur Verfügung gestellt werden, die notwendig sind, damit die durch Zecken übertragenen Krankheitserreger umfassend erforscht werden können. Immerhin könnten wir es mit einer „Schlüssel-Schloss-Situation" zu tun haben, bei der die durch Zecken übertragenen Krankheitserreger das lang übersehene und missverstandene Bindeglied für den enormen Anstieg bei Autoimmunerkrankungen und Beschwerden im Kindesalter wie ADHS, Autismus, Asthma, Nahrungsmittelallergien und Stimmungsstörungen sind.

Nachdem ich mich nun seit fünfzehn Jahren mit diesem Thema befasse, Kontakt zu Tausenden Betroffenen aus ganz Amerika und Europa hatte und dazu noch in der glücklichen Position bin, die führenden Experten aus aller Welt für meine Sendung *Lyme Light Radio* interviewen zu dürfen, empfinde ich es als offensichtlich, dass diese „versteckte" Epidemie jahrzehntelang sozusagen unter Radarniveau geflogen ist und allzu lange als vorübergehende Infektion beurteilt wurde, so dass sie über Generationen hinweg unglaublichen Schaden anrichten konnte.

Im Anhang finden Sie einen nützlichen Fragebogen zu Symptomen, die mit Lyme-Borreliose und Autoimmunerkrankungen korrelieren. Sie können ihn als Checkliste verwenden, um zu überprüfen, wie viele Ihrer Symptome dem Crossover-Effekt geschuldet sein könnten. Sie sollten alle Verdachtsfälle unbedingt von einem Lyme-Borreliose-erfahrenen Arzt beurteilen lassen, nicht nur von Ihrem Hausarzt, Neurologen oder Rheumatologen, es sei denn, diese haben sich speziell in diesem Bereich fortgebildet.

Lyme-Borreliose ist eine verwirrende Krankheit. Manche Menschen können infiziert sein, ohne dass sich bei ihnen auch nur ein einziges Symptom bemerkbar macht, während andere die volle Wucht zu spüren bekommen und geradezu verkrüppeln. Ein Teil der Menschen ist für chronische Entzündungen anfällig, so dass bei ihnen der „Autoimmunschalter" gekippt wird und es zu diversen Krankheiten und fortschreitenden Schädigungen kommt. Am besten ist es, eine Lyme-Borreliose früh zu entdecken und schnell mit Antibiotika zu behandeln, bevor sie ins Gewebe, in die Organe und Drüsen vordringen kann. Sobald dieser sekundäre Prozess eintritt, ist die Heilung langwieriger und bedarf eines breitgefächerten Ansatzes aus der integrativen Medizin. Wie ich schon lange verkünde, erfordern es Lyme-Borreliose und andere Autoimmunerkrankungen, dass sich die beiden Seiten der Gesundheitspflege einander die Hand reichen – die Diagnosemöglichkeiten und Pharmakologie der Schulmedizin und die stärkenden Therapieansätze der Naturmedizin, denn wir alle wissen, dass zwei Hände, die zusammenarbeiten, besser sind als eine allein.

Es sind in großem Stil Schulungen, eine Steigerung des Problembewusstseins, bessere Labortestverfahren und Forschungen nötig, um der Verwirrung und ablehnenden Haltung Herr zu werden, die die durch Zecken übertragenen Krankheiten umgibt, und um endgültig die Puzzleteile des explosionsartigen Anstiegs der Autoimmunerkrankungen in den letzten Jahrzehnten zusammensetzen zu können. Ich glaube, dass es kein Zufall ist, wenn zeitgleich mit dem rasanten Wachstum der Zeckenpopulation und einem entsprechenden Anstieg der Borreliose-Übertragungen seit den 1970ern auch die ganzen Autoimmunerkrankungen und all die „mysteriösen" Symptome, mit denen die Menschen zu kämpfen haben, auf dem Vormarsch sind. Wir befinden uns potenziell am Rand eines Wendepunktes, an dem sich durch die richtige Forschung das Wesen der ärztlichen Behandlung grundsätzlich wandeln könnte.

Metaphysik: Bei Lyme-Borreliose können alle sieben Chakras involviert sein, je nachdem welches Ihre Hauptsymptome sind. Verwenden Sie die Chakra-Übersicht, um einen Einstiegspunkt zu finden. Bei chronischer Lyme-Diagnose profitieren Sie höchstwahrscheinlich davon, wenn Sie die Heilungsübungen für alle sieben Chakras durchführen. In jedem Fall sollten Sie sich mit dem vierten Chakra auseinandersetzen, um Ihr Immunsystem und Ihre Abwehrkräfte zu stärken und herauszufinden, wonach Ihr Herz verlangt. Ebenso sollten Sie am dritten Chakra arbeiten, um Ihre Willenskraft und Intention zu aktivieren, damit Sie zu „Ihrem" Platz in der Welt, Ihrer Lebensaufgabe und Ihrer eigenen Kreativität finden können.

LABORDIAGNOSTIK BEI LYME-BORRELIOSE

L yme-Borreliose und die damit assoziierten Co-Infektionen lassen sich mit den herkömmlichen kommerziellen Laborverfahren nicht ohne weiteres im Blut eines Betroffenen nachweisen. Wenn man *Borrelia burgdorferi* nachweisen möchte, kommt es darauf an, das richtige Labor mit dem richtigen Test zu beauftragen, und selbst dann liegt die Treffsicherheit nicht bei 100%. Bislang gibt es noch nicht den einen ultimativen diagnostischen Test für Lyme-Borreliose. Die Krankheit kann schwer zu fassen sein. Eine klinische Diagnose durch einen Lyme-Borreliose-erfahrenen Arzt ist UNABDINGBAR. Akzeptieren Sie niemals ein negatives „Ergebnis" von einem Test, der in der Notaufnahme, von einem Allgemeinarzt oder selbst von einem Facharzt, wie z.b. einem Rheumatologen, Neurologen, Immunologen oder einem Infektiologen durchgeführt wurde. Diese beauftragen für gewöhnlich die großen kommerziellen Labore oder die örtlichen Krankenhauslabore, die für ihre falsch-negativen Testergebnisse berüchtigt sind.

Verlässlicher sind Speziallabore – in Amerika wären das beispielsweise IGeneX, Clongen, NeuroScience oder Fry Labs, in Deutschland z.B. das Deutsche Chroniker Labor. Allzu oft verwerfen Ärzte aufgrund eines ungenügenden Labortests die Diagnose einer durch Zecken übertragenen Krankheit, obwohl es sinnvoll wäre, weiter nachzuforschen. Ich kann gar nicht sagen, wie vielen Leuten ich schon begegnet bin, die mir von ihrer Krankheit berichtet und gesagt haben, sie seien auf ALLES getestet worden, auch auf Lyme-Borreliose, aber das Ergebnis sei negativ. Dann hake ich nach: „Hat Ihr Arzt dafür die IGeneX-Labore in Kalifornien beauftragt?" Die beunruhigten Patienten gucken mich dann ratlos an, denn wer unterzieht die ärztlichen Unterlagen schon einer solch genauen Prüfung? Aller Wahrscheinlichkeit nach wurden die Krankheitserreger übersehen, und als Nächstes höre ich dann für gewöhnlich, dass Immunsuppressiva und Schmerzmittel verordnet wurden. Wenn in meiner eigenen Stadt ein Fünfunddreißigjähriger in der Blüte seines Lebens im Supermarkt oder bei der Post vor mir steht und diese Geschichte erzählt, zerspringt mir fast das Herz vor Traurigkeit. Selbst hier in Neuengland, im Zentrum der Epidemie, gibt es nur so WENIGE Borreliose-erfahrene Ärzte! Fortschrittliche Labortestverfahren sind so unglaublich wichtig.

Die Anwältinnen Susan Green (Maryland) und Monte Skall (Virginia) haben in Washington, D. C. einen zentralen Gesetzentwurf für die *National Capital Lyme Disease Association* durchbekommen. Das Gesetz besagt, dass ein negatives Ergebnis bei einem ELISA-Borreliose-Test eine Lyme-Borreliose nicht ausschließen kann. Virginia, wo das Gesetz aktuell Gültigkeit hat, ist der erste Staat, der klar und deutlich anerkennt, dass die Labordiagnostik bei Lyme-Borreliose fehlerhaft sein kann und weitere Untersuchungen angebracht sind. Alle anderen Staaten müssen diesem Beispiel noch folgen.

Die Fähigkeit der Erreger von Lyme-Borreliose und den Co-Infektionen wie Bartonellose und Babesiose, sich vor unserem Immunsystem zu verstecken, lässt den labordiagnostischen Nachweis dieser Krankheiten zu einer Herausforderung werden. Oft spürt ein Betroffener, dass er krank ist, muss sich aber immer und immer wieder von Ärzten, Krankenhäusern und Laboren sagen lassen: „Ihr Test war negativ. Sie haben keine Lyme-Borreliose. Alles in Ordnung." Derweil nisten sich die Bakterien seelenruhig und unbemerkt im Gewebe und in den Organen des Betroffenen ein. Oft wird dann eine Autoimmunerkrankung wie Lupus erythematodes, MS oder Rheumatoide Arthritis diagnostiziert und die eigentlich zugrunde liegende Infektion mit Borreliose gänzlich übersehen. Hunderttausende werden einfach in die Fibromyalgie- oder Erschöpfungssyndrom-Schublade gesteckt, ohne dass jemals die wahre Ursache der Infektion entdeckt wird.

Eine wichtige Botschaft für alle Leser, die meinen, von einer Zecke gebissen worden zu sein oder „spüren", dass sie möglicherweise Lyme-Borreliose haben, ist, unbedingt darauf zu bestehen, dass sich Ihr Arzt an eins der Speziallabore (IGeneX, Clongen, NeuroScience, das Deutsche Chroniker Labor) wendet und deren spezifische Tests in Auftrag gibt, um ein genaueres Ergebnis zu erzielen. Selbst diese Labore haben immer noch eine hohe Falsch-negativ-Quote. Der Western-Blot von IGeneX ist einer der präziseren Tests für Lyme-Borreliose. Wie bereits erwähnt, verlassen sich die meisten Ärzte, die sich nicht auf die Behandlung von Lyme-Borreliose spezialisiert haben, auf den gewöhnlichen ELISA-(*Enzyme Linked Immunosorbent Assay*)-Borreliose-Test. Fällt dieser negativ aus, wird nicht weiter getestet. Fällt er positiv aus, was nur in kümmerlichen 35% der Fälle vorkommt, machen sie mit einem Western-Blot eines kommerziellen Labors weiter, der auch nicht zuverlässig ist. Selbst wenn eine der Banden positiv ist, nennen sie das Ergebnis falsch-positiv, obwohl tatsächlich das Gegenteil der Fall ist. Dieses zweistufige Testverfahren ist extrem ungenau und fehlerhaft – die Falsch-negativ-Quote liegt bei bis zu 70%.

Die CDC (Zentren für Krankheitskontrolle und Prävention) und die IDSA (Amerikanische Gesellschaft für Infektionskrankheiten) erkennen die chronische Form der Lyme-Borreliose nicht als Krankheit an, was Ärzten die Diagnose und Behandlung erschwert, wenn sie sich nur auf ein negatives Testergebnis des Patienten stützen können. Die gegenwärtigen Behandlungsrichtlinien der IDSA sind unzureichend, da sie die Behandlung mit nur einem Antibiotikum über maximal einen Monat vorsehen. Dadurch kommt es in zu vielen Fällen überhaupt erst zu der persistierenden Infektion, deren Existenz abgestritten wird.

Auf der Internationalen Konferenz für Lyme-Borreliose und andere durch Zecken übertragene Krankheiten (*International Conference on Lyme Borreliosis and other Tick Borne Diseases*, ICLB) 2013 in Boston hat die IDSA das Konzept eines „Post-Lyme-Syndroms" anerkannt. Dieses Syndrom ist also die Antwort der IDSA auf die anhaltenden lähmenden Symptome, von denen die IDSA behauptet, sie seien auf die „normalen" Lebens- und Alterungsprozesse zurückzuführen. Die IDSA behauptet, dass die bei akuter Lyme-Borreliose vorgesehenen vierzehn bis dreißig Tage Antibiotikatherapie genügten und es für darüber hinaus bestehende Symptome andere Ursachen geben müsse, wie beispielsweise Autoimmunerkrankungen oder Entzündungen.

In Bezug auf *B. burgdorferi* und die verbreiteten Co-Infektionen, die so unermessliches Leid verursachen, gibt es noch so viel herauszufinden. Dr. Richard Horowitz, ehemaliger Vorsitzender der ILADEF (*International Lyme and Associated Diseases Educational Foundation*), hat über 12.000 Lyme-Borreliose-Patienten behandelt. Er ist der Ansicht, dass die

Co-Infektionen bei den persistierenden Fällen eine große Rolle spielen. Derzeit stellen Lyme-Borreliose-erfahrene Ärzte eine klinische Diagnose und fühlen sich bestätigt, wenn diese von mehr als einem Labor positiv bestätigt wird. Dr. Ahmed Kilani (*Clongen Labs*) hat viel Zeit in die Lyme-Borreliose-Forschung investiert. Er bestätigt, dass Tests zum Nachweis von *B. burgdorferi* nur nach einem einzigen Erregerstamm suchen, dass es für diese Bakterien und die Co-Infektionen aber viele Erregerstämme gibt.

In seiner Statistik sind aufgeführt:

117 Erregerstämme insgesamt
32 Borrelienstämme (weltweit sind bis zu 380 bekannt)
29 Bartonellenstämme
6 Babesienstämme
6 Anaplasmenstämme
12 Ehrlichienstämme
23 Rickettsienstämme

Diese Liste beinhaltet noch gar nicht die vielen unterschiedlichen Viren, zahlreichen Mykoplasmenspezies, den Erreger des Rocky-Mountain-Fleckfiebers oder weitere Mikroorgansimen wie den protozoischen Parasiten FL1953 (Fry Labs), die auch noch von Zecken übertragen werden können. In einer einzigen Zecke sind die Erreger für mindestens sieben Co-Infektionen vorhanden, oft sogar noch deutlich mehr. Andere Studien kommen zu dem Ergebnis, dass es weltweit etwa 380 Borrelienstämme gibt und der Nordosten der USA sowie Kalifornien mit *Borrelia miyamotoi* durchseucht sind, einem Erregerstamm, der für eines der Zeckenrückfallfieber verantwortlich ist und den man bislang noch nicht labordiagnostisch nachweisen kann. Es ist kein Wunder, dass sich jedes Jahr mehr als 1.000.000 Menschen mit durch Zecken übertragenen Krankheiten infizieren und nur ein Bruchteil davon die richtige Diagnose erhalten.

Etwa jedes halbe Jahr wird neues Licht darauf geworfen, wie diese wandelbare Borrelien-Spirochäte funktioniert. Man ist auf der Suche nach einem aussagekräftigen Labortestverfahren, mit dessen Hilfe sich die Borrelien zweifelsfrei nachweisen lassen, sowohl unmittelbar nach der Infektion (beispielsweise nach einem Zeckenbiss) als auch bei chronischen Verläufen. Bei den neuesten, sehr spezifischen und empfindlichen Tests handelt es sich um eine enorme Errungenschaft im Kampf gegen chronische Lyme-Borreliose, weil sie eine präzise Diagnose ermöglichen. Dennoch lassen sich diese Infektionen am besten klinisch über den anamnestischen Hintergrund des Patienten diagnostizieren.

Es gibt einige lohnende Tests, die Sie und Ihr behandelnder Arzt in Erwägung ziehen sollten. Beispielsweise sind die Western-Blot-Antikörpertests, PCR-Untersuchungen, Immunmodulationstests sowie Tests auf Co-Infektionen von IGeneX und Clongen Labs deutlich empfindlicher als die von kommerziellen Laboren. Aber auch sie können noch falsch-negative Ergebnisse liefern. Die Banden, die, wenn sie bei einem Western-Blot positiv sind, einem Arzt eine Borreliose bestätigen, sind die Banden 18, 23 bis 25, 28, 31, 34, 39 und 83 bis 93. Die CDC (Zentren für Krankheitskontrolle und Prävention) erfordern, dass vor dem Western-Blot-Test ein ELISA-Antikörpertest auf Lyme-Borreliose durchgeführt wird, der aber in 65 bis 75% der Fälle falsch negative Ergebnisse erzielt. Tatsächlich wird Lyme-Borreliose mit dieser Art Test oft übersehen. Wenn bei einem Patienten nur eine der Lyme-spezifischen Banden positiv ist, wird dies von den CDC nicht als positiver Nachweis angesehen, da sie mindestens fünf positive Banden im IgG- und drei positive Banden im IgM-Blot verlangen. Ursprünglich fanden diese Anforderungskriterien von den CDC nur zur epidemiologischen Überwachung Anwendung und wurden erst später auch als Diagnosekriterien übernommen. Tatsächlich ist es so, dass schon dann eine Borreliose-Diagnose naheliegend ist, wenn sich nur eine einzige dieser Banden als positiv erweist.

Wenn sich DNS-Fragmente von Borrelien im Urin nachweisen lassen, gilt das ebenfalls als Bestätigung einer Infektion. Hierfür eignet sich beispielsweise der Epitop-Test von IGeneX sowie der Nanotrap-Test von Ceres, der zur Zeit in klinischen Studien an der *George Mason University* auf Herz und Nieren überprüft wird und zu einem wahren Durchbruch der Lyme-Diagnostik werden könnte. Im Moment ist dieser Nanotrap-Test der meistversprechende Ansatz, um akute Infektionen frühzeitig zu diagnostizieren.

Ein weiterer Test, der zunehmend erfolgreich eingesetzt wird, ist der iSpot-Lyme™-Test (von *NeuroScience Labs*). Dieser Test stützt sich auf die

Aktivierung der Effektor-T-Zellen (die Immunantwort) des Patienten. Bei diesem Test werden vier statt nur zwei Antigene verwendet, um Signaturproteine, sogenannte Zytokine, nachzuweisen. Das Ergebnis wird als vermehrte Produktion von Gamma-Interferon gemessen. Der iSpot-Lyme™-Test ist sehr verlässlich und präzise: Sein positiver Vorhersagewert liegt bei 84%, sein negativer Vorhersagewert bei 94%. Er wird mittlerweile von vielen Ärzten verwendet.

Darüber hinaus hat *NeuroScience* auch noch einen ELISPOT im Angebot – einen weiteren Antigentest, der Borrelien auch in vielen Fällen nachweisen kann, bei denen der Western-Blot oder ELISA seronegativ war.

Es ist nach wie vor fraglich, ob Blutkulturdiagnostik, die auch zum Einsatz kommt, sinnvoll ist. Ähnlich wie bei den Zellkulturtests bei Harnwegsinfektionen wird dabei über zwei bis sechzehn Wochen eine Patientenblutprobe auf einem speziellen Agar-Nährboden kultiviert und daraufhin untersucht, ob sich Borrelien oder die Erreger gewisser Co-Infektionen anzüchten lassen. Zunächst erschien dieser Ansatz vielversprechend zu sein, aber nach mittlerweile zwei Jahren kommen Zweifel auf, da übermäßig viele Ergebnisse „positiv" ausfallen, was darauf hindeuten könnte, dass der Test zu häufig falsch positive Resultate liefert. Die *Advance Labs* haben einen vielversprechenden Borrelien-Kulturtest im Angebot, der aktuell von ein paar unabhängigen Laboren bestätigt wird.

DURCH ZECKEN ÜBERTRAGENE CO-INFEKTIONEN

Durch Zecken übertragene Co-Infektionen verursachen oft großes Leid und sind bei fehlender ärztlicher Erfahrung schwer zu diagnostizieren. Es folgt eine kurze Übersicht:

Bartonella ist eine Gattung von Bakterien, die sich wie Parasiten verhalten. Sie lösen die sogenannte Katzenkratzkrankheit aus, und lange ging man davon aus, dass sie hauptsächlich durch Kratz- oder Bissverletzungen von Katzen übertragen wird. Heute weiß man, dass auch Zecken und andere Vektoren zu ihren Überträgern zählen. Ich kann mich noch daran erinnern, wie mein vergnügter Vater einmal von jemandem, der ganz zappelig, launisch und von überschießender Energie war, sagte: „Der ist so nervös, der muss die Katzenkratzkrankheit haben." Mir war bekannt, dass Bartonellen das Nervensystem massiv beeinträchtigen, und ich konnte aus erster Hand Erfahrungen damit sammeln, welche fürchterlichen, schreckenerregenden Ängste, welche Unruhe und blendend-scharfe Nervenschmerzen sie hervorrufen. Bei mir war der Trigeminus betroffen, was zu tagelangen schwersten Migräne-Attacken führte. Bei anderen können der Hüftnerv oder das Nervengeflecht der Halswirbelsäule betroffen sein, es kann zu einer Bell'schen Parese kommen, zu diversen Arten von Tremor und Kopfschmerz, zu Torticollis, Plantarfasziitis und gemeinen, heftigen Gelenkschmerzen, deren Ausprägung wandernd, periodisch oder dauerhaft sein kann. Für viele Patienten fühlen sich die Gelenkschmerzen so an, „als würden ihre Knochen brechen". Ein typisches Bartonellen-Symptom sind schmerzende Fußsohlen, besonders morgens beim Aufstehen – oft fühlt es sich so an, als laufe man barfuß über Kieselsteine. Es bilden sich auch lange Streifen auf der Haut, wie „Schwangerschaftsstreifen". Auch geschwollene Drüsen und Lymphknoten können beschwerlich sein. Darüber hinaus können diese Bakterien auch schwere Gastritis und Übelkeit mit oder ohne Übergeben hervorrufen. Bei Bartonellen-Infektionen gibt es große Überschneidungen mit Rheumatoider Arthritis, Lupus erythematodes, Multipler Sklerose, Magen-Darm-Beschwerden, Interstitieller Zystitis (Blasenentzündung) und sämtlichen neurologischen Problemen. Starke Stimmungsschwankungen, heftige Wutanfälle und sogar Zustände vergleichbar einer posttraumatischen Belastungsstörung (PTBS) sind nicht ungewöhnlich. Bei manchen Patienten kommt es zu Panikattacken und anhaltenden Ängsten. In einigen Artikeln der Fachliteratur wird von Bartonellose-Ausbrüchen im Irak berichtet, die möglicherweise im Zusammenhang mit dem „Golfkriegs-Syndrom" stehen, das Ähnlichkeiten mit Lyme-Borreliose und dem chronischen Erschöpfungssyndrom aufweist.

Babesien sind zu den Piroplasmen zählende Parasiten, die Symptome hervorrufen, die an Malaria erinnern, aber mit stärkeren Schmerzen einhergehen. An dem Tag, an dem ich an Lyme-Borreliose erkrankte, bemerkte ich als erstes Symptom einen plötzlichen Schwindel, als ich mich an der Supermarkttheke umdrehte. Es folgte ein starkes, klammes Frösteln und das Gefühl, als würde ein Felsbrocken auf meinem Kopf lasten, alles begleitet von Erschöpfung. Ich weiß noch, wie ich dem Arzt berichtete: „Das fühlt sich alles sehr nach Malaria an. Die hatte ich mit fünfzehn in Afrika." Er nickte nur und beendete seine oberflächliche Untersuchung (bei der ihm – es war das Jahr 2000 – Lyme-Borreliose noch nicht einmal flüchtig in den Kopf kam). Mein Lyme-Borreliose-erfahrener Arzt, der mich schließlich behandelte, war der Ansicht, dass ich eine Co-Infektion mit Babesien hatte, auch wenn wir das Jahre später labordiagnostisch nicht mehr nachweisen konnten. Zu den Kernsymptomen zählen Schweißausbrüche, Nachtschweiß, Überhitzung in Kopf und Brust, Hitzeempfindlichkeit, Schwindel, Kopfschmerzen, Erschöpfung, Muskelschmerzen, Atemnot, trockener Husten, schwere Depressionen, Suizidgedanken sowie Übelkeit und Erbrechen. Ähnlich wie bei einer Bartonellose kann es bei lang andauernden Infektionen auch zu Leberschäden und Blutarmut kommen. Die Infektion kann sehr mild verlaufen. Betroffene, deren Immunsystem geschwächt ist oder deren Milz entfernt wurde, können jedoch schwer erkranken. Bartonellen und Babesien treten häufig gemeinsam auf. Mit einem PCR-Test (Polymerase-Kettenreaktion) kann die DNS von Babesien im Blut nachgewiesen werden. Ein FISH-Test (Fluoreszenz-in-situ-

Hybridisierung) kann die ribosomale RNA (Ribonukleinsäure) von Babesien in einem dünnen Blutausstrich nachweisen. Das Blut der Patienten kann auch auf Babesien-Antikörper getestet werden.

Zu den **Ehrlichien** zählen zwei von Zecken übertragene Parasiten, die zur Ordnung der Rickettsien gehören. Sie werden beide als Ehrlichien bezeichnet und befallen unterschiedliche Arten weißer Blutkörperchen. Bei HME (der humanen monozytären Ehrlichiose) werden Monozyten befallen, bei HGE (der humanen granulozytären Ehrlichiose) Granulozyten. HGE wurde 2003 in Anaplasmose umbenannt. Zecken tragen zahlreiche Krankheitserreger in sich. Sehr wahrscheinlich wird HME von der amerikanischen Waldlaus (*Lone Star Tick*) übertragen und HGE von der Hirschzecke.

Ursprünglich ging man davon aus, Ehrlichiose (HME) sei ausschließlich eine Tierkrankheit. Über die erste Infektion beim Menschen wurde 1987 berichtet, mittlerweile tritt die Krankheit in dreißig Bundesstaaten, vornehmlich in den mittleren bis südlichen Bundesstaaten der amerikanischen Ostküste, sowie in Europa und Asien auf. Anaplasmose (HGE) beim Menschen wurde 1990 erstmals bei einem Mann aus Wisconsin identifiziert. Bis zu dem Zeitpunkt hielt man sie für eine Krankheit, die Pferde, Schafe, Rinder, Hunde und Katzen befällt. Sie tritt vor allem im nördlichen Teil des mittleren Westens, im nördlichen und mittleren Osten der USA, im Norden Kaliforniens und in vielen Teilen Europas auf. Laut einigen Studien sind in den endemischen Gebieten bis zu 15 bis 36% der Bevölkerung infiziert, wobei die Krankheit oft nicht erkannt wird.

Die klinischen Manifestationen von Ehrlichiose und Anaplasmose sind dieselben. Bei beiden treten typischerweise plötzlich hohes Fieber, Erschöpfung, Muskel- und Kopfschmerzen auf. Ehrlichien können, insbesondere an Schultern und Hüften, starke Gelenkschmerzen verursachen. Die Krankheit kann sowohl einen milden als auch einen lebensbedrohlichen Verlauf nehmen. Bei einem schweren Verlauf kann die Zahl der weißen Blutkörperchen und der Thrombozyten reduziert, die Zahl der Leberenzyme erhöht sein, und es kann zu Nierenversagen und Atmungsinsuffizienz kommen. Ältere Menschen oder Patienten, die Immunsuppressiva einnehmen, müssen mit höherer Wahrscheinlichkeit in ein Krankenhaus eingewiesen werden. Auch Todesfälle sind bereits vorgekommen (Lyme-

Disease.org). Co-Infektionen testet man am besten mithilfe der PCR-Methode (Polymerase-Kettenreaktion). Auch die IgG- und IgM-Antikörper gegen diese Krankheitserreger werden überprüft. Es kann notwendig sein, mehrere verschiedene Tests durchzuführen, und eine Behandlung sollte nicht aufgrund negativer Testergebnisse ausgeschlossen werden.

Die Diagnose von Ehrlichiosen ist dadurch eingeschränkt, dass man derzeit nur dazu in der Lage ist, auf zwei Unterarten zu testen. Die Ehrlichien vermehren sich im Inneren von Wirtszellen, wobei sie maulbeerförmige Haufen bilden, die als Morulae bezeichnet werden und manchmal von Ärzten in Blutausstrichen erkannt werden können. Dennoch ist die Infektion leicht zu übersehen. Wenn ein Patient nicht gut auf eine Lyme-Borreliose-Behandlung anspricht, kann das für den Arzt ein Hinweis auf Ehrlichiose/Anaplasmose sein. Bei diesen Krankheiten ist Doxycyclin das Mittel der Wahl, bei ausbleibendem Erfolg steht Rifampicin zur Verfügung (LymeDisease.org).

LymeDisease.org hat uns freundlicherweise folgendes Informationsmaterial zu Co-Infektionen zur Verfügung gestellt:

„Neben den oben beschriebenen Krankheiten können Zecken in unterschiedlichen geographischen Regionen mit einer oder mehreren der folgenden Krankheiten oder Erregern infiziert sein: dem Colorado-Zeckenfieber-Virus, Mykoplasmen, dem Powassan-Enzephalitis-Virus, Q-Fieber, Rocky-Mountain-Fleckfieber (Rickettsien), Zeckenrückfallfieber (Rückfallfieber-Borrelien), Tularämie (Bakterien).

Es steht fest, dass noch nicht alle Krankheiten, die von Zecken übertragen werden, identifiziert wurden. Durch solche Co-Infektionen verkomplizieren sich Diagnose und Behandlung, und die ohnehin schon schwierige Heilung wird noch weiter erschwert. Wenn Patienten nicht zufriedenstellend auf Antibiotika ansprechen, die ihnen gegen Lyme-Borreliose verschrieben wurden, kann das für den Arzt ein Hinweis auf Co-Infektionen sein.

Es gibt aber auch andere mögliche Erklärungen für ausbleibenden Behandlungserfolg. Bei Betroffenen, die unter chronischen Formen der von Zecken übertragenen Krankheiten leiden, ist oft die Immunantwort geschwächt. Dies öffnet den Weg für andere opportunistische Infektionen, wie z.B. HHV-6 (Humanes Herpesvirus 6), das Cytomegalievirus und das Epstein-Barr-Virus. Diese Krankheitserreger werden nicht zwangsläufig durch Zecken übertragen, sind aber in der Umwelt weit verbreitet. Um diese Infektionen zu diagnostizieren, sollte der PCR-Methode der Vorzug gegenüber Antikörpertests gegeben werden. Manche Betroffene sind möglicherweise auch Schwermetallen ausgesetzt. Diese Fälle sollten von Spezialisten beurteilt werden.

Das **Colorado-Zeckenfieber** wird von einem Virus ausgelöst, das von einer im Nordwesten der USA beheimateten Buntzeckenart übertragen wird, der *„Rocky Mountain wood tick"* *(Dermacentor andersoni)*. Die Symptome sind plötzliches hohes Fieber, schwere Kopfschmerzen, Frösteln, Erschöpfung und Muskelschmerzen.

Mykoplasmenspezies – bislang wurden ungefähr 400 unterschiedliche Arten dieser Bakterien identifiziert – werden von Zecken und anderen Vektoren übertragen. Sie sind kleiner als andere Bakterien und haben im Gegensatz zu diesen keine Zellwand. Sie dringen in menschliche Zellen ein und ernähren sich von den dort vorgefundenen Nährstoffen. Sie stören das Immunsystem und verursachen Erschöpfung, Störungen des Bewegungsapparats und kognitive Probleme. Jede Mykoplasmenspezies ist auf bestimmte Körperbereiche spezialisiert. Bis auf *Mycoplasma pneumoniae*, einer häufigen und hochansteckenden Atemwegserkrankung, lassen sich diese Bakterien nur schwer nachweisen. Mykoplasmen können mit Antibiotika und pflanzlichen Mitteln behandelt werden. Um der Erschöpfung und anderer Symptome Herr zu werden, müssen auch Nährstoffe ersetzt werden.

Das **Powassan-Virus** verursacht Frühsommer-Meningoenzephalitis (FSME). Zu den Symptomen können Fieber, Krämpfe, Kopfschmerzen, Orientierungslosigkeit, Lethargie, Bewusstseinsstörungen bis hin zur Bewusstlosigkeit und Lähmungen kommen. 10% der Fälle verlaufen tödlich, und die Überlebenden können bleibende Schäden davontragen.

Q-Fieber wird durch *Coxiella burnetii* ausgelöst, ein Bakterium, das in Rindern, Schafen und Ziegen vorkommt. Die Symptome ähneln denen der Lyme-Borreliose. Q-Fieber beginnt oftmals mit hohem Fieber. Auch eine Lungenentzündung und abweichende Leberfunktion können auf Q-Fieber hinweisen. Doxycyclin ist das Behandlungsmittel der Wahl.

Das **Rocky-Mountain-Fleckfieber** wird durch das Bakterium *Rickettsia rickettsii* ausgelöst, das durch Zeckenbiss übertragen wird. Betroffene bekommen hohes Fieber, Ausschlag und Blutungen. Bei ausbleibender Behandlung sterben 30% der Betroffenen. Die Krankheit lässt sich mit Antibiotika bekämpfen, insbesondere mit Doxycyclin.

Zeckenparalyse tritt auf, wenn manche Zecken ein Toxin aussondern, das eine fortschreitende Lähmung verursacht, die sich nach Entfernung der Zecke wieder zurückbildet.

Die Erreger von **Zeckenrückfallfieber**, *Borrelia hermsii* und *Borrelia miyamotoi*, werden von den im Westen der USA vorkommenden Lederzecken übertragen. Die Infektion zeichnet sich durch zyklisch wiederkehrendes hohes Fieber aus und wird mit Antibiotika behandelt, wobei Doxycyclin das Mittel der Wahl ist. Zwar lassen sich *B. hermsii* labordiagnostisch nachweisen, diese Tests sind jedoch nicht sonderlich zuverlässig. Für *B. miyamotoi* gibt es aktuell noch keine Tests.

Tularämie, die auch als Hasenpest bezeichnet wird, tritt in den gesamten USA auf und wird durch das Bakterium *Francisella tularensis* ausgelöst. Zu den Symptomen zählen Hautgeschwüre, geschwollene und schmerzhafte Lymphdrüsen, Augenentzündungen, Halsschmerzen, Aphten, Lungenentzündungen, Durchfälle und Erbrechen. Am effektivsten lässt sich Tularämie mit Fluorchinolonen wie z.B. Ciprofloxacin behandeln, die jedoch noch bis zu einem Jahr nach Einnahme schädigende Wirkung auf die Sehnen haben können, worauf in den USA mittlerweile mittels einer Warnung im Beipackzettel hingewiesen wird.

Mit einem Lyme-Borreliose-erfahrenen Arzt oder Therapeuten zusammenzuarbeiten, ist eine kluge Wahl, insbesondere dann, wenn die Diagnose einer Autoimmunerkrankung im Raum steht. Im Anhang dieses Buches findet sich ein Symptom-Fragebogen, der Ihnen dabei helfen kann zu entscheiden, ob die Zahl Ihrer Symptome es rechtfertigt, Sie auf Lyme-Borreliose und/oder Co-Infektionen testen zu lassen. Ich persönlich bin der Ansicht, dass jeder chronisch Erkrankte auf Lyme-Borreliose und andere durch Zecken übertragene Krankheiten überprüft werden sollte. Diese kleinen Mikroben können mit Hunderten von Krankheiten in Verbindung gebracht werden. Sie spielen eine sehr intrinsische Rolle als Hauptursache vieler Autoimmunerkrankungen, bei Fibromyalgie, dem chronischen Erschöpfungssyndrom, ALS (ein Hinweis ist, dass laut Dr. Alan MacDonald echte ALS keine Schmerzen verursacht, wohingegen Lyme-Borreliose/ALS schmerzhaft ist) und Parkinson.

Die meisten Ärzte sind nicht ausreichend über die spezifischen Tests oder Speziallabore für Lyme-Borreliose und Co-Infektionen informiert. Es ist wichtig, darauf zu beharren, dass diese Einrichtungen zu Rate gezogen werden, oder einen Lyme-Borreliose-erfahrenen Arzt zu finden, der sich mit diesem wichtigen Thema auskennt. Immer mehr Krankenkassen, in Amerika auch *Medicare*, erstatten einige dieser Tests. Bitte erkundigen Sie sich über diese Labore, die bei der Diagnostik dieser Infektionskrankheiten sehr hilfreich sind. Genauere Angaben finden Sie auf den entsprechenden Internetseiten. Ihr Arzt kann dann die technischen Fragen klären. Wenn erst einmal eine Diagnose gestellt ist, kann auch die richtige Behandlung in Angriff genommen werden. Gewissenhaftigkeit, Geduld und Beharrlichkeit sind für Ihre Heilung entscheidend.

Zuletzt möchte ich noch kurz darauf eingehen, wie man sich bei einem Zeckenbiss verhält und wie man frühzeitig gegen eine mögliche Infektion vorgehen kann: Entfernen Sie die Zecke sanft mit einer Pinzette, die Sie möglichst hautnah an der Bissstelle ansetzen. Ziehen Sie die Zecke gleichmäßig, auf keinen Fall ruckartig heraus. Wenn Sie die Zecke mit Öl oder Vaseline ersticken oder sie mit einem abgebrannten Streichholz berühren, ängstigt sich die Zecke und erbricht ihren Mageninhalt – der alles enthält, was sie aus Ihrem Blutkreislauf und dem der vorangegangenen Wirte aufgenommen hat. Diese Methoden richten also tatsächlich mehr Schaden an, als dass sie helfen, und lassen mehr Krankheitserreger in Ihren Blutkreislauf eindringen.

Reinigen Sie die Bisswunde und tragen Sie eine antibiotische Salbe auf. Stecken Sie die Zecke mit ein wenig Gras und einem Tropfen Wasser in eine kleine Plastiktüte und schicken Sie sie an ein Labor, das hoffentlich überprüfen kann, welche Krankheitserreger in der Zecke vorhanden sind. In den USA bieten Labore wie MainelyTicks.com oder IGeneX.com diesen Service an, aber auch in Deutschland gibt es entsprechende Anbieter, wie z.B. www.labor-brunner.de oder www.labor-enders.de. Am besten haben Sie für diese Zwecke immer ein Zeckennotfallset und ein Probenröhrchen zu Hause. Ich empfehle, bei Entdeckung der Zecke und erneut nach vierundzwanzig Stunden drei Globuli *Ledum Palustre* in der Potenz C200 oder C1000 einzunehmen. Lassen Sie die Globuli unter der Zunge zergehen und nehmen Sie zwanzig Minuten vor und zwanzig Minuten nach der Einnahme weder Essen noch Trinken zu sich. Werden Sie dann bei einem Lyme-Borreliose-kundigen Arzt vorstellig.

Mara Williams, Pflegeassistentin (LPN) und renommierte Autorin des Buches *Nature's Dirty Needle* (‚Die schmutzige Nadel der Natur‘), die als Lyme-Borreliose-Expertin bei der *Gordon Medical Association* in Kalifornien gearbeitet hat, schlägt folgenden präventiven Behandlungsplan vor, um eine Lyme-Borreliose-Infektion im Keim zu ersticken:

„Man kann so viele von Zecken übertragene chronische Krankheiten verhindern, wenn man akute Infektionen vernünftig behandelt. Eine solche Behandlung umfasst eine mindestens zweimonatige Gabe von zwei Antibiotika, pflanzlichen Antibiotika, leberstärkenden Mitteln und Probiotika. Ich verschreibe für gewöhnlich einen Monat lang Doxycyclin und an zwei Tagen der Woche zusätzlich Tindamax oder Clarithromycin und Omnicef. Dann lasse ich bei IGeneX einen Western-Blot IgG- und IgM-Test durchführen. Wenn diese positiv ausfallen, behandele ich länger als zwei Monate. Bei einem negativen Test-Ergebnis beende ich die Behandlung nach einem Monat, aber tatsächlich hatten 90% der Patienten, die ich habe testen lassen, ein positives Testergebnis, auch wenn keine weiteren Symptome aufgetreten waren. Und das in Kalifornien, also noch nicht einmal an der Ostküste, wo Borrelien und Co. deutlich weiter verbreitet sind. Manche Patienten haben zu Beginn der Behandlung eine milde Herxheimer-Reaktion, was mich immer dazu veranlasst, die Behandlung auszudehnen, weil diese Patienten definitiv infiziert sind. Es kommt gar nicht so selten vor, dass ich eine Neuinfektion bis zu vier Monate lang behandele! Jetzt kommen die pflanzlichen Mittel und ein „Biofilm-Knacker" dazu, ebenso leberunterstützende Mittel, Probiotika und auch etwas, um das Immunsystem zu stärken, damit es gar nicht erst zu einer chronischen Infektion kommt."

Lyme-Borreliose trägt auf sehr reale und stichhaltige Weise zu diversen chronischen Erkrankungen bei. Einige Fallstudien, über die ich später im Buch noch berichten werde, sind dafür ein guter Beleg. Es ist durchaus wahrscheinlich, dass Lyme-Borreliose im Gewand einer Autoimmuner-krankung daherkommt oder aber den Organismus dermaßen herunterwirt-schaftet, dass sich in der Folge Autoimmunsyndrome entwickeln können. Dies alles ergibt ein Gesamtbild, und es bleibt die große Hoffnung, dass die Wissenschaft im Verlauf des kommenden Jahrzehnts die Rätsel lösen und schnellere Diagnose-Möglichkeiten und effektivere Behandlungsan-sätze entwickeln kann, um den Kampf gegen chronische Autoimmuner-krankungen und Lyme-Borreliose zu gewinnen. Bis es soweit ist, konzen-trieren Sie sich auf Ihre Heilung.

TEIL III

HEILDISZIPLINEN

WAS IST NATURHEILKUNDE?

Naturheilkunde ist ein Zweig der ganzheitlichen Medizin, der in unterschiedlichen Ausprägungen schon seit Jahrhunderten Anwendung findet. Seit 1901 wird die moderne Naturheilkunde durch eine fortbestehende medizinische Gesellschaft formalisiert und bis in unsere Gegenwart praktiziert. Vor 1901 wurden unterschiedliche Teilbereiche der heutigen Naturheilkunde von eklektischen Ärzten, Kräuterkundlern und Hebammen ausgeübt.

In den vergangenen dreißig Jahren hat die Naturheilkunde rasant an Bedeutung gewonnen. In sechzehn Bundesstaaten der USA sowie in Puerto Rico und auf den Jungferninseln werden gegenwärtig Heilpraktiker für die medizinische Grundversorgung zugelassen, was bedeutet, dass sie medizinische Untersuchungen durchführen, Diagnosen erstellen, kleinere chirurgische Eingriffe wie das Öffnen von Abszessen vornehmen und sich allgemein um Anliegen aus der Grundversorgung kümmern dürfen. Je nachdem wo man wohnt, werden die Kosten naturheilkundlicher Behandlungen auch von vielen Versicherungsträgern übernommen. Einige Krankenhäuser gewähren Heilpraktikern sogenannte *hospital privileges*, was bedeutet, dass sie mit den Krankenhausärzten integrativ zusammenarbeiten können. Innerhalb der ganzheitlichen Medizin haben Heilpraktiker in den USA einen guten Ruf: Sie gelten als vielseitig und am besten ausgebildet.

In den USA müssen Heilpraktiker ein vierjähriges Aufbaustudium absolvieren, das vergleichbar mit einem Studium der Schulmedizin ist. Es beinhaltet alle zentralen medizinischen Teilgebiete wie Anatomie, Physiologie, Pathologie, Mikrobiologie, Radiologie, Immunologie, Gynäkologie, Diagnostik und vieles mehr. Fächer wie Ernährungstherapie, Chinesische Medizin, Homöopathie, Physiotherapie und psychologische Beratung stehen durchgehend auf dem Lehrplan. Obwohl Heilpraktiker nur bei sehr eindeutiger Indikation auf Pharmazeutika zurückgreifen, wird während des Studiums ein vergleichbares Gewicht auf Pharmakologie gelegt, damit sich die Therapeuten auf einem aktuellen Wissensstand bezüglich der schulmedizinischen Medikamente und ihrer Nebenwirkungen befinden. Während der letzten beiden Ausbildungsjahre wird ausgiebig Praxiserfahrung im Bereich der ambulanten Patientenversorgung gesammelt.

An den naturheilkundlichen Schulen mit strengen Ausbildungsregeln entscheiden sich viele Studierende dafür, noch ein fünftes Jahr mit einer Spezialisierung anzuhängen. Dieses Aufbaujahr wird für die Fächer Geburtshilfe und natürliche Geburt, Chinesische Medizin und Akupunktur oder klassische Homöopathie angeboten. Die naturheilkundlichen Behandlungsansätze legen besonderen Wert auf Ernährung, pflanzliche Medizin, Nahrungsergänzung, Körperarbeit und Hydrotherapie und können auch alternative Ansätze wie die Vollspektrum-Lichttherapie umfassen.

Die Philosophie der Naturheilkunde hat vieles mit anderen ganzheitlichen Ansätzen gemeinsam. Heilpraktiker behandeln den ganzen Menschen, nicht nur seine Krankheiten, denn sie sind sich dessen bewusst, dass ein enger Zusammenhang zwischen der strukturellen und chemischen Beschaffenheit des Körpers und der emotionalen und psychischen Befindlichkeit besteht. Emotionaler Stress kann katastrophale Auswirkungen auf das Immun-, Nerven- und Hormonsystem haben und eine Vielzahl eindeutiger Symptome hervorrufen. Statt nur mit Medikamenten auf die Körperchemie und diverse Krankheiten einzuwirken, werden Ernährung, pflanzliche Mittel und Änderungen der Lebensführung als stärkende Heilmittel herangezogen.

Jede naturheilkundliche Behandlung hat zum eigentlichen Ziel, die zugrunde liegende Ursache für den Zustand des Patienten zu finden und zu behandeln. Statt einfach nur mit Medikamenten Symptome zu lindern, strebt ein Heilpraktiker danach, mit Therapien, die möglichst wenig Schaden anrichten, das innere Gleichgewicht und Wohlbefinden des Patienten – seine „Homöostase" – wiederherzustellen. Für jemanden, der zum ersten Mal mit Naturheilkunde in Berührung kommt, ist es möglicherweise am gewöhnungsbedürftigsten, welch hohen Stellenwert Heilpraktiker den angeborenen Selbstheilungskräften des Körpers beimessen. Fieber, Muskelschmerzen oder Verdauungsprobleme sind oft ein Zeichen dafür, dass der Körper sich gegen Giftstoffe zur Wehr setzt, die sich in Folge eines ungesunden Lebensstils, einer Infektion oder aufgrund destruktiver emotionaler Verstrickungen angesammelt haben. Sich krank zu fühlen, kann also ein Zeichen dafür sein, dass die Körpersysteme bereits die Heilung in Angriff genommen haben. Diverse naturheilkundliche Methoden können dabei helfen, diesen Prozess voranzutreiben, indem sie ihn auf sichere und nicht-invasive Weise unterstützen, statt ihn nur zu überdecken oder zu unterbrechen. Symptome sollten allerdings nicht ignoriert werden. Wenn es etwas gibt, was Schmerzen oder Beschwerden bereitet, sollte der behandelnde Heilpraktiker unbedingt davon erfahren.

Auch Prävention ist ein wesentlicher Bestandteil der Naturheilkunde. Es wird viel Beratungsaufwand betrieben, um zu vermitteln, wie man ein gesünderes, weniger toxisches Leben führen kann. In vielen Kulturen der Welt ist längst bekannt, dass der Körper im Wesentlichen ein Tempel ist, für den man Sorge tragen und dem man mit Respekt begegnen muss. Ernährung, Bewegung und geistige Gesundheit spielen dabei eine wichtige Rolle. Besonderer Wert wird darauf gelegt, potenziell schädliche Substanzen wie Alkohol, Tabak, Koffein und stark verarbeitete Lebensmittel zu vermeiden, bei den letzteren insbesondere solche, die chemische Zusatzstoffe, gehärtete Fette oder genmanipulierte Inhaltsstoffe enthalten. Frische, vollwertige Lebensmittel sind besonders wertvoll, und biologische Produkte aus der Region sollten bevorzugt, industriell verarbeitete Produkte hingegen gemieden werden.

Viel frische Luft und Sonnenschein und regelmäßige körperliche Betätigung halten die Systeme am Laufen. Der Körper enthält große, breite und leistungsfähige Muskeln, die oft und kräftig zum Einsatz kommen müssen. Bei dem heute vorherrschenden, auf Bequemlichkeit ausgerichteten Lebensstil geraten diese naheliegenden Grundlagen oft etwas in Vergessenheit. Die Naturheilkunde erinnert uns daran, für uns zu sorgen, solange wir gesund sind, und uns der vielfältigen natürlichen Ressourcen zu bedienen, wenn wir krank sind.

In den USA fungiert der *Council on Naturopathic Medical Education* (CNME, *Rat der naturheilkundlichen medizinischen Ausbildung*) als Akkreditierungsorganisation und regelt so die Ausbildung an diversen Einrichtungen. Derzeit gibt es fünf voll akkreditierte Naturheilkundeschulen in den USA und zwei weitere in Kanada, deren Absolventen sich für die Teilnahme an den *Naturopathic Physicians Licensing Exams* (NPLEX, *Lizensierungsprüfungen für Heilpraktiker*) qualifizieren können. Nach erfolgreicher Teilnahme an diesen Prüfungen können sich die Heilpraktiker (die in Amerika dann auch den Titel *Doctor of Naturopathic Medicine*, also ‚Doktor der naturheilkundlichen Medizin', abgekürzt ND, tragen) in den Bundesstaaten, die Zulassungen für Heilpraktiker vergeben, für eine solche Zulassung bewerben. Abschlüsse, die von den unzähligen Fernlehre-Institutionen vergeben werden, werden von diesen Bundesstaaten nicht anerkannt. Der Titelkürzel ND darf nach erfolgreichem Bestehen der Prüfungen hinter dem Namen getragen werden.

Die Naturheilkunde kann bei der Behandlung und während der Genesung von Autoimmunerkrankungen und Lyme-Borreliose eine unglaubliche Stütze sein. Ich bin sogar der Meinung, dass ein Lyme-Borreliose-kundiger Heilpraktiker am besten dafür qualifiziert ist, mit dieser Krankheit umzugehen. Heilpraktiker haben einen reichen Fundus an Fähigkeiten und auch Zugang zu fein abgestimmten Spezialtests, von denen gewöhnliche Ärzte nichts wissen. Selbst wenn Sie gerade Antibiotika nehmen müssen, kann die Naturheilkunde Sie mit vielen aufbauenden Nahrungsergänzungsmitteln und pflanzlichen Arzneien oder mit Körperarbeit wie Lymphmassagen oder Hydrotherapie unterstützen, während der Körper Mangelzustände behebt und sich von den Lyme-Bakterien und den bei deren Absterben freigesetzten Giftstoffen befreit. Bei der Genesung von Lyme-Borreliose ist Entgiftung ein entscheidender Schritt. Allein die Giftstoffe, die sich durch die Lyme-Borrelien ansammeln, reichen schon aus, um beunruhigende Symptome hervorzurufen. Die fürchterlichen Konzentrations- und Gedächtnisstörungen sind typisch für ein solches Nervengiftgebräu.

Während Lyme-Bakterien abgetötet werden, kann es weiterhin zu Missbehagen, Energiemangel, Konzentrationsstörungen und Unwohlsein kommen. Die Entgiftungsprozesse wirken sich begünstigend darauf aus, einen Großteil dieser Symptome zu beseitigen oder abzuschwächen, und verhelfen wieder zu mehr Vitalität und Energie. Die Naturheilkunde ist bei solchen Entgiftungsprozessen der perfekte Partner. Allein zu Hause, ohne die Unterstützung eines lizensierten Heilpraktikers, sind sie nur schwer zu bewältigen. Sich für diese Zwecke der Naturheilkunde zuzuwenden, wird dringend empfohlen. Die meisten Ärzte sind nicht ausreichend über die unterschiedlichen Möglichkeiten informiert, die zu Entgiftungszwecken eingesetzt werden können, wie z.b. Kräuter, Darmbehandlungen, Hautpeelings, Sauna- und Sonnenlicht-Therapie. Heilpraktiker haben viel Erfahrung mit diesen Methoden. Bitte lesen Sie zu diesem Thema auch das Kapitel über Entgiftung. Dies ist die Stärke von Heilpraktikern. Von ihrem reichen Fundus an Heilmethoden kann jeder profitieren, der an Autoimmunerkrankungen leidet. Die Naturheilkunde mit ihrem Fokus auf der Stärkung und Unterstützung von Körper, Seele und Geist kann jedem nur ans Herz gelegt werden.

Der Verdauungstrakt kann in katastrophalem Zustand sein – die Schleimhäute gereizt und durchlässig, die Darmflora im Ungleichgewicht, die Enzyme zum Großteil verbraucht. Dies allein ist schon ein Grund dafür, einen Heilpraktiker aufzusuchen, denn immerhin macht der Darm 80% der Immunfunktion aus. Gerade chronische Lyme-Borreliose und Autoimmunerkrankungen haben es gemein, dass man sich speziell um die Immunsanierung, um eine starke Ausbreitung von Hefepilzen, um ein erschöpftes Nervensystem, um den Zusammenbruch des Hormonhaushalts und Beeinträchtigungen der Schilddrüse und der Nebennieren kümmern muss. Heilpraktiker verfügen über sehr wertvolle Methoden, um diese Probleme zu beheben, und haben darüber hinaus Zugang zu hochmodernen Speziallaboren, die besser darauf eingestellt sind, Stoffwechselstörungen zu erkennen, als gewöhnliche kommerzielle oder Krankenhauslabore. So können sie Unregelmäßigkeiten sehr genau bestimmen, wodurch eine einzigartige und genau auf die individuellen Besonderheiten abgestimmte Behandlung möglich wird.

WAS IST HOMÖOPATHIE?

Die klassische Homöopathie ist ein umfassender Zweig der alternativen Medizin und existiert bereits seit Ende des 18. Jahrhunderts. Ihr Begründer, der deutsche Arzt Samuel Hahnemann, fand zwei zentrale Prinzipien heraus, die die Eckpfeiler dieser Heildisziplin darstellen. Das erste, das unter der Bezeichnung „Ähnlichkeitsprinzip" bekannt ist, besagt, dass das, was eine Krankheit verursachen kann, auch dazu in der Lage ist, diese zu heilen. Das zweite Prinzip ist die „Kleinheit der Gabe" oder auch die „minimale Dosis" und besagt, dass zu Heilzwecken stets die kleinste Menge einer Substanz verabreicht werden soll, um Nebenwirkungen zu verhindern.

Dr. Samuel Hahnemann war in der wissenschaftlichen Forschung tätig und untersuchte, warum Chinin oder Chinarinde erfolgreich gegen Malaria eingesetzt werden kann. Die gängige Vermutung damals war, dass ihre Bitterkeit wesentlich dazu beitrug. Hahnemann selbst war von dieser Erklärung nicht überzeugt. Während seiner Studien entschied er sich zu einem Selbstversuch und nahm Chinin ein. Daraufhin traten bei ihm erstaunlicherweise im Verlauf von zwei Wochen Malaria-Symptome auf. Dies kam ihm eigenartig vor, und er fragte sich, warum eine Substanz, die eine Krankheit heilte, diese auch hervorrufen konnte.

Als er die Chinin-Einnahme beendete, verschwanden auch die Symptome wieder. Er begann den Versuch von neuem, und die Malaria-Symptome kehrten zurück. Dies feuerte seine Gedanken an. Er kam auf die Idee, dass auch der Umkehrschluss gültig sein könnte: Wenn etwas eine Krankheit hervorrufen kann, könnte es auch zu deren Heilung eingesetzt werden. Die Theorie der klassischen Homöopathie war geboren!

Hahnemann widmete sich für den Rest seines langen und glorreichen Lebens der Erforschung hunderter gewöhnlicher Substanzen und ihrer Heilwirkungen. Er stellte Dutzende von Arztkollegen und Wissenschaftler ein, um unzählige Substanzen zu überprüfen, von traditionell verwendeten Kräutern wie Kamille und Arnika bis hin zu gefährlicheren medizinischen Substanzen wie Arsen und Quecksilber. Diese Tests und Untersuchungen, die an Hunderten von Menschen durchgeführt wurden, sind in den *Homöopathischen Materia Medica* zusammengetragen und katalogisiert, einer riesigen und genialen wissenschaftlichen Materialsammlung. Auch zweihundert Jahre später ziehen Homöopathen diese „Bibel" nach wie vor zu Rate.

Hahnemann hatte Bedenken wegen der gefährlichen Nebenwirkungen, wenn Substanzen in zu hohen Dosen eingenommen wurden, insbesondere Arsen und Quecksilber, die damals großzügig bei der Behandlung von Syphilis zum Einsatz kamen. Dies veranlasste ihn dazu, zu Heilzwecken mit Verdünnungen zu experimentieren. Irgendetwas brachte Hahnemann auf die Idee, jede weitere Verdünnung immer noch weiter zu „verschütteln". Er begann mit der Zubereitung einer Urtinktur aus einer Grundsubstanz, vergleichbar mit einem Kräutertee, die er dann in einem Verhältnis von eins zu zehn verdünnte und verschüttelte. Von dieser so gewonnenen Potenz, die er als „1x" bezeichnete, entnahm er dann einen Tropfen und verdünnte diesen in einem neuen Glas wiederum mit zehn Teilen Wasser, verschüttelte die Mixtur und bezeichnete sie dann als „2x". Ein Tropfen dieser neuen Dilution wurde dann wiederum mit zehn Teilen Wasser verdünnt und verschüttelt und wurde so zu „3x". Diese „Potenzierungsschritte" führte Hahnemann dann wiederholt durch und entdeckte dabei, dass die Potenzen mit jeder weiteren Verdünnung und energetisch wirksamen Verschüttelung schneller und anhaltender wirkten als die jeweils vorhergehende. Eine homöopathische Dilution führte also nach zwanzig Potenzierungsschritten zu besseren Ergebnissen als nach zweien. Dieser Erkenntnis entspringt das homöopathische Prinzip der „Kleinheit der Gabe" bzw. der „minimalen Dosis". Nach dem dreißigsten Potenzierungsschritt, wenn also stufenweise dreißig Mal ein Teil der Lösung mit zehn Teilen Wasser oder Alkohol vermischt wurde, ist die medizinische Substanz in der Arznei nicht mehr nachweisbar, und doch ist ihre Wirkkraft deutlich effektiver als bei der Urtinktur – energetische Medizin par excellence.

Im Laufe des 19. Jahrhunderts verbreitete sich die Homöopathie in Europa wie ein Lauffeuer, und auch am französischen und englischen Königshof ließ man sich bevorzugt homöopathisch behandeln. Die Homöopathie setzte sich auch in Amerika durch und wurde mit den Planwagenzügen durch die Prärie bis in den Westen der USA gebracht. Im ausgehenden 19. Jahrhundert wurden in den meisten Haushalten homöopathische Heilmittel wie Arnika, *Lycopodium* und *Rhus toxicodendron* gegen alle möglichen Unpässlichkeiten und Krankheiten eingesetzt. Zu Zeiten der Jahrhundertwende feierten die bedeutendsten Homöopathen der Welt, James Tyler Kent und William Boericke, entlang der Ostküste ihre größten Erfolge. In der Region florierten homöopathische Krankenhäuser und Fakultäten. Tatsächlich war die Amerikanische Gesellschaft für Homöopathie (*American Homeopathic Association*, AHA) die erste medizinische Gesellschaft, die in den USA gegründet wurde – noch vier Jahre vor der *American Medical Association* (AMA). Sowohl bei den Reichen und Berühmten, unter ihnen die Rockefellers und Mark Twain, als auch bei der gewöhnlichen Bevölkerung war die Homöopathie für ihre sanfte, wirkungsvolle und verlässliche Art geschätzt.

Während der schweren Typhus- und Grippe-Epidemien zu Beginn des 20. Jahrhunderts ging es den Betroffenen, die sich homöopathisch behandeln ließen, weit besser als jenen, die die allopathische Medizin zu Rate zogen. Bis weit in die 1920er Jahre hinein gab es in allen größeren Städten der USA zahlreiche homöopathische Apotheken. Dann kam es jedoch zu einem unerwarteten Umschwung – man hatte es sich zur Aufgabe gemacht, den Quacksalbern ein Ende zu bereiten, die als Nebenattraktionen auf Märkten und Volksfesten auftraten und mit „Schlangenöl" und anderen nebulösen Elixieren hausieren gingen, und gründete eine behördliche Lebensmittelüberwachungs- und Arzneimittelzulassungsbehörde, die *Food and Drug Administration* (FDA). Es wurden Patentierungsgesetze eingeführt – ein weiser Schritt – und ein Mann namens Abraham Flexner wurde eingesetzt, um die zahlreichen Quacksalber und Laienärzte unter die Lupe zu nehmen, deren einzige Ausbildung darin bestand, ihren als Arzt praktizierenden Vätern über die Schulter geblickt oder während des Bürgerkriegs in einem Lazarett gearbeitet zu haben. Leider fiel größtenteils auch die Homöopathie Flexners unbeirrbarem Ehrgeiz zum Opfer, nur noch die in der modernen Medizin ausgebildeten Ärzte gelten zu lassen. In den 1940ern waren die Homöopathie und die Naturheilkunde aus dem amerikanischen Leben fast gänzlich verschwunden, die Apotheken waren vernagelt, den homöopathischen Fakultäten und Krankenhäusern hatte man die Zulassungen entzogen. Einzig das *Hahnemann Hospital* in Philadelphia blieb noch erhalten. Glücklicherweise verabschiedete die FDA Gesetze, die es erlaubten, homöopathische Arzneien als gewöhnliche, nicht verschreibungsfähige Medikamente zu verkaufen, wodurch sie weiterhin gesetzlich zulässig und verfügbar blieben. Dennoch hatte sich die pharmazeutische Industrie mit der Entdeckung von Antibiotika und Kortison, beides sogenannte Wundermittel, in der Mitte der amerikanischen Gesellschaft verwurzelt und dabei alle anderen Ansätze ins Abseits geschoben, anders als in Europa, Asien und Südamerika, wo die Homöopathie in die westliche Medizin integriert wurde, so dass die Komplementärmedizin auf diesen Kontinenten besser gedeihen konnte.

Die Homöopathie hat viele Ideale. Die inneren Selbstheilungskräfte zu respektieren, ist dabei einer der homöopathischen Grundsätze. Der Körper strebt nach Heilung und bemüht sich ständig darum, sein Gleichgewicht wiederherzustellen, sobald etwas aus dem Ruder läuft. Dafür bedient er sich grundlegender Ausscheidungsmechanismen, um sich von Giftstoffen und emotionalen Hindernissen zu reinigen. Das Wesen der Homöopathie besteht darin, diese Versuche zu respektieren und zu honorieren, indem man dem Betroffenen ein Heilmittel verabreicht, das die Symptome imitiert und nicht dem bereits begonnenen Prozess entgegenwirkt. Die Symptome zu unterdrücken oder ihnen entgegenzuwirken, wie es die allopathische („anders beschaffen als das Leiden") Medizin tut (z.B. mit Schleimlösern oder Muskelrelaxanzien), steht im Gegensatz zur homöopathischen Lehre. Vielmehr funktioniert das Simillimum, indem es den Heilungsprozess unterstützt und tatsächlich sogar beschleunigt.

Die beiden Hauptanwendungsbereiche der Homöopathie sind die akute und die chronische Versorgung. Bei akuten Krankheiten und Problemen, wie beispielsweise Sonnenbrand, Grippe oder Bienenstichen, handelt es sich um selbstbegrenzende Zustände, die sich problemlos und oft auch im Alleingang mit einem Heilmittel behandeln lassen. Chronische Krankheiten, wie Colitis, Fibromyalgie oder Asthma, werden dagegen konstitutionell von einem zertifizierten Homöopathen behandelt. Das Konzept des „Konstitutionstyps" ist ein weiterer Kerngedanke der klassischen Homöopathie.

Es wird davon ausgegangen, dass jeder Mensch mit einer bestimmten konstitutionellen Veranlagung zur Welt kommt. Klassische Homöopathen sind darin ausgebildet, diesen Konstitutionstyp aufgrund von bestimmten Eigenschaften zu identifizieren: Körperbau, Gesichtsfarbe, Charakterzüge und Krankheitsneigungen. Wenn jemand ausgelaugt oder geschwächt ist, zeigen sich die genetischen Stärken und Schwächen der einzelnen Konstitutionstypen oft durch das Auftreten bestimmter Beschwerden. Die natürlichen Charaktereigenschaften und spezifischen Symptome eines Menschen sind für den Homöopathen wertvolle Hinweise auf die Substanz, die auf wunderbare Weise von Natur aus zu diesem Menschen am besten passt und ihm und seiner angeborenen Lebenskraft energetisch entspricht. So neigt der Cimicifuga-Typ (Trauben-Silberkerze oder auch Schwarze Schlangenwurzel) zu Depressionen, Migräne, Gelenkschmerzen und Steifigkeit. Der Silicea-Typ (Flintstein) hingegen neigt zu Erkältungen, Ohrentzündungen, chronischem Erschöpfungssyndrom, Zysten, Verdauungsunregelmäßigkeiten und oft auch zu einem mangelnden Selbstwertgefühl und zu sozialen Ängsten.

Es ist unerlässlich, dass ein Homöopath den Menschen als das erkennt, was er ist, denn in der Homöopathie wird der Mensch behandelt, nicht die Krankheit. Es ist die tägliche Aufgabe eines jeden Homöopathen, herauszufinden, was jeden einzelnen Menschen ausmacht und was ihn antreibt, wie er auf die Welt um sich herum reagiert, was ihn inspiriert und was ihn zurückwirft. Durch das jeweilige Konstitutionsmittel wird die innere Harmonie und Balance jedes Einzelnen wiederhergestellt, wodurch der Körper in die Lage versetzt wird, sich selbst zu heilen und aus eigener Kraft die Symptome und Krankheiten über Bord zu werfen.

Die klassische Homöopathie wird heute im Wesentlichen noch genauso praktiziert wie schon seit weit mehr als zweihundert Jahren. Homöopathen achten sehr detailliert auf das Auftreten und Schwanken von Symptomen. Die Beobachtung des Patienten steht im Mittelpunkt, aber auch das, was dieser selbst über seine Eindrücke und Symptome berichtet. Der Homöopath findet dann das Heilmittel heraus, das dem Patienten am besten entspricht – daher kommt auch der Ausspruch, der aus der klassischen Homöopathie so überaus bekannt ist, nämlich dass „Gleiches mit Gleichem" behandelt wird. Diesem Ansatz sind auch die Prinzipien der Allergie-

Desensibilisierung und der Impfung entlehnt: Eine winzige Menge einer bestimmten Substanz wird dem Körper zugeführt, um dessen Reaktionen zu stimulieren. Allergie-Desensibilisierungen, Impfungen und homöopathische Heilmittel funktionieren also auf vergleichbare Weise, wenn homöopathische Mittel auch sublingual verabreicht werden und es sich dabei eher um Energiemedizin als um biochemische Zubereitungen handelt.

Um Homöopath zu werden, braucht man in Amerika ein zweijähriges Aufbaustudium und medizinische Vorkenntnisse. Homöopathen bieten für gewöhnlich keine medizinische Grundversorgung an, es sei denn, sie sind durch einen anderen Beruf – z.b. als Arzt, examinierte Krankenschwester, im Amerika auch als Doktor der Osteopathie (D.O.) oder Doktor der Chiropraktik (D.C.) – dafür zugelassen. Klassische Homöopathen dürfen keine medizinischen Untersuchungen durchführen, pharmazeutische Medikamente verschreiben oder Diagnosen erstellen. Sie stellen aber sicher, dass man medizinisch untersucht und behandelt wird, wenn Anlass dazu besteht. Die meisten kooperieren mit Kollegen aus anderen Gesundheitsberufen, oft in einer Gemeinschaftspraxis. Jedes Jahr führt der *Council for Homeopathic Certification* (*Rat für homöopathische Zertifizierung*) Prüfungen für die staatliche Zertifizierung von Anwärtern durch. Ein guter Homöopath zeichnet sich dadurch aus, dass er aufgeschlossen ist und hervorragend zuhören und beobachten kann. Auch ein gutes Gedächtnis ist sehr hilfreich, weil Homöopathen mit Hunderten von Arzneimitteln vertraut sein müssen, um die staatliche Prüfung zu bestehen.

Es ist zu viel verlangt, wenn ein Homöopath gleich beim ersten Besuch aus den viertausend Möglichkeiten das eine genau passende Heilmittel erkennen soll. Manchmal sind mehrere Sitzungen nötig, um das perfekt passende Mittel zu identifizieren, dann aber findet der Patient zu einem völlig neuen Wohlbefinden. Bei akuten Beschwerden, wie z.B. einer allergischen Reaktion, können sich die Symptome sehr schnell bessern, oft sogar schon, während die Globuli noch unter der Zunge zerschmelzen. Bei chronischen Krankheiten kommt es innerhalb von Wochen oder Monaten zur Besserung, wenn der Körper in sein Gleichgewicht zurückfindet.

In den USA lebte die klassische Homöopathie Ende der 1970er Jahre wieder auf, als Dr. Bill Gray der richtungsweisenden Gruppe von Ärzten, Krankenschwestern, Tierärzten und Laien, die schützend an den Überresten dieser Heilkunst festgehalten hatte, den griechischen Homöopathie-Meister Dr. George Vithoulkas vorstellte. Bald kamen andere große Meister aus Südamerika und Europa hinzu, um diese Anhänger auszubilden. Ende der 1990er Jahre erlebten die homöopathischen Fakultäten ihr Revival, und auch die Zahl der homöopathischen Apotheken nahm wieder zu. Heute sind die gebräuchlichen Potenzen, wie z.b. C6, C30 und C200 (die sogenannten C-Potenzen, bei denen die Verdünnung 1:100 beträgt), in den meisten Bioläden und sogar in allopathischen Apotheken verfügbar, und durch große High-Tech-Maschinen sind auch sehr hohe Potenzierungen bis zu einer Verdünnung von 1:50.000 möglich.

Im 20. Jahrhundert, während der Vorherrschaft der Technologie, wurde die Homöopathie nicht wissenschaftlich untersucht. Sie lief nebenher mit und wurde größtenteils als altmodisch und etwas fantastisch abgetan. Weil sie den wissenschaftlichen Ansprüchen der Pharmazie und dem deduktiven Denken nicht entspricht, hat das amerikanische Gesundheitssystem weitgehend versucht, die Homöopathie als unerwiesen und unwissenschaftlich abzulehnen. Weil die Homöopathie in ihrer Sprache und in ihren Werten so sehr von der Schulmedizin abweicht, die auf empirischen Erkenntnissen und Daten beruht, muss man einen anderen Maßstab an sie anlegen. Viele Generationen können Zeugnis über ihren Erfolg ablegen. Tiere und Kinder sprechen unzweideutig auf sie an. Deutsche, französische und indische Ärzte werden in Homöopathie ausgebildet.

Die klassische Homöopathie kann die Behandlung sämtlicher Autoimmunerkrankungen und der Lyme-Borreliose aufs Wertvollste unterstützen. Gegen die unterschiedlichsten akuten Symptome, unter denen Betroffene leiden, seien dies Gelenkschmerzen, Verdauungsunregelmäßigkeiten, Kopfschmerzen, Depressionen, Ängste oder Schlaflosigkeit, lassen sich spezifische Arzneien verschreiben. Bei all diesen Beschwerden können homöopathische Mittel ausgezeichnet helfen.

Mir persönlich war die Homöopathie auf meinem verwundenen Weg aus der chronischen Krankheit unentbehrlich. Ich bin der ehrlichen Überzeugung, dass ich ohne die Hilfe dieser wunderbaren Heildisziplin nicht einmal in Ansätzen so vorangekommen wäre, wie ich es bin. Bitte schieben Sie diesen wirkungsvollen Ansatz nicht beiseite. International ist er hoch angesehen und findet häufig Anwendung.

Homöopathische Mittel sind in gewöhnlichen Apotheken verfügbar. Für die Behandlung der Symptome von akuter Lyme-Borreliose (und deren Co-Infektionen) stehen Dutzende hervorragende homöopathische Mittel zur Verfügung. *Bryonia, Epatorium perfoliatum, Pulsatilla* und *Natrium muriaticum* haben mir persönlich das Leben gerettet! Darüber hinaus gibt es auch wunderbare „Komplexmittel" – Kombinationspräparate, die vier bis acht niedrigdosierte und harmonisch aufeinander abgestimmte Präparate enthalten und deren Einsatz sich rein an der Physiologie bzw. dem, was Homöopathen als die „klinischen Symptome" bezeichnen, orientiert, um bei Entgiftungsmaßnahmen, Fibromyalgie-Schmerzen, einem Neurotransmitter-Ungleichgewicht, Schlaflosigkeit und weiteren Problemen Abhilfe zu schaffen. Es ist ein unglaublich weites Feld.

Bei der Suche nach dem Mittel, das „exakt" zu Ihnen und Ihrem Fall passt, kommt es auf Nuancen und Feinheiten an. Deshalb ist es unerlässlich, dafür einen professionellen klassischen Homöopathen oder einen auf Homöopathie spezialisierten Heilpraktiker zu konsultieren! Es gibt so viele Therapeuten, die sich ohne echte Zertifizierung Homöopathen nennen – eine höchst ungute Situation. Auf diese Weise wird Homöopathie oft falsch eingesetzt und dargestellt und ist in den Händen eines nur in Teilen ausgebildeten Therapeuten häufig wirkungslos. Was Sie benötigen, ist ein Fachmann, kein Amateur. Für diese Heilkunst sind eine umfangreiche Ausbildung, ein sehr wacher Geist und eine Persönlichkeit mit Weitsicht und Fingerspitzengefühl vonnöten. Nutzen Sie beispielsweise die Therapeutensuche des Verbands klassischer Homöopathen Deutschlands (VKHD), der Stiftung Homöopathie-Zertifikat (SHZ) oder das Therapeuten-Verzeichnis des Bunds klassischer Homöopathen Deutschlands (BKHD), um einen geeigneten Homöopathen in Ihrer Nähe zu finden.

Alle homöopathischen Mittel haben eine international gängige lateinische Bezeichnung, die das Auffinden in Apotheken weltweit ermöglicht. Die deutschen Bezeichnungen (z.b. Kuh- oder Küchenschelle statt *Pulsatilla*) sind hingegen nur regional bekannt. Alle Arzneien sollten immer mit „sauberem Mund" eingenommen werden, was bedeutet, dass eine Viertelstunde vor und nach der Einnahme auf Essen, Trinken, Zahnpasta, Kaugummi etc. verzichtet werden sollte. Lösen Sie zwei Globuli unter der Zunge auf, auf diese Weise werden sie von den sublingualen Drüsen absorbiert und umgehen so den Verdauungstrakt. Bei manchen Menschen tritt die Symptomlinderung bereits nach wenigen Sekunden ein, bei anderen können mehrere Dosen nötig sein, bevor eine Veränderung eintritt. Halten Sie die Globuli nicht länger in der Hand, da sie sehr empfindlich auf Fette und Duftstoffe reagieren und an Wirkung verlieren können. Geben Sie sie sich, Ihrem Kind oder Ihrem Haustier einfach schnell in den Mund bzw. ins Maul. Manche Menschen lösen die Globuli in einem halben Glas klarem Wasser auf und trinken die Lösung dann Schluck für Schluck im Verlauf von etwa einer Stunde. Über diese wunderbare Heilkunst sind zahllose Bücher geschrieben worden. In Indien, Deutschland, Frankreich und England findet sie schon seit Jahrhunderten Anwendung.

Im Anhang finden Sie einige wichtige Mittel, mit denen Sie sich schon einmal selbst weiterhelfen können, während Sie noch auf der Suche nach einem zertifizierten klassischen Homöopathen sind. Darüber hinaus ist eine Vielzahl an Selbsthilfebüchern, DVDs, Lehrbüchern, Arzneimittellehren (*Materia medica*) und vieles mehr erhältlich.

WAS IST AKUPUNKTUR?

Die Akupunktur ist eine dreitausend Jahre alte Heildisziplin, die ursprünglich aus China stammt. Es gibt sporadische Hinweise darauf, dass diese Praxis sogar schon fünftausend Jahre weit zurückreicht. Dieser komplexe und doch einfache Ansatz hat im Laufe der Geschichte nur sehr wenig Veränderung erfahren, was vor allem daran liegt, dass weder die Philosophie noch die Ausübung der Akupunktur kaum je einer Verbesserung bedurften.

1949 versuchte der Große Vorsitzende Mao zunächst, die religiösen und abergläubisch-mythischen Aspekte der chinesischen Medizin und Akupunktur auszurotten, aber nachdem sein eigenes Leben bei einer Erkrankung ausgerechnet durch diese „Volksmedizin" gerettet wurde, duldete er das Fortbestehen der Akupunktur, wenn auch nur in einer weniger spirituellen Form. Während der vergangenen Jahrzehnte hat die Akupunktur die Grenzen Chinas überwunden und ist auch in der westlichen Welt angekommen. Viele Menschen suchen Akupunkteure auf, um Schmerzlinderung zu erfahren – eine der Stärken dieses Ansatzes. Die Möglichkeiten dieser Heildisziplin reichen jedoch weit über diesen Anwendungsbereich hinaus, mit ihr lässt sich eine Vielzahl von Beschwerden und Krankheiten behandeln. In China kommen die Akupunktur und die chinesische Pflanzenheilkunde bei der Therapie von organischen Störungen und Krankheiten wie MS, Asthma, Colitis, Unfruchtbarkeit, Schlaganfall, Schlaflosigkeit etc. zum Einsatz. Die *American Medical Association* (AMA) hat eine Liste mit Tausenden von Beschwerden und Krankheiten herausgegeben, die mit Akupunktur behandelt werden können.

Um die Praxis der Akupunktur verstehen zu können, ist ein gewisses Verständnis ihrer Philosophie erforderlich. Jedem Lebewesen, sei es nun eine Katze, ein Baum oder ein Mensch, wohnt eine Lebenskraft oder -energie inne. Diese wunderbare und für unsere Existenz wesentliche Dimension ist wissenschaftlich nur schwer zu greifen. Es ist offensichtlich, dass die Lebensenergie, chinesisch „Qi", lebensnotwendig, aber gleichzeitig unscharf abgegrenzt ist. Der westlichen Wissenschaft ist es bislang nicht gelungen, genau zu bestimmen, woher die Lebensenergie kommt und warum sie mit dem Tod verschwindet. Aber sie existiert, wenn sie auch dem bloßen Auge und aufwändigen Testvorrichtungen unsichtbar bleibt. So wie wir wissen, dass es Gefühle gibt, so gibt es auch die Lebensenergie. Natürlich können wir die Energie von Wut oder Traurigkeit nicht sehen, aber sobald man ein Zimmer betritt, in dem sich jemand aufhält, der in einer solchen Emotion gefangen ist, kann man spüren, wie sie von ihm ausgestrahlt wird. Ähnlich verhält es sich mit dem Qi.

Diverse Praktiken und Lehren aus vielen asiatischen Kulturen, wie z.b. Tai-Chi, Makrobiotik, Feng Shui, Shiatsu, Qigong und Akupunktur, beruhen auf dieser Qi-Kraft. Die chinesische Medizin geht davon aus, dass der Körper von vierzehn Energiemeridianen durchzogen ist, die ein Netzwerk bilden. Im Wesentlichen verlaufen diese Meridiane in Längsrichtung vom Kopf bis zu den Zehen. Jeder Meridian entspricht einer Leitbahn zwischen verschiedenen Körperteilen, Organen und Drüsen. Es gibt Schaubilder, auf denen diese Meridiane deutlich abgebildet sind. Die Meridiane werden auch einem der fünf aus der Natur abgeleiteten Elemente zugeordnet, um auf diese Weise den Organismus und dessen gestörtes Gleichgewicht zu beschreiben. In diesem Zusammenhang können Begriffe wie „Erde", „Feuer", „Wasser", „Holz" und „Metall" fallen.

An verschiedenen Stellen des Körpers verläuft ein Meridian nah an der Körperoberfläche. Diese Stellen werden als Akupunkturpunkte bezeichnet. Wenn sich ein Organ im Ungleichgewicht befindet, können Empfindlichkeit und Tonus dieser Punkte aufschlussreich sein. Seit Tausenden von Jahren herrscht empirische Einigkeit über diese Punkte. Die anatomischen Orientierungshilfen, um sie zu finden, und die einzigartige Funktionen, die jedem dieser Punkte zugeschrieben wird, sind innerhalb der Profession unumstritten. Es wird immer wieder versucht, wissenschaftlich zu untersuchen, wodurch sich die Akupunkturpunkte messbar von anderen Stellen unterscheiden. In einigen Studien wurde genau an diesen Punkten ein größerer Salzgehalt festgestellt, während in anderen eine vergrößerte elektromagnetische Aktivität registriert wurde. Die Forschung in diesem

Gebiet ist jedoch noch nicht abgeschlossen, eine abschließende Verifizierung steht noch aus.

Die Störungsanzeichen entlang der Energie-Meridiane sind für den Laien kaum feststellbar, für Akupunkteure aber schnell zu bestimmen. Die chinesische Medizin stützt sich auch noch auf eine weitere Form der Diagnose: Puls-Taststellen. An jedem Handgelenk befinden sich mehrere Puls-Taststellen, die den Energie-Meridianen zugeordnet sind. Durch aufmerksames Betasten an diesen Stellen kann ein erfahrener Akupunkteur sich ein Bild des Zustands der unterschiedlichen Meridiane und der dazugehörigen Körperteile machen. Indem er die Befunde entsprechend zuordnet, kann er auf diese Weise körperliche Missverhältnisse wie Anämie, Herzkrankheiten, Nierenschwäche und noch viel mehr diagnostizieren. Wenn diese Diagnosen dann durch Laborergebnisse bestätigt werden, kann man über ihre Genauigkeit und Präzision oft nur staunen.

Tatsächlich ist die Akupunktur nur ein Teilgebiet des komplexen Systems der chinesischen Medizin, das daneben auch noch Kräutertherapie und Ernährungslehre umfasst. Krankheiten oder Beschwerden werden behoben, indem Blockaden des inneren Energieflusses aufgehoben werden und das Qi umgeleitet und ins Gleichgewicht gebracht wird.

Nachdem der Akupunkteur die individuellen Störungsmuster des Qi diagnostiziert hat, sticht er mit haarfeinen Nadeln in die entsprechenden Akupunkturpunkte. Da Akupunkturnadeln, anders als Injektionsnadeln, nicht hohl sind, verursachen sie auch keinen Schmerz, es piekst allenfalls ein wenig. Sie werden sehr vorsichtig in die Haut oberhalb von Muskeln oder Gelenken eingestochen. Gelenke behindern den Energiefluss wie Steine oder Felsbrocken. Auch Stress in seinen unterschiedlichen Ausprägungen – Wärme-, Köper- oder Ernährungsstress sowie emotionaler und geistiger Stress – können das Qi bestimmter Meridiane durcheinanderbringen. Wenn eine solche Situation zu lange anhält oder stark ausgeprägt ist, können sich Krankheiten entwickeln. Indem die Akupunkturpunkte aktiviert werden, wird der gestörte Qi-Fluss entlang des Meridians wieder reguliert. Wenn das Qi ungehindert durch alle Meridiane fließen kann, befinden sich alle Körperfunktionen in einem perfekten Zustand von Gesundheit und Harmonie.

Die Dauer und Anzahl der Akupunktur-Behandlungen kann schwanken und ist von einer Reihe von Faktoren abhängig: Davon, ob die Beschwerden akut oder chronisch sind, ob mehrere Meridiane involviert sind, aber auch von der individuellen Lebenskraft und vom Alter des Betroffenen. Bei chronischen Krankheiten sind in der Regel mehrere Behandlungen notwendig, während akute Beschwerden oft bereits nach ein oder zwei Besuchen behoben sind. Lyme-Borreliose spricht sowohl in der akuten als auch in der chronischen Ausprägung gut auf Akupunktur an, die sowohl unterstützend als auch stärkend wirkt und so zu einem Anstieg von Energie, Immunfunktion und Wohlbefinden beiträgt. Es sind jedoch mehrere Behandlungssitzungen notwendig, da es sich bei der Lyme-Borreliose um eine aggressive Krankheit handelt. Manchmal bedarf es mehrerer Monate intensiver Behandlung.

In der Chinesischen Medizin gibt es zahlreiche Rezepturen, die einige Jahrtausende alt sind. Diese Rezepturen werden individuell zusammengestellt und sind auf die Symptomatik des einzelnen Patienten und die Art des Ungleichgewichts abgestimmt. Es kann gut sein, dass zwei Patienten, die beide über Schmerzen im unteren Rücken klagen, unterschiedliche Rezepturen verabreicht bekommen und an unterschiedlichen Akupunkturpunkten behandelt werden, denn bei dem einen kann ein blockiertes Leber-Qi die Ursache sein, während die Beschwerden bei dem anderen durch Giftstoffe im Darm verursacht werden. Bei Lyme-Borreliose kommen möglicherweise mehrere Rezepturen zum Einsatz, da so viele Körpersysteme betroffen sind. Zusätzlich sprechen auch Leber und Niere gut auf die kräftige Unterstützung von Akupunktur und gewissen Kräuterrezepturen an, die hilfreich dabei sein können, die Giftstoffe auszuschwemmen, die beim Abtöten der Lyme-Bakterien freigesetzt werden. Bei diesem Entgiftungsprozess, der einen wichtigen Bestandteil der Borreliose-Behandlung darstellt, ist Akupunktur eine große Hilfe.

Manche Versicherungsträger übernehmen die Kosten einer Akupunktur-Behandlung – ein spannender Fortschritt unseres Gesundheitssystems. In den USA gibt es ein paar Dutzend akkreditierter Aufbaustudiengänge in Akupunktur und östlicher Medizin. Angehende Akupunkteure müssen sich einer nationalen Zertifizierungsprüfung unterziehen, auf die dann noch die staatlichen Prüfungen des jeweiligen Bundesstaats folgen. Für die Zertifizierung ist immer das Bestehen eines Kurses zum Thema „Saubere Nadel" (*„Clean Needle Technique Course"*) sowie die Prüfung der *National Certification Commission for Acupuncture and Oriental Medicine* (NCCAOM) notwendig. Die konkreten Zulassungsverfahren variieren dann von Bundesstaat zu Bundesstaat. In manchen Bundesstaaten, wie z.b. in Kalifornien, gibt es noch eigene Zulassungsprüfungen. Um die Zulassung aufrechtzuerhalten, wird in sämtlichen Bundesstaaten die Teilnahme an Fortbildungsveranstaltungen, den sogenannten *continuing education units* (CEUs), verlangt. In den USA sollte man nur Akupunkteure konsultieren, die durch die NCCAOM zertifiziert und in dem Bundesstaat, in dem die Behandlung stattfindet, zugelassen sind. In Deutschland kann man über die Arztsuche im Patientenportal der DÄGfA (Deutsche Ärztegesellschaft für Akupunktur) oder auch über die Seite der Deutschen Akademie für Akupunktur bundesweit nach entsprechend qualifizierten Akupunkteuren suchen.

Dieser faszinierende Zweig der östlichen Medizin kann für viele Betroffene von großem Nutzen sein. Bei Ihren Versuchen, der Lyme-Borreliose Herr zu werden und zu neuem Wohlergehen zu finden, sollten Sie seine wirkkräftigen Möglichkeiten nicht außer Acht lassen. Selbst wenn es nur um den Aspekt des Wohlfühlens geht, hat diese Methode meines Erachtens ungeheure Vorzüge.

WAS IST MEDIZINISCHE ERNÄHRUNGSBERATUNG?

Viele Leute können sich keinen anderen Grund vorstellen, einen Ernährungsberater aufzusuchen, als abzunehmen. Tatsächlich können hochspezialisierte zertifizierte Ernährungsberater alle möglichen Gesundheitsprobleme in Angriff nehmen, indem sie die biochemischen Prozesse im Körper und dessen Funktionsweisen und Fehlfunktionen in den Blick nehmen. Die Besten der Besten auf diesem Gebiet haben in ihren Studien und ihrer klinischen Forschung bahnbrechende Entdeckungen gemacht, während andere ausgezeichnete Rezepturen kreiert haben, mit denen sich schwere Krankheiten wie Neuropathien, Kolitis und diverse Autoimmunerkrankungen heilen lassen.

Auch meine eigene Rettung geht auf das Konto eines zertifizierten Ernährungsberaters. Fünf Jahre meines Lebens ging es mit mir bergab, bis ich aufgrund einer nicht diagnostizierten Lyme-Borreliose ans Bett gefesselt, bankrott und emotional am Ende war. Drei falsch-negative ELISA-Lyme-Tests schickten mich auf eine Ärzte-Odyssee durch einige der bekanntesten Krankenhäuser und zu den meistgeschätzten Ärzten Neuenglands, von denen mich aber keiner „wiederherstellen" oder mir wenigstens einen Grund dafür nennen konnte, weshalb mein Gesundheitszustand sich Jahr für Jahr nur immer weiter verschlechterte. Sie hatten Lyme-Borreliose ausgeschlossen und führten meine Beschwerden nun auf Autoimmunerkrankungen und einen Migräne-Angst-Komplex zurück.

Ans Bett und den Rollstuhl gefesselt, von chronischem Erschöpfungssyndrom, Lähmungen und einer Fußheberschwäche wie bei MS geplagt, mit stärkster Migräne, früh einsetzender Demenz und Fibromyalgie klammerte ich mich an einen letzten Strohhalm und wandte mich an einen Kollegen, zu dem ich in den vergangenen zehn Jahren wiederholt meine „schwierigen" Fälle geschickt hatte. Ich stellte mir vor, dass er vielleicht wüsste, was es mit meinem katastrophalen Verfall auf sich hätte und mich irgendwie wieder aufbauen könnte, denn schließlich hatte ich in der Vergangenheit schon oft erleben können, wie dieser begnadete Ernährungsberater bei äußerst verwirrenden Fällen Wunder bewirken konnte.

Ich kann mich noch lebhaft daran erinnern, wie ich auf dem blaugrünen Sessel meinem alten Freund am Schreibtisch gegenüber saß und ihm weinend und vor Schwäche zitternd von meiner entsetzlichen Geschichte berichtete. Nachdem ich zwanzig Minuten geredet hatte, unterbrach mich der Arzt: „Katina, es handelt sich hier um Lyme-Borreliose. Du leidest an fortgeschrittener Neuroborreliose, die nicht behandelt wurde und nun bei deiner Immunfunktion und, nach allem, was du erzählst, wahrscheinlich auch bei unzähligen anderen Systemen verheerenden Schaden anrichtet."

Ich war wie vor den Kopf geschlagen und sagte nur: „Nein, nein, ich bin dreimal auf Lyme-Borreliose getestet worden, und man hat mir gesagt, das sei es nicht." Damals lernte ich die traurige Wahrheit über die fehlerhaften Labortests, das mangelnde Wissen der Ärzte und den unglaublichen Schaden, den chronische Formen der Lyme-Borreliose anrichten können.

Mein Glück im Unglück war, dass dieser Ernährungsberater ein Speziallabor in Kalifornien kannte, das auf dem neusten Stand der Technik war und bei dem sich sein Verdacht mit positiven Testergebnissen bestätigte. Der Arzt, der sich in den fünfundzwanzig Jahren seiner Tätigkeit schon häufig mit der Krankheit befasst hatte, hatte drei kluge Empfehlungen für mich parat: „Wir fangen mit der Entgiftung an, dann schauen wir, wie es um deine Nährstoffversorgung steht und kümmern uns um die vorrangigsten Unausgewogenheiten und Mängel, und zum Schluss machen wir den Krankheitserregern mit qualitativ hochwertigen pflanzlichen Antimikrobiotika den Garaus. Du wirst dich voll und ganz darauf konzentrieren müssen, und es kann zwei oder drei Jahre dauern, aber ich bin der Meinung, dass du 80% deiner Gesundheit und Lebenskraft wiedererlangen kannst."

Ich war gleichzeitig schockiert, erleichtert und wütend, wusste mich aber in guten Händen. Anhand der Stoffwechselprofilanalyse, die er durchführte, konnte man deutlich sehen, wie umfangreich der Schaden an meinen Neurotransmittern und das Ungleichgewicht meiner Flora war, wie sehr die Entzündung in meinem Darm wütete, in welchem Ausmaß meine Nebennieren die Arbeit eingestellt hatten und was es sonst noch für

Unregelmäßigkeiten in meinem Hormonhaushalt gab. Er stellte mir einen maßgeschneiderten Ernährungsplan zusammen und verordnete mir Nahrungsergänzungsmittel. Ich ging alle sechs Wochen zu ihm in die Sprechstunde, und nach fünf Jahren war ich zu 100% genesen!

Über den gesamten Zeitraum hinweg beschäftigte sich dieser kluge, fürsorgliche und gut ausgebildete Therapeut damit, welche Nahrungsergänzungsmittel ich brauchte oder wie ich meine Ernährung und mein Leben umstellen musste, um wieder gesund werden zu können. Es gab zwar Zeiten, in denen ich Mengen von Nahrungsergänzungsmitteln zu mir nahm, aber das machte mir nichts aus, weil ich Fortschritte machte. Meine Ängste gehörten durch die Einnahme von Aminoessigsäure bzw. Glycin schnell der Vergangenheit an, und nachdem ich drei Wochen lang Monolaurin zu mir genommen hatte, war auch meine chronische Erschöpfung verschwunden. Wir bauten mich wieder völlig neu auf.

Ernährungsberater ist nicht gleich Ernährungsberater. Zwar gibt es Zertifizierungsstellen und eine staatliche Prüfung, aber es nennen sich auch Leute Ernährungsberater, die nur ein Fernstudium absolviert haben und weder einen Klassenraum von innen gesehen noch Praxiserfahrungen gesammelt haben. Auf folgenden Internetseiten finden sich hierzu weitere Informationen (auf Englisch und bezogen auf die Situation in Amerika): AmericanNutritionAssociation.org, cncb.org (*Clinical Nutrition Certification Board*) und www.iaacn.org (*The International & American Associations of Clinical Nutritionists*). In Deutschland finden sich vergleichbare Informationen bei der Deutschen Gesellschaft für Ernährung, im Netz unter der Adresse www.dge.de.

Diät-Assistenten sind etwas anderes als Ernährungsberater. Sie sind oft in Gesundheitseinrichtungen angestellt und beschäftigen sich weniger mit Gesundheitsstörungen und Heilung, sondern eher mit Lebensmittelgruppen und Zubereitungsbedingungen. Mehr Details zu dieser Unterscheidung sind weiter unten aufgeführt. Ernährungsberater wird man entweder aus einer Leidenschaft für Biochemie oder weil man sich dafür interessiert, wie Krankheit und Gesundheit mit Ernährung und Physiologie zusammenhängen. Der Weg, Fehlfunktionen des Körpers über die Ernährung zu beheben, ist Grundlage für das Leben und die Regeneration.

In Amerika ist ein zertifizierter medizinischer Ernährungsberater (*certi-*

fied clinical nutrionist, CCN) eine hochqualifizierte Ernährungsfachkraft, die ein Bachelor-Studium über vier Jahre, 900 Praxisstunden und einen Aufbauintensivlehrgang über 56 Stunden in medizinischer Ernährungsberatung absolviert hat oder aber einen Master in Ernährungswissenschaft von der *University of Bridgeport* oder der *Bastyr University* hat. In beiden Fällen muss die staatliche Prüfung des CNCB (*Clinical Nutrition Certification Board*) abgelegt werden.

Als zertifizierter medizinischer Ernährungsberater befasst man sich damit, wie Nahrungsmittel verdaut, verarbeitet und aufgenommen werden, und letztlich auch damit, welche biochemischen Auswirkungen die Nahrung auf den Körper hat. Zu den zahlreichen ernährungswissenschaftlichen Themen, die hierbei betrachtet werden, zählen Abfallprodukte der Verdauung, Gesundheit des Magen-Darm-Trakts, Neurotransmitter-Reaktion, Immunfunktion, Veränderungen und Gleichgewicht des Stoffwechsels, Nahrungsmittelallergien und -unverträglichkeiten sowie Entgiftungsmöglichkeiten und -prozesse. Die Empfehlungen eines Ernährungsberaters sind darauf ausgerichtet, was für den jeweils Betroffenen am besten ist – nicht zwangsläufig darauf, was routinemäßig der Allgemeinbevölkerung insgesamt oder allen, die ein bestimmtes gesundheitliches Problem haben, ans Herz gelegt wird. Ein medizinischer Ernährungsberater wird also weniger darauf pochen, dass man sich an die Ernährungspyramide hält oder bestimmte Lebensmittelgruppen meidet, sondern sich unter Heranziehung der neueren Ernährungsforschung danach richten, was im Einzelfall und unter Berücksichtigung der individuellen biochemischen Beschaffenheit des Betroffenen am wirkungsvollsten ist.

Ein Diät-Assistent ist eine Ernährungsfachkraft, die (in Amerika) in der Regel ein Bachelorstudium über vier Jahre, 900 bis 1200 Praxisstunden in einem akkreditierten Programm und eine Prüfung für die offizielle Registrierung absolviert hat. Diät-Assistenten befassen sich mit Kalorien (der Energie), mit Hygiene-Bedingungen, mit der Vermeidung von Nahrungsmittelverderb und -verunreinigung, mit der Planung von Mahlzeiten, mit den gängigen Maßeinheiten für Lebensmittel, mit besonderen Diäten bei bestimmten Krankheiten und mit Ernährungsmustern, die sich vornehmlich auf Lebensmittelgruppen stützen, wie z.B. die Ernährungspyramide oder andere Richtlinien, die auf der von Gesundheitsorganisationen vorgegebenen täglichen Nahrungsmenge beruhen. Diät-Assistenten werden oft in Gesundheitseinrichtungen beschäftigt, wo sie in der Diät-Therapie oder im Verpflegungsmanagement eingesetzt werden, sie können aber auch in öffentlichen Einrichtungen angestellt oder freiberuflich beratend tätig sein. Meiner Meinung nach können erfahrene Ernährungsberater einiges zur Heilung von Autoimmunerkrankungen und chronischen, von Zecken übertragenen Krankheiten beitragen. Sie sind darauf spezialisiert, sich genau mit den individuellen Schwächen, Nahrungsmittelunverträglichkeiten und Schadstoffbelastungen von Betroffenen zu befassen, und können so für jeden, der den Tücken dieser Krankheiten ausgesetzt ist, wertvolle Hilfe leisten.

WAS IST INTEGRATIVE/FUNKTIONELLE MEDIZIN?

Die Philosophie der integrativen Medizin hat im Verlauf des letzten Jahrzehnts zunehmend im Gesundheitswesen Fuß gefasst, nicht zuletzt aufgrund der umfangreichen Erkenntnisse und des unermüdlichen Einsatzes des bekannten Arztes und Autors Dr. Andrew Weil. Im Wesentlichen beinhaltet dieser Ansatz, dass ein konventionell ausgebildeter Schulmediziner sich in komplementärmedizinischen Behandlungsmethoden fortbildet, wie z.b. in Ernährungsberatung, Kräuterheilkunde, Akupunktur oder anderen speziellen Ansätzen. Diese Ärzte geben die Schulmedizin nicht zugunsten der Alternativmedizin auf, sondern lassen beides vielmehr miteinander verschmelzen. Das Ergebnis dieser Verschmelzung ist die integrative Medizin, die manchmal auch als Komplementär- und Alternativmedizin oder mit dem Akronym „CAM" bezeichnet wird.

Es gibt integrativ arbeitende Praxen oder Tageskliniken, in denen ein Schulmediziner mit anderen alternativ oder naturheilkundlich arbeitenden Ärzten und Therapeuten unter einem Dach zusammenarbeitet. Dort finden sich also beispielsweise ein Akupunkteur, ein Homöopath, ein Heilmasseur, ein Chiropraktiker und/oder ein geistiger Heiler, die harmonisch an einem Strang ziehen, um ihren Kunden die besten aller zur Verfügung stehenden Behandlungsmethoden angedeihen zu lassen. Meiner Meinung nach sehen so die medizinischen Versorgungszentren der Zukunft aus. Jede Stadt sollte ein solches integratives Versorgungszentrum ihr Eigen nennen. Ich bin sehr stolz darauf, dass meine Alma Mater, die *Duke University*, ein herausragendes Beispiel für eine integrativ arbeitende medizinische Versorgungseinrichtung aufgebaut hat.

Weil ich mich einer integrativ arbeitenden Praxis angeschlossen habe, bin ich übrigens 1989, vor einer halben Ewigkeit, nach New Hampshire gekommen – in meiner Eigenschaft als klassische Homöopathin wurde ich Teil eines integrativen Versorgungszentrums, in dem acht Therapeuten arbeiteten, sich ihre Kunden teilten und ihnen so die besten Behandlungs-, Unterstützungs- und Diagnose-Methoden anbieten konnten, die zur Verfügung standen.

In Europa und Kanada gibt es solche Einrichtungen bereits, und in vielen Ländern der Welt, wie in Frankreich, England und sogar in Südamerika und Teilen Asiens, ist die integrative Medizin seit Jahrhunderten Teil des Gesundheitssystems. Die USA hinkt der Zeit hinterher, und der explosionsartige Anstieg chronischer Krankheiten verlangt nach sofortigem Einsatz dieser Behandlungsmethoden. Durch Medikamente und Palliativ-Therapien werden keine Autoimmunkrankheiten geheilt – sondern nur deren Symptome gemildert.

Dr. Andrew Weil fasst die integrative Medizin wie folgt zusammen:

„Krankheiten und gesundheitliche Beschwerden mit Hilfe von synthetischen Medikamenten und operativen Eingriffen zu behandeln, bezeichnete man noch vor wenigen Jahrzehnten schlicht als „Medizin". Heute bezeichnet man diesen Ansatz zunehmend als „konventionelle Medizin" oder auch „Schulmedizin". Nach wie vor ist diese Art der Medizin in amerikanischen Krankenhäusern und Arztpraxen vorherrschend. Zwar ist sie oft sowohl teuer als auch invasiv, für manches aber auch hervorragend geeignet, z.B. für Notfälle wie schwere Verletzungen oder lebensbedrohliche Schlaganfälle. Dr. Weil erkennt die Stärken der konventionellen Medizin vorbehaltlos an: „Wenn ich von einem Bus angefahren würde, würde ich wollen, dass man mich sofort in eine mit modernster Technologie ausgestattete Notaufnahme bringt." Zum Teil ist die Schulmedizin wissenschaftlich erwiesen, zum Teil aber auch nicht.

Die integrative Medizin ist heilungsorientiert und betrachtet den ganzen Menschen (Körper, Geist und Seele) und sämtliche Lebensumstände. Sie legt großen Wert auf ein enges therapeutisches Verhältnis und bedient sich aller angemessenen Therapieansätze, seien sie nun konventioneller oder alternativer Natur.

Die Prinzipien der integrativen Medizin:
- Ein partnerschaftliches Verhältnis zwischen Patient und Therapeut während des Heilungsprozesses.

- Angemessener Einsatz von konventionellen und alternativen Methoden, um die angeborene Selbstheilungskraft des Körpers zu unterstützen.
- Einbeziehung aller Faktoren, die einen Einfluss auf Gesundheit, Wohlbefinden und Krankheit haben können, was neben dem Körper auch den Geist, die Seele und die Gemeinschaft mit einschließt.
- Eine Philosophie, die weder die konventionelle Medizin ablehnt noch alternative Therapieansätze unkritisch akzeptiert.
- Anerkennung der Tatsache, dass gute Medizin auf guter Wissenschaft beruhen, durch Nachforschungen motiviert und offen für neue Paradigmen sein sollte.
- Nach Möglichkeit Einsatz von natürlichen, wirksamen und weniger invasiven Maßnahmen
- Ein umfassenderes Verständnis von Gesundheitsförderung, Krankheitsprävention und -behandlung.
- Ausbildung, die Therapeuten zu Vorbildern in den Bereichen Gesundheit und Heilung werden lässt und in ihnen das Bedürfnis nach Selbsterkundung und persönlicher Weiterentwicklung weckt. [3]

In den letzten drei oder vier Jahren hört man auch immer häufiger die Bezeichnung „funktionelle Medizin", die ungefähr in die gleiche Richtung zielt. In ihrer Philosophie ähnelt die funktionelle Medizin der Naturheilkunde, wobei sich aber bei der funktionellen Medizin Schulmediziner einer neuen Art der Medizinausübung zuwenden.

Lesen Sie doch bitte dieses schöne Zitat von der Internetseite des *Institute for Functional Medicine*:

„Funktionelle Medizin ist ein personalisierter, systemorientierter Ansatz, der Patienten und Therapeuten dazu befähigt, einen optimalen Gesundheitszustand zu erreichen, indem sie gemeinsam daran arbeiten, die der Krankheit zugrunde liegenden Ursachen zu beseitigen. Es handelt sich um eine Weiterentwicklung der medizinischen Praxis, mit der sich die gesundheitlichen Bedürfnisse des 21. Jahrhunderts besser in den Griff be-

---

3 In Auszügen zitiert nach Brad Lemley, DrWeil.com News, http://www.drweil.com/drw/u/ART02054/Andrew-Weil-Integrative-Medicine.html

kommen lassen. Indem die funktionelle Medizin von der gängigen Praxis abrückt, die Krankheit ins Zentrum der Aufmerksamkeit zu stellen, und stattdessen den Patienten in den Mittelpunkt rückt, richtet sie sich an den ganzen Menschen und nicht nur an die von ihm losgelösten Symptome. Funktionell arbeitende Ärzte nehmen sich für ihre Patienten Zeit, hören sich deren Geschichte an und beziehen auch die Wechselbeziehungen zwischen den Genen, der Umwelt und des Lebensstils mit ein, die sich auf die langfristige Gesundheit und auf komplexe, chronische Krankheiten auswirken können. Auf diese Weise unterstützt die funktionelle Medizin individuell die Gesundheit und Lebenskraft jedes einzelnen Menschen.

,Eine konkrete Erkrankung macht weder den Anfang noch das Ende der Krankheitsgeschichte aus. Es handelt sich immer um einen pathologischen Prozess, der manchmal erst Jahrzehnte nach einer Diagnose aufgedeckt wird.' Diese Erkenntnis hat den Anstoß zu vielen neuen Ansätzen zur Prävention und Behandlung von Krankheiten gegeben, die in den letzten dreißig bis vierzig Jahren aufgekommen sind. Die meisten von uns – sowohl Wissenschaftler als auch Ärzte – würden es in der Regel vorziehen, nicht erst auf eine diagnostizierbare Krankheit zu warten, um die zugrunde liegenden Probleme anzupacken, die mit der Zeit die Anzeichen und Symptome verursachen, die letztlich zur Ausbildung von Krankheiten führen.

Zu großen Teilen beruht die funktionelle Medizin auf der Prämisse, dass man mit Hilfe von Wissenschaft, klinischer Erfahrung und innovativen Hilfsmitteln viele der Ursachen, die chronischen Krankheiten zugrunde liegen, herausfinden und dann eingreifen kann, um diese Fehlfunktionen zu korrigieren, und zwar sowohl vor als auch nach dem Auftreten wirklicher Krankheiten. Man mag sich wundern (und das durchaus zu Recht), weshalb für die Prävention und Behandlung chronischer Krankheiten letztlich andere Dinge notwendig sind als das, was unser sehr teures Gesundheitssystem für gewöhnlich bereithält. Der vordringlichste Grund ist vielleicht, dass das epidemische Ausmaß, in dem sich chronische Krankheiten ausbreiten, unser Gesundheitssystem an den Rand der Leistungsfähigkeit getrieben hat und droht, sowohl die nationale als auch die globale Wirtschaft in die Knie zu zwingen. Es gibt alarmierende Prognosen, wonach sich Lebenszeit und Gesundheit der kommenden Generationen reduzieren werden, wenn den aktuellen Trends nichts entgegengesetzt wird.

Unser derzeitiges Gesundheitswesen schafft es weder, den Ursachen von chronischen Krankheiten etwas entgegenzusetzen, noch mit Lösungen aufzuwarten, wie man sie behandeln könnte. Entsprechend muss es durch ein Modell ersetzt werden, das durch eine umfassende und individuell angepasste Versorgung darauf ausgerichtet ist, diese eskalierende Krise umzukehren. Führen Sie sich einmal die Tatsachen vor Augen. Im Laufe des vergangenen Jahrhunderts hat sich die Prävalenz chronischer Krankheiten dramatisch erhöht, es hat eine deutliche Verlagerung von akuten hin zu chronischen Krankheiten gegeben. Prognosen gehen davon aus, dass 2020 die Zahl der Todesfälle durch chronische Krankheiten weltweit auf das Doppelte der Zahl der Todesfälle durch Infektionskrankheiten angestiegen sein wird (50.000.000 im Vergleich zu 20.000.000). Schätzungen zufolge leiden bereits jetzt über die Hälfte aller Amerikaner an mindestens einer chronischen Krankheit, und 2004 gingen mehr als zwei Drittel der *Medicare*-Ausgaben (die staatliche Krankenversicherung für US-Bürger ab 65) von 302 Milliarden Dollar auf das Konto der 8.000.000 Versicherten, die an fünf oder mehr chronischen Krankheiten leiden.

Insgesamt werden mehr als 75% der Gesundheitskosten in den USA durch chronische Krankheiten verursacht. 2008 haben die USA 16,2% ihres Bruttoinlandsprodukts (2,3 Billionen Dollar) für die Gesundheit ausgegeben. Das ist mehr, als der US-Bundeshaushalt für Landesverteidigung, innere Sicherheit, Bildung und Sozialhilfe zusammen vorsieht. Wenn wir nichts an unserem Umgang mit dieser Herausforderung ändern, werden sich die jährlichen Gesundheitskosten in den USA 2023 auf über 4 Billionen Dollar belaufen, was – in einem einzigen Jahr – den Kosten von vier Irak-Kriegen entspricht und die Gesundheitskosten des derzeitigen Modells wirtschaftlich unhaltbar macht. Wenn die gesundheitlichen Erfolge des Systems in einem vernünftigen Verhältnis zu diesen Kosten stünden, käme man vielleicht noch zu dem Schluss, dass sie es trotz allem wert sind. Leider haben Berechnungen der Organisation für wirtschaftliche Zusammenarbeit und Entwicklung (OECD) ergeben, dass die Pro-Kopf-Ausgaben der USA das Doppelte des Mittelwerts anderer Industrienationen betragen.“

Diese Worte bestätigen mich in dem, was ich seit fünfunddreißig Jahren zu diesem Thema denke, und sind mit ein Grund, weshalb ich aus ganzem Herzen Heilpraktikerin bin. Auf lange Sicht zahlt es sich für unsere Gesundheit aus, wenn wir es schaffen, die Menschen mit preisgünstigeren pflanzlichen Mitteln, durch auf natürliche Weise unterstützend wirkende Ernährungsmaßnahmen oder sonstige Methoden bei Gesundheit zu halten oder ihre Selbstheilungskräfte zu kräftigen. Ich habe das Gefühl, dass wir am Wendepunkt angekommen sind, an dem uns die Zahl der chronisch Kranken in den USA dazu nötigt, unser Augenmerk darauf zu richten, wie wir gesund werden und bleiben und künftige Krankheiten verhindern können. Die Evolution der integrativen Medizin ist schon lange überfällig und ist mit großer Wahrscheinlichkeit ein wichtiges Instrument für Sie, die Sie nach besserer Gesundheit streben und sich aus der Medikamentenabhängigkeit befreien wollen.

WAS IST METAPHYSISCHE HEILUNG?

Unser Körper ist ein erstaunliches Ensemble aus Zellen, Organen, Drüsen, Flüssigkeiten, Systemen und Emotionen, die in jeder Nanosekunde miteinander interagieren. Um uns am Leben und in Bewegung zu halten, ist er permanent damit beschäftigt, sich zu regulieren, sich anzupassen und die grundlegenden Körperfunktionen bereitzustellen. Diese außergewöhnliche Fähigkeit des Körpers, mit Entbehrungen klarzukommen, aber auch zu Hochleistungen aufzulaufen, wenn dies von ihm „verlangt" wird, versetzt mich immer wieder in anhaltendes Staunen. Durch den Zusammenhalt zwischen all den Systemen und die Art, wie wir emotional und mental damit verwoben sind, kommt es zu der Erfahrung, die wir als Leben bezeichnen. Es ist nicht weniger als ein Wunder!

Wir alle sind ein Beispiel für das Leben. Ihr Leben spielt sich genau in diesem Moment ab, in dem Sie diese Zeilen lesen und höchstwahrscheinlich irgendwo sitzen und sie auf sich wirken lassen. Sie verarbeiten diese Sätze, nehmen Informationen auf und kommen mental und emotional zu einer Einschätzung meiner Kommentare und darüber, dass auch Ihr Körper, stillschweigend oder grollend, auf diese Weise aktiv ist. Die Wahrscheinlichkeit ist groß, dass viele von Ihnen, die dieses Buch gerade lesen, sich keiner guten Gesundheit erfreuen und es Ihrem Körper und Geist nicht gut geht. Ich verstehe Sie. Wie Sie wissen, habe ich zehn schmerzhafte, anstrengende, ja sogar vernichtende Jahre in den Fängen einer autoimmunartigen Krankheit zugebracht. Meinem Körper, meinem Geist und meiner Seele ging es erbärmlich. Das Leid, das diese Krankheiten hervorrufen, ist nicht eingebildet, und Sie haben jedes Recht dazu, wütend und verwirrt zu sein oder sich dem Gefühl hinzugeben, man habe Sie im Stich gelassen, wenn die herkömmlichen medizinischen Methoden nichts zu Ihrer Heilung beitragen konnten.

Ich habe es mir zum Ziel gemacht, Sie dabei zu unterstützen, Ihr Wohlbefinden zurückzugewinnen oder wenigstens eine deutliche Verbesserung Ihrer Gesundheit zu bewirken. Wir Menschen sind zu viel mehr fähig, als wir uns oftmals zutrauen. Der wunderbare Körper, den wir bewohnen, ist auf vielfache Weise außergewöhnlich und immerzu danach bestrebt, uns beim Funktionieren behilflich zu sein oder, wenn nötig, auch beim ausgiebigen Erholen. Die Symptome, die er aussendet, sind Signale, die uns den Weg weisen sollen – ein einfaches Beispiel dafür ist Erschöpfung, die ein Hinweis des Körpers ist, dass man sich hinlegen und schlafen sollte, auch wenn man eigentlich andere Pläne hat. Ein komplexeres Beispiel sind Angstattacken. Bei einer solchen gibt einem der Körper zu erkennen, dass man sich in Schwierigkeiten befindet. Respektieren Sie diesen Hinweis. Horchen Sie in sich hinein und hören Sie darauf, was Ihr Herz Ihnen sagt: „Ich fühle mich allein und kann meine Rechnungen nicht bezahlen", oder „Mein Partner ist so distanziert und spricht nicht mit mir, wenn es mir so schlecht geht." Die Angst überbringt eine Botschaft, auf die zu hören sich lohnt, auch wenn es nicht möglich ist, unmittelbar zu reagieren. Aber solche wertvollen Erkenntnisse sind sehr wichtig und weisen einen Weg, den wir allzu oft ignorieren. Ich weiß, dass ich jahrzehntelang meine Intuitionen nicht ernst genommen habe und sie als Einbildung oder komische, flüchtige Gedanken beiseite gewischt habe.

Körper und Geist bilden eine Einheit, sie führen einen gemeinsamen inneren Dialog, dessen wir uns in den Millisekunden, die er dauert, oft gar nicht bewusst werden. Manchmal vergehen Tage, Monate oder sogar Jahre, bevor wir bemerken, weshalb genau es uns so schlecht geht. Ich jedenfalls habe über fünf Jahre dafür gebraucht, zu verstehen, warum mir das chronische Müdigkeitssyndrom, die Migräne, die Fibromyalgie-Schmerzen und die Depressionen so viel anhaben und mich ans Bett fesseln konnten. Selbst nachdem die verborgene Lyme-Borreliose richtig diagnostiziert war und ich mich schon ein ganzes Jahr der Heilung gewidmet hatte, fügten sich mir nicht alle Puzzleteile zusammen, und ich konnte einfach nicht erkennen, was mich an einer vollständigen Heilung hinderte. Sehr wohl bemerkte ich aber, dass meine Gefühle und meine Seele sich nach wie vor in einer Notlage befanden. Ich hatte keinerlei Ahnung, wie ich meine gebrochene Seele wieder heilen könnte. An wen wendet man sich mit solchen Problemen? In diesem Bereich fühlte ich mich gänzlich verloren. Ich kannte keinen Arzt, keinen Psychologen, keinen Seelsorger, der sich damit ausgekannt hätte, gebrochene Seelen zu heilen. Ich habe sogar nach „gebrochene Seele heilen" gegoogelt, aber auch das brachte keine brauchbaren Ergebnisse. Wissen Sie, wie man eine gebrochene Seele heilt? Mein vorherrschendes Gefühl war das der Trauer. Beharrlich meditierte und betete ich, hielt mich strikt an meine neue „Lyme-Borreliose-Diät" und mein ausgeklügeltes Arsenal von Nahrungsergänzungsmitteln und Kräutern und richtete meine gesamte Willenskraft mit Hilfe von positiven Visualisierungen auf eine dynamische, gesunde Zukunft aus. Ich stellte mir vor, wie ich glücklich und unversehrt an einem traumhaften tropischen Strand in der Sonne lag oder im Meer schwamm.

Ich wollte unbedingt wieder gesund sein! Wie ich mich danach sehnte, mich aus den Fängen der Krankheit zu befreien und wieder ein glückliches und aktives Leben zu führen. Ich saß zu Hause fest und war auf Yoga-Übungen reduziert, die man auf dem Boden oder im Bett machen konnte, denn ich war nach wie vor zu schwach, um weitere Strecken zu laufen. Ich war sehr erleichtert, wirklich etwas dafür zu tun, die Borrelien, die Babesien und das Epstein-Barr-Virus abzutöten, statt einfach nur jahrelang auf dem Sofa vor mich hin zu vegetieren und mich allenfalls halbwegs mit unterstützenden, aber eben nicht heilenden Mitteln über Wasser zu halten – aber ich stellte fest, dass es mir zwar zu etwa 50% besser ging, ich aber irgendwie noch mehr brauchte, um meine Heilung wirklich voranzubringen. Was konnte das nur sein?

Wie konnte ich über meine Verluste hinwegkommen und die Tatsache überwinden, dass meine Seele am Boden lag und ohne wirkliche Hoffnung war? Ich zweifelte daran, ob ich wirklich jemals wieder in die Welt hinausgehen und schwimmen, tanzen oder arbeiten könnte. Schmerzlich vermisste ich meine mühelose Sportlichkeit oder die stürmische und ausgelassene Freude, der ich mich sonst immer hingegeben hatte. Oft wirkt sich die mit chronischen Krankheiten einhergehende Isolierung geradezu betäubend auf die Psyche aus. Trotz eines liebevollen Partners, der mich jede Nacht umfasst hielt und mich meiner Schönheit versicherte, wusste ich nicht, wie ich diesen dunklen Strudel überstehen sollte. Wochenlang dämmerte ich träge vor mich hin, während sich die Arztrechnungen wie der Mount Everest auftürmten. Mein schnuckeliger achtjähriger Sohn war immer auf Achse und feierte Erfolge als Baseball-Pitcher bei der *Little League*, und ich konnte während eines Spiels allenfalls neben der Seitenlinie auf einer Decke liegen. Ja, es ging mir schon besser, aber meine Ungeduld war unübersehbar, und ich hatte das dringende Gefühl, noch mehr zu benötigen.

Eines Nachmittags im Frühling kam die Erlösung mit der Post. Ich bekam eine Postkarte, in der ein Wochenend-Retreat zum Thema „Geistige Heilung" beworben wurde, das unter der Leitung der bekannten Heilerin Dr. Meredith Young-Sowers stattfinden sollte. Sie war die Autorin eines Buches, das ich irgendwann in den 1980ern gelesen und sehr gemocht hatte – *Agartha: A Journey to the Stars*. Ob ich kräftig genug war, um daran teilzunehmen? Dieser Workshop schien mir genau das zu sein, wofür ich die ganze Zeit gebetet hatte! Zu meiner Überraschung war mein Partner dazu bereit, mich zu begleiten, so dass ich hinfahren konnte.

Dieses Wochenende war für mich das reine Wunder. Wir waren vierzig Teilnehmer und versammelten uns in einer Fachwerkremise mit hohen Decken und einem großen Feldsteinkamin im hinteren Bereich. Auf dessen Sims standen Bilder und Figuren von Sai Baba, Jesus und Buddha, und der Abend unserer Ankunft war in warmes Kerzenlicht getaucht. Mit überzeugender Weisheit und den tiefen Wahrheiten spiritueller Erkenntnis führte Meredith uns in das Innere unserer Seelen, und ich konnte ein tiefes Verständnis davon entwickeln, was metaphysische Heilung ist und bedeutet. Wir lernten etwas über die sieben Chakras unseres Körpers und darüber, wie Körper und Geist miteinander zusammenhängen, so dass unsere Gefühle wie ein Zündfunke für alle möglichen Symptome und Krankheiten sind. Als wir uns achtundvierzig Stunden später auf den Heimweg machten, hatte ich mich von einem riesigen Berg an emotionalem Schutt befreit, der mein Immunsystem verstopft und meine ursprünglich muntere Seele heruntergezogen hatte. Ich war nicht nur erleichtert und zu neuem Leben erwacht, sondern hatte auch eine Antwort auf meine Frage gefunden: „Wie heilt man eine gebrochene Seele?"

Metaphysische Heilarbeit war der richtige Weg. Glücklicherweise war ich einer begnadeten Lehrerin und Heilerin begegnet. An jenem magischen Osterwochenende, an dem sich um uns herum die weichen, grünen

Blätter der Pappeln und Ahornbäume entfalteten, wurde mir in der Tiefe meines Herzens klar, dass ich, wenn ich mich auf diese Art der inneren Heilarbeit einlassen würde, vollständig von allen Autoimmunkrankheiten genesen und mein ganzes Ich heilen könnte – Körper, Geist und Seele! Meredith öffnete mir ein Fenster in das Reich der Heilung, das einigen vielleicht mystisch vorkommen mag, mir jedoch vollkommen einleuchtete. Herauszufinden, dass jeder Mensch von kräftigen und zählebigen Heilungsenergien durchflossen ist und wie man sich diese zu Nutze machen kann, gab mir neue Kraft und hat buchstäblich mein Leben verändert. Es gab keinen Weg zurück!

Ich hatte mich das ganze vergangene Jahr über mit qualitativ hochwertigen, professionellen Nahrungsergänzungsmitteln um meinen Körper gekümmert; jetzt war ich dazu in der Lage, für meine bebende Seele und meine verzagten Gefühle zu sorgen. Unter Merediths Führung tief in mir zu erfahren, wie der Körper-Geist-Heilungsweg wirkt, eröffnete mir eine völlig neue Weltsicht. Wir bestehen nicht aus lauter einzelnen Komponenten, sondern sind ein resonierendes Ganzes. Von neuen Erkenntnissen ergriffen und hochmotiviert durch meine Erfahrungen, war ich nun über den Berg und hatte völliges Vertrauen in meine erfolgreiche Zukunft!

Um es kurz zu machen: Ich machte schließlich eine einjährige Ausbildung an Merediths *Stillpoint School of Integrative Life Healing*. Ich gesundete zu 100% und hielt sogar die Abschlussrede unserer Klasse!

Mein Leben ist auf vielfältige Weise reicher geworden: Es hat mich selbst ebenfalls zu einer erfolgreichen geistigen Heilerin werden lassen, die nun so vielen anderen helfen kann, und es hat mich zur Autorin eines preisgekrönten Buchs über Lyme-Borreliose gemacht.

Für all jene, die tief in Autoimmunerkrankungen und durch Zecken übertragene Krankheiten verstrickt sind, ist spirituelle Heilung ein unerlässlicher Heilungsweg. Sehr häufig haben diese Krankheiten ihre Ursache darin – oder verschlimmern sich dadurch – dass man nicht auf sein Herz hört. Vielleicht wurden Ihre Pläne durchkreuzt oder hatten Sie Belastungen zu meistern, so dass Sie Ihren wesentlichen Daseinszweck, Ihre Seelenaufgabe beiseitegeschoben haben. Es gibt Myriaden von individuellen Gründen, weshalb Sie und Ihr Bauch, Ihr Herz und Ihr Geist aus dem Takt geraten sind. Die Krankheiten können sich festsetzen, weil Ihr Körper Sie energetisch und irgendwann auch biologisch um Hilfe bittet. Leider schenken wir diesen spirituellen Bitten aus unterschiedlichsten Gründen oft keine Beachtung, und wenn wir sie über viele lange Monate oder Jahre hinweg ignorieren, lässt der Körper Symptome und Krankheiten entstehen, mit denen er verzweifelt um Aufmerksamkeit bettelt.

Nur sehr selten sind Medikamente die alleinige Antwort auf diese chronischen Krankheiten. Aber glücklicherweise können Sie sich der metaphysischen Heilarbeit allein und in Ihrem eigenen Tempo widmen! Das Gute an diesem Heilungsansatz ist, dass Sie selbst das Werkzeug dafür in der Hand halten. Meine Aufgabe ist es, Ihnen auf diesen Seiten nahezubringen, wie dieses Werkzeug beschaffen ist und wie man es zum Einsatz bringt. Letztlich müssen Sie selbst diese Fähigkeiten ausbilden.

Spirituelle Heilung hat in indigenen Kulturen schon lange ihren festen Platz. Schamanen, Medizinmänner und -frauen, Priester und Magier, sogar Ärzte des Altertums sind davon ausgegangen, dass sich die Gedankenenergien auf den Körper und die Gefühle der Menschen auswirken. Metaphysiker schreiben der unsichtbaren Welt denselben Wert zu wie der sichtbaren. Die Wissenschaft hingegen widmet sich ausschließlich der sichtbaren Welt bzw. dem, was sich empirisch und fassbar über sie erfahren lässt. Unser derzeitiges medizinisches System ist wissenschaftsbasiert und leugnet den Wert des Unsichtbaren, außer vielleicht im Bereich der Psychiatrie. Spirituelles Heilen beruht auf der Überzeugung, dass negative Denkmuster, wenn sie nicht durchbrochen werden, irgendwann zu körperlichen Beschwerden und Krankheiten führen können. Indem man konkrete negative Denkmuster in positive Muster umwandelt, kann man die Heilung voranbringen.

Obwohl das Konzept des spirituellen Heilens von der westlichen Medizin nicht anerkannt wird, bestehen doch kaum Zweifel darüber, dass es einen Zusammenhang zwischen Körper und Geist gibt. Regelmäßig fordern Ärzte ihre Patienten dazu auf, den Mut nicht zu verlieren und sich von Freunden und Familienmitgliedern besuchen zu lassen, denn auch sie wissen, dass geistiges und emotionales Wohlbefinden der Heilung zuträglich ist. Durch Depressionen wird der Heilungsprozess hingegen oft verlangsamt.

Spirituelles Heilen versteht dieses Prinzip auf sehr grundsätzliche Weise und geht von einem exakten Zusammenhang zwischen Körper und Geist aus. Gewissen metaphysischen Erkenntnissen zufolge wirken sich manche weit verbreitete negative Denkmuster auf ganz bestimmte Körperbereiche aus. So treten finanzielle Sorgen beispielsweise als Kreuzschmerzen zutage. Die Logik dahinter ist die, dass der Rücken für Unterstützung steht. Beim spirituellen Heilen würde man also, wenn man an Kreuzschmerzen leidet, seine Denkprozesse daraufhin unter die Lupe nehmen, ob man sich vielleicht zu viele Gedanken über Geldfragen gemacht hat. Sobald man das negative Denkmuster auf diese Weise entdeckt und durch ein neues, positives Muster ersetzt hat, das nun habituell an die Stelle des alten tritt, sollten die Rückenschmerzen, so sie denn von dem alten Denkmuster herrührten, entsprechend nachlassen. Die Korrelationen zwischen diversen Beschwerden und Denkmustern sind wirklich ziemlich bemerkenswert.

Der Grundgedanke hinter einer metaphysischen Denkweise ist der, dass jeder Mensch sein eigener Heiler und dazu in der Lage ist, sowohl seine Gesundheit als auch seine Krankheit zu beeinflussen. Wenn jemand erkrankt, so ist dies gemäß der spirituellen Heilungsphilosophie nicht dem Zufall zuzuschreiben, sondern Denkmustern, die identifiziert und ersetzt werden können. Die Art und Lokalisierung der Beschwerde gibt einen Hinweis darauf, nach welchen Gefühlsreaktionen und Denkmustern man Ausschau halten muss. Körper und Geist sind wie in einer Art „Landkarte" miteinander vereint, auf der die Körpersysteme mit einem energetischen Koordinatennetz und den entsprechenden Emotionen verbunden sind. Wir sind nicht zufällig so, wie wir sind, sondern fein abgestimmte, empfindsame Wesen. In Summe ist das alles ungemein faszinierend, und es ist wirklich eine Schande, dass in der westlichen Welt seit Hunderten von Jahren so geringschätzig damit umgegangen wird.

Nach dem Verständnis des spirituellen Heilens sind lang anhaltende Gefühle von Schuld, Ärger, Trauer und Wut der Gesundheit am abträglichsten. Selbstliebe, Selbstakzeptanz und Selbstwertgefühl haben die größte Heilkraft.

Im späten 19. Jahrhundert war Mary Baker Eddy, die Gründerin der Christlichen Wissenschaft (*Christian Science*), die sich selbst von einer Querschnittslähmung heilte, nachdem sie durch einen Unfall jahrelang ans Bett gefesselt gewesen war, die beliebteste spirituelle Heilerin und später auch religiöse Führerin. Die Menschen strömten zu Zehntausenden zu ihren öffentlichen Reden und Auftritten, und auch die Gründung der bekannten Zeitung *The Christian Science Monitor*, in der Nachrichten unaufgeregt und ohne Sensationslust präsentiert werden, geht auf ihr Konto. Ihr Buch *Wissenschaft und Gesundheit mit Schlüssel zur Heiligen Schrift* ist nach wie vor ein Quell metaphysischen Wissens.

Mit großem Erfolg setzte sich Eddy in einer präpharmazeutischen Kultur, in der das Leben noch in einfacheren Bahnen verlief, für die Kraft der Gedanken und des Gebets ein. Ihrer berühmten Wendung „Geist über Materie" wird nach wie vor propagiert, wenn auch die religiösen Aspekte ihrer Lehren immer wieder Kontroversen ausgelöst haben, da die Anhänger der Christlichen Wissenschaft die wissenschaftsbasierte Medizin mit ihren Wundermitteln oder antibiotischen Rettungsmaßnahmen ablehnen.

Wohl die bekannteste moderne Vertreterin des metaphysischen Heilens ist Louise Hay. Ihre Bücher wurden in neunundzwanzig Sprachen übersetzt und haben sich in über fünfunddreißig Ländern über 50 Millionen Mal verkauft. Sie begann in den 1970er Jahren damit, Kurse zu geben. Als sie an Gebärmutterhalskrebs erkrankte, konnte Hay ihre Methoden unter Beweis stellen und behauptete später, sich selbst geheilt zu haben. Mittlerweile ist sie fast neunzig Jahre alt und noch sehr dynamisch, und ihr Verlag *Hay House Publishing* hat zahlreiche populäre Bücher herausgegeben.

Die meisten Befürworter des spirituellen Heilens lehnen die westliche Medizin keineswegs von Grund auf ab, sind aber der Ansicht, dass Krankheiten das Nebenprodukt ungesunder Denkmuster sind und dass, wenn man dieses Nebenprodukt einfach von Ärzten entfernen lässt, ohne auch die Ursache zu beseitigen, die Krankheit zurückkehren wird. Indem man selbst nach Kräften die Verantwortung für das eigene Wohlbefinden übernimmt, kann man seine Abhängigkeit von der Medizin verringern und bessere Ergebnisse erzielen.

TEIL IV

DER WEG ZUR HEILUNG:

PRAKTISCHER LEITFADEN

URSACHEN FÜR ENTZÜNDUNG
UND AUTOIMMUNGIFTE

Alle Autoimmunerkrankungen und Lyme-Borreliose haben einen gemeinsamen Nenner: die systemische Entzündung. Entzündungen können nen überall im Körper auftreten. Jedes System, jedes Organ, jede Drüse kann sich entzünden, aber auch jedes Gelenk oder die Wirbelsäule. Wenn man von einer Biene gestochen wurde oder mit dem Fuß umgeknickt ist, bemerkt man die Entzündung leicht. Der scharfe, oftmals brennende Schmerz ist noch Minuten nach dem Stich oder Missgeschick spürbar.

Innerlich bzw. physiologisch ist Folgendes vorgegangen: Den Nebennieren und dem Nervensystem wird signalisiert, dass entweder ein Fremdstoff (Bienengift) eingedrungen oder ein Schaden (Bänder- oder Sehnenzerrung) aufgetreten ist. Als selbstheilender und sich selbst schützender Organismus versucht unser Körper, weiteren Schaden zu verhindern. Unverzüglich schüttet das betroffene Gewebe chemische Stoffe aus, die das Gehirn in Alarmbereitschaft versetzen und seinen Überlebens- und Selbstschutzmodus aktivieren. Innerhalb von Sekunden werden die Nebennieren dazu gebracht, Kortikosteroide zu produzieren – natürliche Entzündungshemmer, die die betroffene Körperregion abschirmen und weiteren Schaden und innere Blutungen verhindern. Dadurch, dass die Entzündung das injizierte Gift oder das zerrissene Gewebe umgibt, verhindert sie, dass es sich über den Blutkreislauf weiter ausbreitet und das Herz oder andere wichtige Organe erreicht. Gleichzeitig werden, ebenfalls als Selbstschutzmaßnahme, auch Histamin und Adrenalin ausgeschüttet.

Anfangs ist Entzündung eine gute Reaktion. Der Körper versucht, die Verletzung oder die eindringenden Fremdstoffe im Zaum zu halten. Verletzte Muskeln spannen sich automatisch an, was zu einer sogenannten „Versteifung" führen kann und verhindern soll, dass das bereits strapazierte oder gerissene Bindegewebe noch weiter anschwillt oder reißt. Die fürchterlichen Schmerzen, die mit einer Schwellung am Rücken oder Knie einhergehen, sind ein Beispiel für diesen Versteifungsprozess, mit dem sich der Körper auf natürliche Weise selbst ruhigstellt. Diese physiologischen Maßnahmen tun weh! Man möchte diesen Schmerzen, Schwellungen und Krämpfen so schnell wie möglich ein Ende bereiten und greift dann oft sofort zu Medikamenten. Steroid-Cremes, entzündungshemmende Tabletten und Schmerzmittel sind heute mit großer Selbstverständlichkeit in jedem Haushalt zu finden. Bei kleineren Unfällen, Verletzungen und Allergien lassen sich Millionen von Menschen von Antihistaminika und Ibuprofen über das Schlimmste hinweghelfen.

Autoimmunerkrankungen wie MS, Fibromyalgie, Morbus Crohn, Rheumatoide Arthritis und chronisches Erschöpfungssyndrom haben angeblich die Gemeinsamkeit, dass das Immunsystem mit seinen primären und sekundären Abwehrmechanismen überreagiert, so dass der Körper sich gegen sich selbst wendet und ein Übermaß an entzündungsauslösenden Zytokinen, Histamin und Killerzellen und gleichzeitig zu wenig natürliche Kortikosteroide produziert. Die westliche Medizin geht hier von einem „Fehler" und einer offensichtlichen Autoimmunerkrankung aus und versucht dann, den Betroffenen zu helfen, indem sie die Symptome beseitigt und das Immunsystem an der Überreaktion hindert. Meistens werden Medikamente verabreicht, um die Symptome – Durchfall, stechende Migräne, äußerst schmerzhafte Gelenke – zu dämpfen. Aber wir wollen mehr tun, als einfach nur die Symptome zu lindern – wir wollen die zugrunde liegenden Ursachen beheben.

Um dies zu erreichen, müssen wir uns mit zwei wichtigen Fragen befassen:

A: Was ist der Auslöser für die Entzündungen in meinem Körper?

B: Warum produzieren meine Nebennieren nicht die Kortikosteroide, die mein Immunsystem für seine Arbeit benötigt?

Das Folgende ist eine Liste aller Faktoren, die dazu beitragen können, dass Sie anfälliger für Autoimmunerkrankungen oder chronische durch Zecken übertragene Krankheiten werden. Denken Sie daran, dass der Körper ein Mikrokosmos ist, wie ein Terrarium. Die Haut bildet die äußerste Schicht, und im Inneren befinden sich alle Systeme und Knochen.

Um die Gesundheit zu wahren, muss das Gleichgewicht aufrechterhalten werden und alles im rechten Verhältnis zueinander funktionieren. Wenn mehrere der folgenden Faktoren zusammenkommen, kann dadurch eine negative Kettenreaktion ausgelöst werden. Wenn der Körper übersäuert, finden Krankheitserreger einen fruchtbaren Nährboden vor, um sich zu vermehren, wodurch wiederum das Hormon- und das Immunsystem durcheinandergeraten. Als Folge wird ein verletzliches Organ geschädigt und der Schalter sozusagen umgelegt, durch den das Immunsystem Fahrt aufnimmt und zu Selbstschutzzwecken in den Überaktiv-Modus geht. Die Entzündung breitet sich rasend schnell aus – und Ihnen geht es miserabel. Sehen Sie sich die Liste genauer an. Wie viele der aufgeführten Punkte sind für Sie relevant? Suchen Sie einen integrativ arbeitenden Arzt, einen Heilpraktiker oder medizinischen Ernährungsberater auf, der die richtigen Blutuntersuchungen veranlassen kann, um festzustellen, ob einige dieser Faktoren zu Ihrer Krankheit beitragen.

Entzündungsauslöser
- Nahrungsmittel
  - Zucker
  - Milchprodukte (bei Laktoseintoleranz)
  - Gluten (kommt vor in Weizen, Hafer, Roggen, Gerste)
  - hydrierte/gehärtete Fette
- Schädigungen durch Schimmel (wenn Sie gegenwärtig Schimmel ausgesetzt sind oder es in der Vergangenheit waren)
- Schwermetalle
  - Quecksilber (Thunfisch, Schwertfisch, Zahnfüllungen, Impfstoffe)
  - Blei (Farbe, Rohrleitungen)
  - Kupfer (Rohrleitungen, artesische Brunnen)
  - Cadmium (verzinkte Rohrleitungen, Zigarettenrauch)
  - Fluorid (Zahnpasta, Trinkwasser, Zahnversiegelung – es handelt sich um ein giftiges Halogen, das die Schilddrüsenfunktion unterdrückt)
- Chemische Giftstoffe
  - Umweltgifte

° Glyphosat

° Farben, Lösungsmittel

° Lösungsmittel für die chemische Reinigung

° Pestizide

° Kosmetika

° Lebensmittelzusatzstoffe, Konservierungsstoffe, Farbstoffe

° Medikamente, einschließlich Antibiotika und Kortikosteroide

· Plastik (das aus der Verpackung etc. in die Nahrung übergeht)

• Gestörte Darmflora (Candida, sonstige Hefepilze)

• Empfängnisverhütung („die Pille")

• Parasiten (Auslandsreisen, Nahrungsmittel)

• durch Zecken übertragene Krankheitserreger

· Lyme-Borrelien

· Bartonellen

· Babesien

· Mykoplasmen

• Viren: Epstein-Barr-Virus, Cytomegalie-Virus etc.

• übermäßiger Antibiotika-Gebrauch

• Vitamin- und Mineralstoffmängel

· A, B, C, D, E

· Spurenelemente

· Selen

· Kalium

· Jod

· Aminosäuren

• Nahrungsmittelunverträglichkeiten

• Genetische Veranlagung

· MTHFR-(Methylentetrahydrofolat-Reduktase)-Defizienz

· Mitochrondriopathie

Mit der Unterstützung eines integrativ arbeitenden Arztes, Heilpraktikers oder medizinischen Ernährungsberaters können Sie herausfinden,
welche dieser Faktoren bei Ihnen beteiligt sind. Es gibt viele präzise Labortests, die einem Informationen darüber liefern, wo genau die Ursachen
liegen. Wenn Sie an Lyme-Borreliose oder Autoimmunerkrankungen lei-

den, besteht eine gewisse Wahrscheinlichkeit, dass mehrere Kategorien bei Ihnen eine Rolle spielen. Glücklicherweise kann man alle hier erwähnten Probleme angehen.

Zwar braucht es seine Zeit, Giftbelastungen abzubauen, und auch die Schäden, die Schimmel und bakterielle Infektionen angerichtet haben, können nur mit vollem Engagement behoben werden, aber mit der richtigen Unterstützung und einer positiven Einstellung ist der Körper dazu in der Lage, sich mit großen Schritten zu erholen. Es liegt auf der Hand, dass Sie umso mehr Zeit und Unterstützung dabei brauchen, die Auslöser zu eliminieren und Ihre Gesundheit wiederherzustellen, je länger Sie bereits an der Krankheit leiden.

Eine Reinigungskur und eine Anti-Entzündungs-Diät sind dabei von zentraler Bedeutung. Ihr Therapeut wird auch überprüfen, ob Sie von einer Chelat-Therapie zur Schwermetallentgiftung profitieren könnten oder wie gegebenenfalls Ihre Darmschleimhaut behandelt werden kann, sollten Sie am *Leaky-Gut*-Syndrom leiden.

Ebenso wichtig ist es, sich um den Säure-Base-Haushalt des Körpers zu kümmern. Der Stress des modernen Lebens, Fast Food, Alkohol, Kaffee und Medikamente führen zu Übersäuerung, wodurch alle möglichen Mikroben, Hefepilze und Parasiten beste Lebensbedingungen vorfinden. Gerade Lyme-Borrelien und Krebszellen fühlen sich in saurer Umgebung wohl.

Frische Gemüsesäfte (insbesondere die grünen), eine geringe Zufuhr an tierischen Proteinen und der Verzicht auf Zucker, Gluten, Alkohol und Kaffee führen zu einer Alkalisierung des pH-Werts. Auch basisches Mineralwasser kann hierbei hilfreich sein. Ihr Therapeut wird Sie ebenfalls dabei unterstützen, Ihr Haus bei Schimmelbefall zu sanieren und die Reaktionsfähigkeit Ihres Immunsystems mithilfe von homöopathischen Nosoden wiederaufzubauen.

Wenn durch Zecken übertragene Krankheitserreger, insbesondere Lyme-Borrelien oder Mykoplasmen, beteiligt sind, wirbeln sie den Körper und die Neurotransmitter des Gehirns gehörig durcheinander. In seinem Bestseller *Why Can't I Get Better? Solving the Mystery of Lyme and Chronic Disease* erklärt Dr. Richard Horowitz anhand seines Heilungsmodells multisystemischer Infektionskrankheiten, wie Lyme-Borrelien in die unterschiedlichen Zelltypen unseres Körpers eindringen und von dort aus an den unterschiedlichsten Systemen verheerenden Schaden anrichten. Um diese Probleme anzugehen, müssen Sie Ihre Nährstoffmängel beseitigen, Ihre Umwelt sanieren und Ihre Ernährung so zusammenstellen, dass sie Entzündungen entgegenwirkt.

DIE ROLLE DER NEBENNIEREN

Auf den oberen Polen der Nieren sitzen zwei kleine, etwa erdnussgroße Drüsen. Sie sind dazu in der Lage, sehr wichtige und wirkmächtige Hormone zu produzieren: Adrenalin, das für die *Fight-or-Flight*-Stressreaktion notwendig ist; natürliche entzündungshemmende Steroide gegen Infektionen bei Wunden und Verletzungen; ebenso Geschlechtshormone (z.B. Östrogen nach den Wechseljahren). Die Nebennieren senden auch Signale an andere Drüsen des ausgeklügelten Hormonsystems, um das Gleichgewicht aufrechtzuerhalten.

Mit dreizehn wollte ich Endokrinologin werden. Irgendetwas an dieser fein abgestimmten und komplizierten Symphonie aus Drüsen und ihren Absonderungen übte eine besondere Faszination auf mich aus. Später begann ich dann mein Medizinstudium an der *Duke University*, überlegte es mir Mitte der 1970er Jahre dann aber doch noch anders, weil die Medizin zu jener Zeit sehr starr und klinisch war. Stattdessen wurde ich klassische Homöopathin und konnte so auf eine Weise Beziehungen zu meinen Patienten aufbauen, die meinen Fähigkeiten und meiner Persönlichkeit besser entsprachen. Aber ich muss zugeben, dass mir die Endokrinologie bis zum heutigen Tag sehr am Herzen liegt und ich insbesondere für die Nebennieren höchsten Respekt empfinde.

Diese kleinen, aber wirkmächtigen Drüsen sind darauf ausgerichtet, uns vor den Gefahren, die von Infektionen, Allergien oder Traumata ausgehen, zu schützen, und verdienen daher unsere Aufmerksamkeit. Sie wachen über uns und sind voller lebensrettender Energie und Überlebensstrategien. Den meisten Menschen ist noch nicht einmal bewusst, wofür die Nebennieren da sind, wo in unserem Körper sie sich befinden oder wie man sie gesund erhält. Das Gegenteil ist der Fall – wir zwingen die Nebennieren dazu, Überstunden zu schieben, strapazieren sie über die Maßen und wundern uns dann, warum wir von schweren Entzündungen, Nahrungsmittelallergien, Ängsten oder chronischer Erschöpfung geplagt werden.

Nebennierenschwäche oder -insuffizienz hat in Amerika epidemische Ausmaße angenommen, und meine klinische Erfahrung ist, dass dies zu den drei Hauptursachen dafür zählt, dass Autoimmunerkrankungen und chronische Lyme-Borreliose Wurzeln schlagen. Ich werde Ihnen einen Überblick darüber verschaffen, welche Rolle ein Nebennierenungleichgewicht bei diesen Krankheiten spielt.

Adrenalin ist ein starkes Hormon, das dafür ausgelegt ist, in einer gefährlichen, lebensbedrohlichen Situation sehr schnell Energie zur Verfügung zu stellen. Jeder weiß, wie es sich anfühlt, wenn durch Angst, Erschrecken oder eine drohende Deadline ein Adrenalinschub ausgelöst wird und so unmittelbar zu geistiger Klarheit, gesteigerten Reflexen und plötzlicher Energie führt. Man fühlt, wie sich der Herzschlag beschleunigt und man schnell an Kraft und Energie gewinnt.

Ich weiß noch genau, wie ich mit dem Kind auf dem Arm aus dem raucherfüllten Haus gestürmt bin, das Gesicht meines Sohnes in eine Decke gewickelt und unser Wohnzimmer in Flammen, und wie ich dann in einer kalten Winternacht auf unserer schneebedeckten Terrasse in Neuengland stand. Mein Herz raste, während ich mir ein Bild von der Situation machte und zurück in Haus lief, um mir das Telefon zu schnappen und die Feuerwehr zu rufen. Wir waren knapp dem Flammentod entgangen – die Ur-Reaktionen meiner Nebenniere hatten uns gerettet. Sie wissen genau, wie sich das anfühlt. Vielen Dank, liebe Nebennieren!

Leider setzen wir diese Arbeitstiere täglich einer Dauerbelastung aus, für die sie nicht gemacht sind. Die ganze Zeit, während wir zu einer Besprechung hetzen und multitaskingmäßig gleichzeitig Besorgungen machen und telefonieren oder zwölf Stunden vor einem elektronischen Apparat (genannt Computer) arbeiten, der elektromagnetische Strahlung aussendet, während dieser ganzen Zeit geben diese winzigen Drüsen Cortisol und andere Hormone ab, damit unser Gleichgewicht erhalten bleibt und wir alles schaffen können. Würde diese Hetzerei nur etwa alle zwei bis drei Wochen auftreten, wäre das für unseren Körper zwar auch nicht gerade gut, wäre aber schaffbar. Wenn sich der Stresslevel aber auf diesem Niveau einpendelt und uns jeder einzelne Tag eine Meisterleistung an Durchhaltevermögen abverlangt, ist das für die Nebennieren enorm belastend.

Cortisol ist ein natürlich vorkommendes Hormon, das eigentlich zyklisch und dem Biorhythmus entsprechend ausgeschüttet werden sollte, mit einem Anstieg am Morgen, damit wir wach und mit Energie und Klarsicht in den Tag starten können, und mit einer Abnahme gegen Abend, damit wir zur Ruhe kommen und einschlafen können. Durch ein hektisches Tempo, durch Multitasking, Stress, Zucker und Koffein, durch eine auf stark raffinierten Kohlenhydraten basierende Ernährung, durch die Bombardierung mit Elektronik, durch Vitamin- und Mineralstoffmängel und selbst durch natürliche Ereignisse wie Schwangerschaften werden die Nebennieren dazu angeregt, mehr Cortisol auszuschütten. Wenn man ihnen nicht gleichzeitig über die Nahrung oder durch Nahrungsergänzungsmittel das zukommen lässt, was sie brauchen, und wenn man ihnen nicht durch Meditation oder tiefes und ausgiebiges Schlafen die Möglichkeit gibt, sich auch einmal auszuruhen, werden die Nebennieren ermüden und schließlich ausbrennen.

In der modernen westlichen Welt tritt Nebenniereninsuffizienz oder -kollaps häufig auf. Ich selbst habe meine Nebennieren mindestens dreimal ausbrennen lassen. Bis zum heutigen Tag spüre ich, wenn ich auf Vortragsreisen vierzehn Stunden am Tag arbeite oder wenn mir das Leben wieder einen Stoß versetzt, wie die Nebennieren loslegen und Cortisol pumpen, mich auf Hochtouren bringen und mich einerseits in die Lage versetzen, den unmittelbaren Anforderungen Genüge zu leisten, mich aber gleichzeitig auch zu sehr „aufputschen". Ganz bewusst fange ich dann sofort zu meditieren an, nehme spezielle Ergänzungsmittel zur Stärkung der Nebennieren sowie die homöopathischen „Notfalltropfen" (*Rescue Remedy*) ein und zwinge mich dazu, zur Ruhe zu kommen. Selbst im Flugzeug meditiere ich und verwende Affirmationen, um meine Cortisolpumpe wieder herunterzufahren.

Wenn die Nebennieren permanent Cortisol ausschütten, und sei es auch nur in winzigen Mengen, setzt dies eine ganze Kettenreaktion assoziierter Hormondrüsenreflexe in Gang. Der Thymus, die Bauchspeicheldrüse, die Hypophyse und die Eierstöcke werden dazu veranlasst, ihre Arbeit zu drosseln, weil der Körper durch die Ausschüttung von Cortisol und Adrenalin in Alarmbereitschaft versetzt wird und sich wie in einer akuten Gefahrensituation verhält. Die Drüsen fahren ihr Selbstschutzprogramm und halten ihre Ressourcen zurück, für den Fall, dass dem Körper winterliche

Minustemperaturen, Wassermangel oder schwere Blutungen bevorstehen. Es handelt sich hierbei um Ur-Reaktionen, die schon vor Äonen in unserem Körper angelegt wurden, um mit solchen Situationen umgehen zu können.

Das limbische System im Gehirn, der Hypothalamus und unsere biochemischen Reaktionen werden sich nicht verändern. Wir müssen uns also unseres Verhaltens und unserer emotionalen Reaktionen bewusst werden und lernen, wie wir unsere Körperteile, unseren Geist und unsere Seele nähren und erhalten können. In einer beschleunigten, verdorbenen Welt, die sich dem Übermaß verschrieben hat, ist es besonders wichtig, sich seiner selbst bewusst zu werden, sich um sich selbst zu kümmern und sich mit Fragen der Lebensweise auseinanderzusetzen. Mit Medikamenten kann man die Symptome vielleicht wie mit einem Pflaster abdecken, aber um die Gesundheit kümmert man sich, indem man Mängel ausgleicht, Schäden behebt und das Gleichgewicht wiederherstellt.

Die Symptome von Nebenniereninsuffizienz treten bei allen Autoimmunerkrankungen und bei den meisten Fällen von chronischer Lyme-Borreliose auf. Sich um dieses Ungleichgewicht zu kümmern, ist einer der ersten grundlegenden Schritte auf dem Weg zur Heilung. Bei manchen Betroffenen tritt auch das gegenteilige Extrem auf, also eine Nebennierenüberfunktion. Zu den Symptomen zählen dann Schlaflosigkeit, emotionale Angespanntheit, unkontrollierbare Gedanken, Angstzustände, Verdauungsprobleme oder Impulsivität. Wir werden beide Symptomatiken betrachten und darauf eingehen, welche Laboruntersuchungen sinnvoll sind und wie man den Erholungsprozess in Gang setzen kann.

Das Buch *Are You Tired and Wired?* von Marcelle Pick ist sehr hilfreich und beinhaltet mehr in die Tiefe gehende Informationen zu den Themen Nebennierenfunktion und Nebennieren-Burnout.

Wer in der Vergangenheit über Jahre an Nebennieren-Burnout oder -insuffizienz litt, dem wurde nervöse Erschöpfung, ein Zusammenbruch oder Hysterie attestiert. Heute stehen uns klinische Diagnosen wie chronisches Erschöpfungssyndrom, Fibromyalgie, Angststörung, Depression, Reizdarmsyndrom und Migräne zur Verfügung. Diesen winzigen und doch mächtigen Nebennieren Aufmerksamkeit zukommen zu lassen, kann für manchen Betroffenen den entscheidenden Unterschied machen.

Symptome bei Nebenniereninsuffizienz oder -Burnout
- Erschöpfung schon beim Aufwachen und im Tagesverlauf
- Gier nach Salzigem
- häufige Erkältungen und grippale Infekte
- Unfähigkeit, mit Stress umzugehen
- höherer Energie-Level gegen Abend (umgekehrter Cortisolzyklus)
- Asthma, Allergien
- Augenringe
- Schwindel
- trockene Haut
- extreme Erschöpfung nach körperlicher Betätigung
- Gelenkschmerzen
- reduzierter Muskeltonus
- geringer Sexualtrieb
- niedriger Blutdruck
- niedriger Blutzucker
- Kreislaufprobleme
- Gewichtszunahme

Symptome bei Nebennierenüberfunktion
- Gewichtszunahme am Oberkörper
- Vollmondgesicht
- Stiernacken oder Fettansammlung zwischen den Schultern
- dünner werdende Arme und Beine
- empfindliche und dünne Haut
- Dehnungsstreifen der Haut am Bauch, am Gesäß, an den Oberschenkeln, Armen und Brüsten
- Knochenschwund und Muskelschwäche
- schwere Erschöpfung
- hoher Blutdruck
- hoher Blutzucker
- Reizbarkeit und Angstgefühle
- Übermäßige Körperbehaarung im Gesicht und am Körper bei Frauen

- Zyklusstörungen (unregelmäßiger Zyklus oder Ausbleiben der Menstruation) bei Frauen
- Geringer Sexualtrieb und verminderte Fruchtbarkeit bei Männern

Wenn Sie sich ein genaues Bild vom Zustand Ihrer Nebennieren machen möchten, steht dafür ausgefeilte Labordiagnostik in Form eines Cortisol-Tagesprofils (Speicheltest) zur Verfügung. Ein solcher Speicheltest ist deutlich aussagekräftiger als die gängigen Bluttests, die von Endokrinologen oft durchgeführt werden, denn mit diesen Tests sucht man nach pathologischen Veränderungen, wie sie auftreten, wenn die Drüsenaktivität so sehr von der Norm abweicht, dass man bereits vom Cushing-Syndrom (Nebennierenüberfunktion) bzw. von Morbus Addison (Nebenniereninsuffizienz) spricht.

Die Symptome der Nebennierenschwäche oder -insuffizienz sind jedoch in unserer Bevölkerung, und das schließt die Kinder mit ein, sehr weit verbreitet. Das Labor *Genova Diagnostics* hat eine beeindruckende Reihe von Nebennierenfunktionstests (sowie anderer Hormontests) im Angebot, die feinmaschiger sind als die Tests, die standardmäßig von den meisten Ärzten und Endokrinologen eingesetzt werden. Wenn die Besserung voranschreitet, können die Tests wiederholt werden, um zu überprüfen, ob die Nebennierenfunktion wiederhergestellt ist. Das Buch *The Adrenal Reset Diet* von Alan Christianson und Sara Gottfried kann bei der Wiederherstellung der Nebennierenfunktion eine große Unterstützung sein.

Wenn die Nebennieren über einen zu langen Zeitraum hinweg zu viel Cortisol ausschütten, löst die Cortisol-Schwemme im Blut diverse Reaktionen im Gehirn und in anderen Drüsen aus. Der Körper speichert Fett in der Bauchgegend, was eine normale Stressreaktion des Gehirns im Angesicht einer Notsituation oder Lebensgefahr ist, wie z.B. während eines strengen Winters oder wenn man sich verirrt hat, ohne Essen bei sich zu haben, und ganz auf sich allein gestellt ist. Darüber hinaus verkürzen sich die Schlafzyklen, und man wacht schneller auf. Es kommt zu einer nervösen und reizbaren Wachsamkeit, so dass man ständig unruhig und in höchster Alarmbereitschaft ist, und nach ein paar Wochen oder Monaten in diesem Zustand kippen Körper und Geist in Richtung Zusammenbruch. Wenn der Rhythmus der Cortisol-Ausschüttung aus dem Takt geraten ist, verkehren sich die Schlafzyklen, so dass man sich morgens lethargisch und benommen fühlt, sich energie- und konzentrationslos durch den Tag schleppt, nur um nach dem Abendessen plötzlich aufzuleben und dann bis weit nach Mitternacht nicht einschlafen zu können. Bei solchen „Nachteulen" hat sich der Cortisol-Zyklus verkehrt, so dass die Nebennieren abends zu einem Zeitpunkt aufdrehen, an dem sie normalerweise nur sehr wenig produzieren, damit das Gehirn zur Ruhe kommt und der Nachtschlaf einsetzen kann. Bei Nebenniereninsuffizienz kommt es oft zu Verkehrungen im Cortisol-Zyklus oder, schlimmer noch, dazu, dass entweder überhaupt kein Cortisol mehr produziert wird oder aber in riesigen Mengen.

Wenn es beim Cortisol drunter und drüber geht, betrifft das auch die anderen Sekretionen der Nebennieren. Darunter fallen natürliche Kortikosteroide gegen Entzündungen sowie Sexualhormone und die immunregulierende Funktion des Thymus. Sogar die Geschwindigkeit, mit der die Hypophyse, die Schilddrüse und die Bauchspeicheldrüse ihre Arbeit verrichten, kann beeinflusst werden, wodurch in der Folge alle möglichen Störungen und Autoimmunerkrankungen auftreten.

Bei Menschen, die an von Zecken übertragenen Krankheiten (Lyme-Borreliose, Bartonellen, Mykoplasmen, Epstein-Barr-Virus) oder anderen Viren leiden oder in deren Blut zu viel Zucker oder Schwermetalle zirkulieren, werden die Nebennieren für gewöhnlich sehr beansprucht, da sie in großen Mengen Steroide produzieren müssen, um der Entzündung entgegenzuwirken, denn durch diese körperfremden Erreger oder Substanzen wird die Entzündungskaskade in Gang gesetzt. Wie und wo sich die Symptome konkret manifestieren, ist typischerweise von der jeweiligen genetischen Veranlagung abhängig. Das können die Gelenke (Rheumatoide Arthritis), die Hirnnerven (Migräne), das Gehirn (Multiple Sklerose, Bell'sche Parese, Alzheimer), die Bauchspeicheldrüse (Diabetes), die Schilddrüse (Morbus Basedow oder Hashimoto-Thyreoiditis) oder der Darm sein (Reizdarmsyndrom, Morbus Crohn, Colitis, Blinddarmentzündung etc.). Wenn die Nebennieren durch persistierende Krankheiten und/oder durch Giftstoffe belastet werden, kommt es leicht zu autoimmunartigen Erkrankungen oder Pseudosymptomen. Die Nebennieren werden unmittelbar von chronischen Infektionen, vom *Leaky-Gut*-Syndrom oder größeren Mengen von Verunreinigungen im Blutkreislauf (Candida, Proteine, Viren, Bakterien) „getroffen", weil sie am laufenden Band Steroide und viele weitere Hormone ausschütten, um die fremden Eindringlinge „einzufangen". Sie können diese kleinen, aber hart arbeitenden Drüsen unmittelbar entlasten, indem Sie auf entzündungsfördernde Nahrungsmittel, Petrochemikalien und Zusatzstoffe verzichten.

Ein funktionell arbeitender Arzt oder Heilpraktiker hat viele Maßnahmen parat, um Sie dabei zu unterstützen, Ihre Nebennieren wieder aufzutanken und deren Funktion wiederherzustellen. Wenn Sie völlig aufgedreht sind, weil Sie an einer Cortisol-Überproduktion leiden, gibt es sehr gute pflanzliche Mittel, die diesen Effekt lindern können, wie z.b. „Cortisol Manager" von *Integrative Therapeutics* oder entsprechende Produkte der Firma Pekana. Auf natürlichem Weg werden die Schlafzyklen so wieder tiefer und regelmäßiger, und sowohl Unruhe als auch Reizbarkeit lassen nach.

Möglicherweise empfiehlt Ihnen Ihr Therapeut auch, Ihre Nahrung mit Vitamin C und B, Salz und Kalium zu ergänzen sowie die stärkende Wirkung von schwarzen Johannisbeeren, Süßholzwurzel, Ginseng, Rehmannia und Ashwagandha (Schlafbeere) für sich zu nutzen. Es gibt zahlreiche gute Rezepturen auf dem Markt, die wahre Wunder wirken können. Das natürlich gebildete Sexualhormon DHEA (Dehydroepiandrosteron) ist ein weiterer interessanter Gehilfe. DHEA ist eine Vorstufe für Testosteron und wird auch als „Jugendhormon" bezeichnet, weil es zur Aufrechterhaltung von geistiger Klarheit, glatter Haut, Energie und Sexualtrieb beiträgt.

Bei widerstandsfähigen Achtzigjährigen aus dem Mittelmeerraum wurde ein hoher DHEA-Spiegel gemessen, wodurch sie sich ihre Vitalität und Lebensfreude bewahren konnten, während der Spiegel bei Männern in den arbeitsameren und abgeschiedeneren Klimazonen schon in deren Fünfzigern signifikant niedriger ist, was zu deutlichen Erektionsstörungen, Gewichtszunahme und verminderter Energie und Lebenskraft führt. Dieses Hormon lässt sich auf einfache Weise durch Tabletten oder Cremes zuführen.

Burnout durch Nebenniereninsuffizienz kann in jedem Alter auftreten; besonders gefährdet sind aber Teenager, die erst spät in der Nacht zu Bett gehen, überarbeitete Rechtsanwälte oder Soldaten im Einsatz (beim posttraumatischen Belastungssyndrom ist die Cortisol-Produktion gehörig durcheinander geraten) sowie Mütter mit mehreren Kindern. Wenn es bei den Nebennieren zu einem Ungleichgewicht kommt, ist das gesamte Hormonsystem für weitere Störungen anfällig, weil alle Drüsen voneinander abhängen. So kann Morbus Basedow durch Nebenniereninsuffizienz ausgelöst worden sein, die sich ausgebildet hat, weil man vielleicht in den letzten Jahren am neuen Arbeitsplatz unter Strom stand und immer nur schnell das Essen heruntergeschlungen hat, das man sich irgendwo auf dem Weg besorgt hat. Dann kommt vielleicht noch dazu, dass man zehn Jahre lang die Pille genommen und unwissentlich in einem schimmeligen Haus gewohnt hat. Wenn dann auch noch eine durch Zecken übertragene Krankheit dazu kommt oder eine zu niedrige Jodzufuhr, dann: Bingo! Offensichtlich geraten die Schilddrüse und die anderen Hormondrüsen durch diese Verkettung von Umständen ins Ungleichgewicht.

So wie die Holzbläser ihren Einsatz nicht verpassen dürfen und die Streicher sich harmonisch einfügen müssen, so kann auch eine einzige Drüse durch falsches Tempo die ganze Hormonsymphonie aus dem Takt bringen. Um es anders zu sagen, so wie eine Symphonie bei falschem Einsatz schrecklich klingt, so ergeht es auch unserem Körper, wenn die Schilddrüse oder die Nebennieren sich zu aggressiv ins Spiel bringen oder ihren Einsatz verfehlen. Das meisterliche Hormonsystem ist wunderschön und wohl komponiert, aber auch sehr anfällig für Disharmonien durch zahlreiche externe und interne Einflüsse.

Betroffene, die an Rheumatoider Arthritis, Fibromyalgie, Multipler Sklerose und Neuropathie leiden, führen uns lebhaft vor Augen, welchen Effekt völlig ausgelaugte Nebennieren haben. Ihre Drüsen haben sich dabei verausgabt, so viele entzündungshemmende Hormone auszuschütten wie nur möglich, und befinden sich nun in einem Defizit.

Das ist auch der Grund dafür, weshalb die Kortison-/Steroid-Spritzen und -Tabletten in der Vergangenheit auf ein oder zwei Generationen wie Wundermittel wirken konnten, bis man feststellte, dass diese synthetischen Formen eine katastrophale Wirkung auf die Nieren und andere gefährliche Nebenwirkungen haben, wie z.B. ein aufgedunsenes „Mondgesicht", und dass die Symptome beim allmählichen Absetzen des Medikaments oft verstärkt wiederkehren. Es kommt noch hinzu, dass Kortikosteroide Immunsuppressiva sind, was bedeutet, dass sich potenziell vorhandene

Mikroorganismen wie Lyme-Borrelien, Mykoplasmen, *Chlamydia pneumoniae* und das Epstein-Barr-Virus ungehindert vermehren können.

Zwar setzen Mediziner Steroide heute umsichtiger ein, aber sie haben immer noch nicht gelernt, wie man die Nebennieren „wieder aufbauen" kann, damit sie erneut eigene, natürliche Steroid-Hormone produzieren und dafür sorgen können, dass dem Menschen ausreichend Energie zur Verfügung steht. Nebennieren-Burnout kommt ausgesprochen häufig vor und kann unmittelbar mit myalgischer Enzephalomyelitis, chronischem Erschöpfungssyndrom, Lyme-Kollaps, Hashimoto-Thyreoiditis, Lupus erythematodes, Lyme-Borreliose, anderen Erkrankungen des Autoimmun-Spektrums und weiteren Störungen in Verbindung gebracht werden.

Der Stress, den ein durch Multitasking geprägtes Leben bedeutet, der zermürbende Scheidungsmarathon, die Einsamkeit, die viele Menschen empfinden, die ihre Familien mit knappem Budget ernähren müssen und dabei nicht wie früher durch den Rückhalt einer Großfamilie unterstützt werden – all das führt dazu, dass wir innerlich hauptsächlich aufs Überleben ausgerichtet sind. In den Gesellschaften der nördlichen Halbkugel wird schwer gearbeitet. Wir schinden uns durch unsere arbeitsreichen Tage und das mit lästigen Pflichten vollgestopfte Wochenende, hasten hierhin und dorthin und bringen mehr unter einen Hut, als unser Körper und unser Geist überhaupt richtig erfassen können.

Wann entspannen wir uns? Wann finden wir täglich oder wöchentlich die Zeit, in der wir Muße haben, um still zu sein, unsere Seele zu nähren und uns der Schönheit, der Liebe oder der göttlichen Gegenwart zu öffnen?

Vor Jahrzehnten sagte ein weiser alter Yogi einmal zu mir: „Für jede Stunde des Tages, die Sie darauf verwenden, Ihren Geist auf etwas zu fokussieren, müssen Sie sich die gleiche Zeit nehmen, um Ihren Körper einzusetzen und ebenso Ihr nicht-denkendes, empfangendes Herz." Das habe ich mir gemerkt – und ich habe erkannt, wie einseitig mein eigener Alltag war – acht bis zehn Stunden geistiger Arbeit, aber nur eine Stunde zum Meditieren und vielleicht noch ein, zwei weitere, um spazierenzugehen, in der Sonne zu liegen, im Garten zu arbeiten oder Ähnliches. Die östlichen Kulturen bringen dieser Art der Harmonie größere Ehrfurcht entgegen.

Ein gewissenhafter Heilpraktiker oder integrativ arbeitender Arzt wird diverse Stoffwechselprofile erstellen lassen, um Auskunft über die Nierenfunktion, das Darm-Mikrobiom (die gute und schlechte Darmflora), die Entzündungskaskade, genetische Marker, den Aminosäurespiegel, die Schwermetallbelastung, den Anteil an Sexualhormonen und vieles mehr zu erhalten. Davon ausgehend wird dann, unter besonderer Berücksichtigung der äußerst verdienstvollen Nebennieren, ein maßgeschneidertes Heilungsprocedere entwickelt.

ENTZÜNDUNG REDUZIEREN

Um Entzündungen zu bekämpfen, müssen vielerlei Aspekte berücksichtigt werden. Ein wichtiger erster Schritt ist dabei, den Nebennieren durch die Zufuhr natürlicher entzündungshemmender Enzyme und Kräuter zu neuer Kraft zu verhelfen. Auch der Akuteinsatz von homöopathischen Mitteln, die genau auf Ihr jeweiliges Symptombild abgestimmt sind, ist ein sehr guter Weg. Es gibt dutzende homöopathische Mittel, die bei Entzündungen und Schmerzen geeignet sind. Ein klassischer Homöopath ist darin ausgebildet, Ihrem Symptombild ein konkretes Mittel zuzuordnen, das dann wie ein „goldener Pfeil" genau Ihren Fall ins Visier nimmt und dann schnelle Schmerzerleichterung bewirkt. Einen guten Homöopathen in Ihrer Nähe finden Sie am besten über die Therapeutensuche des Verbands klassischer Homöopathen Deutschlands (www.vkhd. de) oder der Stiftung Homöopathie-Zertifikat (SHZ, www.homoeopathiezertifikat.de).

Homöopathische Mittel sind rezeptfrei in normalen Apotheken erhältlich. Es gibt jede Menge Lehr- und Handbücher über Homöopathie, und es ist empfehlenswert, sich einige davon anzuschaffen, um bei gängigen Beschwerden zu Hause selbst tätig werden zu können.

Auch die Schmerzen und Entzündungen, die mit Lyme-Borreliose und anderen Autoimmunerkrankungen einhergehen, können gut mit Homöopathie in Angriff genommen werden. Lesen Sie bitte das Kapitel über Homöopathie, um mehr über diese Heildisziplin und die Anwendung homöopathischer Mittel zu erfahren. Homöopathie ist eine sichere, sanfte, nuancenreiche und wirkungsvolle Heilkunst. Sie ist so fein abgestimmt, dass ihr gelegentlich die Wirkkraft abgesprochen wird, nur weil die Wirkung nicht die Schlagkraft einer Bowlingkugel hat wie bei pharmazeutischen Medikamenten. Es ist einer der homöopathischen Grundsätze, die Dosis der Arznei stets so auszuwählen, dass übermäßige Reaktionen vermieden werden. Gegen die Beschwerden bei Lyme-Borreliose und Autoimmunerkrankungen gibt es Hunderte homöopathischer Mittel, siehe auch den Abschnitt zum Schmerzmanagement im Anhang.

Viele Betroffene machen Gebrauch von entzündungshemmenden Medikamenten und Schmerzmitteln. Diese führen zwar zu einer Linderung der Symptome, tragen aber für gewöhnlich allenfalls minimal zur Beschleunigung des Heilungsprozesses bei. Darüber hinaus haben sie bei vielen Betroffenen Nebenwirkungen, wie z.b. Magen-Darm-Beschwerden. Es gibt jedoch auch natürliche Alternativen, die die Heilung bei Verletzungen beschleunigen können. Eine sehr interessante Alternative sind beispielsweise proteolytische Enzyme.

Proteolytische Enzyme sind Proteine, die dazu in der Lage sind, andere Proteine aufzuspalten. Diese Substanzen können den Heilungsprozess bei Verletzungen wie Muskelzerrungen, Bänderrissen, Bandscheibenvorfällen, Schleudertraumen oder Prellungen beschleunigen und die übermäßige Entzündung des umgebenden Weichgewebes in den Gelenken und Wirbeln oder auch der Magenschleimhaut minimieren. Bei Schmerzen durch Fibromyalgie, chronisches Erschöpfungssyndrom, Lupus erythematodes, Lyme-Borreliose, Rheumatoide Arthritis, Morbus Crohn oder Reizdarmsyndrom sind sie eine wirksame Unterstützung.

Diese Enzyme sind als Tabletten oder Kapseln verfügbar. Es gibt sie tierischen und pflanzlichen Ursprungs. Die tierischen Produkte sind unter den Bezeichnungen Trypsin, Chymotrypsin oder Pankreatin im Handel. Sie werden für gewöhnlich aus Schweinen, Schafen oder Kühen gewonnen und weisen eine sehr große Ähnlichkeit zu den Enzymen auf, die unsere Hormondrüsen zur Bekämpfung von Infektionen, Entzündungen und Verletzungen ausschütten.

Zu den Enzymen pflanzlichen Ursprungs gehören Bromelain (aus Ananasstämmen), Papain (aus grünen Papayas) und Ficin (aus Feigenbäumen). Manche Enzympräparate werden auch aus Schimmel oder aus Pilzen gewonnen. Auch unser Körper bildet auf natürliche Weise proteolytische Enzyme, um Entzündungsreaktionen zu minimieren. Durch schwere Infektionen, ein Ungleichgewicht der Flora, Schwermetalle, Giftstoffe oder Verletzungen kann es zu einer Überbeanspruchung unseres natürlichen Enzymvorrats kommen. Der Körper ist in einer Zwickmühle gefangen und versucht, zusätzliche Enzyme produzieren, ist aber nicht schnell genug. Indem man proteolytische Enzyme von außen zuführt, kann der Heilungsprozess beschleunigt und verbessert werden, und man wirkt gleichzeitig auch der Entzündungskaskade entgegen, die ausgelöst wurde und sich irgendwann auch gegen den eigenen Körper wenden könnte. Bei der Behandlung von Autoimmunerkrankungen und Lyme-Borreliose sind diese Enzyme also von großer Bedeutung.

Bevor Kortikosteroide und Entzündungshemmer wie Ibuprofen und Enbrel gebräuchlich wurden, wurden proteolytische Enzyme häufig von Ärzten verschrieben. Als Ende der 1970er Jahre dann Butazolidin und später auch Indocin den Markt eroberten, wurden die Enzyme ausrangiert. Nachdem dreißig Jahre ins Land gegangen sind, werden uns die langfristigen Nebenwirkungen bewusst, die starke Kortikosteroide und Medikamente wie Methotrexat auf die Nieren und die Leber haben. Manche Betroffene sind für immer aufgeschwemmt und werden ihr Gewicht, ihre Schwerfälligkeit und ihre Organschädigungen nie mehr los.

Indem man nach einer natürlichen entzündungshemmenden Alternative ohne diese Nebenwirkungen sucht, schlägt man zwei Fliegen mit einer Klappe: Man unterstützt die überlasteten Nebennieren und sorgt gleichzeitig dafür, dass die Schmerzen weniger werden. Proteolytische Enzyme sind hier wirklich außergewöhnlich effektiv. Klinische Studien an Berufssportlern haben gezeigt, dass sie sich mit Enzymen deutlich schneller von Verletzungen erholen als die Vergleichsgruppe. Darüber hinaus schreitet die Heilung bei Verletzungen nicht nur schneller voran, sondern ist auch nachhaltiger: Der Anteil an Neuverletzungen an selber Stelle ist bei Enzymgabe im Vergleich zu pharmazeutischen Medikamenten vermindert. Daraus lässt sich schließen, dass Enzyme tatsächlich eine heilende Wirkung haben, was bei nicht-steroidalen Entzündungshemmern (NSAIDs), wie Ibuprofen und Kortison, nicht unbedingt der Fall ist.

Die Enzyme entfalten ihre Wirkung am besten, wenn sie drei oder viermal täglich zwischen den Mahlzeiten eingenommen werden. Wenn sie auf diese Weise eingesetzt werden, halten sie Entzündungen in Schach, wohingegen sie, wenn man sie zu den Mahlzeiten einnimmt, als Verdauungsenzym wirken. Ein Heilpraktiker kann Sie dabei unterstützen, die anfänglich für Sie und Ihre Beschwerden angemessene Dosierung zu finden. Die meisten Hersteller versehen ihre Produkte mit entsprechenden Empfehlungen, an denen man sich für den Anfang bequem orientieren kann. Es sind keine Nebenwirkungen bekannt, aber wie immer im Leben sollte man Mäßigung an den Tag legen und nur die angemessene Menge einnehmen. Ein auch bei amerikanischen Heilpraktikern sehr beliebtes deutsches Enzympräparat ist *Wobenzym Plus*, das rezeptfrei in Apotheken erhältlich ist. Auch Chiropraktiker und Ernährungsberater kennen sich recht gut mit proteolytischen Enzymen aus und setzen sie oft als unterstützende Maßnahme bei Verletzungen ein. Ergänzend kann auch noch ein qualitativ hochwertiges Verdauungsenzym zum Einsatz kommen, das *zu* den Mahlzeiten eingenommen wird und dabei behilflich ist, die Nahrung besser aufzuspalten und aufzunehmen. Der Hersteller *Pure Encapsulations* hat ein ausgezeichnetes Produkt im Angebot.

Die uralte ayurvedische Medizin hat ebenfalls unzählige entzündungshemmende Rezepturen, von denen viele Kurkuma enthalten. Sie können es als Gewürz beim Kochen verwenden (besonders köstlich mit Reis oder in Suppen) oder in Kapselform einnehmen. Besonders der darin enthaltene sekundäre Pflanzenstoff Curcumin, der auch als Nahrungsergänzungsmittel verfügbar ist, wird von vielen bekannten Lyme-Borreliose-kundigen Heilpraktikern und Autoimmun-Spezialisten sehr empfohlen, weil es aufgrund seiner vielfältigen bioaktiven Eigenschaften äußerst effektiv zur Entzündungshemmung eingesetzt werden kann.

Einige sehr gute Kräuterpräparate enthalten Rosmarin (Oleanolsäure). Hier in den USA ist *Kaprex* (von *Metagenics*) schon lange sehr beliebt, es gibt aber auch sehr gute Produkte anderer Hersteller. Über die *Firma Mountain State Health Products* aus Colorado, USA, lassen sich weltweit die Produkte unterschiedlichster Anbieter beziehen, allerdings müssen die Versandbedingungen für internationale Bestellungen telefonisch erfragt werden. Die deutsche Naturheilmittel-Firma Pekana hat sehr hochwertige, synergistisch zusammengesetzte homöopathische Komplexmittel im Angebot. Insbesondere die *Flamyar*-Salbe hilft ausgesprochen gut bei starken Schmerzen und Entzündungskrisen. Sie können sich auf der Unternehmenswebsite (www. pekana.de) über die (apothekenpflichtigen) Produkte informieren.

Viele talentierte und klinisch erfahrene Ärzte und Ernährungsberater haben selbst Präparate entwickelt, die den Körper dabei unterstützen sollen, selbst Kortikosteroide zu produzieren und den selbstzerstörerischen Autoimmun-Teufelskreis zu unterbrechen, der den Organismus überreagieren lässt und ihn dazu bringt, sich gegen sich selbst zu wenden. An dieser Stelle seien Dr. Susan McCammish, Dr. David Jernigan, Dr. Lee Cowden, Dr. David Perlmutter, Dr. Mark Hyman und Dr. Bradley Bush genannt. Nicht alle ihrer Produkte sind problemlos in Deutschland zu beziehen. Die Präparate von Susan McCammish, die unter dem Firmennamen *Beyond Balance* verkauft werden, können in Europa über den Betreiber Invintro (invintro.eu) bestellt werden. Dies ist allerdings nur für Ärzte oder zugelassene Heilpraktiker und nicht für Privatpersonen möglich.

Auch die Ernährung spielt bei Entzündungen eine große Rolle. Vielen ist gar nicht bewusst, wie negativ sich Zucker, Koffein und Gluten (ein Bestandteil der Proteinmoleküle in Weizen, Gerste, Hafer und Roggen) in uns auswirkt. Egal ob zu Hause oder auswärts, man sollte immer darauf achten, einfache, unverfälschte, regionale Erzeugnisse aus biologischem Anbau sowie Bio-Fleisch und (soweit man das verträgt) Bio-Milchprodukte zu sich zu nehmen. Ich erinnere mich an einen Sommer in der Bretagne, wo wir für die Ferien mit einer anderen Familie Häuser getauscht hatten. Wir wohnten in einem kleinen Küstendorf in der Nähe des kleinen Ortes Le Conquet an der westlichsten Spitze der bretonischen Halbinsel, und jeden Tag fuhr meine neunjährige Stieftochter mit dem Rad über einen hortensiengesäumten Weg, um uns frischgebackene Croissants und frisches Brot zu holen. Keine Spur von Konservierungsstoffen oder gehärteten Fetten. Jeden Mittwoch und Samstag war Markt, ein Fest der Farben und Geschmäcker mit dem Angebot der heimischen Bauern: Artischocken, Möhren, Honig, frischer Fisch vom selben Tag und Käse von kleinen Höfen, jeder nur wenige Morgen groß.

Interessanterweise habe ich von den Metzgern erfahren, dass die Franzosen kein amerikanisches Rindfleisch importieren, weil es so voller Chemikalien und Hormone ist. Und ja, der delikate Geschmack des dünn geschnittenen Rindfleischs aus der Region war tatsächlich ein Gaumenschmaus. Die Art, wie wir in Amerika in riesigen Betrieben Massenlandwirtschaft betreiben – mit Kunstdünger, Pestiziden und genetisch modifiziertem Hybridsaatgut – nimmt unserer Nahrung sowohl den Geschmack als auch die Nährstoffe.

Die folgenden hervorragenden Bücher zeigen, wie Nahrungsmittel zu Entzündungen im Körper führen können, worauf man besser verzichten sollte, wie man sich entgiften kann, und sie liefern köstliche Rezepte, mit denen man diese Ratschläge in die Tat umsetzen kann:

- *Weizenwampe: Warum Weizen dick und krank macht* von William Davis
- *Nourishing Traditions* von Sally Fallon (nur auf Englisch – dafür liegt das Nachfolgebuch in deutscher Übersetzung vor: *Die Super-Suppe: Nährstoffwunder Knochen- und Fleischbrühe: Jahrhundertealtes Ernährungswissen und neue Rezepte*)
- *Recipes for Repair* von Gail und Laura Piazza (nur auf Englisch)
- *Zucker Blues. Suchtstoff Zucker* von William Dufty
- *Dumm wie Brot: Wie Weizen schleichend Ihr Gehirn zerstört* von David Perlmutter
- *The Lyme Diet* von Nicola McFadzean (nur auf Englisch)
- *Das große Buch der Paläo-Ernährung* von Diane Sanfilippo

Die Ernährungsweise in Amerika und großen Teilen der westlichen Welt ist von zu vielen chemischen Zusatzstoffen und verarbeiteten Lebensmitteln geprägt. Dies ist einer der Hauptauslöser für die Entzündungskaskade und kann darüber hinaus auch zum „*Leaky-Gut*-Syndrom" führen, wodurch eine ausreichende Nährstoffaufnahme verhindert wird.

„*Leaky Gut*" (*durchlässiger Darm*) bezeichnet hier eine Veränderung der Darmschleimhaut, die eigentlich von einer feinmaschigen, seidenartigen Beschaffenheit ist und nur Mikronährstoffe und Flüssigkeiten absorbiert, nun aber eher die lockere und grobmaschige Struktur eines Fischernetzes hat, so dass auch größere Partikel vom Darm in den Blutkreislauf gelangen können. Als Folge zirkulieren also Pilze, Gluten, Zucker, andere Proteinmoleküle etc. frei im Blut, wo sie gar nicht hingehören, und alarmieren dadurch das körpereigene Immunsystem, das anspringt und Hormone, T-Lymphozyten, Zytokine und andere Stoffe produziert, um gegen diese Eindringlinge vorzugehen. Diese innere „Kriegsführung" kann diverse Symptome vom Autoimmunspektrum hervorrufen.

Wenn sich die Gelenke oder der Sehnerv entzünden, wenn Kopfschmerzen wüten oder der Verdauungstrakt wund ist, spricht man davon, der Körper habe sich „gegen sich selbst gewendet". Diese Fälle sind Beispiele dafür, dass die unberechenbaren Moleküle, die durch den „durchlässigen Darm" (,*leaky gut*') eingedrungen sind, eins der Körpersysteme erreicht und sich dort ausgebreitet haben. Höchstwahrscheinlich stellt sich auf diese Weise die genetische Schwachstelle des jeweiligen Betroffenen heraus. Bei manchen entwickelt sich Arthritis, bei anderen kommt es zu Fehlfunktionen des Nervensystems oder der Mitochondrien. Eine gemeinsame Ursache all dieser Manifestationen ist aber letztlich, dass man jahrelang schädliche Nahrung zu sich genommen und so die Schleimhaut des Verdauungstrakts geschädigt hat, wodurch Biochemie und Immunfunktion dermaßen durcheinandergewirbelt wurden, dass schließlich episodisch wiederkehrende und chronische Symptome aufgetreten sind.

Die Sache mit dem Gluten ist vor kurzem wie eine Bombe in unser Bewusstsein eingeschlagen. Vor Jahren hatte ich einen Nachbarn, der an Zöliakie litt und weder Brot noch Spaghetti noch Muffins zu sich nehmen konnte. Damals erschien einem das noch ungewöhnlich, aber heutzutage kennt jeder irgendjemanden, der auf „glutenfrei" umgestiegen ist. Warum ist das so? Der Grund ist im Wesentlichen folgender: Genetisch sind die meisten Menschen so veranlagt, dass sie eine Sensitivität in Bezug auf die in Gluten enthaltenen Proteinmoleküle haben. Gluten kommt in den Körnern vieler Getreidesorten vor, insbesondere in Weizen, gefolgt von Gerste, Hafer und Roggen. Dr. William Davis erläutert in seinem Buch *Weizenwampe*, dass der Weizen, den 90% der Weltbevölkerung heute zu sich nehmen, eine genetisch modifizierte Hybridvariante ist, die auf zwei Erntezyklen im Jahr kommt. Diese Form des Weizens hat kürzere Halme und einen höheren Gehalt an Stärke und Gluten als der herkömmliche und langstieligere Weizen meiner Großelterngeneration, der es nur auf eine Ernte im Jahr brachte. Dieser herkömmliche Weizen enthielt weniger Gluten, wurde vor Ort gemahlen und war nicht durch Unmengen von Pestiziden und Düngemitteln belastet.

Zöliakie ist eine allergieartige Reaktion auf glutenhaltige Nahrung, bei der es zu diversen Störungen des Verdauungstrakts kommt, wie z.B. zu Flatulenzen, Blähungen, Durchfällen, Bauchschmerzen, Reizdarmsyndrom,

Morbus Crohn, Colitis, Ausschlägen, Erschöpfung und Kopfschmerzen. Bei Glutensensitivität können all diese Symptome in abgemilderter Form ebenfalls auftreten. Ich selbst war der Ansicht, nicht an Glutensensitivität zu leiden, weil ich nach dem Verzehr von lokal produziertem Bio-Brot weder sonderliche Kopfschmerzen noch Bauchprobleme oder Ausschläge bei mir feststellen konnte. Als ich dann jedoch auf Gluten verzichtete, nahm ich innerhalb von vier Monaten einfach so fast zehn Kilo ab, ohne es darauf angelegt zu haben! Nicht nur stellte sich mein gesamter Stoffwechsel um, sondern es entwickelte sich auch meine fibrös-zystische Mastopathie zurück! Gluten spielt mit Sicherheit auch bei allen Ausprägungen von Lyme-Borreliose und Autoimmunerkrankungen eine große Rolle.

Sie können systemische Entzündungen reduzieren, in dem Sie genau darauf achten, was Sie zu sich nehmen. Machen Sie eine Diät – nicht um abzunehmen, sondern um gegen die Entzündung vorzugehen. In manchen Fällen ist es notwendig, als ersten Schritt eine vollständige Entgiftung vorzunehmen, um zunächst ein regelrechtes Giftgebräu loszuwerden. In den nächsten beiden Kapiteln wird es um entzündungshemmende Ernährung und Entgiftung gehen.

ERNÄHRUNG

Zu Zeiten der Entdeckung Amerikas waren die europäischen Neuankömmlinge von den großen Fähigkeiten der Schamanen, Medizinleute und Geisterbeschwörer fasziniert. Ob auf den karibischen Inseln, im amazonischen Regenwald oder bei der nordamerikanischen Urbevölkerung – jede Gemeinschaft konnte mit einer solch verehrten und mächtigen Person aufwarten. Deren Gesänge, Tänze und prophetischen Visionen, ihre Krankenheilungen und wiederholten Geisterbeschwörungen waren eindrucksvolle Zeugnisse ihrer großen Kräfte. Diese Heiler verwendeten wirkmächtige Substanzen, um ihren Bewusstseinszustand zu verändern. In ihren rituellen Zeremonien kamen Kaffee, Zucker, Tabak, Peyote, Meskalin, Ayahuasca oder Kokablätter zum Einsatz, um visionäre Fähigkeiten zu erlangen und Heilenergien freizusetzen. Diese Substanzen waren für ihre Wirkkraft bekannt. Sie waren den Menschen heilig und waren nicht für den Alltag gedacht, sondern für zeremonielle und religiöse Zwecke reserviert.

Die Entdecker beobachteten, dass die Substanzen ungeheure Kräfte verleihen konnten, und waren hingerissen. Ihre Auftraggeber würden begeistert sein, nicht nur Gold, Silber und wertvolle Edelsteine der Eingeborenen in Besitz zu nehmen, sondern auch diese anderen wundersamen Schätze. Als einige dieser Substanzen nach Europa gebracht wurden, hatten nur die Königshäuser und später auch die ganz Reichen Zugang dazu. Noch im 17. Jahrhundert wurde Zucker von vielen misstrauisch beäugt und als „Gift des Teufels" bezeichnet. Wer etwas davon zu sich nahm, sprach schneller, gab dummes Zeug von sich, geriet ins Schwitzen, bekam Ausschläge und Geschwüre, bewegte sich wie unter Strom und verlangte nach mehr. Mehr als hundert Jahre lang wurde Zucker von einigen gefürchtet, von anderen begehrt.

Als schließlich die Gier nach diesen ungewöhnlichen Substanzen über die Angst siegte, schickten die Spanier, Portugiesen und Briten wiederholt

Schiffe in die Neue Welt, die bis an den Rand mit Zucker, Kaffee und sonstigen Waren beladen zurückkehrten. Es ist allgemein bekannt, wie sich in jener Zeit auch die Piraterie entwickelte. Durch den Import dieser Substanzen nach ganz Europa waren Kaffee, Tabak, Coca und Zucker irgendwann nicht mehr den Reichen vorbehalten, sondern infiltrierten auch die allgemeine Bevölkerung. Im Laufe der Zeit konsumierten die Europäer diese Substanzen mit wachsender Regelmäßigkeit. Allmählich wurden diese äußerst wirksamen Substanzen, die in Amerika ursprünglich verehrt und nur zu bestimmten Anlässen verzehrt wurden, Teil des europäischen Alltags.

Heute werden auf der ganzen Welt koffeinhaltige Getränke getrunken und Süßigkeiten gegessen, um munter zu werden, und Zigaretten geraucht, um wieder zu entspannen. Aber auch heute noch haben diese scheinbar harmlosen Substanzen erhebliche Auswirkungen auf uns. Neben ihren natürlichen Bestandteilen enthalten Zigaretten über dreiundzwanzig Zusatzstoffe, darunter Formaldehyd, Zucker und Konservierungsstoffe; Kaffeebohnen werden gespritzt und mit vielen Chemikalien behandelt und stammen heutzutage oft von genetisch modifizierten Pflanzen, bei deren Anbau in großen Mengen Glyphosat zum Einsatz kommt. Wir nehmen heute also eine Mixtur an Inhaltsstoffen zu uns, deren Wirkungen noch über das hinausgehen, was die Urbevölkerung damals verarbeiten musste.

Zucker ist eine Lebensgrundlage für Pilze, Hefen, Bakterien und Viren. Wenn Sie Zucker und Maissirup mit hohem Fruchtzuckergehalt zu sich nehmen, ist das, als würden Sie ein bereits entfachtes Feuer noch mit Holzscheiten füttern – Sie geben Infektionen und den damit einhergehenden Entzündungen die Möglichkeit, erst so richtig loszulegen. Es ist wissenschaftlich belegt, dass bei chronischen, durch Zecken übertragenen Krankheiten und sämtlichen Autoimmunerkrankungen vermehrt Zytokine (biologische Begleiterscheinung bei Entzündungen) ausgeschüttet werden. Verzichten Sie auf Zucker! Kaffee hat zwar auch einige nützliche Eigenschaften, führt allerdings zu Übersäuerung, und ein saurer Organismus ist ein hervorragender Nährboden für Bakterien und Krebszellen.

In einem übersäuerten Körper finden Bakterien und Viren die besten Bedingungen vor, um sich rasant zu vermehren. Bei manchen von Ihnen ist sicherlich ein Entsäuerungsprogramm nötig, das Sie gemeinsam mit

Ihrem behandelnden Heilpraktiker in Angriff nehmen können. Dabei müssen Sie im Wesentlichen viel Gemüse zu sich nehmen und dafür auf bestimmte andere Lebensmittel verzichten. Sie können die folgende Liste heranziehen, um Ihre Ernährung so umzustellen, dass es für Ihre Heilung am zuträglichsten ist. Auch etwas anderes kann zum Problem werden. Mit zunehmendem Alter, etwa ab fünfzig, produzieren viele Menschen nicht mehr ausreichend Magensäure, um die Nahrung aufzuschlüsseln. Viele Verdauungsstörungen oder Probleme im Darmbereich sind darauf zurückzuführen, dass die Bauchspeicheldrüse, die Leber und die Gallenblase nicht genug natürliche Enzyme produzieren. In diesen Fällen kann es sehr hilfreich sein, Verdauungsenzyme von außen zuzuführen.

NAHRUNGSMITTEL, AUF DIE SIE VERZICHTEN SOLLTEN

Zucker

Zucker ist einer der schlechtesten Zusatzstoffe, die je den Weg in unsere Nahrungskette gefunden haben. Im Übermaß genossen führt er zu Karies, und es gibt einen Zusammenhang mit Übergewicht, Entzündungen und chronischen Krankheiten wie Autoimmunerkrankungen des Stoffwechsels und Diabetes Typ 2. Zucker gibt auch unerwünschten Mikroben, Hefen und Pilzen Nahrung, er ist ein wahrer Nährboden für Krankheitserreger. Raffinierter Zucker hat keine guten Seiten: Er richtet ausschließlich Schaden an. Dieser wohlschmeckende Stoff wird mit vielen Krankheiten in Verbindung gebracht. Ihn aus dem Speiseplan zu verbannen, ist ein wichtiger Schritt in Richtung Heilung.

Es gibt viele Bezeichnungen für Zucker: Rübenzucker, Rohrzucker, Maissirup, Dextrose, Fruktose, Zuckerrübensirup, Maltose, Glukose, Agavendicksaft und Saccharose sind alles Beispiele für ungesunde Zuckerarten.

Zuckerhaltige Getränke wie Softdrinks, Fruchtgetränke oder Punsch gehören mit zu den Hauptquellen von Zucker in der Ernährung. In einer Dose Cola steckt das Äquivalent von zehn Zuckerwürfeln! Die Regale in den Lebensmittelgeschäften und Supermärkten sind voller Limonadengetränke. Während Limonade früher nur zu besonderen Anlässen getrunken wurde, wird sie heute von vielen Menschen täglich konsumiert und lässt deren Blutzuckerspiegel in die Höhe schnellen, was irgendwann eine systemische Entzündungsreaktion nach sich ziehen kann. Viele halten es für eine gesunde Alternative, ihren Kindern statt Limonade einen vitaminreichen Fruchtsaft zu trinken zu geben. Aber die meisten Säfte sind nicht natürlich gepresst oder zuckerfrei. Man muss unbedingt lesen, was auf den Packungen steht. Wenn Fruchtsäfte als „konzentriert" oder „Konzentrat" bezeichnet werden, bedeutet das, dass der frisch gepresste Saft zunächst erhitzt wird, um ihn zu verdichten oder zu „konzentrieren", und obwohl später dann wieder Wasser hinzugegeben wird, liefert diese Sorte Saft doch eine geballte Dosis Fruktose!

Weitere offensichtliche Zuckerlieferanten sind neben Softdrinks auch Süßgebäck und andere Backwaren, Speiseeis, Süßwaren und Snacks.

Wenn Sie auf Süßes nicht verzichten können, weichen Sie auf natürliche Süßungsmittel wie Stevia, Honig oder schwarze Molasse aus, um Speisen und Getränke moderat zu süßen. Auch der natürliche Zucker in frischen und getrockneten Früchten und in Obstkonserven ohne Zuckerzusatz ist eine gute Wahl. Früchte liefern Ihnen neben der begehrten Süße auch noch Vitamine, Antioxidantien und Ballaststoffe, die in gezuckerten Nahrungsmitteln und Getränken nicht enthalten sind. Datteln, Feigen, Kakis, Kiwis, Mandarinen und diverse Beeren sind solch natürliche und gesunde Snacks, die Sie genießen können, ohne durch Glukosespitzen Entzündungen auszulösen.

Pflanzenöle

Die gewöhnlichen Pflanzenöle, die in vielen Haushalten und Restaurants zum Kochen verwendet werden, enthalten große Mengen an Omega-6-Fettsäuren und nur klägliche Mengen an Omega-3-Fettsäuren. Wenn das Verhältnis von Omega-6- und Omega-3-Fettsäuren in der Ernährung unausgeglichen ist, werden dadurch Entzündungen gefördert, entzündliche Krankheiten wie Autoimmun- und Herzerkrankungen hervorgerufen und auch ein Nährboden für Lyme-Borrelien, Viren und Krebszellen bereitet. Mehrfach ungesättigte Pflanzenöle wie Baumwollsamenöl, Distelöl, Mais-, Soja- und Sonnenblumenöl sind dabei die schlimmsten Übeltäter. Diese Pflanzenöle kommen häufig bei der industriellen Verarbeitung von

Lebensmitteln sowie bei der Zubereitung von Imbissen zum Einsatz. Insbesondere Fastfood enthält diese „schlechten" Öle in rauen Mengen, und leider fallen auch die leckeren crossen Chips und Cracker oft mit unter diese Kategorie.

Ersetzen Sie beim Kochen Ihr Omega-6-reiches Öl durch Macadamiaöl, natives Olivenöl extra oder Kokos-, Traubenkern- oder Sesamöl, deren Verhältnis zwischen Omega-6- und Omega-3-Fettsäuren ausgeglichener ist. Bei Macadamiaöl liegt das Verhältnis fast bei eins zu eins, und darüber hinaus ist dieses Öl auch reich an Ölsäure, einer einfach-ungesättigten Fettsäure, die gut für die Herzgesundheit ist. Traubenkernöl enthält zwar viele Omega-6-Fettsäuren, ist aber dennoch *nicht* entzündungsfördernd.

Bei Olivenöl ist zu beachten, dass es verschiedene Güteklassen gibt: Raffiniertes Olivenöl (das oft auch als „reines Olivenöl" im Handel ist), natives Olivenöl und natives Olivenöl extra. Olivenöl besteht primär aus einfach-ungesättigten Fettsäuren, ist keine bedeutende Quelle von Omega-3-Fettsäuren und sollte, wenn überhaupt, nur leicht erhitzt werden. Der Gesundheit am zuträglichsten ist das kaltgepresste native Olivenöl extra. Raffiniertes oder unter Wärmeeinwirkung gewonnenes Olivenöl hat seine gesundheitsfördernden Eigenschaften verloren.

Transfette

Wenn die Produktbezeichnungen der oben erwähnten Öle die Zusätze *Backfett/Shortening* oder *(teilweise) gehärtet/(partiell) hydriert* enthalten, dann handelt es sich um Fett, das sich kontinuierlich an den Blutgefäßwänden ablagern und auch die Leber enorm strapazieren wird. Diese Nahrungsbestandteile, die auch als „Transfette" (eigentlich Transfettsäuren) bezeichnet werden, gehören zu dem Tödlichsten, was in den letzten sechzig Jahren Zugang in unsere Nahrungskette gefunden hat. Vor dem zweiten Weltkrieg war ihr Anteil an der Nahrung noch eher unbedeutend.

Transfettsäuren wirken sich gleich auf zweifache Weise negativ aus: Sie erhöhen den Blutanteil des „schlechten" Cholesterins und senken gleichzeitig den des „guten", denn in der Leber kann bis auf Cholesterin kein Enzym produziert werden, das dazu in der Lage wäre, diese Transfette aufzuschlüsseln. Bei manchen Menschen führt ihre genetische Veranlagung dazu, dass ihr Körper auf Transfette unmittelbar mit massiven Entzündungen reagiert und eine Entzündungskette induziert, die den ganzen Körper durchzieht, vom Zahnfleisch über den Darm bis hin zum Herzen. Transfette führen darüber hinaus zu Übergewicht und Insulinresistenz und leisten damit die Vorarbeit für das Entstehen degenerativer Krankheiten. Frittierte Lebensmittel, Fastfood, kommerzielle Backwaren und alle Produkte, die mit teilweise gehärteten Fetten, Margarine und/oder pflanzlichen Backfetten hergestellt wurden, sind weit verbreitete Quellen für Transfette. Sie sind Bestandteil von fast allen verpackten und fertig zubereiteten Lebensmittelprodukten, von Crackern und Frühstücksflocken über Müsliriegel bis hin zu Dosensuppen. Auch bei Brot, tiefgekühlten Fertiggerichten, Salatdressing und Keksen sollte man auf der Hut sein. Lesen Sie die Packungsdeklaration!

Bedenken Sie auch, dass auch Produkte, die als transfettsäurefrei deklariert sind, geringe Mengen dieser schädlichen Fette enthalten können, denn in Deutschland gelten Produkte dann als transfettsäurefrei, wenn ihr Anteil weniger als ein Prozent des Gesamtfettgehalts ausmacht.

Milchprodukte

Schlechte Nachrichten: Ganze 60% der Weltbevölkerung können keine Kuhmilch verdauen. In der Forschung geht man tatsächlich sogar davon aus, dass die Fähigkeit, jenseits des Babyalters noch Milch verdauen zu können, vom Normalfall abweicht – und nicht umgekehrt. Milch ist auch ein häufiger Auslöser von Allergien und kann bei den Betroffenen Entzündungsreaktionen wie Bauchschmerzen, Verstopfung, Durchfall, *Leaky-Gut*-Syndrom, Hautausschläge, Akne, Nesselsucht, Kopfschmerzen, verstopfte Nase und Atembeschwerden hervorrufen.

Ebenso wie transfetthaltige Lebensmittel und Pflanzenöle mit geringem Omega-3-Anteil sind auch Milch und Milchprodukte allgegenwärtig. Neben den offensichtlichen Milchprodukten wie Butter und Käse gibt es zahlreiche Lebensmittel mit verstecktem Milchanteil, wie z.B. Brot, Kekse, Cracker, Kuchen, Dosensuppen, Sahnesaucen und verpackte Frühstücksflocken. Um Milchprodukte wirklich zu vermeiden, ist es auch hier am sichersten, die Liste mit den Inhaltsstoffen zu studieren.

Als Ersatz stehen Schaf- und Ziegenmilch zur Verfügung, die einen geringeren Kaseingehalt haben und in ihrer molekularen Zusammensetzung der menschlichen Muttermilch ähneln. Diese Milch kann vom Körper besser verdaut und aufgenommen werden. In Griechenland, Armenien, der Türkei und in anderen Mittelmeerländern werden schon seit Jahrtausenden traditionell eher Ziegen und Schafe als Kühe gehalten, aus deren Milch beispielsweise Feta-Käse hergestellt wird. Seit einiger Zeit ist der Begriff „Feta" tatsächlich geschützt, allerdings werden von vielen Herstellern vergleichbare Produkte angeboten, die aber aus Kuhmilch hergestellt sind – Bezeichnungen wie „Hirtenkäse" oder „Feta-Art" sollten Sie hellhörig werden lassen (lesen Sie sich also auch hier immer die Liste mit den Inhaltsstoffen durch!). Wer nicht allergisch auf Milcheiweiß reagiert, kann in Maßen Kefir und ungesüßten Joghurt zu sich nehmen. Sie sind leichter verdaulich, weil die darin enthaltene Laktose und die Proteine bereits durch nützliche Bakterien und/oder Hefen aufgespalten wurden.

Fleisch aus Mastbetrieben

In Mastbetrieben aufgezogene Tiere werden mit Sojabohnen und Mais gefüttert – ihre Nahrung enthält also große Mengen der entzündungsfördernden Omega-6-Fettsäuren und nur wenig entzündungshemmende Omega-3-Fettsäuren. Aufgrund der sehr beengten Lebensumstände legen diese Tiere auch übermäßig Fett zu, ihr Fleisch enthält viele gesättigte Fettsäuren. Was noch schlimmer ist: Um das Wachstum zu beschleunigen und Krankheiten zu verhindern, kommen in Mastbetrieben häufig Hormone und Antibiotika zum Einsatz. Dieses Fleisch sollte eigentlich von niemandem konsumiert werden.

Wenn nicht anders angegeben, stammen Rind- und Schweinefleisch sowie Geflügel in Supermärkten und Restaurants so gut wie immer aus Mastbetrieben.

Verwenden Sie stattdessen Bio-Fleisch von frei lebenden Schweinen, grasgefütterten Rindern und Geflügel. Oder verzichten Sie gleich ganz auf rotes Fleisch (siehe unten).

Rotes Fleisch

Forscher von der medizinischen Fakultät der *University of California* in San Diego, USA, haben herausgefunden, dass rotes Fleisch ein Molekül enthält, das beim Menschen nicht natürlich vorkommt, nämlich Neu5Gc

(NGlycolylneuraminsäure). Das Immunsystem reagiert auf die Zufuhr dieser Substanz mit der Bildung von Anti-Neu5Gc-Antikörpern, wodurch chronische Entzündungen ausgelöst werden können.

Noch gravierender ist der Zusammenhang zwischen dem Verzehr von verarbeitetem Fleisch und der Entstehung von Krebs. Unter verarbeitetem Fleisch versteht man Fleischprodukte, die geräuchert, gepökelt, gesalzen oder chemisch konserviert wurden, also Aufschnitt, Hot Dogs, Würstchen, Schinken etc. Zwar wird Betroffenen von Autoimmunerkrankungen und speziell auch von Lyme-Borreliose zu einer proteinreichen Ernährung geraten, aber Sie sollten darauf achten, den Verzehr insbesondere von rotem und verarbeitetem Fleisch einzuschränken und stattdessen lieber zu frischem Bio-Hähnchen oder Fisch zu greifen. Der Preis, den Sie andernfalls zahlen müssen, ist zu hoch und lässt sich nicht wieder rückgängig machen. Innereien von Bio-Tieren sind sehr gesund, da sie viele Aminosäuren und Proteine enthalten, die Sie brauchen, um Ihre Zellen mit Nährstoffen zu versorgen und bereits erfolgte Schädigungen des Körpers wieder zu beheben. Um zu verhindern, dass durch Erhitzen schädliche Stoffe entstehen, sollten Sie Ihr Fleisch nicht zerkochen und eher Kochmethoden anwenden, die mit feuchter Hitze arbeiten, so wie Schmoren oder Backen, statt mit trockener Hitze zu grillen und zu braten.

Alkohol

Ein hoher Alkoholkonsum ist dafür bekannt, zu Reizungen, Entzündungen der Speiseröhre, des Kehlkopfes (Stimmapparats) und der Leber zu führen. Mit der Zeit begünstigt die chronische Entzündung das Tumorwachstum und lässt an den Stellen, die wiederholten Reizungen ausgesetzt sind, Krebs entstehen. Durch Alkohol werden Leber und Nieren stark strapaziert, was die Selbstentgiftungsfähigkeit des Körpers angreift.

Trinken Sie statt Bier, Cider, Wein oder anderen alkoholischen Getränken doch öfter mal ein erfrischendes und durstlöschendes Glas reines, gefiltertes Wasser. Oder was halten Sie davon, dem Alter mit einer Tasse entzündungshemmendem grünen Jasmin-Tee zu trotzen? Wenn Sie allein die Vorstellung schon lächerlich finden, Ethanol durch Wasser oder Tee einzutauschen, beschränken Sie Ihren Alkoholgenuss wenigstens auf einen Drink am Tag.

Raffiniertes Getreide

Der Großteil des Getreides, das heutzutage verzehrt wird, ist so sehr behandelt, dass es im Vergleich zum unbehandelten Vollkorngetreide, bei dem Kleie, Keime und die Aleuronschicht erhalten bleiben, kaum noch Ballaststoffe und Vitamin B enthält. Wie raffinierter Zucker hat auch raffiniertes Getreide einen höheren glykämischen Index als das unbehandelte Korn und kann so auf Dauer den Ausbruch degenerativer Erkrankungen wie Autoimmunerkrankungen, Krebs, koronarer Herzkrankheit und Diabetes beschleunigen. Besonders Lyme-Borrelien lieben solches Getreide, denn es zersetzt sich im Körper zu der klebrig-süßen Masse, von der sie sich ernähren. Verzichten Sie auf Getreide, und lassen Sie die Bakterien verhungern!

Produkte aus raffiniertem Getreide sind allgegenwärtig. Häufig sind vor allem weißer Reis, weißes Mehl, Weißbrot, Nudeln, Kekse, Cracker, Croutons und sonstiges Gebäck. Die Situation wird noch dadurch verschärft, dass viele Produkte aus raffiniertem Getreide noch weiterverarbeitet werden, um ihren Geschmack und ihr Aussehen zu verbessern, wobei Unmengen von Zucker, Salz, künstlichen Aromen und/oder teilweise gehärteten Fetten zum Einsatz kommen. Eins der besten Beispiele hierfür sind Frühstücksflocken, denen substanzielle Mengen von Zucker und Aromastoffen zugesetzt werden.

Wenn Sie überhaupt Getreide vertragen (und nicht an Glutenintoleranz oder Getreideallergie leiden), halten Sie nach weitgehend unbehandeltem Getreide Ausschau. Wenn Sie gerne selbst backen, investieren Sie in eine eigene Kornmühle, damit Sie Ihr Mehl selbst mahlen können. Es wird so deutlich frischer sein als das abgestandene Supermarkt-Mehl. Wenn Sie Frühstücksflocken oder andere Getreideprodukte kaufen, sollten Sie der Packungsaufschrift nicht allzu viel Beachtung schenken. Nur weil „Vollkorn" auf der Packung steht, heißt das nicht, dass wirklich das zu 100% intakte Korn verarbeitet wurde, was daran liegt, dass es keine international gültige Definition des Begriffs „Vollkorn" gibt. Wenn Sie Zweifel haben und das Produkt nur noch geringe Ähnlichkeit mit seinem Naturzustand aufweist, kaufen Sie es lieber nicht. Bio-Läden haben für gewöhnlich eine ganz gute und qualitativ hochwertige Auswahl an vollwertigen Brot- und Nudelprodukten im Angebot.

Künstliche Lebensmittelzusatzstoffe

Von einigen künstlichen Lebensmittelzusatzstoffen wie Aspartam und Mononatriumglutamat (MNG) wird behauptet, dass sie Entzündungsreaktionen auslösen, besonders bei Personen, die bereits an entzündlichen Krankheiten wie Rheumatoider Arthritis leiden. Man bringt diese Stoffe auch mit Migräne, Asthma und potenziell mit Glaukomen und Tumorwachstum in Verbindung.

Frische Erzeugnisse von regionalen Anbietern, Fleisch und Eier aus Freilandhaltung und wild gefangener Fisch enthalten in der Regel keine Lebensmittelzusatzstoffe. Wenn Sie verpackte Lebensmittel wie Cracker oder Chips kaufen, lesen Sie gut durch, was auf der Packung steht, und wägen Sie Ihr Risiko ab. Wenn Sie zum China-Imbiss gehen, fragen Sie nach, ob Sie Ihr Essen ohne Natriumglutamat bekommen können. Wenn nicht, gehen Sie woanders hin.

Schränken Sie nicht nur Ihren Verzehr von verarbeiteten Lebensmitteln ein, sondern setzen Sie statt künstlichen Zusatzstoffen auch gezielt entzündungshemmende Kräuter, Gewürze oder natürliche Süßungsmittel ein, um Ihren Speisen Geschmack zu geben. Mit Kurkuma, Zimt, Ingwer, Rosmarin und Oregano können Sie nicht nur wunderbar würzen, sondern gleichzeitig noch Entzündungen reduzieren.

Füllen Sie die Lücke aus

Entzündungsfördernde Substanz: Warum steht hier nichts? Weil Sie selbst die Lücke mit dem Nahrungsmittel ausfüllen sollen, auf das Sie empfindlich reagieren. Viele Menschen vertragen gewisse Lebensmittel nicht, wissen aber gar nichts davon. Anders als bei Lebensmittelallergien, deren Symptome meist sehr schnell und sehr heftig einsetzen, kann es bei Nahrungsmittelunverträglichkeiten länger dauern, bis die Symptome auftreten, es kann aber auch schnell gehen. Wenn also die Symptome von Nahrungsmittelunverträglichkeiten erst mit Verzögerung einsetzen, werden Sie oft als kleinere gewöhnliche Beschwerden wie Müdigkeit oder Kopfschmerzen abgetan. Aber wer sich dauerhaft Nahrungsmitteln aussetzt, die er nicht verträgt, riskiert langfristig Entzündungen und chronische Krankheiten.

Die Reaktion auf eine Nahrungsmittelunverträglichkeit kann aber auch so schnell auftreten wie eine allergische Reaktion. Der Unterschied liegt nicht in der Geschwindigkeit, sondern in der Art der Reaktion. Bei einer Allergie reagiert der Körper auf ein Antigen bzw. Antikörper. Wenn Sie also auf eine Substanz reagieren, ohne dass Antikörper beteiligt sind, handelt es sich nicht um eine Allergie, sondern um eine Unverträglichkeit. Beispiele hierfür sind Reaktionen auf Mononatriumglutamat oder Sulfite. Diese Unverträglichkeiten werden nicht durch Antikörper herbeigeführt. Diese Unterscheidung ist wichtig, wenn Sie einen Labortest auswählen, um sich auf Allergien oder Unverträglichkeiten testen zu lassen.

Häufige Auslöser bei Nahrungsmitteln sind unter anderem Gluten, Milch, Nüsse, Eier, Erdbeeren, Bananen, Zwiebeln und Nachtschattengewächse (Tomaten, Kartoffeln, Auberginen). Anders als häufig angenommen wird, kann man auch Allergien auf Nahrungsmittel entwickeln, die man häufig zu sich nimmt.

Wenn Sie ein bestimmtes Nahrungsmittel im Verdacht haben, für Ihre Symptome verantwortlich zu sein, versuchen Sie, es drei Wochen lang komplett zu meiden und sich dabei zu beobachten. Lassen manche Symptome während dieser Zeit nach? Am Ende der Karenzzeit nehmen Sie das Nahrungsmittel wieder in Ihre Ernährung auf. Wenn es sich tatsächlich um eine Unverträglichkeit handelt, sollten Sie den Unterschied in Ihrem Befinden leicht bemerken. Meist innerhalb von achtundvierzig Stunden nach Wiedereinführung des Lebensmittels werden Sie bei sich Symptome wie Kopfschmerzen, eine verstopfte Nase, Blähbauch oder Gelenkschmerzen feststellen.

PALEO-DIÄT

Die Paleo-Diät kann bei Lyme-Borreliose viel dazu beitragen, Entzündungen zu reduzieren. Die Steinzeit-Ernährung beschränkt sich auf eine Auswahl an Lebensmitteln, die schon zu Zeiten zur Verfügung standen, als noch nicht Ackerbau und Viehzucht betrieben wurden und die Menschen als Jäger und Sammler lebten – hauptsächlich Fleisch von grasgefütterten Tieren, Früchte, Gemüse, Nüsse, Samen, Eier und gesunde Öle. Vermieden werden hingegen Getreide- und Milchprodukte, raffinierter Zucker und auch sonstige verarbeitete Lebensmittel.

Der menschliche Körper ist darauf ausgerichtet, hochwertige Tierproteine mit vielen Aminosäuren, essenziellen Fettsäuren und qualitativ hochwertigem Eiweiß in seinen Muskeln und Drüsen zu haben. Innereien sind dafür besonders geeignet: Sie sind reich an Aminosäuren und wirklich gutem Fett und werden von vielen Zivilisationen schon seit Urzeiten geschätzt. Wir brauchen gutes, hochwertiges Fett als Nahrung für Nervensystem, Augen und Immunfunktion.

Grüne Gemüsesorten, Wurzelgemüse und Beeren, die alle reich an Mineralstoffen sind, werden in der Paleo-Diät reichlich und bevorzugt verzehrt. Die Polynesier essen Taro, die Afrikaner Yamswurzel, die Südamerikaner Maca und die indigene Bevölkerung Amerikas reichlich Beeren. Diese Gemüsesorten und Beeren wirken stark entsäuernd und enthalten große Mengen an Nährstoffen und Antioxidantien.

Die andere Stärke dieser Ernährungsform ist das Gewicht, das auf eine gute Versorgung mit qualitativ hochwertigen Omega-3-Fettsäuren gelegt wird. Wenn man über die Jahrhunderte zurückblickt, kann man sehen, dass alle indigenen Kulturen hervorragende Quellen für Vitamin D und „gute Fette" hatten – Hering, Lachs, Kokosnuss, Avocado, Innereien.

In dieser Ernährungsform wird praktisch auf Getreide und kohlenhydratreiche Gemüsesorten verzichtet, die schnell in Stärke und Zucker umgewandelt werden und so zu Entzündungen führen können und den Nährboden für alle möglichen Krankheitserreger und Pilze bereiten. Ein Blutzuckerspiegel, der wie ein Jo-Jo hoch und runter schnellt, führt zu Heißhungerattacken. Irgendwann werden dann Bauchspeicheldrüse und Nebennieren in Mitleidenschaft gezogen – und es kommt zum *Leaky-Gut*-Syndrom. Sich an die Paleo-Diät zu halten, kann Entzündungen reduzieren und den Körper in einen heilungsfördernden Zustand versetzen. Zwei gute Bücher zum Thema sind *Das große Buch der Paläo-Ernährung* von Diane Sanfilippo und *Paläo-Küche für jeden Tag: Über 100 einfache Rezepte ohne Gluten, Getreide und Milchprodukte* von Danielle Walker.

GUTE UND SCHLECHTE FETTE

Es herrscht einige Verwirrung darüber, welche Fette gut und welche schlecht sind und wie sie sich auf die Gesundheit auswirken. Es gab Zeiten, in denen Eier und Butter verschrien waren und Margarine einen guten Ruf hatte – und das, obwohl sie praktisch nur aus gehärtetem bzw. hydriertem Öl besteht. Heute ist uns klar, dass Eier dadurch ausgeglichen werden, dass sie natürliche lipotrope Substanzen enthalten, durch die ihr Cholesterin zerlegt wird. Eier sind also wieder im Rennen (aber kaufen Sie bitte nur die Bio-Variante)!

Das Buch *Know Your Fats: The Complete Primer for Understanding Fats, Oils, and Cholesterol* von Mary Enig stützt einiges von dem, was ich zu diesem Thema schreiben werde. Zusammen mit dem oben bereits erwähnten Buch *Nourishing Traditions* von Sally Fallon, in dem es um traditionelle Kulturen, die wichtige Niedriggarmethode und Wege zu einem langen Leben geht, ist es eine empfehlenswerte Hintergrundlektüre. Ein deutsches Buch zum Thema ist *Fit mit Fett: Die Omega-3-Revolution* von Ulrich Strunz und Andreas Jopp.

In ihrer natürlichen Form kommen gesättigte Fette in tierischen Quellen wie Butter, Schmalz, Fleisch, Geflügel und Eiern vor. Es gibt auch natürliche Fettöle, wie Tran/Fischöl, oder pflanzliche Fette, wie Oliven-, Palm- oder Kokosnussöl. Weiterhin gibt es noch die neueren, chemisch abgeleiteten „Trans"-Fette, wie z.B. teilweise gehärtetes oder gehärtetes Soja-, Mais- oder Leinöl oder Backfett.

In ihrer natürlichen Form erfüllen gesättigte Fette wichtige Aufgaben in unserem Körper. Sie nähren Gehirn und Nervensystem, halten Entzündungen in Schach und spielen auch eine wichtige Rolle bei der Hormonproduktion, insbesondere bei Stress- und Reproduktionshormonen. Frauen mit einem geringen Körperfettanteil (unter 12%) können oft nur schwer schwanger werden, haben Probleme während der Wechseljahre und häufig auch einen unregelmäßigen Monatszyklus. Gesunde gesättigte Fette stärken auch unser Immunsystem und halten uns im Winter warm. Das Vitamin D aus fetten Fischsorten wie Hering und Makrele oder aus Bio-Sahne tut hier sein Übriges.

Der menschliche Körper benötigt also gesättigte Fette in seiner Ernährung, wenn diese Tatsache auch bei Diät-Assistenten und dem medizinischen Establishment noch nicht ganz angekommen ist. Tatsächlich stellt diese Sorte Fett für Herz, Nieren, Nebennieren und Lungen die natürliche Energiequelle dar. Fettsäuren werden als Lipide in den Zellen gespeichert und können wieder aufgespalten und ans Blut abgegeben werden, wenn dies für Ausdauer, Immunsystem oder Stoffwechselfunktionen benötigt wird.

Wenn man die Franzosen mit Ihrer reichhaltigen Auswahl an fettigen Käsen betrachtet, stellt man fest, dass dort nur wenige Menschen an Arthritis leiden. Die Skandinavier lieben ihren fetthaltigen geräucherten Lachs und essen viel Sahne. Trotzdem ist Skandinavien laut Weltgesundheitsorganisation eine der gesündesten Regionen der Welt, was auch damit zusammenhängt, dass die Menschen dort regionale Lebensmittel bevorzugen, die weder genmanipuliert noch sonst irgendwie verfälscht wurden.

Das Problem der USA ist, dass die Bevölkerung dort in den vergangenen sechzig Jahren in großen Mengen die falsche Sorte gesättigter Fette zu sich genommen hat und diese Fette auch noch aus verdorbenen Quellen stammen. Als Folge sind bei vielen Amerikanern die inneren chemischen Prozesse durcheinander geraten. Die Leber befindet sich im Stressmodus und schüttet Unmengen von Cholesterin (einem natürlichen Körperfett) aus. Im Körper entsteht so ein ungünstiges Verhältnis zwischen dem „schlechten" Cholesterin LDL und dem „guten" Cholesterin HDL. Die gängige Empfehlung lautet dann, weniger tierische Fette (Fleisch, Eier, Butter) zu sich zu nehmen, aber an den Cholesterinwerten ändert sich dadurch kaum etwas. Im nächsten Schritt werden dann synthetische, pharmazeutische Medikamente verabreicht, um den Cholesterinspiegel ins Gleichgewicht zu bringen, was die Leber aber nur noch mehr beansprucht. Ein Großteil der amerikanischen Bevölkerung ist von Übergewicht und zahllosen anderen gesundheitlichen Problemen betroffen, und all das, weil die falschen gesättigten Fette konsumiert werden! Wir haben uns offenbar damit „abgefunden", dass in den USA 50% aller Erwachsenen über vierzig regelmäßig cholesterinsenkende Medikamente einnehmen!

Um etwas gegen diese Katastrophe zu unternehmen, die seit den 1950ern in unserer Kultur ihren Lauf nimmt, müssen wichtige Informationen zum Thema schnell und umfassend verbreitet werden. Die Lebensmittelindustrie hat die letzten fünfundvierzig Jahre damit zugebracht, verarbeitete und verfälschte Nahrungsmittel unter die Leute zu bringen und so quasi die gesamte Gesellschaft mit Gift in Form von gehärteten Fetten gefüttert, die in nahezu allen verpackten Produkten im Supermarktregal enthalten sind. Es ist fast ein Ding der Unmöglichkeit, Cracker, Frühstücksflocken, Brot, Dosensuppe oder sonst irgendwelche Produkte zu kaufen, die keine gehärteten Fette enthalten, es sei denn, man greift zu speziellen Bio-Produkten. Diejenigen, die sich näher mit der Giftwirkung gehärteter Fette befasst haben, kaufen ihr Essen in Bio-Supermärkten oder greifen zu den Bio-Produkten, die auch viele normale Supermärkte langsam in ihr Angebot aufnehmen. Es gibt einige Bio-Supermarktketten (z.B. denn's, Alnatura oder SuperBioMarkt), die sich allmählich in größeren Städten und Vorstädten ausbreiten und die dazu beitragen, dass die Bevölkerung Zugang zu Nahrungsmitteln ohne Pestizide, Hormone, gesättigte Fette und chemische Konservierungsstoffe bekommt.

Das Kernprinzip ist folgendes: Natürliche Fischöle, wie die Omega-3-Fettsäuren in Kaltwasserfischen (Kabeljau, Makrele, Wildlachs), sind sehr gut für Herz, Gehirn und Immunsystem. Gleiches gilt für die Omega-3-Fettsäuren in pflanzlichen Ölen wie Oliven-, Kokos-, Traubenkern-, Borretsch-, Lein-, Sesam-, Mandel- und Nachtkerzenöl. Diese Öle sollten von höchster Qualität sein und bei der Gewinnung nicht erhitzt werden, entsprechend sollte sich das Wort „kaltgepresst" auf der Flasche finden. „Bio" bedeutet, dass die Pflanzen ohne chemische Düngemittel oder Pestizide angebaut und auch keine gentechnisch veränderten Organismen (GVO) verarbeitet wurden. Passen Sie auf, wenn Sie über das Internet Produkte aus dem Ausland beziehen, wo andere Richtlinien gelten können.

Wenn Sie bei Öl, z.B. bei Mais-, Soja- oder Distelöl, die Wörter „(partiell) hydriert" oder „(teilweise) gehärtet" auf dem Etikett entdecken, sollten Sie dieses Produkt zurück ins Regal stellen. Im Wesentlichen bedeutet dies, dass während der Ölgewinnung Wasserstoff zugesetzt wurde.

Durch die Hinzufügung von Wasserstoff wird das Öl haltbarer und weniger schnell ranzig. Ranziges Öl oder Fett (Butter) schmeckt furchtbar und schadet zudem der Gesundheit. Durch die Hydrierung kann die Lebensmittelindustrie also millionenfach Produkte mit sehr langer Haltbarkeit produzieren. Das ist auch der Grund dafür, dass Brot, Cracker, Frühstücksflocken, Backwaren und Chips auch nach einem Jahr noch „frisch" sind und ein in weiter Zukunft liegendes Verfallsdatum aufgedruckt haben. Aber so wie das hydrierte Öl nicht im Supermarktregal verfällt, so lässt es sich auch im Körper nicht richtig aufschlüsseln und verdauen. Dem Magen, der Leber, der Gallenblase und dem Darm fehlen dafür tatsächlich die Enzyme. Stattdessen zirkuliert dieses durch Wasserstoffmoleküle modifizierte Öl durch den Blutkreislauf, wo es sich schließlich an den Gefäßwänden absetzt und dort eine Schicht bildet, die als Plaque bezeichnet wird. Durch diese Plaque verringert sich der Durchmesser der Blutgefäße, wodurch weniger Platz für das Blut zur Verfügung steht, so dass wie bei einem zu stark aufgeblasenen Ballon oder Gartenschlauch größerer Druck auf die Gefäße ausgeübt wird und: Bingo! Blutdruck und Cholesterin- sowie Triglyceridwerte (Fette/Lipide) sind erhöht, irgendwann entstehen Herzerkrankungen, die Koronararterien verstopfen, es kommt entweder zum Herzinfarkt oder es muss ein Bypass gelegt oder eine Halsschlagaderverengung operativ beseitigt werden.

Gesättigte Fette in ihrer natürlichen Form kommen als tierisches Fett in Fleisch, Geflügelhaut, Eiern, Butter, Käse, Milch und fettigem Fisch (Makrele, Kabeljau) vor. Weitere Beispiele sind Schmalz und Speck. Eine gewisse Menge gesättigter Fettsäuren werden vom Körper für das Nervensystem und Gehirn als auch für das Hormon- und Immunsystem benötigt. Viele Generationen vor uns haben weniger mit Herz- und Leberkrankheiten zu kämpfen gehabt, obwohl in ihrer Ernährung gewisse Mengen dieser natürlichen gesättigten Fettsäuren enthalten waren. In Maßen genossen, sind sie nicht tödlich, schon gar nicht in Bio-Qualität.

Bio-Fleisch und -Geflügel sind für Sie und Ihre Leber, Ihr Herz und Ihren Cholesterinspiegel um einiges sicherer und gesünder als die gehärteten Fette in Brot, verpackten Lebensmitteln und Salatdressings. Zwar kosten Bio-Produkte etwas mehr, aber sie enthalten dafür auch keine Antibiotika oder Steroide. Es ist gesünder und letztlich auch günstiger, auf Fertigtorten und Croutons zu verzichten und dafür Bio-Hähnchen oder Bio-Frikadellen zu essen. (Was Fettgehalt und chemische Belastung angeht, ist der Unterschied zwischen Bio und Nicht-Bio bei Lammfleisch, anders als bei anderen Fleischsorten, übrigens nicht ganz so ausgeprägt). Selbst das Fett von Bio-Geflügel, das beim Einfetten von Pfannen oder auch als Rezeptbestandteil zum Einsatz kommt, ist immer noch gesünder als teilweise gehärtetes Fett.

Neben den Gefahren, die von gehärteten Fetten ausgehen, sei hier auch vor Bratfetten gewarnt. Wenn Öl auf hohe Temperaturen erhitzt wird, schädigt das seine Molekülstruktur, wodurch „freie Radikale" auftreten, die unter anderem für die Entstehung von Krebs mitverantwortlich sind. Sie sind schwer verdaulich und natürlich eine Belastung für die Leber, die wieder dazu angeregt wird, mehr Cholesterin auszuschütten. Pommes, Kartoffelchips, Backfisch etc. werden alle frittiert. Ich ziehe kurzes und leichtes Anbraten mit einem guten Oliven- oder Kokosöl vor.

Der gute alte Lebertran enthält große Mengen an Vitamin D (einem wahren Immun-Booster) und Substanzen, die der Plaque-Bildung entgegenwirken. Gleiches gilt für Omega-3-Fischöle. Sie sind gut für die Herzgesundheit und eine Wohltat für alle, auch für Kinder mit Störungen des Nervensystems wie ADHS, Tourette-Syndrom, Autismus, Lernschwächen, Autoimmunerkrankungen und der außer Kontrolle geratenen Entzündungsreaktion bei Lyme-Borreliose, denn solche Fette sind Hirn- und Nervennahrung.

Bei allen Autoimmunerkrankungen und von Zecken übertragenen Krankheiten sind gute Fette sehr wichtig. Sie können massiv dazu beitragen, Entzündungen zu lindern, die vielen Schmerzen und Nervenlähmungen (Bell'sche Parese, MS, Sprechstörungen) zugrunde liegen.

Man sollte auch nicht vergessen, dass die von Zecken übertragenen Krankheitserreger, insbesondere B. burgdorferi, sich von der lipidreichen Schicht ernähren, die unsere Muskeln, Nerven und Organe umgibt, weshalb auf MRT-Aufnahmen typische Läsionen an Gehirn, Sehnerv und Myelinscheiden zu sehen sind. Die Krankheitserreger fressen also die essenziellen Fettsäuren, die die Neurotransmitter des Gehirns – Serotonin, Dopamin, Gamma-Aminobuttersäure (GABA) – benötigen, so dass es bei Betroffenen hier schnell zu fürchterlichen Mangelerscheinungen wie

Ängsten, Depressionen, Zwangsstörungen, Parkinson-Tremor, der Nerven-lähmung ALS und Neuropathien kommt.

Wenn Mikroorganismen an Ihrer Autoimmunerkrankung oder Lyme-Borreliose beteiligt sind, werden Sie den massiven Mangel an Fettsäuren nicht allein über die Ernährung beheben können. Hochwertige Nahrungs-ergänzungsmittel wie Lein-, Borretsch- und Nachtkerzenöl sind für den Wiederaufbau von Neurotransmittern und zur Heilung von Nervenschä-den unerlässlich. Ich halte auch große Stücke auf die homöopathischen Mittel *Hypericum* und *Kalium phosphoricum*, die beide zur Nervenrege-neration beitragen.

Behalten Sie meine Philosophie im Kopf – erst entgiften, dann alle Nährstoffmängel ausgleichen und Schäden beheben und schließlich die Krankheitserreger abtöten. Wenn Sie mit einem integrativ arbeitenden Arzt, einem zertifizierten Ernährungsberater oder Heilpraktiker zusam-menarbeiten, wird es Ihnen die Sache erleichtern. Aber auch Sie können Ihre Nahrung mit Bedacht wählen, auf alle schlechten Fette verzichten und gute Fette in Ihre Nahrung integrieren.

AB JETZT BIO: LESEN, WAS DRAUFSTEHT

W ir sind in unserem modernen Alltag Unmengen von chemischen Substanzen ausgesetzt – angefangen von der Atemluft bis hin zu den Baumaterialien und Stoffen in Wohnungen und Häusern sowie bei der Arbeit – und entsprechend muss der Körper permanent Entgiftungsarbeit leisten. Eine derartige Belastung des Organismus geht auf Dauer nicht spurlos an uns vorüber und zeigt sich insbesondere an dem steilen Anstieg der Zahl der Autoimmunerkrankungen im Vergleich zu früheren Generationen, in deren Leben die Chemie noch nicht allgegenwärtig war. Immerhin haben wir die Kontrolle über das, was wir essen und kaufen, so dass es sich auszahlen kann, gut auf die Inhaltsstoffe zu achten.

Wer heutzutage versucht, seinen Gesundheitszustand bei Autoimmunerkrankungen und Lyme-Borreliose zu verbessern, dem ist bewusst, dass gute und reine Nahrungsmittel einen wichtigen Beitrag leisten. Über die letzten Jahrzehnte haben sich die Ernährungsempfehlungen in Bezug auf Nahrungsmittelgruppen, den Verzehr von Fetten und das Verhältnis von Proteinen zu Kohlenhydraten immer wieder verändert. Was aber jeden bewegt, dem wichtig ist, was er zu sich nimmt, sind Lebensmittelzusatzstoffe und die Frage, was wir als natürliches, selbstgemachtes und biologisches Essen ansehen.

Ihnen ist vielleicht schon aufgefallen, dass in den letzten Jahren auf vielen verpackten Lebensmitteln Tabellen mit Angaben zu den enthaltenen Mengen an Fett, gesättigten Fettsäuren, Kohlenhydraten, Zucker, Eiweiß und Salz aufgedruckt sind, immer bezogen auf 100 Gramm oder Milliliter, zusätzlich manchmal auch als Prozentsatz von festgelegten Referenzmengen. Diese EU-weit einheitliche Nährwertkennzeichnung wird ab Dezember 2016 sogar verpflichtend sein und ist ein großer Schritt in Richtung einer besseren Gesundheit und sehr hilfreich für alle, die den Überblick darüber behalten wollen, was sie konsumieren.

Fast alle verpackten Lebensmittel, die heutzutage im Supermarktregal zu finden sind, sind jedoch pestizidbelastet oder enthalten in irgendeiner Form Konservierungs-, Farb- oder Aromastoffe sowie Stabilisatoren, die sie „aufwerten" sollen. Darüber hinaus werden bei der Tieraufzucht Wachstumshormone für den Muskelaufbau eingesetzt, damit die Tiere größer werden. Über die Nahrungskette gelangen diese Hormone und Chemikalien auch in unseren Körper. Amerikaner sind heute deutlich größer und „fleischiger" als noch ihre Verwandten in den 1950ern und 1960ern. Schauen Sie sich einmal amerikanische Gruppenbilder aus den 1960ern an – man hat den Eindruck, dass die Leute damals ein paar Kleidergrößen weniger trugen als heutzutage. Mit der Zeit fordern die Wachstumshormone eben ihren Tribut.

Ein Großteil der Lebensmittelzusatzstoffe sind chemische oder künstlich hergestellte Substanzen. Die Nahrungsmittelindustrie hat an unseren Lebensmitteln herumgedoktert, damit sie mehr hermachen, attraktiver sind, schneller verzehrt werden können und sich sowohl im Supermarktregal als auch zu Hause im Küchenschrank länger halten. Nahrung muss jedoch keinesfalls auf diese Weise verfälscht werden. Es wäre durchaus möglich, gesündere und weniger belastete Lebensmittel mit mehr Nährstoffen zu haben, wenn die Wirtschaft ihre Zielsetzungen verändern würde und es nationale oder bundesstaatliche Anreizsysteme gäbe, um die regionale und biologische Landwirtschaft zu stärken. Wenn Nahrungsmittel frisch und weitgehend unverfälscht sind, enthalten sie mehr Nährstoffe und schmecken auch besser. In einem Biogarten hinterm Haus, einem Hochbeet auf der Dachterrasse oder einem Gemüsebeet im Gemeinschaftsgarten können Sie sich günstigere und in jedem Fall frischere Lebensmittel heranziehen!

Die Chemie in unseren Lebensmitteln ist meist nicht gut für den Körper. Manche Substanzen sind weniger aggressiv als andere, wie z.B. die Verdickungsmittel Carrageen (eine aus Algen gewonnene Substanz, die häufig Speiseeis zugesetzt wird) oder Gummi arabicum. Dann wiederum gibt es Substanzen wie gehärtete Öle, Natriumacetat, Mononatriumglutamat und Farbstoffe, die die Leber und die Verdauungsorgane enorm beanspruchen. Die arme Leber muss ganze Arbeit leisten, um diese Stoffe abzubauen und sie aus dem Organismus zu entfernen. In der Leber wird das Blut gefiltert, aber anders als eine Klimaanlage kann man sie nicht regelmäßig austauschen. Man wäre also gut beraten, auf seine Organe aufzupassen und die Darmschleimhaut vor entzündungsfördernden Nahrungszusatzstoffen zu schützen. Zu letzteren gehören beispielsweise viele Konservierungsstoffe und Schädlingsbekämpfungsmittel.

Um das Blut sauber und damit auch den Körper gesünder zu halten, ist es also durchaus angebracht, nach Nahrungsmitteln zu suchen, die keine chemischen Zusätze enthalten. Dafür sollten Sie im Laden zunächst einmal lesen, was auf den Packungen steht. Je weniger hinzugefügt wurde, desto besser. Auf diese Weise werden Sie irgendwann Marken finden, die nur ein oder zwei der „weniger schlimmen" Zusatzstoffe enthalten. Sie können auch direkt beim Biobauernstand einkaufen oder sich an einer Food-Coop (Konsumgenossenschaft) beteiligen. Auch Reformhäuser sind eine Alternative und immer darum bemüht, möglichst regionale Bio-Ware im Angebot zu haben. Die neueren, kommerziellen Bio-Supermärkte, die es mittlerweile in den meisten größeren Städten gibt, versorgen uns ebenfalls stolz mit unbelasteten Bio-Produkten.

Steht „natürlich" oder „Natur" auf der Packung, wird es unter Umständen kompliziert. Manche Produkte, beispielsweise Kartoffelchips, enthalten vielleicht nur Kartoffeln, Salz und Öl, aber bei dem Öl kann es sich um hydriertes oder gehärtetes Öl handeln, wodurch es gesundheitsschädlicher ist als Schmalz. Aromastoffe dürfen laut EU-Aromenverordnung als natürlich bezeichnet werden, wenn sie nicht synthetisch hergestellt wurden, sondern aus pflanzlichen oder tierischen Ausgangsstoffen stammen, so dass man nie genau wissen kann, was sich wirklich hinter der Bezeichnung verbirgt. Bei den „natürlichen" Lebensmitteln muss man also einige Vorsicht walten lassen und die Zutatenliste wirklich genau lesen. Solche Produkte können im Übrigen auch große Mengen an Maissirup oder Zucker enthalten, die zwar natürlich, also nicht-chemisch sind, aber trotz allem große Schäden im Körper anrichten können.

Wenn ein Produkt als „Bio" oder „Öko" deklariert ist, unterliegt es strengeren Bestimmungen und muss ohne den Einsatz chemisch-synthetischer Substanzen produziert worden sein. Ein Bio-Cracker besteht also aus Getreide, bei dessen Anbau weder Kunstdünger noch Pflanzenschutzmittel verwendet wurden, und er enthält keine Konservierungsstoffe. Auch die anderen Zutaten (Öl, Eier, feste Nahrungsbestandteile, Gewürze) müssen ohne Chemie hergestellt worden sein (wobei ein Bio-Produkt laut EG-Öko-Verordnung aber bis zu fünf Prozent nicht ökologisch erzeugter Zutaten enthalten darf). Bio-Käse wird aus Milch hergestellt, die von Kühen stammt, die artgerecht gehalten und deren Futter nicht pestizid- und hormonbelastet war. Natürlicher Käse hingegen wurde zwar ohne chemische Zusatz- und Konservierungsstoffe produziert, die verwendete Milch stammt aber höchstwahrscheinlich von Kühen, deren Futter Hormone und Antibiotika beigemischt waren, so dass das Endprodukt eben *nicht* Bio ist. Nur, wo „Bio" oder „Öko" drauf steht, kann man wirklich davon ausgehen, dass das Produkt tatsächlich vollständig ohne Chemie ist. In Deutschland gibt es seit 2001 ein staatlich kontrolliertes Bio-Siegel, das Produkten vorbehalten ist, die gemäß der EG-Öko-Verordnung produziert sind.

Sich ausschließlich von Bio-Lebensmitteln zu ernähren, ist ein wunderbares Ziel. So hat man vor dem zweiten Weltkrieg gegessen! Bio-Lebensmittel sind meist teurer, weil sie aufwändiger in der Produktion sind und auch in kleineren Mengen hergestellt werden, so dass aus Rentabilitätsgründen die Preise höher sein müssen. In letzter Zeit beobachte ich jedoch, dass die Preise allmählich fallen. Man kann sich auch mit anderen zu einer Food-Coop zusammenschließen und auf diese Weise große Mengen (z.B. an Reis, Butter, Ketchup, Haferflocken) auf einmal kaufen und sich dann teilen. Indem man gleich eine Palette Apfelmus oder mehrere Kilo Reis kauft, kann man die Preise deutlich senken. Wir in unserer Gemeinde handhaben das so, sind damit sehr erfolgreich und haben auch noch Freude an der Gemeinschaft!

Falls es Ihnen und Ihrem Haushalt aus finanziellen Gründen nicht möglich ist, komplett auf Bio umzusteigen, habe ich hier einige Ratschläge für Sie. Wenn Sie sich bei Ihrer Umstellung auf Bio auf eine einzige Nahrungsmittelgruppe beschränken müssen, sollten das die Tierprodukte sein. Alle Produkte dieser Kategorie enthalten in irgendeiner Form tierisches Fett (Fleisch, Geflügel, Milchprodukte), und über diese Fettmoleküle werden die chemischen Substanzen transportiert. In Milch, Käse oder Hackfleisch aus konventioneller Produktion sind also all die Wachstumshormone (Steroide), Antibiotika und Pestizidrückstände enthalten, die man den Tieren gefüttert hat. Auf diese Weise gelangen diese Substanzen auch in den menschlichen Körper und sind so für all die kurvenreichen Teenie-

Mädchen verantwortlich, die in unserer Mitte aufwachsen und zu viel Östrogen im Körper haben, das sie über Milchprodukte, Fleisch und Geflügel aufgenommen haben. Ein solcher Östrogenüberschuss kann beim Eintritt ins Erwachsenenalter zu zahlreichen gynäkologischen Problemen (Endometriose, Ovarialzysten, Krebs) führen und bei Männern eine verminderte Spermatozoenkonzentration, Erektionsstörungen und Muskelhypotonie hervorrufen. Häufig sind dem Fleisch auch Farbstoffe zugesetzt, um eine frischere Farbgebung zu erreichen. Viele europäische Länder weigern sich, amerikanisches Rind und Geflügel zu importieren.

Zwar machen sich die negativen Auswirkungen von Lebensmittelzusatzstoffen bei Durchschnittsmenschen nicht unmittelbar bemerkbar, aber es gibt doch auch viele Leute mit Nahrungsmittelunverträglichkeiten. Beispiele hierfür sind Reaktionen auf Mononatriumglutamat, Sulfite und Farbstoffe. Dann wieder gibt es Reaktionen auf Hefe, Gluten, Getreide, Eier oder Soja. In solchen Fällen ist es unerlässlich zu wissen, welche Stoffe man nicht verträgt. Wenn Sie Ihre Ernährung einschränken müssen, kann es sinnvoll sein, die Zutatenliste von Produkten aufzubewahren und den Hersteller zu kontaktieren, um eine noch genauere Auflistung der Inhaltsstoffe zu erhalten. Erklären Sie die Notwendigkeit aufgrund Ihrer Beschwerden oder Allergien. Laut Verordnung über die Kennzeichnung von Lebensmitteln müssen in manchen Ausnahmefällen Zutaten, die selbst Bestandteil von zusammengesetzten Zutaten sind und weniger als zwei Prozent des Enderzeugnisses ausmachen, nicht separat aufgeführt werden. Manche Betroffene können aber bereits auf Spuren gewisser Substanzen reagieren. Besonders Asthmatiker reagieren sehr empfindlich auf Sulfite, die beispielsweise in Rotwein, Trockenfrüchten und Getreideprodukten enthalten sind.

Jeder, der durchschnittlich gesundheitsbewusst ist, sollte bei den Zutatenlisten auch einigen anderen Zutaten besondere Aufmerksamkeit schenken. Zucker versteckt sich oft hinter Bezeichnungen wie Maissirup, Malzextrakt oder Saccharose. Insgesamt sollte man auf alle Begriffe achten, die auf „ose" oder „sirup" enden, wie z.B. Glucose-Fructose-Sirup. In Brot, Crackern, Suppen, Ketchup und Frühstücksflocken ist häufig Zucker in dieser getarnten Form enthalten. Auch synthetische Süßstoffe wie Aspartam oder Neotam werden in Bezug auf ihre gesundheitliche Langzeitwirkung kontrovers diskutiert. Stevia, ein aus der gleichnamigen Pflanze gewonnenes Stoffgemisch, ist ein natürlicher Süßstoff und die sicherste Alternative zu Rohrzucker oder künstlichen Süßstoffen. Auch roher Honig und Melasse können bevorzugt zum Süßen von Tee und Nahrungsmitteln eingesetzt werden.

Über die Wichtigkeit, teilweise und vollständig gehärtete Fette und Öle aus der Nahrung zu verbannen, haben wir bereits gesprochen, denn diese verursachen Entzündungen und erhöhen den Cholesterinspiegel. Eine fettreiche Ernährung wird mit Gewichtszunahme, gewissen Krebsarten, Leberproblemen, chronischen gastrointestinalen Beschwerden, chronischer Entzündung und einem trägen, die Immunfunktion beeinträchtigenden Lymphsystem in Verbindung gebracht. Auch Backfette, sogenannte Shortenings, sind problematisch. Durch Fetthärtung wird zwar eine bessere Lagerfähigkeit und längere Haltbarkeit erreicht, dafür können diese Fette aber nur sehr schwer von der Leber verarbeitet werden. Wenn man einmal damit anfängt, die Zutatenlisten nach diesen verfälschten Fetten zu durchforsten, fällt einem auf, dass sie in zahllosen Nahrungsmitteln enthalten sind. Es ist beängstigend, sich klarzumachen, in welchen Mengen man dieses schädliche Fett unwissentlich zu sich nimmt. Man verliert geradezu die Lust am Einkaufen, weil es fast ein Ding der Unmöglichkeit ist, im Laden Brot oder Cracker ohne solche Fette zu finden.

Wenn Sie nach einigen Wochen die Fleisch- und Milchprodukte in Ihrer Ernährung auf Bio umgestellt haben, wenden Sie sich als nächsten Schritt dem Obst und Gemüse zu. Erzeugnisse, die in normalen Supermärkten verkauft werden, haben einen langen Weg hinter sich – sie werden aus fernen Ländern importiert und sollen auch Wochen und Monate nach der Ernte noch frisch und farbschön in unseren Regalen liegen. Oft wird daher unreif geerntet, so dass sich noch gar nicht alle Vitamine und Mineralstoffe bilden konnten. Um große Erzeugnisse zu erhalten, kommen beim Anbau reichlich chemische Düngemittel zum Einsatz. Damit kein Teil der Ernte zerstört wird, werden die Pflanzen mit Insektiziden besprüht; und damit die Erzeugnisse möglichst lang gut aussehen, werden sie auch noch mit Konservierungsstoffen behandelt. Wenn Sie Obst und Gemüse essen, nehmen Sie also gleichzeitig auch ein chemisches Gebräu zu sich, das direkt mit Ihrem Mund, Ihren Schleimhäuten und Ihren Eingeweiden in Kontakt kommt. Als Folge entstehen innere Krankheiten wie diverse Entzündungen des Verdauungstrakts, das *Leaky-Gut*-Syndrom und organische Probleme, weil Organe wie die Bauchspeicheldrüse und die Leber mit allem klarkommen müssen. Man kann einen Teil der „Chemieschicht" entfernen, indem man Obst und Gemüse in der Spüle mit Apfelessig einweicht, aber die Wachsschicht von Äpfeln ist meist zu stark, um sich auf diese Weise zu lösen, und Obstsorten ohne Schale, wie Erdbeeren und Weintrauben, sind sehr empfindlich. Sie sollten wirklich einmal über einen eigenen Nutzgarten nachdenken!

Auch wenn es ein paar Monate dauern kann, bis Sie sich daran gewöhnt haben, Bio-Lebensmittel zu kaufen, sollten Sie sich als letzten Grundpfeiler auch noch an die Kohlenhydrate wagen. Alle guten Getreidesorten – brauner Reis, Kamut (oder Khorasan-Weizen), Hirse – können in Bioläden gekauft werden. Mittlerweile haben auch schon viele größere Drogeriemarktketten diverse verpackte Bio-Getreide und Hülsenfrüchte im Angebot. Strecken Sie Ihre Fühler aus – Sie werden mit Sicherheit einiges finden. Es gibt sogar glutenfreie Brote in Bio-Qualität!

Ich wiederhole noch einmal: Wenn Sie es nicht schaffen, Ihre gesamte Ernährung auf Bio umzustellen, versuchen Sie es wenigstens bei Fleisch, Geflügel, Milchprodukten, Obst und Gemüse. Lesen Sie immer aufmerksam, was auf den Zutatenlisten steht, und erstellen Sie sich eine Liste mit Ihren Lieblingsprodukten. Mit Ihren Kindern zusammen können Sie versuchen, die leckersten Produkte mit dem geringsten Zuckergehalt herauszufinden – Kinder sind hervorragende kleine Nahrungsdetektive mit einem guten Gespür für chemische Inhaltsstoffe, weil ihre Körper noch nicht so verdorben und „verschlackt" sind!

TOLLE AMINOSÄUREN: GEHIRNCHEMIE UND MEHR

In eiweißreichen Lebensmitteln sind zweiundzwanzig Aminosäuren enthalten. In den Proteinen tierischer Produkte wie Fleisch, Geflügel, Eiern und Fisch sind diese lebenswichtigen Nährstoffe in großer Zahl vorhanden, während in proteinhaltigen pflanzlichen Produkten wie Hülsenfrüchten und Getreide nur einige, nicht alle dieser zweiundzwanzig Aminosäuren vertreten sind. Daher ist es wichtig, bei Mahlzeiten unterschiedliche Nahrungsmittel richtig miteinander zu kombinieren (z.b. Reis mit Bohnen oder Linsen mit Joghurt), um alle Aminosäuren in ausgewogenem Verhältnis aufzunehmen. Dies trifft in besonderer Weise zu, wenn man sich vegetarisch ernährt. Wenn man nicht ausreichend Proteine zu sich nimmt, kann dies zu diversen Gesundheitsproblemen führen. Viele Ernährungswissenschaftler machen die kohlenhydratreiche und proteinarme Ernährung vieler Kinder für einen Großteil der Lernschwierigkeiten und Aufmerksamkeitsdefizite verantwortlich, die in heutigen Klassenzimmern gang und gäbe sind. Darüber hinaus sehen sie einen Zusammenhang mit Übergewicht, erhöhtem Blutdruck und Allergien. Den Kindern statt der sonst üblichen gehaltlosen Frühstücksflocken ein Frühstück zu bereiten, das reich an Proteinen ist, könnte für sie eine dramatische Wende zum Besseren bedeuten. Morgens also jetzt Eier, Bio-Joghurt und Frühstücksspeck!

Vollständige Proteine enthalten alle neun essenziellen Aminosäuren: Tryptophan, Lysin, Methionin, Valin, Leucin, Isoleucin, Phenylalanin, Threonin und Histidin. Wenn diese Aminosäuren Bestandteil unserer Ernährung sind, können die anderen vom Körper aufgebaut werden. Diese neun lebensnotwendigen Aminosäuren müssen jedoch über die Nahrung aufgenommen werden, weil der Körper sie nicht selbst herstellen kann. Ein Erwachsener benötigt pro Tag ungefähr zwischen 50 und 100 mg an vollständigen Proteinen.

Ähnlich wie Fett hat sich auch Protein in den vergangenen Jahrzehnten einen schlechten Ruf in unserer Gesellschaft erworben. Entsprechend haben viele Menschen Fleisch und Fett von ihrem Essensplan gestrichen. Wenn Sie Eier und Fisch essen, nehmen Sie mit einiger Wahrscheinlichkeit alle neun essenziellen Aminosäuren zu sich. Wenn Sie sich vegetarisch ernähren, müssen Sie darauf achten, Ihre Speisen sinnvoll miteinander zu kombinieren – versuchen Sie bloß nicht, sich hauptsächlich von stark verarbeiteten Kohlenhydraten wie Nudeln, Brot und sonstigem Gebäck zu ernähren. Sie brauchen Vollkornprodukte (aus Hirse, Quinoa oder Mais) und Hülsenfrüchte (Bohnen, Linsen), um sich mit Aminosäuren zu versorgen.

Aminosäuren sind an der Regulierung der Gehirn- bzw. Neurochemie beteiligt. Die Gehirnchemie steuert unsere Gemütslagen und unser mentales Wohlbefinden. Wenn nicht ausreichend Aminosäuren zur Verfügung stehen, gerät auch die Neurochemie durcheinander, was diverse psychische und physische Symptome nach sich zieht. Um den Rahmen nicht zu sprengen, werde ich im Folgenden nur kurz auf die vier am häufigsten auftretenden Mängel an Aminosäuren und Neurotransmittern näher eingehen. Wenn man bedenkt, dass man ja alle zweiundzwanzig Aminosäuren benötigt, um gesund und munter zu sein, liegt es auf der Hand, dass ein Mangel an diesen vier lebenswichtigen Aminosäuren/Botenstoffen zu Problemen führt. Wenn Sie mehr über dieses faszinierende Thema wissen wollen, empfehle ich Ihnen das Buch *Was die Seele essen will: Die Mood Cure* von Julia Ross. Es enthält detailliertes Wissen und konstruktive Ratschläge und behandelt auch damit zusammenhängende Themen wie Ess-, Sucht- und affektive Störungen.

Wenn man nicht ausreichend mit Dopamin (unserem natürlichen Koffein) versorgt ist, kommt es zu depressiven Verstimmungen, Energie- und Antriebslosigkeit und Konzentrationsschwierigkeiten. Hier kommen Störungen wie ADHS und fortschreitende Krankheiten wie Lyme-Borreliose, MS und Parkinson ins Spiel. Die Ausgangssubstanz für die Biosynthese von Dopamin ist L-Tyrosin.

Ein zu niedriger Endorphin-Spiegel führt dazu, dass man sehr empfindlich auf psychische und physische Beschwerden reagiert. Man weint leicht und ist ständig auf der Suche nach Dingen, die einem das Wohlbefinden steigern. Viele Betroffene trösten sich mit Essen, streben nach Anerkennung oder „betäuben" ihre Empfindungen. Wer an Sportsucht leidet, häufig zu Genussdrogen greift oder gar an Bulimie erkrankt ist, bei dem liegt häufig ein Mangel an Endorphinen vor, dem wiederum oft ein Mangel an der essenziellen Aminosäure DL-Phenylalanin (DLPA) zugrunde liegt. Auch dieses Problem ist bei Autoimmunerkrankungen weitverbreitet; bei Fibromyalgie, chronischem Erschöpfungssyndrom, Lupus erythematodes, MS, Lyme-Borreliose und Rheumatoider Arthritis ist ein solcher Mangel hochgradig präsent!

Gamma-Aminobuttersäure (GABA), das natürliche Valium des Körpers, wirkt angstlösend und entspannend. Angstsymptome, Muskelverspannungen, Nicht-Abschalten-Können und Burnout deuten auf einen GABA-Mangel hin. Ich kann allen, die an Lyme-Borreliose oder Autoimmunerkrankungen leiden, nur empfehlen, ihren GABA-Spiegel überprüfen zu lassen.

Bei einem Mangel an Serotonin (auch 5-Hydroxytryptamin bzw. 5HT) kommt es zu einer Vielzahl von Symptomen. Dabei können sowohl psychische Beschwerden auftreten, wie Depressionen, geringes Selbstwertgefühl, obsessive Gedanken/Verhaltensweisen, Reizbarkeit, Schlaflosigkeit, Panikattacken oder Winterdepression (auch saisonal-affektive Störung bzw. SAD), aber auch körperliche Krankheiten entstehen, wie z.B. Fibromyalgie, Lupus erythematodes, chronisches Erschöpfungssyndrom, Schilddrüsenbeschwerden, Reizdarmsyndrom, Morbus Crohn oder kraniomandibuläre Dysfunktion.

In welcher Dosierung Aminosäure-Präparate zur Behandlung einer gestörten Gehirnchemie eingenommen werden sollten, muss individuell entschieden werden. Bei manchen Betroffenen muss die Behandlung an mehr als nur einem der hier besprochenen vier Problembereiche ansetzen, um die Gehirnchemie wieder ins Gleichgewicht zu bringen. Es ist empfehlenswert, einen Therapeuten (Heilpraktiker, Ernährungsberater) aufzusuchen, der Erfahrung mit Aminosäure-Präparaten hat und eine maßgeschneiderte Therapie für Sie zusammenstellen kann. Bei vielen Betroffenen stellt sich bereits nach wenigen Stunden oder Tagen Linderung der Beschwerden ein, manchmal kann es sich aber auch länger hinziehen. Sobald Ihr Aminosäurespeicher wieder aufgefüllt ist, müssen Sie die Präparate nicht weiter einnehmen, aber diese Aufbau-Arbeit ist ein wichtiger Schritt in Richtung einer neuen Lebensqualität bei Lyme-Borreliose und Autoimmunerkrankungen.

Es gibt mehrere Speziallabore und -praxen, bei denen man sich ein Aminosäurenprofil bzw. Aminogramm erstellen lassen kann, um Mängeln auf die Spur zu kommen, beispielsweise beim Laboratorium für spektralanalytische und biologische Untersuchungen Dr. Bayer (www.labor-bayer. de) oder beim DCMS (Diagnostisches Centrum für Mineralanalytik und Spektroskopie, www.diagnostisches-centrum.de). Mir persönlich haben die Labore *NeuroScience*, *Genova* und *RealTime* dabei weitergeholfen, meinem Aminosäuren-Ungleichgewicht auf die Spur zu kommen. Bei mir war es so, dass ich nur Glycin einnehmen musste, um eine Angstattacke innerhalb von zwanzig Minuten abklingen zu lassen, während zahlreiche SSRIs (selektive Serotonin-Wiederaufnahmehemmer) meine Symptome immer nur noch verschlimmert haben!

Jeder, der mit Suchtproblemen, Zwangsstörungen, Phobien, Ängsten und Depressionen, Essstörungen oder erheblichem Stress zu kämpfen hat, könnte davon profitieren, seine Versorgung mit Aminosäuren überprüfen zu lassen. Rufen Sie sich ins Gedächtnis, dass von Zecken übertragene Krankheitserreger und auch sonstige Keime und Bakterien im Wesentlichen Entzündungen der Gehirnhaut und der Wirbelsäule hervorrufen und damit die unterschiedlichsten neurochemischen Reaktionen verursachen können. So kann es leicht zu einem Ungleichgewicht zwischen den Neurotransmittern und auch zu einem Verlust an Aminosäuren kommen. Auch durch Medikamente, wie sie beispielweise bei der Behandlung von Schmerzen bei Rheumatoider Arthritis, Fibromyalgie, Migräne und anderen Krankheiten verschrieben werden, können die Neurotransmitter, Aminosäuren und essenziellen Fettsäuren durcheinandergebracht werden. Entsprechend leisten Borretsch-, Lein- und Fischöl gute Arbeit beim Wiederaufbau des Gehirns. Lyme-Borrelien (*B. burgdorferi*) und Bartonellen, einer der parasitären Erreger von Co-Infektionen, bewegen sich schnell durch die Rückenmarksflüssigkeit und befallen dann Gehirn und Nerven sowie die die Muskeln umgebenden Faszien (die sogenannte Muskelhaut). Borrelien ernähren sich von den Fettschichten des Körpers – von Faszien, Myelinscheiden und anderen Bindegeweben am Herzen und an den Ge-

AUTOIMMUN-ERKRANKUNGEN

lenken. Dies hat nicht nur die offensichtliche Folge, dass es an den beschädigten Körperteilen zu Schmerzen kommt: Wenn das Gehirnfett den Krankheitserregern zum Opfer fällt, verändert sich auch die Zusammensetzung der Neurotransmitter, was auch die Stimmungsschwankungen und zahlreichen psychologischen Beschwerden erklärt, die selbst bei Betroffenen auftreten, die vor der Erkrankung psychisch gänzlich unauffällig und gesund waren (wie ich!).

Ich weiß noch, wie meine mittlerweile verstorbene Mutter immer gesagt hat, ich sei als Jugendliche und Studentin immer außergewöhnlich ausgeglichen, zufrieden und selbstsicher gewesen – mich in Depressionen versinken und mit unkontrollierbaren Ängsten kämpfen zu sehen, war für uns alle eine verunsichernde und schmerzliche Erfahrung. Tatkräftig unterstützt von Aminosäurepräparaten, essenziellen Fettsäuren, einer EMDR-Therapie (*Eye Movement Desensitization and Reprocessing*) zur Behandlung von Trauma-Folgestörungen der chronischen Krankheit und viel, viel sonnigem Vitamin D wurde ich wieder gesund. Suchen Sie sich Hilfe und lassen Sie sich testen. Hilfe ist in greifbarer Nähe!

PROBLEMATISCHES PLASTIK

Viele Naturheilkundler halten die Allgegenwart von Plastik in unserem täglichen Leben schon lange für bedenklich, und ganz besonders dann, wenn es zum Einwickeln von Lebensmitteln verwendet wird. Lange wurde beispielsweise Frischhaltefolie aus Polyvinylchlorid (PVC) hergestellt, dem Weichmacher (z.b. Phthalate) zugefügt werden mussten, um es elastisch zu machen. Für gesundheitsbewusste Menschen war es ein Anlass zur Sorge, dass diese Weichmacher sich aus den Folien lösen, in die darin eingewickelten Lebensmittel übergehen und schließlich zu Störungen und einem Ungleichgewicht im Hormonhaushalt führen, weshalb diese Substanzen auch als „endokrine Disruptoren" bezeichnet werden.

Während in Deutschland glücklicherweise mittlerweile strengere Bestimmungen herrschen – gewisse, insbesondere fortpflanzungsgefährdende Phthalate sind in bestimmten Verbraucherprodukten verboten, und Frischhaltefolie wird hierzulande heute meist aus Polyethylen (PE) hergestellt, das ganz ohne Weichmacher auskommt –, ist in den USA diesbezüglich noch alles beim Alten. „Endokrine Disruptoren" sind chemische Substanzen, die Östrogen im Blutkreislauf imitieren, so dass dem Körper fälschlicherweise suggeriert wird, ihm stehe ausreichend oder gar übermäßig Östrogen zur Verfügung. Infolgedessen produziert der Körper selbst weniger Östrogen, als er eigentlich für die normale Hormonfunktion benötigen würde. Auf diese Weise entsteht bei beiden Geschlechtern ein Teufelskreis des hormonellen Ungleichgewichts, das auf vielfältige Weise die Gesundheit schädigen kann. So kommt es beispielsweise zu Zysten in der Brust und an den Eierstöcken, Endometriose, Uterusmyomen, Unfruchtbarkeit, prämenstruellem Syndrom (PMS), Mastopathie, bösartigen Tumoren der Geschlechtsorgane, einer verringerten Spermienkonzentration, Erektionsstörungen, Prostata-Vergrößerungen, Geburtsfehlern oder psychischen Störungen und auch zu anderen hormonell bedingten Krankheiten wie Hashimoto-Thyreoiditis und Morbus Basedow, was wiederum ein Auslöser für Nebennierenstörungen sein kann. Indem sie einen Zustand hervorrufen, der informell auch als Östrogen-Dominanz bezeichnet wird, werden diese Östrogenimitatoren also auf vielfältige Weise zu einer potenziellen Gefahr für die Bevölkerung.

Während Mädchen früher etwa mit dreizehn Jahren zum ersten Mal ihre Periode bekamen, ist die jüngste Mädchen-Generation deutlich eher dran. Heute ist eine Menarche mit neun oder mit zehn Jahren nicht ungewöhnlich. In unserer Bevölkerung werden Empfängnisschwierigkeiten zum Problem; ein Sechstel aller Paare ist von Unfruchtbarkeit betroffen. Auch Adipositas ist weit verbreitet – Östrogen-Dominanz wirkt sich aus wie eine Schwangerschaft, bei der sich das zusätzliche Gewicht auch bevorzugt an Hüften, Bauch, Oberschenkeln und Brust bemerkbar macht. Damit noch nicht genug, sowohl bei Männern als auch bei Frauen hat die Zahl der bösartigen Tumore der Geschlechtsorgane in beängstigender Weise zugenommen. Man fragt sich, was unseren Fortpflanzungsapparat dermaßen unter Beschuss nimmt. Ein wesentlich Beteiligter ist wohl endlich gefunden: Die endokrinen Disruptoren in Frischhaltefolien, die in direkten Kontakt mit Fleisch, Geflügel, Käse, Obst, Gemüse und Gebäck kommen.

Der problematische Weichmacher in Frischhaltefolie, der auch hierzulande als Ersatzweichmacher in vielen Lebensmittelverpackungen Verwendung findet, ist Diethylhexyladipat, oder kurz DEHA. Er sorgt unter anderem dafür, dass Frischhaltefolie so gut haften bleibt. Laut *Natural Resources Defense Council* (NRDC), einer international tätigen, gemeinnützigen Umweltschutzorganisation, haben in jüngerer Zeit Forschungen an Nagetieren ergeben, „dass sich DEHA bei allen untersuchten Arten auf die männliche Zeugungsfähigkeit auswirkt".[4] *Whole Foods Market*, eine amerikanische Biosupermarktkette, hat bei den Herstellern, deren Frischhaltefolien in ihren Filialen zum Einsatz kommen, um Mitteilung gebeten, in welchen Produkten DEHA enthalten ist.

Die amerikanische Verbraucherschutzorganisation *Consumers Union* hat mehrere amerikanische Frischhaltefolien auf ihren DEHA-Gehalt getestet und dabei festgestellt, dass der Weichmacher fast überall enthalten

---

4 http://www.nytimes.com/1999/01/13/dining/eating-well-plastic-wrap-and-health-studies-raise-questions.html

ist. Ökotest hat in seinem Jahrbuch für 2013 sechzehn in Deutschland erhältliche Frischhaltefolien getestet und nur bei einem Produkt Weichmacher festgestellt.[5] Anders sieht das an der Supermarkttheke aus, wo zum Teil noch Folien aus PVC bzw. dem verwandten PVDC zum Einsatz kommen, in denen auch entsprechend Weichmacher enthalten sind. Aktuell müssen die Inhaltsstoffe von Frischhaltefolie, wie z.b. DEHA, nicht auf der Packung deklariert werden, so dass man als Konsument wenig Möglichkeit hat, sich diesbezüglich zu informieren.

Versuchen Sie, Ihr Fleisch und Ihren Aufschnitt bei einem Metzger zu kaufen, der seine Waren noch traditionell in Papier wickelt. Kaufen Sie Käse am Stück und wickeln Sie ihn ebenfalls in Papier ein. Kaufen Sie auch sonstige Lebensmittel in Läden, die auf Plastikverpackungen verzichten, und weichen Sie lieber auf Papiertüten aus (bringen Sie, falls nötig, Ihre eigenen mit). Wenn Sie Fleisch oder Käse in einer Plastikverpackung gekauft haben, entfernen Sie diese so schnell wie möglich, kratzen Sie die äußere Käseschicht und so weit wie möglich auch die Fleischoberfläche ab, und wickeln Sie die Ware dann in Papier. Bei uns zu Hause bewahren wir das Gemüse in Papiertütchen aus Cellulose auf, Snacks zum Mitnehmen wickeln wir in fettdichtes Öl- bzw. Wachspapier. Lebensmittel können Sie in Behältnissen aus Glas oder Keramik lagern und diese mit Alufolie oder Wachspapier abdecken. Ein Haushalt wie damals in den 1940ern.

Nicht jedes Plastik setzt in gleichem Maße endokrine Disruptoren frei. Je „fester" das Produkt ist, desto weniger DEHA ist darin enthalten. Besonders Wasserflaschen stellen ein Risiko dar, weil sie oft an heißen Orten wie Autos oder Rucksäcken aufbewahrt werden, wo die Freisetzung der chemischen Substanzen durch die Hitze zusätzlich befördert wird. (Aus diesem Grund stellen auch Plastikverpackungen, die in der Mikrowelle erhitzt werden, eine besondere Gefahr dar.) Am besten sind Wasserflaschen aus Glas oder Edelstahl. Wir verwenden unsere Getränkeflaschen mehrmals und füllen sie einfach immer wieder auf.

Frauen lassen am besten einen Speicheltest durchführen, um ihren in Estron, Estradiol und Estriol aufgeschlüsselten Östrogenspiegel sowie die Werte für Progesteron, DHEA und Testosteron bestimmen zu lassen. Auch

---

5 http://www.nytimes.com/1999/01/13/dining/eating-well-plastic-wrap-and-health-studies-raise-questions.html

Männer können ein spezielles Hormonprofil erstellen lassen. In letzter Zeit haben Erektionsstörungen bei scheinbar gesunden Mittfünfzigern massiv zugenommen (daher auch die Erfolge der Viagra- und Cialis-Industrie). Zu viele vormals sportliche, männliche und kräftige Männer mittleren Alters werden von Muskelschwund, vorzeitigem Haarausfall oder Ergrauen, Erschöpfung, Libido-Problemen und Gewichtszunahme geplagt. Östrogen-Dominanz und Testosteron-Mangel werden oft in einem Atemzug genannt und sind beide Ausdruck für ein hormonelles Ungleichgewicht. Die Plastikindustrie hat ganzen Generationen beträchtlichen Schaden zugefügt.

Wie schon erwähnt wurde, ist ein unausgeglichenes Hormonsystem ein entscheidender Faktor beim Entstehen von Autoimmunerkrankungen und Lyme-Borreliose sowie bei Konzentrationsschwierigkeiten und vielen psychischen Beschwerden. Lassen Sie Ihren Hormonstatus überprüfen und lassen Sie sich eine bioidentische Hormontherapie zusammenstellen, um Ihren Hormonaushalt auszugleichen, abzunehmen und das Immunsystem wieder in Schwung zu bringen. Auf diese Weise unternehmen Sie nicht nur etwas gegen die Krankheiten, um die es in diesem Buch geht, sondern bekämpfen auch eventuelle Fortpflanzungsstörungen gleich mit. Verbannen Sie Frischhaltefolie und Plastikflaschen aus Ihrem Zuhause und recyceln Sie dafür Produkte aus Glas. Legen Sie sich einen Vorrat an Glasgefäßen zu, um Speisereste darin zu verwahren. Nehmen Sie dann auch Ihre Kosmetika und das Spielzeug Ihrer Kinder in Angriff.

Machen Sie sich schlau. Informieren Sie sich. Nehmen Sie sich vor Plastik in Acht!

ELEKTROMAGNETISCHE FELDER

Als klassische Homöopathin bin ich darin ausgebildet, den jeweiligen Konstitutionstyp meiner Patienten, die Summe ihrer körperlichen und charakterlichen Eigenschaften, zu erkennen. Es gibt eine Vielzahl solcher Konstitutionen. Manche Menschen sind widerstandsfähig, stabil und bodenständig. Andere wiederum sind feinfühlig und reagieren schnell und empfindlich auf diverse Einflüsse z.b. aus Nahrungsmitteln, Stress oder Gefühlen. Von meinen europäischen Lehrmeistern mit ihrer über vierzigjährigen Erfahrung habe ich gelernt, dass vor Jahren die meisten eine solch widerstandsfähige und stabile Konstitution hatten und allenfalls zu allgemeinen „Alterskrankheiten" neigten. Bei ihnen knackte es zwar hier und dort im Getriebe, ihre Müdigkeit nahm zu, aber gebrechlich wurden sie nicht.

Man kann zunehmend beobachten, dass heutzutage viel mehr Menschen, und ganz besonders Kinder, von deutlich empfindlicherer Konstitution sind. Kinder leiden heutzutage ungleich häufiger an Allergien, Asthma, Lernschwierigkeiten und Schlafstörungen. Aus Perspektive der Homöopathie liegt ihr Nervensystem empfindlich bloß, wodurch sie anfälliger für alle Einflüsse und Stimuli sind, denen sie im Leben permanent ausgesetzt sind. Es gibt zahlreiche Theorien, warum das so ist. Ein wesentlicher Erklärungsansatz befasst sich mit den Beeinflussungen durch elektromagnetische Strahlungsfelder.

Im Verlauf des vergangenen Jahrhunderts ist Elektrizität zu einer Konstante des Lebens geworden. Nahezu alle Haushalte sind mit Kühlschrank, Fernseher, Stereoanlage, Mikrowelle, Waschmaschine, Trockner, Computer, WLAN und Spielkonsole ausgerüstet, so dass wir in großem Umfang auf starken Wechselstrom und elektromagnetische Energiefrequenzen angewiesen sind. Mehr und mehr stellt sich die Frage, wieviel elektromagnetische Energie von diesen Geräten ausgestrahlt wird und wie sich das auf die Gesundheit auswirkt.

Dass man bei Elektrounfällen einen potenziell tödlichen Stromschlag bekommt, ist allen bewusst. Dr. Dietrich Klinghardt vom *Sophia Medical Institute* hat im Interview in meiner Sendung „*Lyme Light Radio*" aber darauf hingewiesen, dass es auch zu Gesundheitsbeeinträchtigungen führen kann, ständig niedrigen elektromagnetischen Feldern ausgesetzt zu sein. Menschen, die in der Nähe von Hochspannungsleitungen wohnen, leiden häufiger an Krebs, insbesondere an Leukämie, und Lyme-Borreliose. Manche empfindliche Erwachsene und oft auch Kinder, deren Betten sich in der Nähe von Stromleitungen, einem Kabelfernseher oder der Satellitenanlage befinden, leiden unter Schlafstörungen, einer schlechten Immunabwehr und Erschöpfung. Dr. Klinghardt schlägt einige Konzepte vor, mit denen sich hier Abhilfe schaffen lässt.

In den letzten zehn Jahren ist auch die Zahl der Handys und Smartphones explosionsartig angestiegen! Als ich vor fünfundzwanzig Jahren in ein unerschlossenes Waldgebiet zog und man etwa anderthalb Kilometer über eine unbefestigte Straße fahren musste, um mein Haus zu erreichen, geriet meine sicherheitsbewusste Mutter, die die Verhältnisse auf Long Island gewöhnt war, so sehr in Panik bei der Vorstellung, ich könnte völlig isoliert auf einer vereisten Landstraße stranden, dass Sie darauf bestand, ich müsse wenigstens eins von diesen neumodischen Autotelefonen haben, und schenkte mir eins zu Weihnachten, das sie in meinen altersschwachen Jeep einbaute. Ich machte nur in Notfällen davon Gebrauch.

Heutzutage spielen schon Fünfjährige mit Handys herum und halten sie nur Zentimeter von Gesicht und Herz entfernt. Manche Leute verbringen täglich mehrere Stunden am Smartphone, sei es für Dienstgespräche oder um mit Freunden und Familien in Kontakt zu treten. Die Strahlung der elektromagnetischen Felder wirkt wirklich direkt auf Sie ein. Wir Menschen sind energetische Wesen. Mit unserem Körper aus Knochen, Organen und Zellen haben wir eine ureigene, persönliche Schwingung. In der energetischen Medizin, hierzu zählen z.B. Reiki, Homöopathie, Rife-Technologie und schamanisches Heilen, ist man sich dessen bewusst, dass jeder Mensch sein ureigenes Frequenzmuster hat und Symptome Ausdruck von Schwingungsstörungen sind.

Handys dringen unmittelbar mit unverträglichen Frequenzen in den Körper ein. Wenn man diesen Störfrequenzen wiederholt ausgesetzt ist, kann dies das System auf zellulärer oder organischer Ebene durcheinander bringen. In Russland wurden Studien durchgeführt, die diese Störungen genau aufgezeigt haben. Lassen Sie Ihr Handy nachts bitte nicht im Schlafzimmer liegen und tragen Sie es auch nicht den ganzen Tag am Körper mit sich herum. Denken Sie wirklich darüber nach, was für Strahlungen Sie da permanent aufnehmen! Jeder Körper ist auf sein eigenes Frequenz- oder Energiemuster ausgerichtet. Die östliche Medizin schenkt diesen Energie-Meridianen und dem Un-Wohlsein bei Störungen des Energieflusses in der Akupunktur große Aufmerksamkeit. Dass sich starke elektromagnetische Felder negativ auf uns auswirken, kann man schon an der steigenden Zahl „nervöser" Konstitutionstypen sehen, die in diese Welt geboren werden, und auch viele chronische Gesundheitsprobleme werden damit in Verbindung gebracht. Bislang hat die Forschung noch keine exakten Ergebnisse dazu geliefert, wie genau sich welche elektrischen Frequenzen über welchen Zeitraum hinweg auf spezielle Gesundheitsprobleme auswirken, aber es gibt Studienergebnisse, die einen Zusammenhang nahelegen (so Dr. Dietrich Klinghardt vom *Sophia Health Institute*).

Elektromagnetische Felder sind unsichtbar, können aber mit technischer Ausrüstung gemessen werden. Es gibt Firmen, die solche Feldstärkemessgeräte verkaufen oder verleihen. So können Sie auf einfache Weise Ihr Haus oder Ihre Wohnung überprüfen, um festzustellen, von welchen Orten und Geräten die meiste elektromagnetische Strahlung ausgeht. Davon ausgehend, können Sie dann Veränderungen herbeiführen, indem Sie beispielsweise Mikrowellenlecks abdichten oder das WLAN nachts ausschalten. Darüber hinaus können Sie einen mit Aluminium beschichteten Baldachin über dem Bett anbringen, um sich vor elektromagnetischer Strahlung abzuschirmen.

Achten Sie darauf, dass jegliche Elektrizität im Haus und sämtliche Geräte gut geerdet sind, weil sich so die elektromagnetische Strahlung reduziert. Setzen Sie sich im Abstand von mindestens zwei Metern vor den Fernseher und ziehen Sie den Stecker, wenn Sie ihn gerade nicht benutzen. Batteriebetriebene Wecker sind Digitalweckern mit Leuchtziffern vorzuziehen. Heizdecken können jede Menge Schaden anrichten. Wärmen Sie mit Ihnen nur das Bett vor und schalten Sie sie aus, sobald Sie sich hinlegen, denn unter einer solchen Decke zu schlafen, hat große Auswirkungen auf das Energiefeld des Körpers. In dem Versuch, sich nicht unnötig elektromagnetischer Strahlung auszusetzen, verbannen einige Menschen möglichst viele fragwürdige Vorrichtungen oder Geräte – wie Mikrowellen, schnurlose Telefone oder das Internet – vollständig aus ihrem Haus. In jedem Fall sollten Sie sie aber aus Ihrem Schlafzimmer entfernen. Auf der Webseite des *Sophia Health Institute* (www.sophiahi.com) finden Sie (auf Englisch) weitere Hinweise darauf, wie Sie die Belastung durch elektromagnetische Felder bei sich zu Hause reduzieren können.

In Zeiten eines neuen Gesundheitsbewusstseins müssen wir zu einer Neubewertung der Frage kommen, wie wir leben wollen und müssen. Solange uns nicht mehr Informationen zur Verfügung stehen, ist Vorsicht angeraten. In unserer Gegenwart, die gleichermaßen von großer Hektik und einem Bedürfnis nach Bequemlichkeit geprägt ist, kann sich die Kombination scheinbar harmloser Stoffe und Gegebenheiten zu einem kumulativen Mix aus Chemie und Strahlung addieren. Leider ist uns die angenehme Unschuld abhandengekommen, mit der die früheren Generationen einem langen und gesunden Leben ohne Krankheit entgegensehen durften, weil sie davon ausgehen konnten, dass frische Luft, ausreichend Schlaf und gutes Essen schon für gute Gesundheit sorgen würde. Damit ist es in den letzten Jahrzehnten bergab gegangen. Auf eine bewusste Lebensführung kann heute niemand mehr verzichten, sie ist selbst für jene ein Muss, die in hübschen und immerhin ein wenig gesünderen Kleinstädten und Dörfern wohnen.

SCHIMMEL

In Häusern, Wohnungen, Wohnanlagen, Büros, Schulen und eigentlich jedem Innenraum kann es zu Schimmelbefall kommen, der unzählige Gesundheitsprobleme hervorrufen kann. Manche Menschen reagieren sehr empfindlich auf Schimmel, während andere überhaupt nicht davon beeinträchtigt sind. Es ist eine Frage der Widerstandskraft, wie auch bei anderen Allergien, z.b. gegen Pollen, Katzen oder Ambrosia. Diese Anfälligkeit wird durch genetische „Fehler" oder „Varianten" in der DNS hervorgerufen. Der Fachbegriff für diese Varianten lautet Einzelnukleotid-Polymorphismus, man spricht aber oft einfach von ‚Snip' (von der Abkürzung SNP für die englische Bezeichnung *Single Nucleotide Polymorphism*). Durch DNS-Analysen können dieser und weitere „Snips" nachgewiesen werden.

Die Reaktionen auf Schimmel sind äußerst vielfältig. Allerdings sind die Symptome bei Schimmel in Innenräumen nicht so offensichtlich wie bei anderen Inhalationsallergenen wie Pollen, Gräsern oder Hausstaubmilben. Der Schaden, den Schimmel anrichtet, ist eigenartig – als Betroffener fühlt man sich schlecht, kann aber nicht den Finger auf die Ursache legen, weil die verräterischen Allergiesymptome weitgehend ausbleiben. Eine laufende oder verstopfte Nase oder Niesattacken sind hierbei eher ungewöhnlich.

Eher schon leidet man an trockenen, etwas juckenden Augen, einem irgendwie „benebelten" Gefühl, Kopfschmerzen, Enge in der Brust oder sogar an Asthma. Darüber hinaus kann es auch zu Hautausschlägen, sinubronchialem Syndrom, rezidivierenden Erkältungen und wiederkehrendem Husten, Reizbarkeit, Unruhe und Erschöpfung kommen. Manche Betroffene leiden zudem an weichem Stuhlgang, einem empfindlichen Verdauungstrakt, an Muskelschwäche oder -schmerzen und Depressionen. In besonders schweren Fällen kommt es sogar zu ausgesprochen schweren

Krankheiten und Beschwerden wie Fibromyalgie, Migräne, chronischem Erschöpfungssyndrom und Multipler Sklerose oder zu Störungen des Nervensystems wie ADHS. Selbst Ärzte können sich oft keinen Reim darauf machen, woran der Betroffene eigentlich genau leidet.

In den vergangenen Jahren sind einige grauenvolle Fälle ins Zentrum der medialen Aufmerksamkeit gerückt, bei denen der gefährliche Innenraumschimmelpilz *Stachybotris chartarum (atra)* bei einigen Menschen zum Tod und bei anderen immerhin noch zu so schwerwiegenden gesundheitlichen Problemen geführt hat, dass in Folge ganze Hausteile ab- und Dächer heruntergerissen werden mussten, in manchen Fällen sogar gleich das ganze Haus. Auch Versicherungen und Gesundheitsorganisationen schalteten sich damals ein.

Im feuchten Süden oder unter tropischen Bedingungen fühlt Schimmel sich am wohlsten, während man in den trockenen Wüstengebieten und Hochebenen des Westens oder Südwestens eher auf der sicheren Seite ist. Auch in Seattle, Neuengland und anderen regenreichen Gebieten tritt Schimmel bevorzugt auf. Interessanterweise haben der Norden der USA, Kanadas und Europas die höchsten MS- und Lyme-Borreliose-Raten der Welt. Vielleicht ergibt die Kombination aus Schimmeltoxinen aus modrigen, feuchten alten Holzhäusern und Scheunen und einem Mangel an Vitamin D einen guten Nährboden für Schäden dieser Art?

Alte Erdkeller, die im Frühling feucht werden, sind ein hervorragender Nährboden für Kellerschimmel. Eisbrettbildung auf Dächern und Häuser, die nur sechs Monate im Jahr bewohnt werden, können zu Bedingungen wie in einem Terrarium führen, so dass versteckte Schimmelpilze sprießen und sich im abgeschlossenen Haus unter dem zugefrorenen Dach oder einer Schneedecke ungehindert ausbreiten können. Der Schimmel setzt Sporen frei, die dann unbemerkt eingeatmet werden. Alle die gesundheitlichen Probleme werden nämlich durch die Sporen hervorgerufen. Selbst durch vor sich hin rottendes Herbstlaub werden bei einem Großteil der Bevölkerung Symptome einer Schimmelallergie ausgelöst.

Häufig tritt Schimmel in Form von Stockflecken oder im Badezimmer an Dusche und Badewanne auf. An feuchten Stellen, wie in abgeschlossenen Räumen, Schränken, Wäschekörben und hinter Möbeln und schweren Vorhängen, gibt Schimmel einen muffigen, modrigen Geruch ab.

Die zu Hause am häufigsten auftretenden geruchlosen Schimmelarten sind Penicillium, Aspergillus und Monilia (Hefe). Man kann testen lassen, wie stark Haus, Wohnung oder Büro von Schimmel befallen sind, wobei sich manchmal auch spezifische Schimmelarten nachweisen lassen. Man kann diese Tests auch in Eigenregie durchführen – im Handel stehen dafür diverse Schimmeltests zur Verfügung. Um sich vor Allergien zu schützen, gibt es darüber hinaus auch Luftreiniger sowie hypoallergene Bettdecken und Kissen.

Wenn Sie den Verdacht haben, dass Ihre Gesundheit durch Schimmel in Innenräumen beeinträchtig ist, muss Ihre Umgebung entsprechend saniert werden. Wenn der Schimmelbefall sehr ausgeprägt ist, kann sogar ein Umzug in eine neue Wohnung oder ein neues Büro notwendig werden. Meistens kann man jedoch Abhilfe schaffen, indem einzelne Zimmer oder das Dach renoviert werden. In jedem Fall sollten Sie aber etwas dafür tun, Ihre Widerstandsfähigkeit gegen den Schimmel innerlich zu stärken und Ihren Organismus von den Schimmelgiften zu reinigen, denn ein Großteil der Autoimmunerkrankungen und Lyme-Symptomatik nimmt hier seinen Ursprung. Körperliche Schäden durch Schimmel gehören zu den Hauptursachen, wenn diese Krankheiten schwer verlaufen und nicht wieder besser werden.

Heilpraktiker, Homöopathen, Ernährungsberater oder integrativ arbeitende Ärzte können Sie dabei unterstützen. Sowohl die Nebennieren als auch das Lymph- und das Immunsystem (Thymusdrüse) müssen mit speziellen pflanzlichen Mitteln wie schwarzer Johannisbeere oder Süßholzwurzel aufgebaut werden. Für die Schimmelpilzentgiftung ist eine hefearme Diät notwendig, in der auf Brot, Pilze und Essig verzichtet wird und stattdessen vermehrt Hefe-Antagonisten wie Kefir und Knoblauch verzehrt werden. Eine solche Diät muss über mindestens sechs Monate streng befolgt werden.

Es gibt viele natürliche Mittel, wie z.B. Schwarznussextrakt, Oregano-Öl, Pau d'arco (Lapacho) und Caprylsäure, die sich wunderbar gegen Pilze und Hefen einsetzen lassen. Hervorragende Präparate sind in Reformhäusern oder über Heilpraktiker erhältlich. Als Starthilfe für den Heilungsprozess bei langwierigen Fällen kann es angeraten sein, zusätzlich zur Diät und zu den pflanzlichen Mitteln auch Antimykotika wie Nystatin oder

Ketoconazol einzusetzen. Mit der Unterstützung durch einen qualifizierten Therapeuten und den Einsatz hervorragender Präparate und Nosoden können Sie Ihren Körper entgiften, von dem toxischen Schimmelsumpf befreien und die dadurch hervorgerufenen Schäden beheben. Die Produkte von Pekana sind dafür ausgezeichnet geeignet!

Was darüber hinaus noch sehr wichtig ist: Lüften Sie durch! Indem Sie regelmäßig stoßlüften und die Luft durch Ventilatoren zum Zirkulieren bringen, können Sie Schimmelproblemen in Innenräumen entgegenwirken. Wenn Sie empfindlich auf Schimmel reagieren, sollten Sie, bevor Sie eine neue Wohnung oder ein neues Büro erwerben, mit einem entsprechenden Schimmeltest die Sporenbelastung der Luft überprüfen, ganz so, wie man ja auch das Trinkwasser überprüfen lässt. Am besten sind Häuser an sonnigen (nicht schattigen) Standorten mit trockenem Keller und neuem Dach.

Bei allen Autoimmunerkrankungen und chronischen Lyme-Infektionen sollte man einer potenziellen Schimmelbelastung auf den Grund gehen. Dr. Ritchie Shoemakers Buch zu diesem Thema, *Surviving Mold*, ist hervorragend, aber leider nur auf Englisch verfügbar. Abgesehen von der Schimmelbelastung aus der Umwelt können die durch Schimmel angerichteten Schäden, wenn sie erst einmal eingetreten sind, oft nur mithilfe geeigneter Nahrungsergänzungsmittel und homöopathischer Arzneien behoben werden. Auf ähnliche Weise können auch systemische Hefeinfektionen mit Candida verheerenden Schaden im Körper anrichten und diverse Magen-Darm-Beschwerden, kognitive Probleme, Empfindlichkeiten gegenüber Gerüchen, chronische Erschöpfung, Hautausschläge und vieles mehr mit sich bringen.

Schimmel kommt in jeder Umgebung vor, auch in der Natur. Wichtig ist, herauszufinden, ob man durch den Kontakt Schäden davongetragen hat und wie man sich davon erholen und künftig symbiotischer miteinander existieren kann.

ENTGIFTUNGSBEDARF

Stellen Sie sich Ihren Körper als Ihr individuelles Ökosystem vor – mit der Haut als äußerster Schicht und wunderbaren Funktionen, Systemen und schließlich dem Bewegungsapparat im Inneren. Wer hat ihn noch nicht gehört, den Satz: „Der Körper ist ein Tempel." Die Pflege unseres persönlichen Ökosystems verdient unsere ganze Aufmerksamkeit.

Ich staune immer wieder darüber, wie reibungslos die Organe und Drüsen uns dabei helfen, uns an Wetterumschwünge anzupassen oder mit gesundheitsschädlichen Abgasen, einer blutenden Wunde oder eindringenden Krankheitserregern umzugehen. Ob wir nun an Bronchitis erkranken, uns eine Lebensmittelvergiftung einfangen oder durch den Tod eines uns nahestehenden Menschen aus der Bahn geworfen werden – unsere Körpersysteme richten sich neu aus, unterstützen uns und sind immer danach bestrebt, wieder ins Gleichgewicht, in die Homöostase zurückzufinden.

Wer an einer Autoimmunerkrankung oder an Lyme-Borreliose und den Co-Infektionen erkrankt ist, hat immer wieder von neuem mit den unterschiedlichsten Symptomen zu kämpfen. Durch die Entzündungskaskade, durch ein hormonelles Ungleichgewicht, durch die entstehenden Endotoxine sowie durch diverse Mangelerscheinungen werden zahlreiche Beschwerden ausgelöst. Als einer der vier Grundpfeiler für eine vollständige Heilung ist Entgiftung für diesen Prozess unentbehrlich. Die körpereigenen Mechanismen zu aktivieren, mit denen sowohl das toxische Gebräu, das von schlechten Ernährungsgewohnheiten, Umweltgegebenheiten und Endotoxinen herrührt, als auch die Zerfallsprodukte von Bakterien aus dem Blutstrom (Herxheimer-Reaktion) sowie Zellmaterial von Bakterien, Viren, Pilzen, Parasiten und Schwermetallen gründlich aus dem Körper ausgeleitet werden können, ist tatsächlich mindestens ebenso wichtig, wie die Krankheitserreger der zugrunde liegenden Infektionen abzutöten.

Fangen wir mit den Grundlagen an und wiederholen zunächst, was wir im Biologie-Unterricht gelernt haben. Wir brauchen die Leber, den Darm, die Nieren, die Haut, die Milz, das Lymphgefäßsystem und die Schleimhäute, um den Körper zu reinigen. Manche Heilpraktiker bezeichnen die Haut auch als „dritte Niere", weil über die Poren und Schweißdrüsen Flüssigkeiten abgesondert werden. Die meisten integrativ arbeitenden Ärzte, Heilpraktiker und Homöopathen konzentrieren sich bei der Behandlung von Lyme-Borreliose und/oder Autoimmunerkrankungen (so auch bei mir) zunächst darauf, Leber, Nieren und Milz unmittelbar zu unterstützen und damit zu beginnen, Abfallprodukte, angesammelte Giftstoffe und gespeicherte Flüssigkeiten auszuschwemmen und die träge Leber und den trägen Darm zu reinigen. Bei vielen Betroffenen bessern sich die Symptome bereits nach vier bis sechs Wochen, wenn diese Entgiftungswege „freigemacht" werden. Dies erreicht man beispielsweise mit homöopathischen Leber-, Nieren- und Milz-Präparaten, mit pflanzlichen Mitteln aus Mariendistel, Rotklee, Klettenlabkraut und Eibischwurzel und/oder mit Nahrungsergänzungsmitteln wie Glutathion, Aktivkohle und Alpha-Liponsäure. Mit diesen sanften Entgiftungshilfen nehmen Sie eine große Last von ihrem wunderbaren Ökosystem.

Dr. David Jernigan vom *Hansa Health Center* hat in seinen Forschungen herausgefunden, dass das schwere Krankheitsgefühl sowie die Schwäche, Übelkeit und Konzentrationsschwierigkeiten bei Lyme-Borreliose zu einem wesentlichen Teil auf große Mengen Ammoniak zurückzuführen sind, die von den Bakterien freigesetzt werden und sich im Körper ansammeln. Das Gehirn ist von der Ammoniak-Überlastung besonders beeinträchtigt, was beim Betroffenen zu „benebelter" Benommenheit und Apathie führen kann. Dr. Jernigan empfiehlt Aktivkohlekapseln (schon in der Generation meiner Großmutter oft das Mittel der Wahl) als effektivste Methode, die Ammoniak-Ansammlung zu reduzieren, und auch die Kompasspflanze, die in den Prärien der USA beheimatet ist, soll sich aufgrund ihrer besonderen Eigenschaften gut dafür eignen. Auf der (englischsprachigen) Webseite HansaCenter.com finden sich weitere Informationen zu dieser Pflanze und ihren Einsatzmöglichkeiten.

Wenn die Entgiftungswege freigemacht sind und erfolgreich arbeiten, können herkömmliche und pflanzliche Antibiotika verabreicht oder Energie-Frequenzen (wie die Rife-Maschine) eingesetzt werden, um die Borrelien, Schimmelpilze, Mykoplasmen und die Erreger der Co-Infektionen abzutöten, ohne dass dabei nennenswerte Nebenwirkungen auftreten. Es ist wichtig, den Therapeuten regelmäßig zur Kontrolle aufzusuchen und die Entgiftungsmaßnahmen begleitend zu den Behandlungen immer unterstützend mitlaufen zu lassen. So können eventuell auftretende Symptome immer ein Hinweis für den Therapeuten sein, die Behandlung von Milz, Leber oder Nieren entsprechend anzupassen. Je empfindlicher der Patient ist, desto genauer muss auch seine Behandlung eingestellt werden.

Bevor ich ein paar praktische Entgiftungshilfen für zu Hause vorstelle, möchte ich kurz darauf eingehen, was eine Herxheimer-Reaktion ist. Die Bezeichnung geht auf die beiden Syphilis-Experten Dr. Jarisch und Dr. Herxheimer zurück (gelegentlich spricht man daher auch von der Jarisch-Herxheimer-Reaktion), die feststellten, dass sich Symptome wie Fieber, Schüttelfrost, Kopfschmerzen, Tachykardie, Hypotonie, Muskelschmerzen, Hautrötungen und Angstgefühle nach der Gabe von Antibiotika, antibiotisch wirkenden pflanzlichen Mitteln und selbst homöopathischen Nosoden verschlimmerten.

Diese Jarisch-Herxheimer-Reaktion ist eine Reaktion des Körpers auf die Bakteriengifte bzw. Endotoxine, die beim Zerfall der Krankheitserreger freigesetzt werden. Lyme-Borrelien, Bartonellen, Mykoplasmen (bei Rheumatoider Arthritis und Lyme-Borreliose), das Epstein-Barr-Virus und der Syphilis-Erreger können eine Herxheimer-Reaktion auslösen, weil der Körper auf die Überschwemmung durch ihre Zerfallsprodukte reagiert, indem er große Mengen an Entzündungsbotenstoffen freisetzt. Schwere Fälle müssen intravenös behandelt werden. Indem man die natürlichen Entgiftungswege des Körpers unterstützt, können solche Herxheimer-Reaktionen auf ein Minimum reduziert werden.

Die gelegentlich vertretene Ansicht, dass eine Behandlung nur dann anschlage, wenn auch eine Herxheimer-Reaktion auftritt, entspricht nicht den Tatsachen. Vielmehr ist eine heftige Herxheimer-Reaktion ein Zeichen dafür, dass die körpereigenen Entgiftungswege träge oder blockiert sind. Viel sinnvoller ist es also, zunächst mit dem Abtöten der Krankheitserreger zu pausieren, den Zustand der Entgiftungswege zu beurteilen, diese entsprechend für ein paar Wochen aufzubauen und dann erst, wenn man sich bereits klarer und besser fühlt, den eigentlichen Kampf gegen die Erreger wieder aufzunehmen. Statt sich nur auf die krankheitsbekämpfenden Mittel zu verlassen, sollte man sich in eine abwehrbereite Position bringen, also sicherstellen, dass der körpereigene Entgiftungsmechanismus gut funktioniert. Entgiftung und Erregerbekämpfung müssen harmonisch ineinandergreifen.

Ein weiterer bedeutender Punkt, dem unbedingt Aufmerksamkeit geschenkt werden muss, ist die Tatsache, dass, wie man jüngst herausgefunden hat, manche Menschen eine Genmutation aufweisen, die sie sehr anfällig für katastrophale Verläufe von Autoimmunerkrankungen und Lyme-Borreliose machen. Was dazu führt, dass sich ihr Heilungsprozess über einen sehr langen Zeitraum hinzieht. Die Arbeiten von Dr. Ritchie Shoemaker, die Dr. Wayne Anderson 2012 auf der ILADS-Konferenz (*International Lyme and Associated Diseases Society*) in Boston vorgestellt hat, erklären auf hervorragende Weise, weshalb manche Betroffene (unter anderem ich selbst) so massiv von Lyme-Borreliose und Autoimmunerkrankungen in die Knie gezwungen werden. Unter www.ilads.org/media/boston/videos/videos_anderson.php%20w steht eine Videoaufnahme dieses hervorragenden Vortrags zur Verfügung.

Dr. Shoemaker zeigt auf, dass die Entgiftungskapazität mancher Menschen durch eine sogenannte MTHFR-Mutation eingeschränkt ist, die zu einem erhöhten Homocysteinspiegel und vermehrter Entzündungsaktivität führt, was wiederum mit Herzkrankheiten, Autoimmunerkrankungen, chronischen Schmerzen und Entgiftungsproblemen in Verbindung gebracht wird. Wenn diese Genveränderung bei Ihnen vorliegt, wird die Entgiftung über die Leber bei Ihnen von sich aus nicht reibungslos funktionieren. Ihr Körper braucht intensive Unterstützung. Manchmal sind sogar intravenöse Infusionen notwendig. Betroffene haben oft eine jahre- bis jahrzehntelange Leidensgeschichte hinter sich, bis ein findiger Arzt die wahre Ursache aufdeckt. Die Giftstoffe verursachen mehr Beschwerden als die Medikamente.

Heilpraktiker und Homöopathen sind versiert darin, Entgiftungsmaßnahmen durchzuführen. Auch integrativ oder funktionell arbeitenden Ärzten sind diese Methoden bekannt. Achten Sie darauf, einen Therapeuten zu wählen, der auf Entgiftung und den Ausgleich von Mangelzuständen Wert legt.

Es gibt im Wesentlichen zwei Arten von entgiftungsfördernden Nahrungsergänzungsmitteln: Solche, die die Giftstoffe binden, und solche, die sie aus dem Körper ausleiten. Zum Binden empfehlen sich Aktivkohle, Bentonit, Mariendistel, Chlorella und grüne Smoothies. Beim Ausleiten können Alpha-Liponsäure, Apfelpektin, Glutathion und homöopathische Präparate hilfreich sein.

Ausleitende Substanzen sind dabei förderlich, Giftstoffe aus den Zellen, den Muskelfaszien, dem Bindegewebe und dem Nervensystem zu lösen und durch die Leber, die Gallenblase und den Darm auszuleiten. Anzustreben ist also eine schnelle Stuhlpassage ohne Verstopfung. Bei einer Anhäufung von Giftstoffen wie Hefe und gesundheitsschädlichen Bakterien und einer Östrogen-Dominanz wird die Darmschleimhaut gereizt und durchlässig, so dass diese Schadstoffe zurück in den Blutstrom gelangen. Diesen Rücklauf bezeichnet man als „Leaky-Gut-Syndrom" – eine schmutzige Angelegenheit, mit der viele, viele der chronisch an Lyme-Borreliose oder Autoimmunerkrankungen leidenden Betroffenen zu kämpfen haben. Kaffee-Einläufe sind eine alte ayurvedische Behandlungsform und werden angewendet, um eine gute Stuhlpassage zu begünstigen, Toxine zu binden und auszuleiten sowie einen durchlässigen Darm zu reinigen. Bitte lassen Sie sich hierbei, wie auch bei allen anderen reinigenden Leber-/Darmspülungen, von einem Therapeuten anleiten.

Die Nieren sprechen gut auf Kräutertees und homöopathische Rezepturen an. Auch mit einer Fern-Infrarotsauna, einer BioMat-Gesundheitsmatte, mit Rife-Frequenzen zur Nierenreinigung und mit aerobem Training, bei dem Sie nur für zwanzig Minuten ins Schwitzen geraten (wenn Sie es übertreiben, strapazieren Sie nur die Nebennieren), lassen sich Nieren und Haut gut unterstützen. Trinken Sie darüber hinaus täglich frisches Wasser in rauen Mengen. Spülen Sie sich ordentlich durch!

Ebenfalls nicht vernachlässigen sollte man das lymphatische System, das gerade bei bewegungsarmer Lebensweise oft *extrem* überlastet ist und dann versagt. In den Lymphknoten werden die weißen Blutkörperchen für die Krankheitsbekämpfung geprägt. Die abgestorbenen weißen Blutkörperchen sammeln sich an und werden dann von der Milz herausgefiltert, einem großen Organ mit Sitz unterhalb des linken Rippenbogens. Das lymphatische System transportiert die Lymphflüssigkeit nur mithilfe von

Muskelkontraktionen des Körpers und zusammen mit dem Blutkreislauf oder aber, indem durch Positionsänderungen der Schwerkraft entgegengewirkt wird. Wenn wir zu viel stehen oder liegen, wird die Lymphflüssigkeit nicht vorangetrieben, so dass ein Lymphstau entsteht, bei dem die Schleimhäute verstopfen und man sich insgesamt dumpf, aufgedunsen und erschöpft oder „schwer" fühlt. Durch manche Viren, wie beispielsweise das Epstein-Barr-Virus, wird die Milz besonders stark strapaziert. Umso wichtiger ist es dann, das lymphatische System in Gang zu bekommen, damit es die Lymphe abfließen lassen kann.

Hierfür eignen sich:

Hautbürsten: Eine Technik aus Schweden, bei der eine Bürste mit natürlichen Wildschweinborsten zum Einsatz kommt (erhältlich im Bioladen oder online). Gebürstet wird auf der trockenen Haut, und zwar in langen Strichen entlang der Lymphbahnen. Dadurch gerät die stagnierende Lymphflüssigkeit in Bewegung und stimuliert die Lymphknoten. Man bürstet jeweils fünf bis zehn Mal an den Arminnenseiten (vom Ellbogen zur Achselhöhle), am inneren Oberschenkel (Richtung Leiste) und am seitlichen Hals (vom Ohr zur Schulter) – eigentlich immer in Richtung Herz.

Lymphdrainage: Bei einer manuellen Lymphdrainage wird das Lymphsystem aktiviert, wodurch Flüssigkeitsansammlungen im Gewebe mobilisiert und abtransportiert werden. Eine solche Lymphdrainage wird von Heilmasseuren und Physiotherapeuten durchgeführt.

Federndes Hüpfen: Mini-Trampoline (mit einem Durchmesser von etwa einem Meter) eignen sich hervorragend dazu, die Lymphzirkulation anzuregen. Aber seien Sie vorsichtig, damit Ihre Knie und Ihr Rücken heil bleiben. Fünf bis fünfzehn Minuten reichen völlig aus. Der Nutzen entsteht sogar schon dann, wenn Sie gar nicht richtig vom Trampolin abheben, sondern nur sanft in die Knie gehen und „pumpen" statt richtig zu hüpfen.

Inversion Table: Mit diesem Gerät, das auch unter der Bezeichnung „Inversionsbank" oder „Schwerkrafttrainer" bekannt ist, kann man sich in Überkopflage begeben und so die Lymphflüssigkeit mobilisieren. Kinder, die sich kopfüber an Kletterstangen hängen, Purzelbäume schlagen oder Kopfstand machen, halten ihre Lymphe mühelos im Fluss und stehen auch

Krankheiten schnell durch. Außer im Yoga-Kurs nimmt man als Erwachsener hingegen meist statische, vertikale Positionen ein und hat dadurch ein träges Lymphsystem. Wenn Sie allerdings längere Zeit ans Bett oder ans Sofa gefesselt waren, sollten Sie vorsichtig damit sein, sich kopfüber hängen zu lassen oder eines der oben genannten Geräte zu verwenden, denn dies könnte bei Ihnen zu starker Übelkeit oder zu Kopfschmerzen führen. Das Folgende ist eine sanftere und trotzdem hilfreiche Methode, die Sie stattdessen anwenden können.

Schräglage: Ein stabiles, zusammengeklapptes Bügelbrett funktioniert wunderbar. Platzieren Sie einen Backstein oder einen ähnlich massiven Gegenstand unter dem einen Ende des Bügelbretts. Legen Sie sich dann selbst auf das Brett, so dass die Füße sich am erhöhten Ende befinden und Ihr Kopf nach unten zeigt. Bleiben Sie drei Minuten in dieser gekippten Position liegen und stehen Sie dann langsam auf. Wenn das Lymphsystem sehr verstopft ist, kann es auch bei dieser sanften Übung noch zu etwas Übelkeit und sanftem Schwindel kommen. Begeben Sie sich jeden Tag in diese Position und steigern Sie die Zeit, bis Sie zehn Minuten so bleiben können, ohne dass Nebenwirkungen eintreten. Verstärken Sie dann den Neigungswinkel, indem Sie nun zwei Backsteine unter das Bügelbrett legen. Beginnen Sie wieder mit drei Minuten und steigern Sie sich allmählich auf zehn Minuten am Tag. Anschließend können Sie das eine Ende des Bügelbretts zunächst auf der untersten Stufe einer Treppe platzieren und sich dann auf dieselbe Weise langsam immer weiter hocharbeiten. Mit dieser Technik müssen Sie nie wirklich die Überkopfposition einnehmen. Die gekippte Position mit zwei Backsteinen oder eben den Treppenstufen ist schon sehr effektiv, auch noch nach monatelanger Anwendung. Manche Sit-Up-Bänke lassen sich einseitig in der Höhe verstellen und können so statt eines Bügelbretts für diese Übung verwendet werden.

Homöopathie: Es gibt gute homöopathische Komplexmittel (z.B. von Pekana), mit denen sich Milz und Lymphabfluss unterstützen lassen. Fragen Sie Ihren Therapeuten danach – mir haben diese Mittel sehr weitergeholfen.

Zusammenfassend kann man sagen, dass die Entgiftung bei der Heilung von Lyme-Borreliose und chronischen Autoimmunerkrankungen einen zentralen Stellenwert einnimmt. In vielen Fällen ist die toxische Überlastung des Körpers daran schuld, dass der Heilungsprozess stagniert oder niemals richtig zum Abschluss kommt. Lassen Sie diesen wichtigen Aspekt nicht außer Acht. Er kann in vielen chronischen Fällen nach Jahren des Leids den Wendepunkt darstellen, auch bei Kindern und Jugendlichen.

HEILENDE BEWEGUNG

Bewegung verbessert nicht nur die Funktionsweise vieler Körpersysteme, sondern hellt auch die Stimmung auf. Durch Bewegung schüttet das Gehirn vermehrt Endorphine und die „Glücks- oder Wohlfühlhormone" bzw. Neurotransmitter Serotonin, GABA und Dopamin aus! Chronische Erkrankungen wie Fibromyalgie, Lyme-Borreliose, das chronische Erschöpfungssyndrom, Rheumatoide Arthritis und Multiple Sklerose schränken die Mobilität ein und führen dazu, dass man sich weniger bewegt. In der Folge wird das lymphatische System schwerfällig und kann die abgestorbenen Blutkörperchen nicht mehr abtransportieren, um Platz für neue zu schaffen. Entsprechend fühlt man sich toxisch, schwerfällig und lethargisch und kann sich zu nichts aufraffen! Aber Bewegung und körperliche Betätigung sind von zentraler Bedeutung. Ein gut funktionierendes lymphatisches System ist für den Heilungsprozess unabdingbar und eng mit Bewegung verknüpft. Wenn ein Krankheitserreger in den Blutkreislauf gerät – ob über die Schleimhäute des Bronchialsystems, durch eine Harnwegsinfektion oder eine durch Blut übertragene Krankheit wie Lyme-Borreliose, HIV oder Hepatitis – schwellen die Lymphknoten an und produzieren weiße Blutkörperchen. Diese weißen Blutkörperchen sowie die Killerzellen aus dem Thymus müssen alle auch wieder aus dem Blutkreislauf ausgeleitet werden. Dies ist die Aufgabe der Lymphe (einer wässrigen Flüssigkeit), die dann zur Milz fließt, dem Organ, das sich links vom Magen unterhalb der Rippen befindet. Das Problem ist, dass der Lymphabfluss nicht funktioniert, wenn wir liegen oder still sitzen. Das lymphatische System braucht Bewegung und auch Positionsveränderungen, die der Schwerkraft entgegenwirken, um die Lymphe zum Fließen zu bringen.

Kinder, die schaukeln, Purzelbäume schlagen oder sich kopfüber vom Klettergerüst baumeln lassen, halten ihr lymphatisches System problemlos auf Trab. Auch Körperhaltungen, bei denen der Kopf nach unten zeigt, wie z.B. die Yoga-Übung „Herabschauender Hund", haben den gleichen Effekt. Aber nicht jeder ist fit genug, um Yoga-Kurse zu belegen oder sich vom Klettergerüst baumeln zu lassen! Wenn Sie krank waren, würde ich Ihnen sogar eher davon abraten. Eine sehr hilfreiche und alte naturheilkundliche Technik, die für den Lymphabfluss förderlich ist und die Sie einfach und sicher zu Hause durchführen können, ist jedoch die Schräglage. Genaueres dazu ist im Kapitel über Entgiftung beschrieben.

Für all jene, die wie ich an den Rollstuhl oder ans Bett gefesselt waren, besteht der erste Schritt wortwörtlich darin, überhaupt erst einmal wieder zu laufen. Ich kann mich noch gut an den Tag erinnern, an dem in mir die tiefe Erkenntnis reifte, dass ich mich „gesund laufen" könne! Über zwei Jahre lang war ich ans Bett gefesselt gewesen und hatte es kaum geschafft, auch nur ohne Hilfe ins Bad und wieder zurück zu gelangen. Aber nachdem man bei mir fünf Jahre lang fälschlicherweise chronisches Erschöpfungssyndrom, Fibromyalgie und Epstein-Barr-Virus diagnostiziert hatte, hatte ich nun endlich mit der Lyme-Borreliose-Behandlung begonnen. Ich übte das Gehen, indem ich mit meinem Partner zwei bis dreimal hintereinander den kleinen Flur in meinem Haus auf und ab lief. Es war tiefster Winter, aber ich war fest dazu entschlossen, mich zu bewegen. Ich fing auch mit Yoga-Übungen im Bett an, um überhaupt wieder ein bisschen Kraft in meinen Muskeln aufzubauen. Innerhalb einer Woche schafften wir es, mein kleines Haus durch die Hintertür zu verlassen, einmal halb herumzugehen und es vorne durch die Haustür wieder zu betreten! Nicht lange, und wir schafften es die Auffahrt entlang und wieder zurück, und schließlich kam sogar mein kleiner Welsh Corgi mit, und wir wagten uns auf den gepflasterten Bürgersteig, der die Straße säumte, in der ich wohnte.

Es dauerte zwar ungefähr einen Monat, aber ich hatte bettlägerig angefangen und konnte nun schon anderthalb Kilometer zurücklegen. Meine Stimmung besserte sich mit jedem weiteren Schritt, den ich schaffte, während sich auf meinem täglichen Spaziergang mit meinem Hund Lucky der Wechsel der Jahreszeiten vor meinen eigenen Augen vollzog. Ich war voller Stolz auf meine Leistung und spürte förmlich, wie sich meine Gesundheit besserte – wie mein Kopf klarer wurde, meine Energie zurückkehrte und selbst mein Verdauungstrakt wieder besser funktionierte.

Es kann einige Willenskraft kosten, in Gang zu kommen – besonders dann, wenn man schon sehr lange krank war, ein entsprechend geringes Selbstbewusstsein hat und vielleicht unsicher ist, was man überhaupt schaffen kann und wie man dabei aussieht. Vielleicht kann Ihnen hier eine Yoga- oder Tai-Chi-DVD oder der eine oder andere kurze Gang durch die Nachbarschaft den entscheidenden Anstoß geben.

Irgendwann werden Sie so viel Selbstvertrauen haben, dass Sie sich trauen, irgendwo an einem Kurs teilzunehmen oder in ein Fitness-Studio einzutreten. Ich selbst habe mein Leben lang Sport getrieben und habe es als sehr entmutigend empfunden, so lange krank und ans Bett gefesselt zu sein. Aber als ich es endlich schaffte, diese anderthalb Kilometer mit meinem Hund zurückzulegen und irgendwann bei uns im See mit einer Kinderschwimmnudel herumplantschen konnte, da wurde mir bewusst, dass mein Körper die Kurve kriegen würde. Ich habe zwar noch zwei Jahre dafür gebraucht, aber dann habe ich es irgendwann geschafft, ein, zwei Kilometer im offenen Wasser zu schwimmen, und mittlerweile kann ich stundenlang tanzen oder sonst etwas tun!

Wenn Sie Ihr Selbstvertrauen, Ihr Wohlbefinden und Ihre Immunfunktion zurückgewinnen sowie Schmerzen und Entzündungen reduzieren wollen, ist körperliche Bewegung lebensnotwendig. Schon zwanzig bis dreißig Minuten aeroben Trainings am Tag reichen aus, um das physische und psychische Befinden auf vielfältige Weise zu verbessern. Unsere Vorfahren haben ihren Körper jeden Tag acht bis zehn Stunden auf diese Weise eingesetzt – welch ein Kontrast zu dem sesshaften Lebensstil, den die meisten Menschen heute pflegen!

Ich erinnere mich daran, wie meine Großmutter in den 1950ern noch mit über achtzig die Wäsche am Wäschebrett wusch und dann aufhängte und auch noch im Garten alles Mögliche erledigte. Sie war nie krank und starb schließlich mit gesunden neunundachtzig Jahren. Mein Großvater väterlicherseits, der hundert Jahre alt wurde, ging überall zu Fuß hin und war schon in den 1920ern und 1930ern, lange bevor es Mode wurde, ein Fitness-„Fanatiker", der auf frische Ernährung mit reichlich Knoblauch, Zwiebeln und Kohlgemüse schwor. Bis er achtundneunzig war, hatte er noch nie ein Antibiotikum eingenommen! In seiner Feinkosthandlung arbeitete er unter Einsatz seines ganzen Körpers und war bis weit über neunzig ein Ausbund an Gescheitheit. Meine Großeltern hatten einen aktiven Lebensstil mit viel körperlicher Betätigung. Daraus kann man etwas lernen – wir müssen uns bewegen und sportlich betätigen, um gesund zu werden. Machen Sie Musik an und tanzen Sie ein bisschen im Wohnzimmer umher!

Stehen Sie auf und setzen Sie sich in Bewegung – und wenn es nur einmal den Flur entlang ist wie anfangs bei mir. Jeder Schritt, den Sie tun, ist ein Schritt in eine bessere Zukunft.

KULTIVIERTE HARMONIE: IHR HEILIGER ORT

Das Zuhause, der Ort, an dem man wohnt, wird oft als Rückzugsort, als Nest oder als Schloss bezeichnet. Diese Wohnstätte, die unser Bedürfnis nach Schutz und Sicherheit befriedigt, verkörpert in den meisten Kulturen der Welt auch einen Ort der Zuflucht, des Friedens und der Ruhe. Bei dem hektischen Leben, das heute so normal ist, kümmert sich kaum noch jemand darum, wie wichtig es ist, zu Hause einen geheiligten Raum nur für sich zu schaffen. Stattdessen lassen wir uns davon stressen, dass wir aufräumen müssten, und sind genervt von Unordnung und Chaos.

Besonders in den östlichen Kulturen versucht man bewusst, ein Gegengewicht zur unerbittlichen Hektik des äußeren Lebens zu schaffen, indem man sich zu Hause eine friedvolle Atmosphäre bereitet. In Tibet hängt man einen farbigen Vorhang an die Türschwelle, um daran zu erinnern, dass man nun eine Welt verlässt und eine andere betritt. In Japan zieht man beim Betreten der Wohnung die Schuhe aus und tauscht sie gegen Seidenslipper. So hält man nicht nur den Wohnraum sauber, sondern lässt auch die Energie der Straße hinter sich zurück. Die Zimmer hier sind oft in weißen und neutralen Farben gehalten und sehr aufgeräumt, und wenn man aus dem Fenster schaut, fällt der Blick auf die spiegelnde Oberfläche eines Teichs, auf einen Springbrunnen, ein Windspiel oder einen ordentlichen Garten. Bewusst wird jeder der fünf Hauptsinne angesprochen, so dass eine innere Balance und Harmonie entsteht.

Hierzulande versuchen wir, unser Zuhause wohnlich zu gestalten, indem wir uns mit Möbeln, Wandfarben, Bodenbelägen, Vorhängen und Gärten Mühe geben. Manche Menschen sind zufrieden mit dem Ergebnis, andere nicht. Viele Menschen haben das Gefühl, dass sie sich Mühe geben, ihr Zuhause ordentlich, ansprechend und gemütlich zu gestalten, dass aber alles umsonst ist, wenn dann doch überall Kinderspielzeug, Sportzeug, Winterstiefel, Werbung und diverser Krimskrams herumfliegt und jeden

Winkel erobert. Kaum holt man Luft, nachdem man alle dazu gebracht hat, endlich aufzuräumen, ist die Unordnung auch schon wieder da. Was kann man da nur machen?

Mir geht es da nicht anders. Aber als ich mich näher mit der alten chinesischen Lehre des Feng Shui befasst habe, bei der es darum geht, die Energieflüsse im Raum (z.b. zu Hause, im Büro, im Schlafzimmer) auszubalancieren, habe ich ein paar wertvolle Hinweise bekommen. Wenn Sie für sich selbst zu dem Schluss gekommen sind, dass Sie es hassen, ständig Sachen aufheben oder der Familie in den Ohren liegen zu müssen, dass Sie das frustrierende Durcheinander nicht mehr ertragen können – dann lassen Sie sich sagen, dass es jedem möglich ist, zu emotionaler und körperlicher Harmonie zu finden, ohne gleich das ganze Haus ausräumen oder sich von sämtlichen Besitztümern trennen zu müssen. Hier sind einige Ansätze, die Ihnen bei der Harmonisierung Ihres Wohnraums behilflich sein können – ein wichtiger Schritt in Richtung eines weniger stressigen Lebens, in dem Ihre Nebennieren nicht mehr auf Hochtouren laufen müssen und in dem Ruhe, Behaglichkeit und Erfüllung aufkeimen können. Es wird Ihnen so möglich, „runterzukommen" und Ihrem parasympathischen Nervensystem den Raum zu geben, die Führung zu übernehmen und Ihre Heilung voranzubringen. Ein Leben, in dem das sympathische Nervensystem dominiert, lässt Krankheiten entstehen.

Der erste wichtige Schritt ist, Möglichkeiten zu finden, jeden Ihrer fünf Sinne – Sehen, Hören, Tasten, Riechen und Schmecken – in Ihrem Wohnraum anzusprechen. Wenn Sie ein ganzes Zimmer in Ihrem Haus in Angriff nehmen können, bestens! Wenn nicht, können Sie einzelne Elemente an unterschiedlichen Stellen integrieren, beispielsweise erfrischendes Lavendelwasser im Badezimmer, mit dem Sie sich nach einer Dusche besprenkeln können, eine fröhliche Wandfarbe in Ihrer Küche, ein kuscheliger Überwurf in der Fernsehecke.

Ich habe mich dafür entschieden, alles in meinem Schlafzimmer umzusetzen. In dem ansonsten in beruhigendem Weiß gehaltenen Zimmer erfüllen nun eine mokkafarbene Wand und ein rindenfarbiger Quilt aus Baumwolle mein Bedürfnis nach erdigen Farben. Duftkerzen sorgen für ein angenehmes Aroma, während ich die makellose Baumwolle an meiner Haut spüre. Außen am Fenster habe ich ein zartes Windspiel befestigt, dessen melodiöse Klänge leise an mein Ohr dringen, und schließlich habe ich noch den ganzen Schnickschnack weggeräumt – Zeitschriften, Bücher, Fotos – damit es nicht so überladen wirkt. Jetzt noch eine schöne Tasse Ingwertee – und ich bin im Paradies.

Der nächste wichtige Schritt ist es, einen geborgenen Ort in Ihrem Zuhause zu finden, der nur dafür da ist, dass Ihre Seele zur Ruhe kommt. Kein Ort zum Handeln, sondern ein Ort zum Ausruhen und Still-Sein. Kein Ort zum Schlafen, zum Arbeiten, zum Kochen, sondern ein Ort einfach nur zum Da-Sein. Leichter gesagt als getan. Wenn Sie auch an diesem Ort alle fünf Sinne ansprechen können, umso besser! Sie bringen so Ihr uraltes limbisches System in Einklang mit den Elementen und spüren eine tiefe Verbindung zwischen Ihrer Person und dem Ort, an dem Sie sind – ein Gefühl von Heimat und emotionaler Geborgenheit, das ein wichtiges menschliches Grundbedürfnis erfüllt.

Am einfachsten schaffen Sie das, wenn Sie einfach einen Sessel für sich allein in Anspruch nehmen und ihn an einen Platz stellen, der Sie anspricht, vielleicht an ein sonniges Fenster oder in die Ecke eines ruhigen Zimmers. Wichtig ist, dass Sie sich hier wohlfühlen. Dann gestalten Sie die nähere Umgebung mit Farben, Postern, Vorhängen oder Gerüchen, die Sie als beruhigend und entspannend empfinden. Wenn ein tropischer Strand Sie in die richtige Stimmung bringen kann, dann hängen Sie ein Reiseposter einer Karibikinsel auf. Wenn die Farben Grün oder Blau beruhigend auf Sie wirken, lassen Sie sich im Stoffladen entsprechende Meterware abschneiden und drapieren Sie den Stoff über dem Sessel, dekorieren Sie damit die Wand oder nähen Sie sich einen Vorhang. Zünden Sie eine Kerze oder ein Vanille-Räucherstäbchen an, oder wählen Sie einen anderen beruhigenden Duft. Lassen Sie im Hintergrund eine Entspannungs-CD mit Wellengeräuschen laufen. Machen Sie diesen Ort zu Ihrem eigenen und lassen Sie ihn für sich zu einem Ort der Ruhe und Geborgenheit werden. Erinnern Sie den Rest der Familie daran, dass sie hier nichts zu suchen hat.

Achten Sie darauf, Ihren Ort täglich aufzusuchen, und wenn Sie dort nur für zehn Minuten aus dem Fenster schauen. Machen Sie sich für die Zeit, die Sie hier verbringen, den Kopf frei: Denken Sie nicht an Ihre „To-Do-Liste", ignorieren Sie das Telefon, die Wäsche, die ganze Welt. Wenn

AUTOIMMUN-ERKRANKUNGEN

Sie sich immer wieder hierher zurückziehen und hier zur Ruhe kommen können, werden Sie mit der Zeit einen inneren Frieden finden, und Ihr Ort wird für Sie an Bedeutung gewinnen. Sie zentrieren und sammeln sich, füllen Ihre inneren Reserven auf, lassen los und akzeptieren die Kunst des Da-Seins. Sie werden einen reichen emotionalen, körperlichen und geistigen Nutzen daraus ziehen.

Ich bin der festen Überzeugung, dass man sich auch im Freien solche Orte schaffen kann. Manche Menschen können wunderbar am Strand oder beim Angeln entspannen. Für mich strahlen verborgene Waldlichtungen oder die Aussicht von einem felsigen Bergrücken besondere Ruhe aus. An solchen Orten macht sich Stille in mir breit, und ich spüre, wie ich von einem tiefen Verständnis erfüllt werde und sich meine Wahrnehmung schärft. Menschen, die gerne gärtnern, schaffen sich einen einzigartigen Ort in ihrem grünen Refugium hinter dem Haus.

Suchen auch Sie sich Ihren heiligen Ort. Zögern Sie nicht, ihm mit Gegenständen, die Ihnen wichtig sind, Leben einzuhauchen – mit einer schönen Feder, einer Muschel, einem Gedicht Ihres Kindes. So schaffen wir uns innere und äußere Harmonie. Auf diese Weise ins Gleichgewicht zu finden, ist ein Urbedürfnis. Heilung beginnt von innen.

DER EINFLUSS DER GEDANKEN

Gedanken sind wie Vögel. Sie fliegen durch den Kopf – zufällig, vergänglich, immer in Bewegung. Lassen sie sich auf einem Zweig in der Nähe nieder, so dass wir sie bemerken? Arbeiten wir mit manchen Gedanken und lassen etwas Nützliches aus ihnen entstehen? Oder lassen wir sie vorbeiziehen und verschwinden, wie die schnelle Flugbahn einer Krähe? Schwerer noch sind die fixen Gedanken, die obsessiv und unproduktiv auf endlosen Bahnen durch unser Gehirn kreisen und von allen Seiten beleuchtet werden.

Gedanken haben ihr Gutes. Klare, deutliche und zielgerichtete Gedanken setzen kreative Energien frei oder bringen uns dazu, miteinander zu kommunizieren, sie lassen uns Entscheidungen treffen oder bewahren uns vor Gefahren. Man muss sich aber seiner bewusst sein und frei von mentalen und emotionalen Blockaden bleiben; denn wenn diese „Arterien" dauerhaft blockiert sind, können Gedanken entarten und sich zu Verwirrung oder, schlimmer noch, zu Zwängen oder Neurosen auswachsen. Irrationale Entscheidungen, Stimmungsschwankungen, Schlaflosigkeit oder überbordende Energie können uns übermannen, wenn wir gedanklich steckenbleiben und mit dem Herzen keinen Ausgleich finden können.

Überzeugungen sind eine Vereinigung aus Gedanken und Wünschen. Hier gehen Geist und Herz eine Verbindung ein. Wir durchleben eine Situation, werden Zeuge eines tragischen Unfalls, erleiden einen schwerwiegenden menschlichen Verlust oder, um ein angenehmeres Beispiel zu nehmen, sind stolz auf eine erfolgreich erfüllte Aufgabe oder einen sportlichen Sieg. Wie einfach oder bedeutend unsere Erfahrung auch gewesen sein mag, wir ziehen unsere Schlüsse daraus, die wir als Überzeugungen zum Ausdruck bringen:

„Ich habe den 5000-Meter-Lauf gewonnen. Das hat sich so toll angefühlt. Ich will das unbedingt nochmal schaffen. Ich bin der geborene Sieger."

„Ich habe meine zarte, wunderbare Tochter verloren. Jetzt bin ich zerbrochen, unsichtbar, zu empfindlich, um jemals wieder lieben zu können." „Ich habe einen tiefroten Sonnenuntergang gesehen. So in natürliche Schönheit getaucht fühle ich mich voller Ehrfurcht und im Einklang mit mir selbst. Die Natur hat eine so mächtige Wirkung auf mich. Ich brauche mehr Natur in meinem Leben."

Jede dieser Erfahrungen hat ein Gefühl hervorgerufen, das Anlass für einen Gedanken war. Der Gedanke wurde dann zu einem „Fenster, durch das wir die Welt sehen". Dadurch bildete sich wiederum eine Überzeugung. Diese Überzeugung schlägt sich in einer energetischen Haltung nieder, die wir von innen durch das geöffnete Fenster nach außen projizieren – in Richtung der Menschen, denen wir begegnen, und der Umgebungen, in denen wir wohnen.

Wir müssen mit Bedacht denken. Oder genauer: Wir müssen reine Gedanken denken. Unsere Überzeugungen haben große Macht. Unsere Psyche, die Neurotransmitter, die wir ausschütten, die Physiologie und Gesundheit unseres Körpers, die Menschen und Umstände, die wir anziehen oder abstoßen, sind das direkte Ergebnis unserer Überzeugungen.

Bewusste Absichten, klare Gedanken und Gefühle, die zugelassen und durchlebt, dann aber auch wieder losgelassen werden und weiterziehen dürfen, sind wesentliche Prozesse eines Lebens, das auf etwas Höheres ausgerichtet ist, das mehr Trost, erfüllendere Liebe, überreiche Freude und wahre Gemeinschaft für einen bereithält.

Unsere Überzeugungen sind zugleich auch unser Fundament. Überzeugungen sind sehr machtvoll. Sprechen Sie eine Ihrer Überzeugungen laut aus: „Ich bin freundlich." Spüren Sie nach, wie es sich innerlich anfühlt, diese Worte auszusprechen. Wo in Ihrem Körper spüren Sie Energie, Ihren Fokus? Merken Sie sich das. Spüren Sie ein Leuchten, eine Öffnung in Ihrem Herzen, ein Lächeln auf Ihren Lippen? Probieren Sie jetzt das Gleiche mit einer anderen Überzeugung: „Reiche sind gierig." Fühlen Sie auch jetzt wieder in sich hinein, spüren Sie Ihren Gefühlen nach. Welche Energie bemerken Sie? Fühlen Sie eine Spannung in Ihrer Brust, ein Absacken oder ein Loch in Ihrem Bauch? Oder vielleicht eine wütende Stimme in Ihrem Kopf?

Unsere Gedanken, unsere Überzeugungen und unser Körper sind eng miteinander verflochten. Wir verfügen über ungeheure Kräfte. Wir werden durch unsere Gedanken und Überzeugungen inspiriert, geleitet, gehindert, geheilt, motiviert oder ruiniert. Sich dieser Dynamik bewusst zu werden, ist ergreifend. Aber was wirklich magisch und wunderbar daran ist, ist, dass wir buchstäblich unser Leben umkrempeln können, indem wir unsere Überzeugungen ändern.

Überzeugungen sind wie Gebete. Sie kommen aus dem Inneren unseres Herzens, vereinen sich mit der Kraft der Gedanken und transzendieren schließlich unseren physischen Körper durch das Kronen-Chakra ins Göttliche. Wir vereinen uns mit dem Geistigen, was wir als Höhere Macht bezeichnen (für viele ist es Gott). Die Höhere Macht ist unendlich und steht, mit etwas Übung, voll und ganz zu unserer Verfügung.

UNSER EIGENER INNERER HEILUNGSWEG

Unter „Weg" stelle ich mir hier immer eine Art Pfad vor. Keinen breiten und ausgetretenen, sondern einen mit viel Atmosphäre, vielleicht sogar ein wenig lauschig und versteckt. Ein solcher Pfad weist mir die Richtung. Er zeigt, wo es lang geht; ein bekannter Weg ans Ziel. Markierte Wanderwege in den Bergen signalisieren einem, dass es voran geht, während man sich Schritt für Schritt dem Gipfel nähert und über knorrige Wurzeln und holprige Felsbrocken steigt, über die auch schon andere vor einem gewandert sind. Ein solcher Pfad ist beruhigend – eigentlich ist er wie eine Art komplizierte Landkarte.

In den vorangegangenen Kapiteln habe ich uns durch die wunderbaren Systeme unseres Körpers geführt und illustriert, auf welche harmonische Weise das Hormonsystem mit dem weitverzweigten Netz des Nervensystems zusammenspielt, das mit seinen feinen Dendriten Impulse aufnimmt und durch seine Nervenfasern sendet, sobald wir uns dazu entscheiden, einen Arm zu heben oder unbewusst Atem holen. Ich staune immer wieder über die Wege dieser Körpersysteme, die so verlässlich funktionieren und interagieren.

Ein Weg von besonderem Interesse, der viel zur Regenerierung beitragen kann, ist der unsichtbare Weg, der Geist und Körper miteinander verbindet. Dieser Weg ist jahrzehntelang von den Medizinern des 20. Jahrhunderts vernachlässigt worden, weil sie Krankheit und Genesung als rein körperliche Angelegenheit gesehen und entsprechend auch die Behandlung nur auf den Körper ausgerichtet haben. Warum sollte der Geist auch irgendetwas mit körperlichen Prozessen zu tun haben? Wahrscheinlich wird dieser Tiefpunkt der modernen Medizin später nur als vorübergehender „Moment der Unverbundenheit" in Erinnerung bleiben, denn in den Tausenden von Jahren, die dieser Phase vorangingen, waren Geist und Seele untrennbar mit dem Heilungsprozess verwoben, was im

Europa des Mittelalters sogar eine ausgesprochen religiöse Dimension bekam.

Jetzt, zu Beginn des 21. Jahrhunderts, können wir beobachten, wie zunehmend die Erkenntnis wächst, dass unsere Gedanken und Gefühle eben doch mit unserer Physiologie zusammenhängen. Zwar kommen die Chirurgen in den Krankenhäusern nach wie vor kaum mit der täglichen Pflege ihrer Patienten in Berührung, aber das Pflegepersonal hat seine frisch operierten Patienten gut im Blick und sorgt mit viel Pflege und Achtsamkeit dafür, dass diese den Mut nicht verlieren und optimistisch bleiben, und tragen auf diese Weise viel zu einer schnelleren und vollständigeren Genesung ihrer Schützlinge bei. Krankenschwestern kennen die Gefühle ihrer Patienten sehr genau und wissen, wie Verwundbarkeit zu Angst wird, wie Schmerzen Verzweiflung heraufbeschwören und wie Einsamkeit in die Depression führt.

Von allen körperlichen Systemen ist besonders das Hormonsystem dafür bekannt, permanent zwischen Körper und Geist zu vermitteln. Wut lässt den Blutdruck ansteigen, durch Sorgen entsteht ein Knoten im Bauch, durch Trauer ein Kloß im Hals, und zu viel Arbeit führt zu Verspannungen im Schulter-Nacken-Bereich. Das sind nur die offensichtlichsten akuten Beispiele, bei denen zum Ausdruck kommt, wie Emotionen körperliche Beschwerden auslösen.

Wenn es also so ist, dass chronische Krankheiten offenbar eine Art „emotionalen Fußabdruck" tragen, macht Sie das dann nicht neugierig darauf, zu entdecken, woher er kommt? Mein Interesse ist jedenfalls geweckt.

Der folgende Teil des Buches, der sich mit den sieben Energiezentren befasst, wird zeigen, welche Gefühle jeweils mit bestimmten körperlichen Symptomen Hand in Hand gehen. Der menschliche Körper folgt nicht dem Zufallsprinzip. Freude und Sorge stehen mit der Lunge in Zusammenhang, Empörung mit der Gallenblase. Diese Wechselwirkungen sind Gegenstand der Metaphysik. Ein Verständnis für diese Zusammenhänge verändert grundlegend, wie Krankheiten und Beschwerden behandelt werden, denn man ist nicht mehr nur darauf reduziert, Heilmittel von außen zuzuführen, sondern kann auf vielfältige Weise Einfluss nehmen und Veränderungen bewirken. Menschen tragen große Kräfte in sich und können mit ihrem Geist einiges erreichen.

Schauen Sie sich jedes der sieben Chakras in der Übersicht (Teil V, Seite 361) an. Hier finden Sie die wichtigsten Interpretationen und Zuordnungen. Ein Großteil dieses Chakra-Wissens ist Jahrhunderte alt. Heiler aus allen Kulturen der Welt haben sich daran orientiert. Zu erfahren, wie man die Energie an jedem Chakra so aktivieren kann, dass der Energiefluss angeregt wird oder die außer Kontrolle geratene Energie in den Körpersystemen wieder ins Gleichgewicht gebracht wird, gibt einem die Kontrolle über sich selbst zurück.

Die Kunst der Ruhe und der Kreativität, des Willens und des Bejahens, der Intention, der Meditation und des Gebets spielen dabei alle eine besondere Rolle. Es sind Ihre eigenen Fähigkeiten. Sie sind naturgegeben und kostenlos und gehören Ihnen ganz allein. Für diese Heilungsdienste müssen Sie niemandem etwas bezahlen, Sie müssen sie nur regelmäßig und mit Achtsamkeit trainieren, denn die täglichen Wiederholungen übersetzen sich in zelluläre Veränderungen auf der physiologischen Ebene, wodurch Sie in die Lage versetzt werden, Krankheiten, Zustände oder Symptome zu verändern.

Sie haben es in der Hand. Meine Aufgabe ist es nur, Sie auf den richtigen Weg zu führen. So wie ein Wanderweg dem Wanderer Orientierung verschafft, so werden diese Buchseiten Ihnen auf dem Weg zwischen Körper und Geist Orientierung bieten. Wenn man begreift, worum es geht, ist es nicht mehr schwer, diesen Kreislauf zu entfachen. Die Arbeit besteht darin, zu innerer Klarheit zu finden, sich für den Weg zu entscheiden und dann beharrlich zu bleiben und täglich zu üben. Das Modell, auf dem meine Chakra-Heilungsmethoden basieren, hat mich meine spirituelle Mentorin Dr. Meredith Young-Sowers gelehrt. Teil V geht detailliert darauf ein.

TEIL V
CHAKRA-ÜBERSICHT

CHAKRA-ÜBERSICHT

Dieser Teil des Buches ist dazu gedacht, Ihnen einen visuellen Überblick zu verschaffen und als Leitfaden zu dienen. Wir wissen, dass der menschliche Körper aus neun großen funktionierenden Systemen besteht, die sich jeweils aus mehreren Bestandteilen zusammensetzen – aus Organen, Drüsen, Knochen und Gewebe. Diesen Systemen sind sieben Energiezentren, die sogenannten Haupt-Chakras, zugeordnet. Diese Chakras sind schon seit Jahrtausenden bekannt. Für den Durchschnittsmenschen sind diese Energiezentren, die man sich wie Trichter oder Wirbel in der Größe einer Apfelsine vorstellen muss, unsichtbar. Energetische oder geistige Heiler sind jedoch darin ausgebildet, Chakras zu sehen oder zu lesen, und sie können Betroffenen dabei helfen, die Energie bei Blockaden wieder zum Fließen zu bringen.

Uns allen sind energetische Sinneseindrücke bekannt, etwa wenn wir in freudiger Erwartung schon ganz nervös oder überspannt sind. Hierbei handelt es sich um emotionale Energie. Sie kann sich auf unsere Körperteile übertragen, was in den folgenden Kapiteln deutlich werden wird. Darüber hinaus haben wir Energiefelder am und um den Körper. Sicher kennen Sie das Gefühl, dass jemand Ihnen näher kommt, als Ihnen angenehm wäre. Die energetische Aura dieser Person hat sich dabei mir der Ihren überschnitten. Das Gleiche gilt, wenn Sie bemerken, dass sich Ihnen jemand von hinten nähert. Er oder sie haben Ihr energetisches Feld betreten. Unser Fühlen beginnt ein ganzes Stück außerhalb unseres Körpers.

Durch äußere energetische oder physikalische Ereignisse, innerliche Gefühlszustände, Störfelder, akute Infektionen, körperliche oder geistige Überarbeitung und manchmal sogar durch psychische Einwirkungen, wie beispielsweise „Angriffe" von missgünstigen Einzelpersonen oder Gruppen, können die sieben Energie-Chakras beeinflusst werden. Sinneswahrnehmungen sind nicht auf körperliche Berührungen beschränkt, sondern finden auf vielen Ebenen statt und greifen ineinander. Die folgende Grafik soll illustrieren, wie dieses energetische Netz angeordnet ist.

Diese Übersicht skizziert die einzelnen Chakras und zeigt, wo sie lokalisiert sind, welche Farbe mit ihnen assoziiert wird und welches das jeweils zugeordnete Körpersystem ist. Neben jedem Chakra sind sowohl dessen metaphysisch-emotionalen Haupteigenschaften als auch das zugeordnete Körpersystem vermerkt. Diese Übersicht dient nur der Orientierung. Die folgenden Kapitel dienen der Vertiefung. Dort wird auch beschrieben, wie wir von innen heraus mit diesen Systemen arbeiten.

Indem man eine bestimmte Geisteshaltung einnimmt oder persönliche energetische Übungen wie Gebete oder Affirmationen praktiziert, kann man dazu beitragen, dass die Energie eines Chakras aktiviert oder ausgeglichen wird und sich diese Schwingungsänderungen auf die körperlichen Funktionen übertragen.

DER PHYSISCHE KÖRPER

DER GEISTIGE KÖRPER

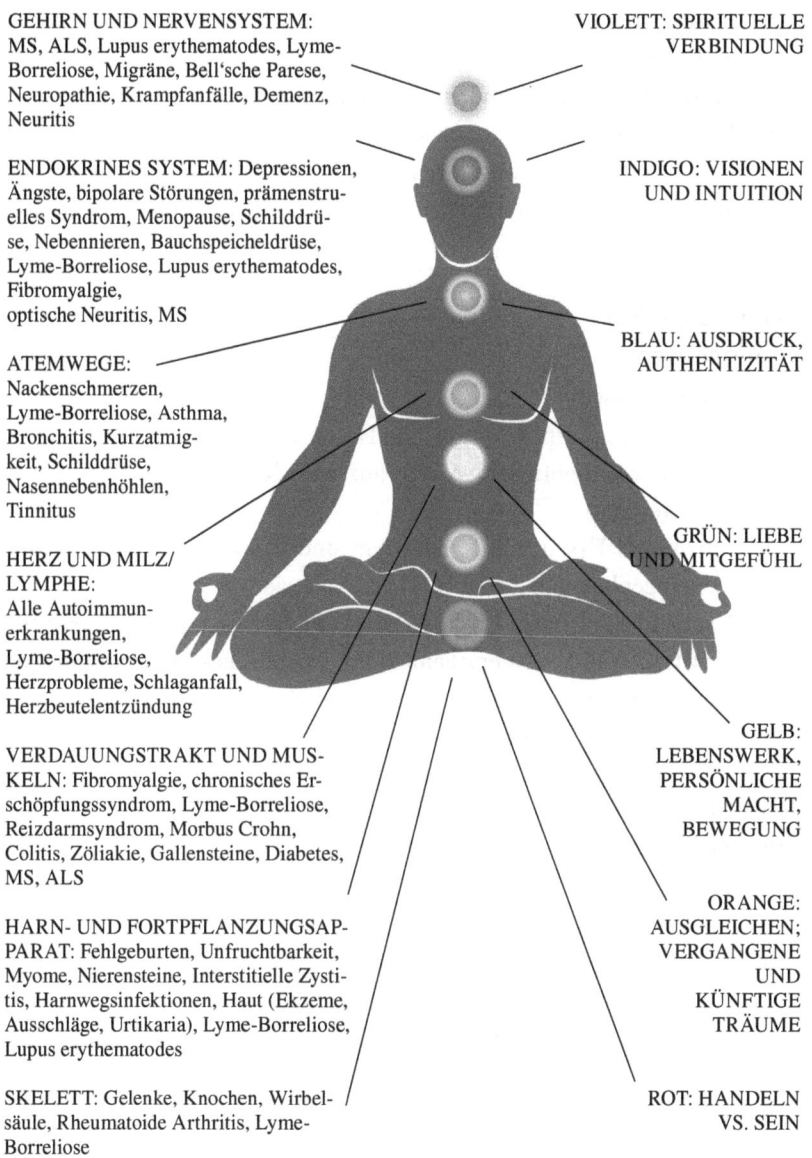

GEHIRN UND NERVENSYSTEM:
MS, ALS, Lupus erythematodes, Lyme-
Borreliose, Migräne, Bell'sche Parese,
Neuropathie, Krampfanfälle, Demenz,
Neuritis

VIOLETT: SPIRITUELLE
VERBINDUNG

ENDOKRINES SYSTEM: Depressionen,
Ängste, bipolare Störungen, prämenstru-
elles Syndrom, Menopause, Schilddrüse, Nebennieren, Bauchspeicheldrüse,
Lyme-Borreliose, Lupus erythematodes,
Fibromyalgie,
optische Neuritis, MS

INDIGO: VISIONEN
UND INTUITION

ATEMWEGE:
Nackenschmerzen,
Lyme-Borreliose, Asthma,
Bronchitis, Kurzatmig-
keit, Schilddrüse,
Nasennebenhöhlen,
Tinnitus

BLAU: AUSDRUCK,
AUTHENTIZITÄT

HERZ UND MILZ/
LYMPHE:
Alle Autoimmun-
erkrankungen,
Lyme-Borreliose,
Herzprobleme, Schlaganfall,
Herzbeutelentzündung

GRÜN: LIEBE
UND MITGEFÜHL

VERDAUUNGSTRAKT UND MUS-
KELN: Fibromyalgie, chronisches Er-
schöpfungssyndrom, Lyme-Borreliose,
Reizdarmsyndrom, Morbus Crohn,
Colitis, Zöliakie, Gallensteine, Diabetes,
MS, ALS

GELB:
LEBENSWERK,
PERSÖNLICHE
MACHT,
BEWEGUNG

HARN- UND FORTPFLANZUNGSAP-
PARAT: Fehlgeburten, Unfruchtbarkeit,
Myome, Nierensteine, Interstitielle Zysti-
tis, Harnwegsinfektionen, Haut (Ekzeme,
Ausschläge, Urtikaria), Lyme-Borreliose,
Lupus erythematodes

ORANGE:
AUSGLEICHEN;
VERGANGENE
UND
KÜNFTIGE
TRÄUME

SKELETT: Gelenke, Knochen, Wirbelsäule, Rheumatoide Arthritis, Lyme-
Borreliose

ROT: HANDELN
VS. SEIN

Erstes Chakra
Wurzel-Chakra

- Farbe: Rot
- Zuordnung: Skelettsystem
- Assoziierte Emotionen: Erdung, Sicherheit, familiäre Bindungen, anderen helfen
- Spirituelle Essenz: Handeln vs. Sein, Fülle
- Energetische Übung: Geschenkkorb
- Beschwerden: Chronisches Erschöpfungssyndrom, Rheumatoide Arthritis, Lyme-Borreliose und Co-Infektionen, Lupus erythematodes

Zweites Chakra
Lebenshüter

- Farbe: Orange
- Zuordnung: Fortpflanzungs- und Harntrakt
- Assoziierte Emotionen: Akzeptanz und Zurückweisung, Intimität, Gemeinschaft
- Spirituelle Essenz: Gleichgewicht und Zyklen der Veränderung, Vergangenheit und Zukunft, Träume aussäen, Natur
- Energetische Übung: Loslass-Ritual und Intention für die Zukunft
- Beschwerden: Lupus erythematodes, chronisches Erschöpfungssyndrom, Fortpflanzungsstörungen, Lyme-Borreliose und Co-Infektionen, Interstitielle Zystitis

Drittes Chakra
Der Schöpfer

- Farbe: Gelb
- Zuordnung: Alle Verdauungsorgane, Muskeln, Bindegewebe
- Assoziierte Emotionen: Persönliches Auftreten oder Selbstvertrauen, Kreativität, Tatkraft und Willensstärke
- Spirituelle Essenz: Unseren Beitrag zur Welt leisten, Anpassung und Herstellung, Vertrauen
- Energetische Übung: Bewegung mit Intention

AUTOIMMUN-ERKRANKUNGEN

- Beschwerden: Reizdarmsyndrom, Morbus Crohn, Fibromyalgie, MS, ALS, chronisches Erschöpfungssyndrom, Lyme-Borreliose und Co-Infektionen

Viertes Chakra
Herzmitte
- Farbe: Grün oder Rosa
- Zuordnung: Herz und Kreislauf, Milz und Immunsystem
- Assoziierte Emotionen: Liebe, Leidenschaft und Mitgefühl, Eifersucht, Betrug, Missbrauch
- Spirituelle Essenz: Liebe, Körper, Geist, Seele, Abgrenzungen
- Energetische Übung: Schützende Hände
- Beschwerden: Rhythmusstörungen, MS, chronisches Erschöpfungssyndrom, Lupus erythematodes, alle Autoimmunerkrankungen, Lyme-Borreliose und Co-Infektionen

Fünftes Chakra
Friedensstifter
- Farbe: Blau
- Zuordnung: Atemwege, Ohren, Hals
- Assoziierte Emotionen: Freude, Sorge
- Spirituelle Essenz: Authentizität, Verantwortung, Austausch
- Energetische Übung: Atemarbeit, Sprechgesang, Summen, Singen
- Beschwerden: Chronisches Erschöpfungssyndrom, Asthma und Atemwegsbeschwerden, Hashimoto-Thyreoiditis, Lyme-Borreliose und Co-Infektionen, ALS

Sechstes Chakra
Visionär
- Farbe: Indigo
- Zuordnung: Endokrine Drüsen
- Assoziierte Emotionen: Klarheit, Aufgeschlossenheit, Ernüchterung, Verwirrung
- Spirituelle Essenz: Realität vs. Phantasie, Wahrnehmung, Intuition, emotionale Intelligenz

- Energetische Übung: Meditation und fokussierte Visualisierungen
- Beschwerden: Hormonelle Störungen (Schilddrüse, Bauchspeicheldrüse, Nebennieren), Diabetes, Hypoglykämie, Lyme-Borreliose und Co-Infektionen, Fibromyalgie, chronisches Erschöpfungssyndrom

Siebtes Chakra
Kronen-Chakra

- Farbe: Violett oder weiß
- Zuordnung: Gehirn und Nervensystem
- Assoziierte Emotionen: Ergebenheit, Vernunft, Moral, Orientierung, Sicherheit
- Spirituelle Essenz: Authentizität, Spiritualität, Sicht auf das „Große Ganze" des Lebens, Weisheit
- Energetische Übung: Gebet
- Beschwerden: ALS, Demenz, Bell'sche Parese, Migräne, Neuropathie, MS, Tourette-Syndrom, Lyme-Borreliose und Co-Infektionen

TEIL VI

GEIST-SEELE

GEIST-SEELE

„Es muss unsere Aufgabe sein, uns ... zu befreien, indem wir den
Kreis unseres Seins, unseres Mitgefühls, ausweiten, so *dass es
alle lebenden Geschöpfe und die gesamte Natur in ihrer Schönheit
umfasst.*"

-ALBERT EINSTEIN

Dieser Teil des Buches soll uns in Einklang mit unserem Selbst als
ganzem Wesen bringen. Wir werden uns eingehender mit den Wechselwirkungen zwischen den Energiezentren bzw. Chakras und den ihnen
jeweils zugeordneten Beschwerden befassen und auch konkrete „Praktiken" kennenlernen, mit deren Hilfe sich Blockaden und Ungleichgewichte – traditionell spricht man hier von „Symptomen" – auflösen lassen.
Obwohl wir uns hiermit in den Bereich der Metaphysik begeben, werden
viele von Ihnen feststellen, dass es sich eigentlich ganz „normal" für Sie
anfühlt oder jedenfalls nicht sonderlich schwierig. Einige von Ihnen empfinden diese Kapitel vielleicht als Erinnerung oder als strukturierte Hilfe,
um ein wenig Routine oder Disziplin in den Alltag zu bekommen – als
Hilfe dabei, sich auch um sich selbst zu kümmern, bei der Arbeit oder auf
dem Weg aus der Krankheit voranzukommen oder sogar damit zu beginnen, den eigenen Kindern etwas weiterzugeben.

Eine der Übungen, die ich Ihnen auf den folgenden Seiten beibringen
werde, wurde übrigens durch meinen verstorbenen Vater angeregt, der mit
Intentionen und Visionen wahre Zauberdinge erreichen konnte. Was ich
hier mit Ihnen teile, sind meine liebsten Perlen der Weisheit. Obwohl ich
sie auf die „harte Tour" über den Umweg der Krankheit lernen musste, fügen sie sich doch wunderbar in das chaotische Leben in modernen Zeiten
ein. Mögen die Lehren daraus Ihnen die Augen öffnen und Ihnen Nahrung
und Unterstützung sein.

Das Modell, das ich in diesem Teil vorstelle, spiegelt den Ansatz wider, den ich bei Dr. Meredith Young-Sowers erlernt habe, der Mitbegründerin und Leiterin der *Stillpoint School of Integrative Life Healing*. Tausende Menschen haben schon von diesem Stillpoint-Heilungsmodell profitiert. Um mehr zu erfahren, lesen Sie bitte auch die kraftvollen Worte von Dr. Meredith Young-Sowers im Vorwort.

UNSERE INNEREN WERKZEUGE

Bei Heilung geht es mehr um das, was wir nicht sehen, was in unserem Inneren vor sich geht, als um das, was außen dabei tatsächlich sichtbar wird. Unsere Überzeugungen, Gefühle und intuitiven Erkenntnisse über uns und andere sowie unser Glaube an eine höhere Macht fügen sich aneinander und wirken sich gemeinsam auf unsere Heilung aus. Es gibt keinen Königsweg, der für jeden gleichermaßen funktioniert. Jeder hat sein eigenes Glaubenssystem und muss für sich selbst eine Heilmethode oder einen bestimmten Therapeuten finden, mit dem er harmoniert, der zu den eigenen Vorlieben und Abneigungen, den eigenen Empfindlichkeiten passt, der den eigenen Fähigkeiten und dem eigenen Vertrauen entspricht. Jeder neue Tag beschenkt uns mit einer neuen Leinwand, auf der wir malen können. Machen Sie Ihr ganz eigenes Bild daraus.

Ihnen steht jederzeit Heilungsenergie zur Verfügung. Es ist immer Ihre eigene Entscheidung, ob Sie der „Ausnahmepatient" sein wollen. Ihr eigener Einfluss auf Ihren Körper und Ihre Seele ist immer um vieles größer als der, den ein Arzt oder ein anderer Mensch jemals haben könnte. Es liegt an Ihnen, Ihre Kräfte anzuzapfen und auch den negativen Worten, Einstellungen oder Vermutungen von Außenstehenden, schlechten Diagnosen oder Umständen entgegenzuwirken. Wir alle kennen außergewöhnliche Menschen – die *Thriver* (vgl. Teil I), die eine Kindheit im Ghetto, Krebs im vierten Stadium oder eine gewalttätige Ehe hinter sich lassen, um ganz neu aufzublühen. Sie können das auch!

Wenn Ihr Körper sich quält, ist das eine Chance für Sie, Ihr bisheriges Verhalten, Ihre Gefühle und tief verwurzelten Muster unter die Lupe zu nehmen. Wir halten oft sehr lange an Scham, Verrat, Schuld oder Missgunst fest. Aber solche Gedanken lassen Disharmonie entstehen und haben körperliche Auswirkungen. Geben Sie sich die Zeit, über Ihre Vergangenheit nachzudenken, und erkennen Sie auch an, wenn Ihnen „Unrecht" oder Schlechtes widerfahren ist, aber irgendwann müssen Sie dann loslassen, den Kampf gegen die Vergangenheit aufgeben und stattdessen Ihre Seele dazu ermutigen, mit dem Leben fortzufahren.

Dies ist der Punkt, an dem Heilung einsetzt. Wir begrüßen die Hoffnung, wir atmen Freude ein und frohlocken über die wertvollen Möglichkeiten, die uns offenstehen, über die Gelegenheit zum Neuanfang. Wie ein Kindergartenkind, das Neuem mit einer Mischung aus Staunen und Ängstlichkeit entgegentritt, so begegnen auch wir jedem Schritt in eine neue Richtung oder ins Unbekannte mit Zweifeln. Auf eigenartige Weise werden uns mit der Zeit die jeweiligen Symptome oder die Routinen, die uns die Krankheit auferlegt, zur Gewohnheit – schmerzhaft und beschwerlich zwar, aber doch vertraut. Die meisten Menschen fürchten die Veränderung, und doch ist Veränderung eine Konstante des Lebens. Wir müssen die „vertraute Krankheit" loslassen, um die Heilung willkommen zu heißen.

Wie das Kindergartenkind, das die Schwelle ins Reich der Entdeckungen überschreitet und dadurch Spielkameraden findet und sich das Alphabet und diverse Werkzeuge zu eigen macht, mit denen es in einer größeren Welt bestehen kann, so können auch Sie an Selbstvertrauen gewinnen, wachsen und sich transformieren, wenn Sie der größeren Welt der spirituellen Energie und möglichen Heilung mit offenen Armen entgegentreten. Auch Sie werden neue Werkzeuge und eine neue Sprache hinzugewinnen.

Wenn wir wollen, dass es unserem Körper besser geht, müssen wir uns um unsere Seele kümmern. Das ist die Voraussetzung für echte Heilung. Wie mich meine Mentorin Dr. Young-Sowers gelehrt hat: Unsere Seele ist durch einen „heilenden Regenbogen" mit unserem physischen Körper, mit unserem Denken und Fühlen verbunden. Indem wir unsere geistige Energie gleichermaßen auf unseren Körper und unsere Seele ausrichten, bringen wir uns auf eine Linie mit der göttlichen Liebe. Auf diese Weise strecken wir uns nach oben und über uns hinaus, fließen durch unsere sieben Energie-Chakras, aus unserer „Krone" und in „Gottes Hand"!

Um diesen heilenden Bogen zu erschaffen, müssen wir bestimmte energetische „Übungen" praktizieren, um jedes Chakra sowohl zu reinigen als

auch zu aktivieren und um den Fluss in unseren Energiefeldern hervorzubringen. Die Aussicht auf wahre Heilung ist umso größer, je mehr positive Energie wir erzeugen können – durch unsere Gedankenmuster, unser
emotionales Bewusstsein, unsere Art zu leben, unsere Verhaltensweisen
und durch unsere Fähigkeit, loszulassen und unser Herz und unsere Seele
für Veränderung und eine neue Zukunft zu öffnen. Indem wir uns aktiv an
unserer Heilung beteiligen und uns um mehr positive Energie bemühen,
kommt es zu Veränderungen, so dass neue und gesündere Zellen entstehen
können.

Ihr Schicksal bestellt Sie ein. Werden Sie reagieren, den Hörer abnehmen, in den Dialog eintreten und der Heilung zustimmen? Die großen
Meister setzen wahre Heilung mit Erleuchtung gleich. Erleuchtung kann
sich in einem Augenblick zutragen, wohingegen wahre Heilung von Dauer
sein soll. Wir begeben uns auf die Suche nach dem „heilenden Regenbogen" so wie nach einem heiligen Gral.

In der heutigen Zeit gibt es nur noch keimfreie Visionssuchen und Pil-
gerreisen, die der scheinheiligen Reinigung dienen sollen. Tag für Tag tragen wir eine große emotionale und mentale Last. Der geheiligte Kirch-
gang, der Sabbat als Tag der Ruhe und der einsame Rückzug ins Gebet
haben sich für viele Menschen im Verlauf der vergangenen fünfzig Jahre
in Luft aufgelöst. Das Spirituelle fällt zunehmend der Vernachlässigung
anheim. Wenn wir uns Heilung wünschen, müssen wir uns um die Seele
und um das Herz kümmern.

Meine eigene Heilungsreise nahm an einem spirituellen Wochenend-
Retreat ihren Ausgang. Andere werden auf wundersame Weise spontan
geheilt, wenn sie einem lebenden Heiligen begegnen, eine heilige Reli-
quie berühren oder wenn ihre innigen Gebete durch göttliche Gnade er-
hört werden. Was allen diesen Fällen zugrunde liegt, ist ein tiefer Wunsch
nach Transformation und ein unbedingter Wille, die Vergangenheit loszulassen.

Für die meisten Menschen vollzieht sich wahre Heilung über einen längeren Zeitraum hinweg, in dem sie sich hingebungsvoll der Aufgabe widmen, ihr Leben umzustellen und in ein neues Gleichgewicht zu finden.
Wir müssen selbst die Verantwortung dafür übernehmen, uns auf diesen
Prozess einzulassen, und wir müssen begreifen, dass wir uns mit Zeit und

Führung und innerer Stärke – wie jeder sinnsuchende Pilger – von chronischen Krankheiten, dieser modernen Plage, befreien können. Ihre Seele, die in Liebe und in Selbstfürsorge wachsen will, wird sich mit der Hilfe von Engeln der Gnade und Barmherzigkeit dieser Herausforderung stellen. Sie sind nicht allein, das Unsichtbare ist genauso wirklich wie das Sichtbare, und Krankheit und Heilung sind der Inbegriff der ewigen Lektion.

Wir haben bereits die Themen Gesundheit und Krankheit behandelt und die Frage beantwortet, warum wir krank werden. Wir haben der ungeschönten Wahrheit ins Gesicht geschaut, dass unsere Nahrungskette und unser Lebensraum verunreinigt sind, und wir haben uns mit den Philosophien diverser Heilungsdisziplinen befasst. Wir haben uns einen Überblick über die Körpersysteme verschafft und gesehen, wie sie mit den Akupunktur-Meridianen und den sieben Energie-Chakras korrelieren. Das alles hat uns vor Augen geführt, dass wir als Menschen wichtig und resilient sind – und gelegentlich Hilfe brauchen, um Gesundheit und Wohlbefinden wiederzuerlangen.

Meine Botschaft, dass schwere Krankheiten wie Autoimmunerkrankungen und Lyme-Borreliose mit Spiritualität verwoben sind, verlangt von Ihnen, tief in Ihrem Innersten zu graben. Ihre Gefühle und Gewohnheiten, Ihre Geschichte wie auch Ihre Hoffnungen und Träume kommen alle auf den Tisch. Die energetischen und stärkenden Fähigkeiten, die Ihren wirkkräftigen Weg zur Heilung von Körper und Geist in Gang setzen, müssen respektiert und regelmäßig angewendet werden.

Solange Sie die alte, krankheitsgeprägte, mentale, emotionale, physische und psychische Leier nicht durch etwas Neues und Positiveres ersetzen, werden Sie immer zur ewig gleichen Musik tanzen. Aber mit Übung wird es Ihnen gelingen, Ihren Geist und Körper umzustimmen und in eine optimale Schwingung für ein gesünderes Leben zu versetzen.

In diesem Teil wollen wir uns jedem einzelnen unserer faszinierenden Energie-Chakras zuwenden und herausfinden, mit welchen Körpersystemen es korreliert, welche Emotionen ihm entsprechen und welche sehr reale spirituelle Essenz ihm innewohnt. Jedes dieser Kapitel enthält eine energetische heilende Methode oder „Übung", die Sie ausführen können, um selbst Einfluss auf Ihre Gesundheit, Ihr Wohlbefinden und Ihre Transformation aus der Krankheit in die Erleuchtung zu gewinnen. Ich wünsche mir, dass Sie mit Hilfe dieser Einsichten und Selbsthilfewerkzeuge aufblühen und wachsen werden.

LEID UND WIEDERGEBURT

Krankheiten können wahres Leid verursachen. Unablässige oder quälende Schmerzen können einen auslaugen und alle Aufmerksamkeit auf sich ziehen, so dass man aus dem Alltag oder aus Unterhaltungen gerissen wird, jede Konzentrationsfähigkeit verliert und sogar arbeitsunfähig werden kann. Wer an einer Krankheit leidet, leidet nicht nur an Schmerzen – es können auch schwere Erschöpfungszustände, Herzrhythmusstörungen, Inkontinenz, Depressionen und mehr hinzukommen.

Wenn einen die niemals nachlassenden Fibromyalgie-Schmerzen zermürben, wenn einen die Behinderungen einer fortgeschrittenen Multiplen Sklerose ans Bett fesseln oder die erratischen Stimmungsschwankungen einer bipolaren Störung aus dem Takt bringen, dann wird das Leid zu einem ständigen Begleiter. Auch Angehörige und Pflegepersonen sind davon betroffen. Wenn chronische Krankheiten zu einer Konstante des Lebens werden, kann sich in Beziehungen und Familien Missgunst und Unwillen entwickeln, bis hin zu emotionaler Vernachlässigung oder emotionalem Missbrauch.

Bevor die moderne Medizin Einzug in unser Leben hielt, lebte man oft noch als Großfamilie miteinander unter einem Dach, und die Nöte der Kranken oder Alten gehörten mit größerer Selbstverständlichkeit zum Alltag. Die Last verteilte sich auf mehrere Schultern, man konnte sich bei der Pflege abwechseln, und diese Aufgaben wurden als Teil des Lebens und als Familienpflicht akzeptiert. Die Menschen der heutigen Generation sind nur noch selten in einer Umgebung aufgewachsen, in der das Pflegen von Angehörigen zum Alltag gehörte, so dass es für sie zu einer überwältigenden Belastung werden kann, plötzlich das Leid eines anderen ertragen zu müssen und Teil des Heilungsprozesses zu werden.

Mein Leiden während meiner zehnjährigen Lyme-Borreliose-Erkrankung hat mir alles genommen. Nichts von dem, was mir wichtig war und wofür ich bis dahin gelebt hatte, ist mir geblieben. Während ich drei Jahre lang völlig handlungsunfähig ans Bett gefesselt war, wurden meine erfolgreiche Karriere, mein wunderbares Zuhause und meine lebendige Ehe einfach weggespült. Ebenso erging es mir mit vielen Freundschaften, meiner Kernfamilie, meinen Ersparnissen und meinem Selbstbewusstsein. Mein Leiden ging über die körperliche Erfahrung hinaus. Ich wurde von der emotionalen Verzweiflung, den Seelenqualen, der seelischen Tragödie geradezu erdrückt. Ich weiß, dass es nicht nur mir so ging – so etwas kommt auf der ganzen Welt vor und kann auch durch Krankheit, Krieg, Hungersnot oder finanziellen Ruin ausgelöst werden. Der Auslöser ist dabei unerheblich, viel wichtiger ist die Frage, wie wir mit dem Leid umgehen.

Das Leben lehrt uns so manche Lektion. Vom Tag unserer Geburt an ist unser Weg von Herausforderungen gesäumt. Wir haben aber auch das Glück, dass die ältere Generation sowie viele gute Lehrer und Freunde ihre Weisheit mit uns teilen. Manchmal fühlen wir uns vielleicht gänzlich einsam und verlassen, gerade wenn das Leid uns alles wie durch ein Vergrößerungsglas sehen lässt. Aber von dieser Vergrößerung können wir durchaus profitieren, wenn wir begreifen, dass das Leid in Wirklichkeit ein wahrhaft kraftvoller Lehrmeister ist.

C. S. Lewis hat gesagt: „Gott flüstert in unseren Freuden, er spricht in unserem Gewissen; in unseren Schmerzen aber ruft er laut. Sie sind Sein Megafon, eine taube Welt aufzuwecken." [6] Krankheit zieht unsere Aufmerksamkeit auf ausgesprochen durchdringende Art und Weise auf sich. Das Leiden gleicht einem Großbrand. Wer sein Leben nur kurzsichtig auf den eigenen Ehrgeiz ausrichtet – ein Zustand, den die Buddhisten als „Unwissenheit" bezeichnen – der wird von seinem eigentlichen Lebenszweck abgelenkt. Das moderne Leben hält viele Placebos und Versuchungen bereit, die uns davon abhalten, unser Leben zu reflektieren und unser Herz mit klaren Absichten zu füllen. Wenn wir aber Leid erfahren, verschärfen sich unsere Sinne, und wir können gezwungen sein, unserem Selbst und der Art, wie wir unser Leben leben, ins Auge zu sehen.

Durch das Leiden werden wir für kommende Aufgaben gestärkt. Es lässt uns empfänglicher für die Schmerzen der anderen werden. Leiden hilft uns dabei, loszulassen, unsere alten Muster zu bereinigen und uns für den Neuanfang zu läutern. Leiden ist Teil der Schule des Lebens und

---

6 C.S. Lewis: Über den Schmerz. Gießen/Basel: Brunnen, 1988, S. 93. 1., durchges. Taschenbuch-Lizenzausgabe. Ins Dt. übertr. von Hildegard u. Josef Piper.

lehrt uns Geduld, Tapferkeit und Demut. Leiden hilft uns dabei, innerlich stark zu werden. Es lässt uns zärtlicher und offener werden, was zu den höchsten Zielen des Lebens gehört. Leiden mag grausam erscheinen, aber im Kern weitet es uns die Seele. Wir lernen, loszulassen. Mit dunkler Energie ziehen uns Schmerzen, Einsamkeit, Belastungen und Überforderung zu Boden. Wir verkrampfen uns, ziehen uns zurück, werden wütend, wir betrinken uns, werden krank, verbittern und, was am schlimmsten ist, wir sterben Stück für Stück, mit jedem Tag ein bisschen mehr. Die Gefühle und Umstände, mit denen wir konfrontiert sind, gehören zu den wahrhaft dunklen Momenten unseres Lebens. Angst, Verlust und Verrat rufen tiefe innere Missstimmungen und Qualen in uns hervor. Körperliche und seelische Aspekte spielen ineinander und machen uns unglücklich.

Das Leben ist ein immerwährender Tanz aus Veränderung und Anpassung. Nichts ist statisch, und wenn doch einmal längerer Stillstand eintritt, sind wir schnell gelangweilt und werden träge. Wichtig ist, dass wir uns immer die Möglichkeit geben, zu entspannen, loszulassen, tief durchzuatmen und uns von unserem Stress, unseren Pflichten und Sorgen, der Angst und der Dunkelheit zu befreien. Immer wieder müssen wir uns ins Gedächtnis rufen, dass wir nur ein Mikrokosmos in einem unendlich größeren Ganzen sind. Unser Leid mag real sein, doch sind wir von so viel Schönheit und Licht und Liebe umgeben und können so viele Mysterien in uns aufnehmen, dass unser eigenes Leid von dem uns umgebenden Licht ausgelöscht wird.

Jeden Tag geht die Sonne auf und lässt die Umgebung in Farbe und Herrlichkeit erstrahlen. Jeden Abend senkt sich die Dunkelheit und verbirgt alles Geschehen unter ihrem onyxschwarzen Mantel. Wir sollten stets daran denken, dass das Licht immer wiederkehrt, und wir können in diesem Licht baden und unser Wesen und unsere Sinne damit füllen. Dieser tägliche Rhythmus, diese tägliche Erinnerung ist von großem Wert. Halten Sie Licht und Dunkelheit in Ehren. Finden Sie heraus, wie Sie sich von Ihren Lasten befreien und noch den kleinsten Lichtstrahl in Ihr Herz aufnehmen können. Eine Blumenknospe, die Freude eines treuen Haustiers oder eine warme Suppe können wahres Wohlgefühl erzeugen! Greifen Sie zu! Das Leid lässt gewöhnliche Menschen zu „Heiligen" werden, wenn sie sich in Geduld üben und ihre bedürftigen Gefühle wie Gier, Neid, Streben nach Besitztümern, Verachtung, Selbstmitleid und Selbsttäuschung abstreifen können. Die Lehren und die Wiedergeburt aus dem Leid erinnern an Lazarus. Als neue Menschen und mit geläuterter Seele erstehen wir zu neuem Glanz. Der Glaube fordert uns dazu auf, unser Vertrauen in Gott oder in eine universelle höhere Macht zu legen, statt uns auf die irdischen Lebensstützen zu verlassen. Wir begeben uns in vielerlei Abhängigkeiten – von Häusern, Menschen oder der Arbeit. Das Leiden verlangt von uns, uns auf unsere inneren Schätze zu besinnen und sie zu prüfen.

Leid ist letztlich eine qualvolle Passage: Wer die gewaltige Aufgabe der Geduld gemeistert und sich der Gefühlsdämonen entledigt hat, dem erschließt sich die Belohnung auf unvermutete Weise: Durch völlig neue Lebensmöglichkeiten, ein neues Talent, einen neuen Menschen.

Buddhisten sehen das Leid als die Bindung an Begierden. Wer es schafft, diese bindenden Bedürfnisse und die damit assoziierten Gefühle zu überwinden, der wird zur Selbsterkenntnis erwachen. Unsere Wünsche, Gefühle und Gedankenmuster bestimmen unser Verhalten, das sich wiederum in unserer Authentizität und unserem Platz in der Welt niederschlägt.

Gier, Hass, Trauer und Selbsttäuschung lassen uns an negativen Gedankenmustern festhalten und bedingen noch dazu die Stressreaktion des sympathischen Nervensystems. Wie vorher bereits beschrieben wurde, geraten unser Hormon-, Nerven- und Immunsystem in einen Teufelskreis. Krankheit erhält sich selbst aufrecht, und das gilt ganz besonders für die selbstzerstörerischen Mechanismen der Autoimmunprozesse. In diesen Fällen eskaliert das Leid ins Unermessliche. Man fühlt sich, als habe man die Kontrolle verloren, und im ganzen Körper geht es nur noch drunter und drüber.

Leid durch Krankheit eröffnet einem die Möglichkeit, sich über die nüchterne, materielle, sichtbare Welt hinauszuwagen und in die Dimension der Selbsterkenntnis und persönlichen Transformation vorzudringen. Sein Leben in Achtsamkeit zu leben und sich aus den bisherigen Fängen zu befreien, ist der erste Schritt einer uns gemäßen Natur. Der Leidensweg besteht aus mehr als nur den Einschränkungen und Entbehrungen, die er uns aufzwingt – uns steht eine Reise bevor. Ihre Reise.

ERSTES CHAKRA (WURZEL-CHAKRA):
EINFACH NUR SEIN

Wenn wir Dank empfinden, müssen wir einen Moment oder noch etwas länger innehalten, in uns hineinfühlen, jemanden oder etwas würdigen. Wenn wir Dank aussprechen, bringen wir Anerkennung entgegen. Diese kleine Geste, diese ruhige innere Haltung oder äußere Dankesbekundung, die wir einem anderen Menschen, einem Ort oder sogar unserem Job oder der bloßen Tatsache, dass wir den heutigen Tag erleben oder gerade ohne Schmerzen sind, entgegenbringen, ermöglicht uns, einen Schritt zurückzutreten und für den Moment nichts zu tun oder zu erreichen oder uns auf sonst eine Weise zu irgendetwas zu drängen.

Durch diesen Moment, in dem wir anerkennen, wofür wir dankbar sind, durch diese sanfte innere Ausrichtung, können wir unsere Energiereserven aktivieren. Für den Moment werden unser Streben, unsere Fürsorge, unsere Leistungen, unser Treiben unterbrochen. Die Dynamik des Yang wird gebändigt, und wenn wir das Yang würdigen oder unsere Fähigkeit schätzen, empfangen zu können, füllen wir unseren Brunnen auf. In Dankbarkeit präsent zu sein, ist eine stille und doch mächtige Geste tiefer Heiligkeit.

Viele Menschen tun sich schwer damit, empfangen zu können, ganz besonders in einer leistungsorientierten Kultur, wie sie in den USA vorherrscht, wo wir schon unseren Kleinkindern das Zählen, Klettern und Schreiben beibringen und sie dazu animieren, ganze Legowelten zu bauen. Wenn die Kinder sieben Jahre alt sind, laufen ihre linken Gehirnhälften bereits auf Hochgeschwindigkeit. Die Kinder können Länder und ihre Hauptstädte herunterleiern, das Einmaleins aufsagen und sich mit anderen auf dem Fußballfeld messen. Zwischendurch bringen wir ihnen hoffentlich auch noch bei, artig „bitte" und „danke" zu sagen, nicht immer so zu schreien und über Gefühle zu reden, statt das nervige Kind auf dem Nebenplatz einfach auf den Boden zu schubsen.

Ich bin fest davon überzeugt, dass wir als Eltern, Lehrer und Erziehungsberechtigte unser Bestes geben, um Kinder zu guten Menschen heranzuziehen. Aber nicht selten bleibt bei diesem strukturierten Unterfangen etwas auf der Strecke – die Phantasie.

Während unserer Kindheit in den 1960ern hielt meine Mutter – im Nachhinein kann ich sagen glücklicherweise – nichts von durchstrukturierter Zeit jenseits der sechs Stunden, die wir in der Schule verbrachten. Stattdessen regte sie uns dazu an, Rad zu fahren, uns Rezepte auszudenken, zu nähen und wie wilde Katzen durch das ungenutzte bewaldete Land hinter unserem Haus zu streifen. Mein Moosgarten unter der alten Platane war wunderbar weich, und das gesprenkelte Sommerlicht wurde von kleinen glitzernden Glimmerstückchen reflektiert. Der Nachthimmel war von Sternen übersät, als meine beste Freundin und ich auf schweren Wolldecken auf der Wiese übernachteten und ausgelassen kichernd umherhüpften, während wir fröhlich unsere Schmetterlingsnetze in hohem Bogen schwenkten, um Glühwürmchen zu fangen. Wie habe ich es geliebt, in der feuchten Augusthitze die Glühwürmchen im Einmachglas neben unseren Köpfen leuchten zu sehen.

Noch viele Jahrzehnte später fühle ich mich nirgendwo so zu Hause wie in der freien Natur. Jeden Tag lege ich weite Strecken in unserem See hier zurück, lasse mich vom tiefen grünen Wasser weiterlocken, während ich im Wasser strampele, mich strecke und mich mit allen Gliedern vorantreibe – wie eine Meerjungfrau, findet meine Stieftochter. Jedesmal lasse ich mich, wenn ich ans Ufer zurückkehre, auf dem Rücken treiben und betrachte den Himmel. An manchen Tagen ist er sonnenerfüllt und von kristallklarem Blau, an anderen Tagen tief von Wolken verhangen. Im Zwielicht der Dämmerung überzieht ihn ein bonbonfarbener Sonnenuntergang, nachts prangt dort die schmale Sichel des zunehmenden Mondes, während ich treu meine Bahnen ziehe. Aber am meisten Freude bereitet mir mein zauberhaftes Abschlussritual, wenn ich mich treiben lasse und meine bewusste Aufmerksamkeit der Dankbarkeit zuwende.

Wenn ich, seesterngleich, Arme und Beine ausgestreckt, dahintreibe, bringe ich meine Dankbarkeit zum Ausdruck für das, was ich in meinem Leben wertschätze. Diese Momente der Ehrerbietung gehören nur mir allein. Ich bin ruhig und hellwach. Und ich empfange. Ich empfange den

Sonnenschein oder die Wolkendecke, und ich empfange die großzügige und unglaublich üppige Schönheit aller Elemente, die mich umgeben. Diese Momente der Stille sind Nahrung für alle meine Sinne. Ich empfinde etwas, was über diese Gefühle hinausgeht, etwas Größeres. Das Universum, das Hologramm des Lebens. Ich bin mir meiner völligen Bedeutungslosigkeit bewusst: Ich bin nur ein winziger, einzelner Mensch unter Milliarden anderen auf dem Planeten Erde, doch gleichzeitig erkenne ich auch an, dass ich bedeutsam bin; denn meine wachen Stunden widme ich der Kunst des Lebens – indem ich Anteil nehme, Dinge hervorbringe, handele und andere Menschen lehre.

Wie schon damals als Kind beim Übernachten auf der freien Wiese, in den von Glühwürmchen erleuchteten Nächten, verspüre ich auf dem See, in diesen ruhigen Momenten der Gelassenheit, vor allem Dankbarkeit; und indem ich Dankbarkeit verspüre, zeigt meine Seele Achtung und Respekt. Dieser Respekt lässt mich offen bleiben; und diese Offenheit lässt mich zu meinem inneren Gleichgewicht finden. Dieses Gleichgewicht ist das wahre Zen des Lebens. Wenn wir unserer Seele diese Freiheit gewähren und sie nicht dazu drängen, Leistungen zu erbringen, wie die Siebenjährigen, die sich auf dem Fußballplatz messen, oder die Zehnjährigen, die Geschichtsdaten herunterleiern, dann lassen wir unserer rechten Gehirnhälfte freien Raum – der Seite der Phantasie, der Seite des räumlichen Denkens, der Seite des Empfangens. In dieser Gehirnhälfte ist auch die Heilungsenergie angesiedelt.

Dieses innere Gleichgewicht, dieser stille Ort der Dankbarkeit und der Fähigkeit zu empfangen, ist auch der Ausgangspunkt, von dem aus wir auf unsere Heilungsenergie zugreifen können – unsere innere Heilungsenergie, die nicht von einem von außen zugeführten Medikament oder Trank oder sonstigen Hilfsmittel herrührt, sondern von innen heraus aktiviert wird. Wenn ich mich für meine Gesundheit, mein zufriedenes Kind, mein sicheres Zuhause und meine wunderbare Arbeit erkenntlich zeige, empfinde ich natürlich auch tiefe Dankbarkeit für die Freiheiten meiner Kindheit. Ungeachtet unseres Alters oder unseres Gesundheitszustands können wir, wenn wir uns in Dankbarkeit üben, empfangen und so mit unserer Heilung beginnen.

Das **erste Chakra** fordert uns dazu auf, zu überprüfen, ob sich Handeln und Sein in unserem Leben in einem ausgewogenen Gleichgewicht befinden. Unsere Gesellschaft steht unter Druck, und wir sind damit beschäftigt, Aufgaben zu erledigen, Siege zu erringen, uns bei äußeren Ereignissen und der Kinderbeschäftigung zu verausgaben, Pflichten zu erfüllen und uns um andere zu kümmern. Das ist ein Stück weit völlig normal und gehört eben zum Leben dazu, wenn man Beziehungen zu anderen Menschen pflegt und in einer Gemeinschaft oder Gesellschaft lebt. Aber wir haben nicht nur das Bedürfnis zu handeln, sondern genauso auch das Bedürfnis zu *sein*. Die Fähigkeit zu empfangen, führt zu einer großen Fülle; denn indem wir empfangen, sammeln wir an. Dieses Gefäß der Fülle und Fruchtbarkeit ist uns ein Erdungsstab. Durch Fülle werden wir geerdet, fühlen wir uns wertvoll und finden einen inneren Frieden, der uns wie in einem Kreislauf wiederum ermöglicht, zu geben und zu teilen.

Die spirituellen Lehrmeister einer jeden Gesellschaft oder Religion haben das Sein perfektioniert. Durch Gebet, Meditation und Achtsamkeit führen sie ein entschleunigtes Leben und strahlen Anmut und Gnade aus. Sie üben eine große Anziehungskraft auf andere Menschen aus, die ihre Sorgen und Nöte sowie ihre Dankbarkeit mit ihnen teilen. Spirituelle Lehrmeister strahlen auch eine Aura von enormer Heilkraft aus. Schon ihre bloße Gegenwart wirkt beruhigend und heilend. Die erleuchtetsten Menschen leben in tiefer Dankbarkeit.

Der Metaphysik des ersten Chakras liegt dieses Verhältnis zwischen Handeln und Sein zugrunde. Sehr erfolgreiche und umtriebige Persönlichkeiten, die im Leben große Anstrengungen vollbringen, tendieren oft zu Krankheiten aus dem arthritischen Formenkreis, zu Kniegelenksergüssen, Gelenkschmerzen, zu von Zecken übertragenen Krankheiten, zu Autoimmunerkrankungen des Bindegewebes wie Lupus erythematodes sowie zu Verletzungen. Wie viele Menschen sind dem Multitasking verfallen, flüchten vor einer alten Verletzung oder haben schlicht ein übersteigertes Verantwortungsbewusstsein und erlauben sich keinen Moment der Ruhe?

Ihre Krankheit fordert Sie zur Transformation auf. Es wird von Ihnen verlangt, Ihren Umgang mit dem Handeln und dem Sein zu überprüfen. Multitasking, ein Leben im Hamsterrad und hohe Stresspegel führen dazu, dass die Nebennieren am laufenden Band Cortisol produzieren und das sympathische Nervensystem auf Hochtouren läuft. Wenn diese Geschwindigkeit länger (also über Wochen und Monate) aufrechterhalten wird, wird dadurch eine solche Flut von Neurotransmittern und Hormonen freigesetzt, dass deren Effekt schlimmer ist, als wenn man Amphetamine einnehmen würde. So dauert es nicht lange, bis die Biochemie aus dem Gleichgewicht gerät, das Immunsystem durchdreht und alles durch die ganze Palette an auslösenden Faktoren, die in Teil I dargestellt wurde, wie ein Kartenhaus zusammenfällt. Chronische Erkrankungen sind kein Zufallsprodukt. Unser Innenleben spielt dabei eine entscheidende Rolle.

Sich der Präsenz des Hier und Jetzt, dem Zauber unserer Erfahrungen, der Klarheit unseres spirituellen Wesens bewusst zu werden, ist ein unvergleichliches Geschenk. Durch die Ablenkungen des Lebens, durch Verkehrslärm, Stimmen, elektronischen Beschuss und unsere wirbelnden Gedanken werden wir von unserem Selbst getrennt – von der grundlegenden Klarheit und Reinheit unserer inneren Stimme, unseres inneren Wissens. Stattdessen taumeln wir, ohne nach rechts und links zu gucken, mit gleichbleibender, aber atemberaubender Geschwindigkeit durch den Tag und sind fest entschlossen, unseren Arbeitstag in all seiner Unerbittlichkeit zu bewältigen, unseren Verpflichtungen nachzukommen, die Bedürfnisse unserer Kinder zu befriedigen und für Schutz und Nahrung aufzukommen. Es führt ja kein Weg daran vorbei – so die feste Überzeugung vieler Menschen. Wir sind schlicht in den Anforderungen und im Takt unserer schnelllebigen Gesellschaft gefangen.

Es ist nicht leicht, die Verbindung zur inneren Stille unseres Selbst aufrechtzuerhalten. Dazu bedarf es einer bewussten Entscheidung, Achtsamkeit und oft auch der Unterstützung des Partners oder der Familie. Eine Woche voller Strandspaziergänge, ein Wochenende im Bett mit dem Liebhaber, ein elektronikfreier Abend vor einem knisternden Feuer – allzu selten erlauben wir uns diese Art von Vergnügungen, die uns doch mit unserem Selbst in Einklang bringen und so ungemein wohltuend sind. Wieviel Energie stecken wir in andere Menschen, in den Beruf, in die Hektik des Handelns im Gegensatz zum wertvollen Einfach-nur-Sein? Es passiert sehr schnell, dass genau das unter den Tisch fällt: Einfach nur still und bei sich zu sein und zu empfangen, statt sich zu verausgaben. In solchen kostbaren Momenten der Stille und Schönheit können wir uns ein wenig Zeit dafür nehmen, unsere Dankbarkeit zum Ausdruck zu bringen.

Dieses Chakra und unsere Körpersysteme entsprechen energetisch der Dualität von Handeln und Sein im Leben. Auf der einen Seite ist das Yang, die Aktivität, das Unterwegs-Sein. Auf der anderen Seite ist das Yin, die Kunst des Einfach-nur-Seins, der Stille. Die wichtigste Lektion, die ich während meiner zehnjährigen Lyme-Borreliose-Reise gelernt habe, war, die Geduld dafür aufzubringen, in Stille zu leben, die Fähigkeit, in völliger Bewegungslosigkeit zu reflektieren, anzunehmen und schweigend mit mir allein zu sein. Ich habe mich sehr schwer damit getan. Ich habe ganze zehn Jahre dafür gebraucht, meinen geheiligten Ort der Stille zu finden und mich, Katina Makris, wirklich und wahrhaftig nur dafür zu respektieren, dass ich ich bin. Nicht mich als Homöopathin, fürsorgliche Mutter, lebenslustige Freundin, liebende Ehefrau, kreative Köchin oder abenteuerlustige Sportlerin. Nein, das alles musste verschwinden. Das waren alles nur unterschiedliche „Arten und Weisen", auf die ich mich kannte, an die ich mich gewöhnt hatte und die mir das Selbstbewusstsein vermittelten, mit anderen in Beziehung zu treten.

Die Lyme-Borreliose hat mich gezwungen, tiefer vorzudringen, weit hinter all diese äußerlichen Manifestationen. Ich musste in mir auf die Suche gehen, um zu akzeptieren, nachzudenken, das Wesentliche herauszudestillieren und sehr klein und zentriert zu werden. Ich habe wirklich erst da, nach Jahren der inneren Arbeit, allmählich gelernt, wer ich wirklich bin, welchen Wert ich für mich habe – nicht für andere, sondern für mich selbst.

Danach, nach vielen Selbst-Affirmationen und Segnungen, nachdem ich Dankbarkeit empfunden hatte und an meinem ersten Chakra gearbeitet hatte, konnte ich mich wieder der Welt zuwenden und ihr mit neuer Offenheit begegnen, konnte ich wachsen und neu geboren werden. Wenn wir es schaffen, uns auf diese Reise in unser Inneres zu begeben, und lernen können, das Sein in den Mittelpunkt zu rücken und unsere ureigenen kostbaren Eigenschaften voll und ganz anzunehmen, dann können wir uns aus dieser energetischen Warteposition befreien und Veränderungen bewirken, zunächst auf emotionaler, dann auf energetischer und schließlich auch auf zellulärer Ebene. Diesem Chakra sind die Knochen, das Skelett, die Wirbelsäule und die Gelenke zugeordnet. Bei allen diesbezüglichen Beschwerden muss die Aufmerksamkeit nach innen gerichtet werden.

Die folgende einfache Übung, um das erste Chakra auszubalancieren und Dankbarkeit zu praktizieren, ist in leicht abgewandelter Form von Meredith Young-Sowers übernommen. Sie heißt „Gabenkorb", erfreut sich großer Beliebtheit und aktiviert unsere Fähigkeit, uns selbst wertzuschätzen und das erste Chakra, das Wurzel-Chakra, zu stärken.

ÜBUNG FÜR DAS ERSTE CHAKRA: „GABENKORB"

Diese energetische Heilungsübung unterstützt uns dabei, Gleichgewicht und Harmonie des ersten Chakras, des Wurzel-Chakras, wiederherzustellen.

Sehr viele Menschen übernehmen sich damit, wenn sie ihre Energie und ihre Fürsorge in den Dienst eines hektischen Lebens stellen. Es ist gar nicht so leicht, zu lernen, wie man sich regelmäßig um den eigenen Seelenzustand kümmern und Energie und Stärke empfangen kann. Tatsächlich vernachlässigen sich viele Menschen auf der energetischen Ebene. Instinktiv ziehen sie es vor, ihre Aufmerksamkeit und Mühen auf andere auszurichten, statt ihre eigenen Kraftquellen aufzufüllen.

Diese wunderbare Übung kann uns dabei helfen, uns selbst wertzuschätzen und auch die Eigenschaften zu würdigen, die wir besitzen und vielleicht sogar noch weiterentwickeln sollten. Es ist eine sehr einfache und doch sehr wirkungsvolle und lohnende Übung. Schon nach kurzer Zeit werden Sie die energetischen Veränderungen wahrnehmen, die durch diese Übung in Gang gesetzt werden und mithilfe derer Sie Ihr eigenes Selbst überdenken und würdigen können.

Nehmen Sie liniertes Notizpapier und einen Stift zur Hand. Diese Übung soll spontan und ohne nachzudenken ausgeführt werden. Beginnen Sie damit, auf jede Zeile wahllos Eigenschaften zu notieren, die Sie an sich mögen und schätzen. Es können ganz einfache Aspekte Ihrer Persönlichkeit sein, z.B. „freundlich, kann gut kochen, gut organisiert, rücksichtsvoll, kreativ, sportlich, geduldig" etc.

Wenn Sie alle Eigenschaften aufgeschrieben haben, die Ihnen eingefallen sind, egal ob Sie damit nun eine Seite gefüllt haben oder fünf, dann nehmen Sie eine Schere und schneiden die beschriebenen Zeilen einzeln aus, so wie die Papierstreifen in Glückskeksen. Als Nächstes falten Sie diese Papierstreifen zusammen und legen sie in einen Korb oder eine Schüssel. Das ist Ihr Gabenkorb. Ab jetzt ziehen Sie jeden Tag einen dieser aufgefalteten Papierstreifen aus dem Korb. Lesen Sie ihn. Dieses ist die Gabe, die Sie heute ehren werden. Nehmen Sie sich im Verlauf des Tages immer wieder einen Moment dafür Zeit, diese Eigenschaft innerlich anzuerkennen und sich selbst Dankbarkeit dafür zum Ausdruck zu bringen. Auf diese Weise beginnen Sie damit, die Energie, die Sie normalerweise anderen zukommen lassen, auf sich selbst zu richten. Legen Sie den Papierstreifen in einen zweiten Korb, in dem Sie die Streifen der kommenden Tage und Wochen sammeln können. Irgendwann haben Sie den gesamten Gabenkorb durchgearbeitet. Dann nehmen Sie sich den nun gefüllten zweiten Korb vor und beginnen von neuem. Falls Ihnen während dieser Zeit weitere Eigenschaften, die Sie an sich schätzen, einfallen oder Sie gar neue Eigenschaften an sich entdecken, fügen Sie sie dem Korb einfach hinzu.

Diese Übung hört sich für Sie vielleicht ein bisschen sinnlos an, aber sie ist wirklich gut. Es ist gar nicht so leicht, uns selbst mit Wohlwollen im Spiegel zu betrachten. Wir neigen dazu, Fehler an uns zu entdecken, aus denen sich negative Gedankenmuster und Überzeugungen entwickeln. Der Gabenkorb hilft uns dabei, unsere inneren Reichtümer zu würdigen und uns im ersten Chakra der Empfänglichkeit zu erden. Indem wir unserem inneren Selbst durch Selbst-Wertschätzung zu neuem Glanz verhelfen, ziehen wir gar nicht selten auch neue Menschen mit genau den Eigenschaften in unser Leben, die wir nun in uns selbst zu schätzen lernen. Man nennt dies „Fülle schaffen", ein Prozess, der für die Stärkung dieses Chakras unerlässlich ist und all jenen Menschen besonders gut tut, die mit Gelenk- oder Knochenproblemen zu kämpfen haben und sich schwer damit tun, sowohl im wörtlichen als auch im metaphorischen Sinne Schritte zu unternehmen, um im Leben voranzukommen.

ZWEITES CHAKRA (SAKRAL-CHAKRA): KREISLAUF DER VERÄNDERUNG

Da an jeder Beziehung immer einzigartige Individuen beteiligt sind, gibt es keine einfache Gebrauchsanweisung dafür, wie man sie „richtig" hinbekommt. Man kann sich auf die unterschiedlichste Art begegnen. Sind wir Freunde, Kollegen, Nachbarn, Geschäftspartner, Liebhaber, Ehepartner, Eltern, Geschwister, Mentoren, Schüler, Sportsfreunde, Musen, Seelenverwandte, Feinde oder einfach ein Paar, das sich jeder Kategorisierung entzieht? Verbindungen einzugehen, kann uns vor große Herausforderungen stellen, aber es ist Teil des menschlichen Instinkts. Herz, Geist und Seele brauchen Gemeinschaft und vor allem Liebe. Der Drang, sich miteinander zu verbinden, ist angeboren.

Wir dürfen nicht vergessen, dass jeder Mensch im Kern ein spirituelles Wesen ist. Aber statt diesen inneren Ort der Schönheit und Vervollkommnung, den wir alle in uns tragen, zu kultivieren, indem wir ungestört Zeit in der Natur verbringen, ein Instrument spielen oder Tagträumen nachhängen, werden wir dazu getrimmt, unsere linke Gehirnhälfte zu aktivieren, analytisch zu denken und uns anzustrengen, um oktroyierten Ansprüchen und Erwartungen zu entsprechen, die oft als „Ziele" empfunden werden – gute Schulnoten, sportliche Errungenschaften und die Gewogenheit unserer Eltern. Auch wenn wir älter werden, suchen wir weiterhin nach Anerkennung durch Freunde, Ehepartner oder Vorgesetzte. Für sich genommen, ist es nichts Schlechtes, danach zu streben, ein guter Mensch zu sein, aber nur ein gesundes Gleichgewicht macht gesund und glücklich.

Wir versuchen, Anerkennung durch die Menschen in unserem Leben zu gewinnen, aber wir tragen auch emotionale Narben mit uns herum. Manche Menschen ziehen sich aufgrund von erlebten Schmerzen und traumatischen Ereignissen in ihr Schneckenhaus zurück. In dem Versuch, weitere Schmerzen zu vermeiden, schirmen sie ihr Herz ab. Umgekehrt können solche Erlebnisse auch dazu führen, dass die Betroffenen sich besonders streitlustig und aggressiv geben und eine ärgerliche, bestimmende und kontrollierende Grundhaltung einnehmen. Dieses Verhalten läuft oft unbewusst ab und ist eine Form von Selbstverteidigung und Selbstschutz. „Flucht oder Kampf" ist eine instinktive menschliche Reaktion, sowohl bei Kindergartenkindern als auch bei Erwachsenen.

Der Schlüssel liegt darin, offen zu bleiben, ohne sich dabei in einen Fußabtreter für den Rest der Welt zu verwandeln, aber auch ohne immer alle Fäden in der Hand halten zu müssen. Hierin liegt der Zauber aller menschlichen Beziehungen: Zu lernen, wie man sich die Offenheit anderer Menschen gegenüber und dem, was sie mit sich bringen und wie man sich mit ihnen verbindet, bewahren kann. Ein Leben in Akzeptanz, voller Mitgefühl und kreativer Gemeinschaft ist ein Garant für wunderbare Harmonie und einer der besten Lehrmeister.

Wenn wir im Gleichgewicht mit uns selbst sowie in Harmonie mit anderen und sogar der Natur leben wollen, ist es notwendig, dass wir die hohe Kunst des „Loslassens" erlernen. Das zweite Chakra, dem das Harnsystem (Nieren, Blase, Harnröhre) sowie der Fortpflanzungsapparat (Gebärmutter, Eierstöcke, Vagina bzw. Prostata und Hoden) zugeordnet sind, verlangt von uns die Fähigkeit, „loszulassen". Über die Harnflüssigkeit des mächtigen Filtersystems der Nieren, aber auch über die Menstruation oder das männliche Ejakulat, scheiden wir neben Schad- und Giftstoffen auch emotionalen Ballast aus.

Das **zweite Chakra** ist ein Gleichgewichtspunkt, an dem unsere Inspirationen und Träume ausgewählt (Eierstöcke, Gebärmutter, Prostata) und in die Welt gebracht werden, sei es durch Gebären (Frauen) oder Entbinden (Männer), das Gegenteil von Abwerfen oder „Loslassen". Es ist für uns ein Ort der wahren Intimität. Hier werden Nähe, Zärtlichkeit, Fürsorge und Ehrlichkeit gepflegt. Die Intimität zwischen Mutter und Kind, Ehemann und Ehefrau, zwischen besten Freunden oder kreativen Partnern – sie ist der Schatz des Lebens und sollte einem heilig sein und entsprechend wertgeschätzt werden.

Wie alle Säugetiere durchlaufen auch Menschen natürliche Zyklen, ähnlich den Jahreszeiten. Säen, kultivieren, ernten, wieder abwerfen. Es zeugt von Weisheit, wenn man sich die Zeit dafür nimmt, seine angeborenen Rhythmen zu erspüren und zu respektieren, es zu bemerken und sich entsprechend zu verhalten, wenn man einen Tag für sich allein braucht, und auch dem Bedürfnis nach regelmäßiger körperlicher Betätigung nachzukommen, um im Gleichgewicht zu bleiben. Aber letzten Endes müssen wir auch in Übereinstimmung mit anderen leben. Hier können die Gefühle kompliziert werden, und wer zu sehr an ihnen festhält, bei dem entstehen Eierstockzysten, Nierensteine, Lupus erythematodes, Krebs der Geschlechtsorgane und andere Störungen. Für dieses Chakra ist es unerlässlich, zu verstehen, woran wir festhalten. Unsere Kultur lehrt uns das Aufbauen und Ansammeln, aber nicht das Loslassen. Vielen von uns bereitet es unsägliche Qualen, unsere Vergangenheit, eine Freundschaft, ein Zuhause oder ein Kind loszulassen. Wir werden von dem Gewohnten, von der Bequemlichkeit und von all dem, woran wir hängen, angezogen. Wie können wir in Würde loslassen und gleichzeitig Neues aussäen, den Neubeginn akzeptieren?

Das **zweite Chakra** verlangt nach Ausgeglichenheit zwischen Vergangenheit und Zukunft. Wie die Mondphasen, der Wechsel der Gezeiten und der Rhythmus der Jahreszeiten repräsentieren auch unsere Fortpflanzungsorgane und unser Harntrakt das Geben und Nehmen, die Ebbe und die Flut, die Vergangenheit und die Zukunft. Wir schauen hier auf die Setzlinge von morgen, die Energie von Hoffnungen, Träumen und Sehnsüchten. Was können wir abwerfen, um Raum für neue Energie zu schaffen? Wie können wir die Angst preisgeben und einen Neuanfang willkommen heißen?

Im Juli 2014 verbrachte ich eine Woche in einem bekannten Krankenhaus in Boston, weil ich einen „verdächtigen" Nierentumor hatte, der eine komplizierte Operation erforderlich machte – man musste durch meine Rippen hindurchschneiden, eine Lunge entlüften und dann den Tumor und einen Teil meiner Niere operativ entfernen. Zum Glück gehörte ich zu den wenigen zehn Prozent, deren Tumor sich als gutartig herausstellte. Dennoch war es eine komplizierte Operation und die Rekonvaleszenz äußerst beschwerlich. Die Pflegekräfte dort waren engelsgleiche Wesen, die sich voller Zärtlichkeit um mich kümmerten und mir Mut machten. Egal wie sehr ich mich vor Schmerzen krümmte oder darüber lamentierte, dass meine Haare jetzt schon seit einer Woche ungewaschen waren – die

AUTOIMMUN-ERKRANKUNGEN

liebevolle Hilfe beim Baden und meine inbrünstige Überzeugung, dass ich wunderbar genesen und von neuem aufblühen würde, gaben mir Auftrieb und brachten mich voran. Als Schwester Colleen am zweiten Tag darauf bestand, dass ich aufstehen und die paar Schritte zum Stuhl laufen sollte, fühlte es sich trotz des starken Schmerzmittels Dilaudid für mich so an, als verlange sie von mir, den Mount Everest zu besteigen.

„Ich kann noch nicht einmal atmen oder mich umdrehen", protestierte ich krächzend.

„Sie schaffen das, mein Schatz", zwitscherte die robuste irisch-stämmige Colleen, während sie das Kopfteil meines Bettes langsam aufrichtete und ich bei jedem weiteren Zentimeter vor Schmerz zusammenzuckte.

„Ich nehme Ihre Hände." Sie packte mich fest. „Schauen Sie mir in die Augen, Katina, hoch mit den Augen. Kommen Sie schon, mein Schatz. Atmen nicht vergessen!"

„Gott, nein! Es geht nicht, Colleen. Das tut zu weh! Mir ist zu schwindelig." Man hatte mir die komplette rechte Seite aufgeschnitten, ein 30-cm-Schnitt, Drainagen, Nähte, ein Lungenkollaps. Wackelig saß ich am Bettrand und fühlte mich, als würde ich gleich in Ohnmacht fallen.

„Auf die Beine, Katina. Los jetzt. Sie sind doch stark, eine Schwimmerin. Das schaffen wir! Schauen Sie mir in die Augen. Gleich sind Sie auf den Beinen. Eins. Zwei. Drei. Ausatmen." Ich fühlte mich von ihrer rauen und zugleich liebevollen Art gehalten.

Ich stützte mich auf Colleens Unterarmen ab und drückte mich hoch. Das Zimmer schien sich zu drehen, mein Herz raste, der Schmerz fuhr mir durch Mark und Bein, und obwohl ich die Zähne vor Schmerz zusammenbeißen musste, lächelte ich.

„Sie haben's geschafft! Sie stehen! Das ist der erste, riesengroße Schritt", triumphierte Colleen mit hochrotem Kopf, denn auch sie musste all ihre Kraft aufwenden, um mich, die ich auf sehr wackeligen Beinen stand, mit meinen immerhin 1,77 cm zu stützen. „Und jetzt wasche ich Ihnen mal ordentlich den ganzen Schweiß von der Haut."

Flink und bestimmt wusch sie mich ab, der blaue Krankenhauskittel lag zerknittert am Boden. Auf ermutigende Weise gab Colleen mir zu verstehen, was ich zu tun hatte. Zu ihr hatte ich Vertrauen. Zentimeter für Zentimeter arbeiteten wir uns zu dem riesigen Kunstledersessel vor. Mich hinzusetzen, war die nächste Tortur: Pumpen und Tropf zogen an mir, es tat furchtbar weh. Aber Colleen ließ nicht locker und redete mir gut zu. „Sie machen das prima, Katina. Jetzt bleiben Sie hier einfach für dreißig Minuten sitzen und atmen nur. Langsam und tief atmen, nicht so flach." Sie drückte mir die rote Ruftaste in die rechte Hand. „Hier drücken, wenn Sie mich brauchen. Stellen Sie sich vor, Sie wären gesund und täten, was Ihnen Freude macht. Ab jetzt geht es aufwärts. Sie werden wieder gesund, Sie sind auf dem Weg der Heilung." Von den Schmerzmitteln und dem Operationstrauma benebelt, nickte ich, aber das Zauberwort hatte ich sehr wohl gehört, das Wort, das ich auch für mein Manuskript ausersehen hatte: Heilung. „Ja, ich werde wieder gesund, ich werde heilen", sagte ich und lächelte zu ihr hinauf. Sie strahlte mich mit ihren blauen Augen an. „Sie schaffen das!"

Und so saß ich also da, während draußen vor dem Fenster meines abgeschiedenen Krankenzimmers der heiße Juli-Tag vor sich hin glühte. Mein wunderbares Zuhause und mein Sohn waren zwei Stunden von mir entfernt, oben in New Hampshire, und mein geliebter Badesee wartete geduldig auf meine Rückkehr. Ich ließ mir sowohl meinen aktuellen miserablen Zustand als auch das, was die Zukunft für mich bereithielt, durch den Kopf gehen.

Die dreißig Minuten fühlten sich an wie sechs Stunden. Mit jedem Atemzug fuhr mir der Schmerz wie mit einer Rasierklinge durch den Körper. Aber auch ein ruhiges Bild stieg in mir auf. Vor meinem inneren Auge sah ich den duftenden Garten meines Hauses, mit seinen Klettermalven, den pink behangenen Pfingstrosen, den in überschwänglichem Orange blühenden Taglilien. Dieser üppige Garten rief mich. Erstaunlicherweise nicht, um von mir gehegt und gepflegt zu werden, sondern um mich an etwas sehr Wertvolles zu erinnern – an die Kreisläufe des Lebens und daran, dass ich selbst für meine Heilung verantwortlich bin. Die fruchtbare sommerliche Blütezeit war ein Abbild meiner eigenen üppigen Zukunft. Ich konnte diese Vision in all ihrer Pracht spüren. Innerlich sagte ich zu mir: „Katina, auch du kannst wieder prächtig erblühen. Gib nicht auf. Glaube an Deine Heilung."

Heute, Ende Oktober, spüre ich die kalte Erde zwischen meinen Fingern – meine rechte Seite ist noch ein wenig steif, aber nach vier Monaten eindeutig auf dem Wege der Besserung – und ich bin bewusst dabei, Tulpenzwiebeln für die Blüte im nächsten Frühjahr zu setzen. Ich vergrabe zwölf dicke Zwiebeln an einer Stelle und weiß jetzt schon, wie mich ihre rubinrote Pracht im kommenden Mai aufmuntern und mich die Natur aufs Neue an die wichtigen Lehren des Lebens erinnern wird. Ich kann nur Dankbarkeit dafür empfinden, wie gut mein Körper und mein Geist miteinander kooperieren.

Wenn wir im Leben Blüte erfahren, wenn wir etwas erreichen, uns von einer Operation oder Krankheit erholen oder einen wichtigen Auftrag an Land ziehen wollen, müssen wir schlicht und ergreifend mit diesem allerersten Schritt beginnen – die Zwiebel zu setzen. Den Traum auszusäen. Die Weisheit der Kreisläufe zu respektieren und mit Vorsätzen oder Intentionen voranzuschreiten. Aufmerksam klopfe ich die lockere Erde über den Tulpenzwiebeln fest und gebe ihnen meinen Traum mit auf den Weg: „Wenn ihr im Mai blüht, werde ich zu 100% genesen sein. Mein Körper wird die OP vollständig hinter sich gelassen haben und wieder voller Vitalität funktionieren, und ich werde erfolgreich und voller Fülle und Freude meine kreative Arbeit in die Welt bringen."

Während ich mich aus dem Kniestand erhebe, erinnere ich mich an Colleen und an das erste grauenvolle Aufstehen vom Krankenbett. Jetzt erhebe ich mich vom Erdboden, zwar langsam noch, aber aus eigener Kraft und auf dem Wege der Besserung. Wir sind resilient und können uns weder vor unseren Fähigkeiten noch vor unseren Defiziten verstecken.

Ich hatte eine Nierenoperation. In dem Organ, das dafür verantwortlich ist, Unreinheiten auszuscheiden, hatte sich ein unberechenbarer Zellhaufen eingenistet. Eine von Blutgefäßen umgebene Fettgeschwulst mit fester Hülle; und dann hielt der Chirurg sie plötzlich in der Hand. Ich habe mich von Teilen und Mustern meiner Vergangenheit befreit. Alte Energien, Vergangenes, „Altlasten" von einer einstmals zügellosen Lyme-Borreliose. In meinem durch postoperative Schmerzmittel eingetrübten Dämmerzustand döste ich vor mich hin und ließ mich treiben, und vor meinem dritten Auge lief mein Leben wie in einer Zeitreise noch einmal vor mir ab. Ich arbeitete intensiv an mir, nicht mehr eine solche „Glucke" zu sein und mich an Familienmitgliedern oder meinem Partner festzuklammern. Ich sah meinen früheren Ehemann als Silhouette vor mir und sagte ihm psychisch Lebewohl. Nachdem er mich wegen einer anderen Frau verlassen hatte, war ich so von Schmerz erfüllt, dass mir jegliche Kreativität abhandenkam. Nach meiner Operation musste ich ihn loslassen, um mein neues Selbst zur Welt zu bringen. Ich sah, wie er, mit dem Rücken zu mir, in die Dunkelheit davonging, und irgendwie ließ ich mich dahinschweben, allein und ein wenig ängstlich, aber auch frei und unbehindert. Mein Selbstverständnis als aufopferungsvolle Partnerin und Mutter war in Gefahr. Ich musste die Herausforderung, ungebunden zu sein, akzeptieren, was auf mehr als eine Weise ein völlig neues Gefühl für mich war.

Die Metapher blieb mir im Gedächtnis. Das zweite Chakra verkörpert die Zyklen der Erneuerung, das Aussäen unserer Träume, die Geburt unserer Neuschöpfungen, vertrautes Teilen. Wir werfen das Alte ab und empfangen das Neue. Wir scheiden Giftstoffe aus, verabschieden uns von alten Mustern, wir lassen Neuschöpfungen Form annehmen und gehen neue Verbindungen ein.

Wie bei jedem Heilungsprozess musste ich dem, was durch diesen operativen Eingriff von mir verlangt wurde, in die Augen sehen, und zwar jetzt, auf dem Scheitelpunkt eines Neuanfangs. In diesem Fall waren das meine Unabhängigkeit und meine Fähigkeit zur Ausgeglichenheit, aber *nicht* in Bezug auf einen anderen Menschen. „Zwiebeln für den kommenden Frühling" zu setzen, kann ein Ritual dafür sein. Rituale haben ihren Sinn. Sie sind wie Steinmale für Intentionen. Rituale bündeln unsere Aufmerksamkeit und erfüllen unser ansonsten oft durch Zufall geleitetes Leben mit Bewusstsein. Ich habe mich mental darauf ausgerichtet, mich als gesunden und aktiven Menschen zu sehen, der ohne körperliche Schmerzen und frei von übermäßigen Sorgen für andere durchs Leben geht. Durch mein Ritual habe ich eine neue Version meiner selbst mit offenen Armen empfangen.

Dem zweiten Chakra sind das Harnsystem und der Fortpflanzungsapparat zugeordnet. Dieses Chakra hat viel mit Flüssigkeiten und freiem Fluss zu tun. Stagnation, Verdrängung, unerfüllte Träume oder das Festhalten an versteckten Gefühlen oder schlechten Beziehungen sind Beispiele dafür, wie es hier zu Blockaden kommen kann. Denken Sie darüber nach. Ist bei Ihnen alles im Fluss? Wie finden und behalten Sie Ihren Rhythmus?

Wodurch werden Sie am Fließen gehalten – durch Sport? Durch Kunst in irgendeiner Form, durch körperliche Liebe, Tagebuchführen oder indem Sie ein neues Projekt in die Wege leiten? Unser Wesen verlangt nach einem Geben und Nehmen, danach, dass unsere Lebensenergie fließt. Sie darf nicht an einer Stelle zusammenfließen, stagnieren oder blockiert werden. Jeder Mensch hat solche „Festhalte-Muster".

Ausgewogenheit ist für Gesundheit und Zufriedenheit unerlässlich. Sowohl Vollgas (Interstitielle Zystitis) als auch Zurückhalten (Eierstockzysten, Prostata-Entzündung) sind Warnsignale dafür, dass das zweite Chakra im Ungleichgewicht ist – uns ist der Fluss abhandengekommen, wir haben unsere unterdrückten Hoffnungen und Träume aufgegeben. Wir dürfen sie niemals sterben lassen. Erinnern Sie sich noch an das dynamische, beschwingte, junge Energiebündel, das Sie in Ihrer Jugend waren? Ein Teil dieser Energie steckt nach wie vor in Ihnen. Machen Sie sich auf die Suche nach diesem Teil, nehmen Sie ihn für sich in Anspruch, ziehen Sie ihn hervor, so wie Colleen mich aus dem Krankenhausbett gezogen und mein üppiger Sommergarten nach mir gerufen und mich daran erinnert hat, sorgfältig meine Zwiebeln für die Blütezeit im Frühling zu setzen.

ÜBUNGEN FÜR DAS ZWEITE CHAKRA: „DIE KUNST DES LOSLASSENS" UND „ZWIEBELN FÜR DEN FRÜHLING"

Für diese reinigende Übung für das zweite Chakra, mit der Sie blockierte Energien freisetzen oder unkontrollierte Energien ausbalancieren können, müssen Sie ein wenig Schreibarbeit leisten und sich über ein paar Dinge klar werden. Auch Feuer oder Wasser können hier sehr effektiv zum Einsatz kommen. Wir werden unsere Gedanken nach innen leiten, um herauszufinden, welche Elemente Ihrer jetzigen Situation oder Ihrer Vergangenheit Sie loslassen und loswerden möchten. Diese schreiben oder zeichnen wir auf ein Stück Papier, das wir dann bewusst verbrennen oder dem Wasser – einem Bach, Fluss oder dem Meer – übergeben werden. Fangen wir an:

Nehmen Sie sich ein paar Minuten Zeit, um sich zu zentrieren. Schließen Sie die Augen, wandern Sie mit Ihrer inneren Aufmerksamkeit in den Brustkorb und richten Sie sie auf Ihr Herz. Atmen Sie tief und langsam und folgen Sie Ihrer Atmung mit Ihrem Bewusstsein. Entspannen Sie. Wenn es Ihnen dabei hilft, sich zu zentrieren, legen Sie dabei eine Hand auf Ihr Herz. Richten Sie dann folgende Frage an Ihr Herz: „Was muss ich loslassen?"

Spüren Sie, was zu Ihnen kommt. Ein Bild? Ein Gefühl? Situationen oder Umstände aus der Vergangenheit? Stellen Sie nichts infrage, sondern akzeptieren Sie Ihre Erkenntnis. Schreiben Sie sie nun auf oder machen Sie eine schnelle Skizze davon. Dieser kleine Weisheitsschatz gehört Ihnen. In Kürze werden wir ihn aussetzen, damit er sich schwimmend von Ihnen entfernt. Aber zunächst wollen wir hier, in diesem Chakra der Veränderungen, der Wiedergeburt, der Hoffnungen und Möglichkeiten, den Kreislauf vollenden.

Schließen Sie erneut die Augen und ziehen Sie sich mit Hilfe der Atmung in den Raum Ihres Herzens zurück. Erspüren Sie Ihr Innerstes. Schenken Sie Ihrem Selbst ein Lächeln, so wie Sie ein Kind anlächeln würden. Liebevolle Zärtlichkeit ist wichtig; durch sie bleiben wir offen und fürsorglich. Stellen Sie sich dann folgende Frage: „Womit möchte ich beginnen?"

Denken Sie nicht nach, lassen Sie Ihren Gedanken freien Lauf und akzeptieren Sie, welches Bild, Gefühl oder welche Worte Ihnen plötzlich in den Sinn kommen. Sie sind authentisch. Wenn nichts zum Vorschein kommt, atmen Sie einfach weiter und wiederholen die Frage.

Sobald Sie eine Perle aufgelesen haben, schreiben Sie die Erkenntnis auf. Das ist Ihre Zwiebel für den kommenden Frühling. Wir werden gleich damit weitermachen.

Der erste Teil beinhaltet das Loslassen, der zweite Teil macht Empfängnis möglich. Wie der Menstruationszyklus, die Ejakulation oder der Harnfluss, oder wie ein Tier, das sein Winterfell abwirft, sind auch wir dazu gemacht, im Leben immer wieder loszulassen und Dinge abzuwerfen. Vor lauter Hektik und Produktivität gerät uns dieser rhythmische Kreislauf leicht in Vergessenheit. So nimmt es nicht wunder, dass der Körper Nierensteine, Fibrome und Ekzeme ausbildet. Es ist eine Herausforderung, die Balance dazwischen zu finden, einerseits vertrauensvolle Verbindungen zu hegen und zu pflegen und andererseits verletzende Bemerkungen, Nachbarn oder verloren gegangene Träume loszulassen.

Nur zu leicht ist man in alten Mustern gefangen und hält krampfhaft an den aktuellen Zuständen fest, so wie ich damals im Krankenhausbett. Colleen hat mich freigerüttelt, so wie man den Boden umgräbt. Wir müssen uns mental und emotional immer wieder ins Gedächtnis rufen, wie gesund es ist, die Vergangenheit, eine Beziehung oder eine Verhaltensweise loszulassen. Nicht alles und jeder ist gut für uns, jedenfalls nicht für immer. Manche Menschen, Orte, Häuser, Jobs können eine Zeit lang gut für uns sein, aber dann ist Veränderung angesagt: loslassen und erneuern.

Man kann seine kreative Energie sehr gut ausdrücken, indem man etwas aufschreibt oder skizziert. Wir werden hier eine Methode anwenden, in der die Zeit beschränkt ist und die Gedanken formlos und unstrukturiert fließen können. Stellen Sie einen Timer auf fünfzehn Minuten. Machen Sie es sich mit Stift und Papier bequem – ob Füller, Filzstift, Tusche oder Pastellkreide ist dabei ganz egal, alles geht.

Nehmen Sie nun den Satz oder das Wort, mit dem Sie ausgedrückt haben, was Sie loslassen möchten. Starten Sie den Timer und schreiben Sie wild drauflos, formlos und unstrukturiert, ohne Absätze oder Ähnliches. Tuschen und zeichnen Sie oder schmieren Sie nach Herzenslust mit Pastellkreide. Denken Sie daran, dass Sie auf diese Weise loslassen. Wenn Sie mehrere Seiten oder Leinwände oder was auch immer dafür benötigen – nur zu. Ihre Seele, Ihr Herz, Geist und Körper frohlocken vor Freude, weil sie endlich loslassen dürfen! Bravo!

Sobald die Zeit um ist, schauen Sie sich an oder lesen Sie, was Sie gemalt, gezeichnet oder geschrieben haben. Einiges davon wird Sie vielleicht überraschen; einiges wird hervorragend sein, anderes vielleicht ein bisschen komisch. Urteilen Sie nicht. Wenn Sie mögen, warten Sie nun einige Tage ab, um das Ergebnis zu verarbeiten, oder machen Sie einfach ein Foto davon. Danach müssen Sie diese aufgestauten Gefühle, Gedanken und Energieformen voll und ganz freigeben. Entfachen Sie ein Feuer oder gehen Sie ans Wasser. Verabschieden Sie sich bewusst von diesem alten Aspekt Ihrer Persönlichkeit oder der Beziehung, die wieder hochgekommen ist. Geben Sie die Seiten nun ganz oder als zerschnittene Schnipsel ins Feuer oder ins Wasser und verabschieden Sie sich von dem, was Sie bislang gehemmt hat. Dabei können Sie von vielerlei Gefühlen übermannt werden. Das ist kein Grund zur Beunruhigung, sondern gehört dazu, wenn man eingekapselte Gefühle und Energien in Bewegung setzt. Vertrauen Sie auf das Wissen, dass Sie in Sicherheit und nicht allein sind. Alles ist gut. Sie setzen Ihren Heilungsprozess in Gang. Wenn es Ihnen dabei hilft, diese Erfahrung zu verarbeiten, können Sie über die nächsten Tage mit einer Freundin oder einer Beraterin darüber sprechen. Ich glaube an Ihre Stärken.

Wenden wir uns nun der „Womit möchte ich beginnen?"-Perle zu. Warten Sie damit bis zum späteren Abend oder bis zum nächsten Tag. Wir bedienen uns nun der intuitiven Weisheit Ihres inneren Beraters und initiieren den Fortschritt in Richtung einer gesünderen Zukunft und ausgeglichenerer Beziehungen. Diese Frühlingszwiebel pflanzen wir für Sie!

Betrachten Sie Ihren Satz und lesen Sie ihn laut vor. Alle Ihre Träume und Hoffnungen können einzigartig sein: „Ich möchte wieder so tanzen wie damals mit fünfundzwanzig." Oder: „Ich brauche einen versierten, integrativ arbeitenden Arzt" oder „den perfekten Partner." Vielleicht haben Sie „Keine Krankheit mehr und viel Energie" heraufbeschworen. Unsere Träume können viele Formen annehmen.

Nehmen Sie nun wieder Papier, Schreibutensilien, Buntstifte, eine Gitarre oder was auch immer zur Hand. Stellen Sie den Timer auf fünfzehn Minuten. Denken Sie nicht nach. Schließen Sie die Augen, sprechen Sie sich den Satz noch einmal laut vor, öffnen Sie dann die Augen und fangen Sie an zu schreiben, zu zeichnen, Akkorde zu spielen. Nehmen Sie sich die Freiheit, spontan, verspielt, ungehemmt und unstrukturiert zu sein. Es gibt kein Richtig und kein Falsch. Wenn der Timer klingelt, betrachten Sie, wie Ihre Seele sich ausgedrückt hat. Für gewöhnlich hallt diese Übung lange in einem nach. Oder alles kommt einem auf natürliche Weise einleuchtend und sinnvoll vor. Manche sind auch verwirrt von dem, was da gerade an die Oberfläche gekommen ist. Geben Sie sich Mühe, nicht zu urteilen. Bewahren Sie Ihr kreatives Werk diesmal auf.

Wenn Ihnen diese Übung zusagt, können Sie sie gerne immer wieder wiederholen. Ich habe die Erfahrung gemacht, dass Menschen, die jahrelang unter Schmerzen, Krankheit oder dem Gefühl, missverstanden zu sein, gelitten haben, die „Loslass"-Übung immer wieder durchführen müssen. Es hat eine sehr kathartische Wirkung, sich von all der aufgestauten Energie zu befreien, an der Körper und Seele so lange und andauernd festzuhalten versucht haben. Geben Sie sich die Erlaubnis, sie freizugeben – lassen Sie los.

Eine kleine Warnung: Beschränken Sie sich wirklich auf die vorgegebene Zeit von fünfzehn Minuten. Wenn man sich stundenlang auf diese
Weise ausdrückt, passiert es schnell, dass die von der rechten Gehirnhälfte
gesteuerten intuitiven und unwillkürlichen Gefühle von einer analytischen
und vernunftgesteuerten Denkweise verdrängt werden und den kritischen
Wertungen und Urteilen der linken Gehirnhälfte weichen. Dafür ist diese
Heilungsübung nicht gedacht.

„Die Kunst des Loslassens" und „Zwiebeln für den Frühling" sind
mächtige Werkzeuge. Halten Sie Ihre „Frühlingszwiebeln" in Ehren
und lesen Sie sie täglich. Als respektvolle Geste können Sie ein kleines
Schmuckstück oder Foto anfertigen, das Ihre „Zwiebeln" repräsentieren
soll. Mithilfe dieses kleinen Talismans können Sie Ihre kommende Blüte
hegen und pflegen und den Heilungsweg von Körper und Geist öffnen.

DRITTES CHAKRA (SOLARPLEXUS-CHAKRA): WILLE UND INTENTION

Gesundheit war einmal eines unserer Geburtsrechte. Den meisten von uns wurde eine robuste Gesundheit in die Wiege gelegt, der Geist konnte Knospen treiben, man machte abenteuerliche Unternehmungen, war flink und wendig, rannte und schaukelte mit Elan und ließ der Fantasie lustvoll ihren Lauf. Während wir mit Freunden oder Geschwistern über die Zukunft fabulierten, konnten Träume und Wünsche in uns aufsteigen und anwachsen wie sprudelnde Bächlein. Ich liebe diese wunderbare Kreativität und Freiheit der Jugend. Wie viele Bilder davon, „was ich mal sein werde", sind mir nicht in meiner Kindheit durch die Seele stolziert.

Doch dann bekommt die Energie einen Dämpfer. Durch ein Zuviel an didaktischem Auswendiglernen in Schulen mit sinkendem Niveau sowie durch überfrachtete Haushalte dringt zu viel in das junge Gehirn ein und legt sich wie ein Film aus schalem Unbehagen über Geist und Seele. So werden freudvoller Enthusiasmus und die sprudelnden Möglichkeiten erst einmal ad acta gelegt und als „verlorene Träume" oder „irgendwann lerne ich vielleicht nochmal malen oder baue ich mir selbst ein Haus oder werde ich Balletttänzerin" beiseitegeschoben.

Kaum einer in der westlichen Gesellschaft folgt mit dreißig noch seinen Leidenschaften, liebt noch das Leben, das er führt, und strotzt vor Lebendigkeit. Wenn wir doch einmal so jemandem begegnen – dann sind wir hin und weg! Diese Menschen brennen so sehr vor Leidenschaft und Lebenslust, sind so lebendig, heiter und offenherzig, dass sie einem sofort die Stimmung aufhellen und die in der Krankheit festgefahrene Seele erleichtern. Ihre Energie ist ansteckend.

Wenn wir einen bedeutungsvollen Beitrag zur Welt leisten können, verspüren wir Stolz und Erfüllung. Wir fühlen uns gewürdigt, wenn wir am

Geben und Nehmen teilhaben. Dabei ist es ganz egal, ob dies nun in einer Eins-zu-eins-Situation am Arbeitsplatz stattfindet, wie zwischen einem Zimmermann und dem Hausbesitzer bzw. zwischen einem Lehrer und einem Schüler, oder aber in größerem Maßstab, wenn z.b. ein Musiker seine selbstkomponierten Stücke einem Publikum darbietet. Dieser Austausch ist reell und dynamisch und verleiht uns Kraft. Von anderen Menschen echte Anerkennung gezollt zu bekommen für das, was wir geschaffen und geleistet haben, lässt innerlich unser Selbstbewusstsein wachsen. Das positive Feedback und der Stolz, den man für die eigene Leistung oder das eigene Produkt empfindet, treiben einen dazu an, das eigene Können und den eigenen Beitrag noch weiter zu pflegen und auszubauen. Wenn dieser Prozess mit Wille und Intention unterstützt wird, setzt er sich mühelos fort, lässt uns Kraft und Ausstrahlung entwickeln und bringt unser drittes Chakra in Schwung.

Wir alle kommen neugierig und mit Sehnsüchten und Leidenschaften zur Welt. Als junge Menschen sind wir noch unternehmungslustig und aufnahmebereit. Wir schäumen nur so vor Kreativität, und all die Vorstellungen, die wir uns davon machen, was einmal aus uns wird, wenn wir erst groß sind, sind unser Brunnen der Möglichkeiten, aus dem wir wirklich noch schöpfen können, weil wir ja noch dabei sind, uns zu formen und nach allen Seiten hin auszustrecken. Aber wie wunderbar ist die Seele dessen, der auch als reiferer Erwachsener noch von seinem Ideenreichtum zehrt und kreativ bleibt und sein Lebenswerk mit der übrigen Welt teilt, wie beispielsweise Benjamin Franklin noch mit über siebzig mit inspirierenden Erfindungen zum Gemeinwesen beitrug! Es muss nicht zwangsläufig so sein, dass wir unsere Kreativität ersticken und unsere schöpferischen Impulse und unseren ungehobenen Schatz an Möglichkeiten nur noch ignorieren.

Wir tragen eine sehr mächtige Kraft in uns – unseren Willen. Dieses zuweilen etwas ungestüme, aber doch meist sehr hilfreiche Werkzeug zieht mit der Entschlossenheit an einem Strang, mit der Intention, einer messerscharfen, motivationsfördernden Fähigkeit. Wenn man versteht, wie man Intentionen einsetzen kann, kann man innerlich enorme physiologische Energieverschiebungen herbeiführen und Veränderungen auf zellulärer und energetischer Ebene vorantreiben, oft sogar über Nacht!

Stärke, Entschlossenheit und Wille sind innere Geisteshaltungen und zeigen, wie sehr wir uns uns selbst gegenüber verpflichtet fühlen. Indem wir uns auf unsere Entschlusskraft konzentrieren, setzen wir unseren Geist ein, aktivieren die kraftvolle Energie, die in unserer Mitte, dem Solarplexus-Chakra, lokalisiert ist, und bringen unsere innere Stärke zum Ausdruck.

Setzen Sie sich einmal ruhig hin und achten Sie darauf, was Sie fühlen bzw. was innerlich in Ihrem Körper vorgeht, wenn Sie einen Entschluss fassen oder sich ein Ziel setzen. Ich spüre dabei, dass sich eine klare und steinharte Energie in meinem Magen verfestigt, so als würde ich meine gesamte Energie an dieser einen Stelle konzentrieren, sozusagen eine Ansammlung von Kraft. Durch diese innere Verschiebung wird das mächtige dritte Chakra aktiviert und damit gleichzeitig auch das produktive Muskelsystem des Körpers. Entschlossenheit ist ein hervorragendes Beispiel dafür, wie man die Kraft des Körper-Geist-Weges aktiviert, um einerseits innerlich Energie hervorzubringen und andererseits auch Energie zu produzieren, die in Bewegungen und Tätigkeiten fließt. Unsere Entschlossenheit bringt uns dazu, 5-km-Läufe zu absolvieren, an Regentagen aus dem Bett zu steigen oder mit Willenskraft zu neuem Wohlbefinden zu streben.

Wenn wir etwas erreichen wollen, ist es empfehlenswert, eine klare Intention zu setzen bzw. einen klaren Vorsatz zu fassen und sich ihm mit unbeugsamer Entschlossenheit zu verschreiben. Aus meiner Perspektive als von einer chronischen Krankheit und schweren Depression Genesene, aber auch aus meiner dreißigjährigen Erfahrung als Heilpraktikerin kann ich sagen, dass alle Krankheiten, die in diesem Buch behandelt werden, sich um Wunden, Geschichten und Unausgewogenheiten im dritten Chakra drehen und etwas damit zu tun haben, dass man seinem Selbstbewusstsein, seinem eigenen Willen, seiner kreativen Produktivität und seinem ureigenen Beitrag zur Welt nicht ausreichend Engagement entgegenbringt. Bei Autoimmunerkrankungen und Lyme-Borreliose sind Fragen wie „Was bin ich überhaupt wert?" und „Kann ich etwas bewirken?" von zentraler Bedeutung. Viele von uns liegen schwach und voller Schmerzen darnieder und fühlen sich gänzlich „ausgebrannt".

Viele von uns haben ihre Selbstwirksamkeit aufgegeben und ihre Fähigkeit, körperliche Krankheiten und emotionale Beschwerden durchzustehen, verloren. Ihnen ist die Willenskraft erschlafft, und auch mit ihrer Kreativität ist es nicht mehr weit her. Viele Amerikaner, die nur außerhalb ihrer selbst nach Hilfe und Unterstützung suchen, die von Fernsehwerbung und der Pharmaindustrie abgerichtet sind und nicht mehr über den gesunden Menschenverstand in Bezug auf Selbstfürsorge und Lebensführung verfügen, der unserer Großeltern-Generation noch selbstverständlich war, sind heute von Ärzten, Medikamenten oder anderen Hilfsmitteln abhängig, um mit ihren Nöten und Belastungen klarzukommen.

Wenn man jedoch begreift, dass einem mit der Willenskraft ein inneres Werkzeug zur Verfügung steht und man dazu in der Lage ist, eine Intention zu setzen und sich von diesem lebendigen, atmenden, achtsamen Prozess durch den Tag leiten zu lassen, dann hat man schon einen starken Verbündeten an seiner Seite. Wer an einer chronischen Krankheit leidet, dem ist in den meisten Fällen seine „Mitte", seine Richtung abhandengekommen, wie auch die Fähigkeit, sich zu „sammeln" und Kurs auf ein gesundes Morgen zu nehmen. So war es zumindest bei mir. Drei Jahre lang vegetierte ich auf dem Sofa oder im Bett vor mich hin, mit einer Karriere, die in Trümmern lag und ohne jede Hoffnung, jemals wieder zu arbeiten, zu tanzen oder Auto zu fahren. Ich begann damit, Selbstmordgedanken zu hegen. Mein Vater brachte mich dazu, „durchzuhalten" und gegen die Dunkelheit und Verzweiflung anzugehen. Es ist ein vernichtendes Gefühl, ohne Hoffnung zu sein und sich selbst abhandenzukommen. Das Leben scheint nur noch abwärts zu gehen.

Jetzt werden wir lernen, wie man Intentionen setzt, die Willenskraft entfacht und die innere Dynamik zurückgewinnen. Dem dritten Chakra sind sämtliche Organe des Verdauungstraktes sowie das Muskelsystem zugeordnet. Es ist einiges an Bewegung erforderlich, um die aufgenommene Nahrung peristaltisch durch den Verdauungstrakt zu befördern. Die Bauchspeicheldrüse und Gallenblase schütten Verdauungsenzyme, Insulin und Gallensalze aus. Der Magen hält seinen pH-Wert aufrecht, und Dünn- und Dickdarm nehmen Nährstoffe auf und scheiden Abfallprodukte und Giftstoffe aus. Die mächtige Leber ist ein großes Filterorgan, das dem Körper Fremdstoffe entzieht und den Blutkreislauf reinigt. Alle diese Prozesse laufen automatisch ab und halten unseren Körper am Laufen, während uns das Muskelsystem aufrechthält und es uns ermöglicht, im Leben voranzukommen.

Solange wir nicht an Fibromyalgie, Myasthenia gravis, Lyme-Borreliose, Multipler Sklerose, Muskelschmerzen oder sonstigen Muskelverletzungen leiden, nehmen wir das Muskelsystem als Selbstverständlichkeit hin. Wie unglaublich wichtig die Muskeln doch sind! Durch sie sind wir dazu in der Lage, uns zu bewegen – so wie die Nahrung durch peristaltische Aktivität vorangeschoben wird. Die Muskeln befähigen uns dazu, kräftig voranzuschreiten, statt der Stagnation zu verfallen.

In diesem „Solarplexus" so vieler Organe und Drüsen ist unser Hara bzw. Qi lokalisiert – das Energiezentrum hinter der Nabelschnur bzw. dem Bauchnabel. Viele Kampfkünste legen großen Wert auf tiefe Atmung und gutturale Kampflaute beim Ausatmen – ein kraftvoller Klang. Auch von Football-Teams wird das praktiziert, bevor sie das Spielfeld betreten. Berittene Krieger stießen Kriegsrufe aus. Alle diese „Kraftgesänge" lassen die Energie bzw. das Qi direkt in den Solarplexus und das Zentrum des dritten Chakras fließen – dieses wahrhaft großartige Reservoir an Willen, Entschlusskraft und Mut.

Bei der Genesung von Lyme-Borreliose muss sehr viel Wert darauf gelegt werden, Energieblockaden im dritten Chakra zu lösen. Dieses Energiezentrum ist bei allen Autoimmunerkrankungen involviert. Die Betroffenen haben ihre Mitte verloren. Ihre Fähigkeit, Intentionen zu spüren und umzusetzen und ihren eigenen Beitrag zur Welt zu leisten, ist ihnen abhandengekommen, wurde nicht ausreichend gewürdigt oder gar gänzlich ignoriert. Viele „kämpfen" sich durchs Leben oder haben sich der Leere hingegeben und verspüren keinerlei Drang mehr danach, Neues zu schaffen und ihrem Leben Bedeutung zu verleihen. Indem man lernt, seine Eigeninitiative wieder wertzuschätzen und der eigenen Kreativität Futter zu geben, kann man die Energie dieses Chakras positiv beeinflussen. Der Bauch ist eine tiefe Quelle von Immunität, persönlicher Wirksamkeit und der Fähigkeit, weiterzumachen und voranzukommen.

Bei allen Fällen von chronischem Erschöpfungssyndrom, Fibromyalgie, Lupus erythematodes, Rheumatoider Arthritis, Lyme-Borreliose und den anderen Krankheiten können sich Übungen, bei denen man sich bewusst auf die Atmung konzentriert und mit Tönen ausatmet, positiv auswirken.

Auf diese Weise richtet sich die gesamte Aufmerksamkeit auf den Bauchbereich, so dass die Schwäche oder „ausgebrannte" Leere, die viele Betroffene empfinden, wieder aufgefüllt wird. Für mich war es lebensrettend, die Quelle des dritten Chakras wieder zum Sprudeln zu bringen. Machen wir uns an die Arbeit.

ÜBUNG FÜR DAS DRITTE CHAKRA: BEWEGUNG MIT INTENTION

Schließen Sie die Augen. Begeben Sie sich in eine bequeme und stabile Position. Beginnen Sie nun, indem Sie einmal lang und tief einatmen. Atmen Sie dann kraftvoll durch den Mund aus und stoßen dabei ein lautes „HO" aus. Halten Sie den Ton so lange aufrecht, wie Ihr Atem reicht. Wiederholen Sie die Übung. Tief einatmen, dann vollständig auf HO ausatmen. Atmen Sie rhythmisch auf diese Weise weiter, mit ungefähr zehn Wiederholungen. Spüren Sie, wie Sie mit jeder Einatmung Ihren gesamten Bauch auffüllen und dann bei jeder Ausatmung Ihre gesamte Energie ausstoßen. Wenn Sie diese Übung regelmäßig durchführen, können Sie Ihre Lebensenergie, Ihr Qi, erneuern. Daran führt bei chronischen Krankheiten kein Weg vorbei. Diese Übung ist eine altbewährte Methode, das dritte Chakra auszubalancieren.

Als Nächstes wollen wir nun daran arbeiten, Intentionen zu setzen und unsere Willenskraft zu stärken. Ohne jeden Zweifel ist Willenskraft eine der drei wichtigsten emotionalen Eigenschaften, die unabkömmlich dafür sind, Krankheiten oder schwere Schicksalsschläge jedweder Art zu bewältigen. Wenn der Wille abhandenkommt oder verblasst, lässt das die Betroffenen ins Straucheln geraten und nicht selten sogar sterben. Wie oft hört man, dass ein Ehepartner kurz nach dem Tod seines geliebten langjährigen Gefährten ebenfalls stirbt? Viele von uns fühlen sich durch die Krankheit schwach und ans Haus gefesselt, weil uns noch niemand gesagt hat, dass vollständige Heilung im Bereich des Möglichen ist. Allein durch diese Negativität verlieren viele Betroffene die Hoffnung und bald dann auch ihre Willenskraft.

Ich spüre meine Willenskraft als eine starke Fokussierung meiner mentalen Aufmerksamkeit, die sich wie ein Laser darauf richtet, dass eine Intention ein bestimmtes Ergebnis zeitigt. Rufen Sie sich einmal ein willensstarkes Kind vor Augen – seinen entschiedenen Gesichtsausdruck, die Entschlossenheit in den Augen, seine Körperspannung, wenn es sich daran macht, das zu tun (oder zu lassen!), was es sich in den Kopf gesetzt hat und sich durch nichts davon abbringen lässt. Ein solchermaßen dickköpfiger Vierjähriger hat plötzlich ungeheure Kraft und ist selbst für Erwachsene nur noch schwer zu bändigen. Behalten Sie das Bild dieses willensstarken Kindes vor Ihrem inneren Auge.

Seinem Willen Ausdruck zu geben, ist eine gute Möglichkeit, die stärkende Energie des dritten Chakras zu aktivieren. Wir werden hierfür eine Übung der *Stillpoint School* anwenden, und zwar die Übung „Bewegung mit Intention". Sie werden sich Klarheit darüber verschaffen, was Sie erreichen wollen, dieses Ziel als Aussage oder Intention formulieren und sich dann bewegen – gehen, schwimmen, Tai Chi praktizieren oder Ähnliches –, wobei Sie sich innerlich auf dieses Bild konzentrieren und Ihre Aussage oder Intention aufsagen. Auf diese Weise werden Körper, Geist und Seele gleichermaßen mit einbezogen. Wenn Sie diese Übung über mehrere Wochen oder Monate durchführen, werden Sie irgendwann eine Transformation feststellen.

Beginnen wir also damit, eine persönliche Perle der Erkenntnis für Sie zu finden, die Ihr Lebenswerk oder Ihren kreativen Beitrag zur Welt betrifft. Wie immer werden wir dafür unsere innere Weisheit befragen. Schließen Sie die Augen und legen Sie die Hand auf Ihr Herz. Atmen Sie über mehrere Atemzüge langsam und tief ein und aus und richten Sie Ihre innere Aufmerksamkeit auf Ihr Herz. Spüren Sie Ihren Atem, segnen Sie Ihre Seele und danken Sie Ihrem allwissenden Herzen.

Legen Sie sich nun eine Hand auf den Bauchnabel. Lassen Sie Ihre geistige Aufmerksamkeit in den Bauch wandern. Beehren Sie innerlich Ihr einzigartiges Verdauungssystem, Ihre Muskeln und die wertvolle Kraft Ihrer Mitte mit einer Begrüßung. Dies ist eine Geste der Ehrerbietung und fühlt sich für einige von Ihnen vielleicht zunächst komisch an. Akzeptieren Sie Ihren Körper einfach mit all seinen Stärken und Schwächen. Seien Sie eine Minute lang ganz bei sich. Atmen Sie weiter.

Nun werden wir eine Frage stellen und so wie vorher einfach nur empfangen, welche Eindrücke, Worte, Gefühle in Ihnen zum Vorschein kommen. Ihr Bauchgefühl ist sehr reell. Wenn möglich, lesen Sie die folgende

Frage laut vor: „Was wird mir die Kraft geben, in meinem Leben voranzukommen?" Schreiben Sie das Bild, die Worte oder die Gefühle auf. Wie immer findet jeder Mensch hierbei seine ureigene Perle oder Antwort. Lesen Sie sie sich laut vor. Wenn Sie mögen, können Sie sich auch eine kleine Skizze oder ein paar einfache Notizen machen.

Als Nächstes werden wir hieraus eine Intention formulieren. Vielleicht hat sich Ihnen das Wort „Frieden" zu erkennen gegeben; oder in Ihnen ist ein Bild aufgestiegen, in dem Sie sich um ein Blumenbeet kümmern? Oder etwas völlig anderes, wie z.B. ein Umzug? Nehmen wir doch als erstes Beispiel den „Frieden". Ihre Intention könnte dann so lauten:

„In Frieden will ich in meinem Leben voranschreiten."

Oder:

„Ich will in meinem Leben voranschreiten, indem ich mich um einen Garten kümmere."

Oder:

„Ich will in meinem Leben voranschreiten, indem ich aus meiner Wohnung ausziehe."

Haben Sie bemerkt, dass in allen Intentionen das Wort „will" vorkommt? Wenn Heilung zu Ihren Kernwünschen zählt, die Sie in Angriff nehmen wollen, dann fügen Sie auch dieses Wort zu Ihrer Intention hinzu, z.B.:

„Ich will in meinem Leben voranschreiten und Heilung finden, indem ich mich um einen Garten kümmere."

Säen Sie dieses Bild nun vor Ihrem geistigen Auge aus. Sprechen Sie die Intention aus und beginnen Sie dabei zu gehen, und wenn es nur vom Schlafzimmer in die Küche ist oder hinunter zur Toreinfahrt. Am besten können Sie den Weg zur Heilung von Körper und Geist aktivieren, wenn Sie die „Bewegung mit Intention" mehrere Minuten am Stück praktizieren oder mehrmals am Tag wiederholen.

Als ich noch ans Bett gefesselt war, habe ich die Übung jedes Mal durchgeführt, wenn ich aus dem Bett gekrochen bin, um zur Toilette zu gehen. Irgendwann habe ich dann versucht, das Haus am Arm meines Partners durch die Hintertür zu verlassen und von vorn wieder zu betreten. Ich habe das Bild willentlich fest vor meinem inneren Auge verankert. Irgendwann habe ich es auf diese Weise geschafft, ein paar Meter die Straße entlang zu gehen und dann immer ein Stückchen mehr, bis ich nach sechs Wochen schon stolze anderthalb Kilometer zurücklegen konnte. Der Tag, an dem ich endlich wieder im See ein paar hundert Meter ins offene Wasser hinausschwimmen konnte, wird mir in Erinnerung bleiben als der Tag, an dem ich wusste, dass ich mich nie wieder durch eine chronische Krankheit unterkriegen und ans Bett fesseln lassen würde! Die Intention, die Sie für diese Übung formuliert haben, ist sehr wirkungsvoll. Durch kinästhetische Bewegung und auf die Intention gerichtete Achtsamkeit aktivieren Sie den Weg zur Heilung von Körper und Geist. Wenn Sie noch auf einen Rollstuhl angewiesen sind, machen Sie die Übung, indem Sie einfach nur in die Hände klatschen oder mit Ihren Fingern oder Füßen wackeln. Jede Art von Bewegung kann als Ausgangspunkt genommen werden.

Auch Sie können dieses Geburtsrecht für sich in Anspruch nehmen. Willenskraft und selbst empfundener Stolz auf eine erfolgreich vollbrachte Leistung sind auch für Sie in Reichweite.

VIERTES CHAKRA (HERZ-CHAKRA): DER WUNSCH DES HERZENS

U m liebende Güte und Mitgefühl zu empfinden, brauchen wir unsere „Herzmitte" und die Fähigkeit, Liebe zu teilen. Wer sein Herz verschließt, kann keine Energie aussenden, um sich mit einem anderen Wesen zu verbinden, und weder Empathie noch Gelassenheit oder Mitgefühl ausstrahlen. Wenn das Herz zurückgehalten wird, ist der Mensch darin gefangen und vielfach einsam. Manche Menschen finden zwar begrenzte Möglichkeiten, ihre Gefühle zum Ausdruck zu bringen, beispielsweise ihrem Haustier gegenüber oder indem sie einen Garten pflegen oder in Gegenwart von Kindern. Aber Beziehungen zu anderen Erwachsenen oder gar Beziehungen, die über Einzelpersonen hinausgehen und sich auf ganze Gruppen oder gar die Menschheit als Ganzes erstrecken, scheinen ihnen risikobehaftet und machen ihnen Angst. Wenn wir Beziehungen zu anderen Menschen pflegen und gegenseitig Anteil nehmen, füllt sich unser Herz. Indem wir unsere Zügel ablegen und uns von unseren Ängsten befreien, legen wir den Grundstein für neues Wachstum.

Negative Erlebnisse in der Vergangenheit (Verletzungen, Traumata, Enttäuschungen) sowie ein Zuviel an Strukturen und Regeln können dazu führen, dass man sich zurückzieht und mit Warmherzigkeit, Verbundenheit und Mitgefühl hinterm Berg hält. Das Herz „rostet ein", mit der Folge, dass die Empfindungen bröckeln, die Gelenke steif werden, die zwischenmenschliche Kommunikation schroffer wird und das Verhalten insgesamt durch Reizbarkeit, Verärgerung oder gar Grausamkeit bestimmt wird. Man fühlt sich permanent angegriffen, bringt allem und jedem nur noch Misstrauen entgegen und das Immunsystem läuft Amok. Wenn das Herz unterdrückt wird, ist das vierte Chakra im Ungleichgewicht, und es kommt zu den unterschiedlichsten gesundheitlichen Störungen – von Herz-Kreislauf-Problemen über Immunschwäche und Autoimmunerkrankungen bis hin zu einer Vielzahl psychischer Beschwerden. Wer sich aus Selbstschutz hinter Barrikaden verschanzt, wird unglücklich und krank.

Dem vierten Chakra sind das Herz und das Kreislaufsystem mit all seinen Venen und Kapillargefäßen sowie das Immunsystem zugeordnet. In der Milz, dem großen Organ unter dem linken Rippenbogen, werden alle abgestorbenen weißen Blutkörperchen gesammelt, die von den Lymphknoten zur Bekämpfung von Krankheitserregern produziert wurden. Das Lymph- und Herz-Kreislauf-System ist permanent im Einsatz. Allen Autoimmunerkrankungen, Infektionskrankheiten und Lyme-Borreliose liegen Probleme im Bereich des vierten Chakras zugrunde.

Die Wesensenergie des Herz-Chakras ist die Liebe. Die Liebe zu denen, die uns nahestehen, die Liebe zu uns selbst, die Liebe zu den Menschen. Das Herz ist der Ursprung, aus dem heraus wir leben. Wenn unser Herz aufhört zu schlagen, sterben wir. Wer aus der Quelle heraus leben möchte, der muss ehrlich mit sich selbst sein. Wir alle können in Ruhe und Zufriedenheit leben, wenn wir unser Herz von Wertungen und Ängsten befreien. Gleichzeitig müssen wir uns in unseren Beziehungen sicher fühlen – bei aller Offenheit müssen wir auch ausgewogen beurteilen und entscheiden, wen wir an unseren verletzlichsten Kern heranlassen.

Urteilsvermögen geht mit Kritik einher. Wenn wir Autofahren, wenn wir durch eine felsige Landschaft wandern oder in ein fremdes Land reisen, dessen Sprache wir nicht sprechen, brauchen wir ein gutes Urteilsvermögen. Aber wenn wir in Beziehungen zu anderen Lebewesen zu sehr urteilen und werten, schränken wir damit unsere Fähigkeit ein, wirklich Verbindungen einzugehen, zu lieben und in echter Gemeinschaft durchs Leben zu gehen. Indem wir urteilen und werten, ziehen wir Wände hoch, ziehen wir uns zurück und gehen wir in die Defensive. Selbst in Paarbeziehungen ist es wichtig zu lernen, wie sich Urteilsvermögen und fließender Austausch die Waage halten können.

In Liebe zu leben, ist die reine Ekstase. Wir sind dafür geschaffen, uns auszutauschen und uns umeinander zu kümmern. Den meisten Menschen fällt es leicht, einem Baby oder einem Tier gegenüber Offenheit zu zeigen. Schnell lassen wir uns durch ihre Unschuld, ihre leuchtenden Augen und ihre Verspieltheit verzaubern. Wir beschäftigen uns mit ihnen, lächeln sie an, lieben sie heiß und innig. Die gemeinsam verbrachte Zeit ruft Freude in uns hervor und lässt unser Herz hüpfen. Das Gehirn schüttet Endorphine aus – die Wohlfühlhormone Oxytocin und Dopamin. Eine wunderbare Erfahrung. Wenn man sich verliebt, wird man von ähnlichen Gefühlen überflutet. Man ist von einem anderen Menschen fasziniert, alle Gedanken kreisen nur um ihn, er hat unser Herz erobert und auch die sexuelle Chemie stimmt – ohne weiteres werden so die verrammelten Fenster zu unserem Herzen aufgestoßen. Unsere Seele fliegt diesem Menschen zu – manchmal behutsam und mit kleinen Gesten, manchmal wie ein reißender Strom des Begehrens. Durch dieses Bedürfnis, zu verschmelzen, miteinander zu teilen und füreinander zu sorgen, öffnet sich das Herz voller Hingabe.

In unserer Gesellschaft halten viele Menschen ihre Herz-Energie verborgen. Nur unter ausgewählten Umständen öffnen wir uns und erlauben uns, in einer solchen Freiheit zu leben. Unser Alltag hat sich durch die Belastungen und Anspannungen des modernen Lebens ungeheuer beschleunigt. Er ist geprägt von Hektik, ausufernden Verpflichtungen und unerfreulichen Aussichten und lässt uns selbst unseren Partnern, Familienmitgliedern und Nachbarn gegenüber Feindseligkeit empfinden. Man muss sich jeden Tag aufs Neue bewusst dafür entscheiden, den Schutzschild zu senken und offen und ehrlich mit anderen zu kommunizieren. Es braucht Achtsamkeit und Übung, um nicht von diesem Weg abzukommen. Wie schnell rutscht man zurück in die alten Muster, in die alte Reserviertheit, in der man vor Angst und Misstrauen sein Herz abschirmt und nur durch geschlossene Rollläden hindurch kommuniziert. Autoimmunerkrankungen sind ein Beispiel für solch übermäßigen Selbstschutz. Wir wurden in einem Ausmaß verraten oder verletzt, dass wir unserem eigenen Urteil über andere nicht mehr trauen. Energetisch sind wir so programmiert, dass wir Freund und Feind nicht mehr auseinanderhalten können.

In Liebe zu leben, ist unser Geburtsrecht. Das große, kräftige Herz, mit dem wir auf die Welt gekommen sind, ist ein mächtiger und hart arbeitender Muskel, der selbst dann das Blut durch unseren Körper pumpt, wenn wir schlafen. Meist denken wir gar nicht darüber nach, wie unermüdlich es für uns schlägt und uns am Leben hält, wie es uns dabei hilft, einen Hügel hinauf zu laufen oder anmutig zu tanzen. Wir bemerken es erst, wenn irgendetwas damit nicht stimmt – wenn es in seinem Rhythmus gestört ist, sich durch Anspannung verengt oder bei einem Infarkt völlig außer Kontrolle gerät. Sie sollten Ihrem Herzen gelegentlich Aufmerksamkeit und Anerkennung zollen und sich innerlich bei ihm bedanken, in einer würdigenden Geste die Hand aufs Herz legen und Ihren Beifall bekunden.

Indem wir uns täglich auf diese Weise still auf unser Herz besinnen, bringen wir diesem mächtigen Organ nicht nur Anerkennung entgegen, sondern können uns auch emotional daran erinnern, unser Leben aus einem großzügigen, aufmerksamen, ehrlichen und vertrauensvollen Herzen heraus in Liebe zu leben. Probieren Sie es aus; Sie werden überrascht und dankbar sein. Die Wirkung ist unmittelbar und sehr wahrhaftig – man wird Ihnen mehr Freundlichkeit entgegenbringen, Sie werden tiefgängigere Gespräche führen und mit Freude überschüttet werden. Die Welt und die Lebewesen um uns herum erfüllen uns mit Energie, Schönheit und Freude. So können wir ein volleres und glücklicheres, ein gesünderes Leben führen.

Wir können freundlich zu anderen sein, indem wir ihnen die Tür aufhalten oder ihnen Mühe und Stress ersparen und ihre Medikamente von der Apotheke holen, wenn sie selbst ans Haus gefesselt sind. Liebevolle Freundlichkeit erfordert Interaktion. Man muss kommunizieren. Das geht auch nonverbal – z.b. durch eine Umarmung, wenn die Tränen fließen, mit einer warmen Mahlzeit, die man für einen bettlägerigen Freund zubereitet, oder durch verständnisvolle und mitfühlende Worte für jemanden in Nöten. Auch uns selbst können wir mit Gesten voll liebevoller Freundlichkeit begegnen, indem wir uns nach einem anstrengenden Tag eine warme Badewanne einlassen oder uns eine Vase mit frischgepflückten Wildblumen ans Bett stellen. Wenn wir uns kümmern, ist immer auch unser Herz beteiligt. Dieses wunderbare Organ, das treu und unermüdlich Blut und Wohlwollen durch unseren Körper pumpt, ist dafür gemacht, Liebe zu empfinden und zu teilen. Selbstliebe, zwischenmenschliche Liebe und Liebe zur Menschheit.

Durch die Einsamkeit einer Krankheit, durch Verrat, Verlassenwerden, Scheidung, Arbeitslosigkeit oder die Sorge um ein Kind in Schwierigkeiten ziehen wir uns zurück. Wir unterbrechen den Fluss unserer Liebe und verengen unser Herz. Wenn wir den Herzensraum und den Fluss von liebevoller Freundlichkeit unterdrücken, entstehen Ängste, Depressionen

AUTOIMMUN-ERKRANKUNGEN

und Wut. Das Herz rostet ein. Wenn man lernt, diesen Prozess zu bemerken und sich seiner Beschränkungen bewusst zu werden, ist das ein erster Schritt zu einem neuen Gleichgewicht, zu neuer Zufriedenheit und neuer Gesundheit.

Auf Herz und Kreislauf abgestimmt sind auch unsere Schutzmauern. Sich entsprechend abzugrenzen, kann einen davor schützen, von völlig Unbekannten, von ausbeuterischen Freunden oder übergriffigen Kollegen emotional oder körperlich verletzt oder finanziell ausgenutzt zu werden. Das Kreislaufsystem bekommt seinen Auftrieb durch die Unterstützung des Abwehrsystems, Lymphe und Milz sind unsere Festung und unsere Krieger. In der reinen Liebe eines offenen Herzens zu leben, ist bereichernd und erfüllend. Im Idealfall ist diese Glückseligkeit unser Ziel. Die gegenseitig erlebte Verbundenheit in ehrlichen und offenen Beziehungen bringt tiefes Mitgefühl und wahre Leidenschaft hervor; und wir müssen uns und die, die wir lieben, angemessen beschützen. Unser Immunsystem ist das metaphysische Spiegelbild dieser Verbindung von Körper und Geist.

Für Heilung ist es unerlässlich, dass Sie herausfinden, wo die Verwundungen Ihres Herzens ihren Ursprung haben. Das vierte Chakra ist der Mittelpunkt der sieben Energiezentren. Um die Energieblockaden zu lösen, kommen wir nicht umhin, uns mit unseren Wunden und unserer Trauer, mit unserem Verraten- oder Verlassensein auseinanderzusetzen. Vielleicht wissen Sie schon, welche Wunde Sie dermaßen entmutigt oder so durchgeschüttelt hat, dass Sie Ihrem eigenen Urteil über andere Menschen nicht mehr trauen. Dies ist der springende Punkt, den es bei der Bekämpfung chronischer Krankheiten zu bewältigen gilt und bei dem man ansetzen muss, um wahre Heilung zu bewirken. Wodurch hat sich mein Herz verschlossen, und warum richte ich meine Fähigkeit, mich zu verteidigen und abzugrenzen, nach innen gegen mich selbst statt nach außen? Warum hat es mich dermaßen verwirrt, von einem vertrauten Menschen verraten und ungerecht dargestellt zu werden, dass ich nun meinem eigenen Urteilsvermögen nicht mehr traue? Diese Haltung bringt das Immunsystem durcheinander und lässt es überreagieren, so dass sich die natürlichen „Killerzellen" nun undifferenziert gegen sämtliche Zellen wenden und nicht nur körperfremde Eindringlinge, sondern auch die natürlichen, körpereigenen Zellen der Organe, Drüsen und des Nervensystems bekämpfen. Begeben wir uns wieder auf eine Reise nach innen, um unserem weisen Ratgeber genau diese Fragen zu stellen. Die Antwort ist bereits in Ihnen.

ÜBUNG FÜR DAS VIERTE CHAKRA: SCHÜTZENDE HÄNDE

Schließen Sie die Augen, zentrieren Sie sich und spüren Sie Ihrem Atem nach, wie wir es gelernt haben. Atmen Sie drei oder viermal gleichmäßig ein und aus und richten Sie dann Ihre Aufmerksamkeit auf Ihr Herz. Sie sind nun ganz bei sich. Fühlen Sie Ihr Herz schlagen, und würdigen Sie seine Stärke. Bedanken Sie sich bei diesem geduldigen Organ und der benachbarten Milz. Stellen Sie sich nun folgende Frage und warten Sie dann, dass ein Gefühl, ein Bild, ein Wort zu Ihnen kommt. Lassen Sie es einfach entstehen. Werten Sie nicht, akzeptieren Sie nur: „Warum habe ich mein Herz verschlossen?"

Dieses Wissen ist sehr tiefgreifend. Nehmen Sie es achtsam entgegen. Schreiben Sie es auf. Erspüren Sie, wie Sie darauf reagieren. Nehmen Sie jede Ihrer Reaktionen zur Kenntnis. Stellen Sie sich dann die zweite Frage: „Wer oder was hat mich dazu gebracht, meinem eigenen Urteilsvermögen in Beziehungen nicht mehr zu trauen?" Vielleicht kommt ein Bild, ein Flashback, ein intuitiver Reflex, ein Satz an die Oberfläche. Notieren Sie auch das. Es ist von größter Bedeutung. Wir haben hier an den tiefsten Kern gerührt, der Ihrer Heilung entgegensteht, sie bremst und unvollständig bleiben lässt. Diese Momente der Selbsterkenntnis sind Gold wert und weitaus mächtiger als jede Medizin oder jede Heilmethode. Nehmen Sie sie mit Ehrerbietung an, auch wenn das Wort oder Bild Ihnen nebensächlich erscheint. Mein Instinkt sagt mir, dass Sie eine wesentliche Botschaft ausfindig gemacht haben, die Sie gefühlsmäßig für richtig halten. Ihre innere Weisheit ist real. Sie haben ein sehr weises Herz. Seien Sie ihm dankbar.

Wenn es Ihnen hilft, nehmen Sie das, was in Ihnen hochgekommen ist, zum Anlass, Tagebuch zu führen oder ein wenig zu zeichnen. Dies kann hilfreich bei der Verarbeitung von Wunden und Mustern sein oder auch nur hinsichtlich der Tatsache, dass Sie es nun schaffen, Ihre Intuition wieder mehr zu würdigen. Vielleicht brauchen Sie mehrere Tage dafür, diese Information zu verarbeiten, vielleicht aber auch nur wenige Sekunden. Wir sind einzigartig. Wenn nötig, können Sie auch mit jemandem darüber sprechen.

Nun wollen wir eine Geste der liebenden Güte ausüben, um Ihr Herz-Chakra zu nähren und das fehlgeleitete energetische Muster so zu verändern, dass sich Ihre Immunfunktion wieder normalisieren kann. Diese Übung, deren nährende Eigenschaften ich sehr schätze, habe ich von Meredith Young-Sowers gelernt.

Beginnen Sie damit, Ihre Handflächen gegeneinander zu reiben, als würden Sie sich über einem Feuer wärmen. Schließen Sie dann Ihre Augen und halten Sie Ihre Hände so, dass die Handflächen einander zugewandt sind, die Fingerspitzen sich aber nicht ganz berühren, so dass zwischen Ihren Händen ein geschützter Innenraum entsteht. Spüren Sie, wie die Energie zwischen Ihren Handflächen und Fingerspitzen vibriert? Wie fühlt sich das für Sie an? Ich spüre dabei warme Champagnerbläschen. Reiben Sie Ihre Handflächen erneut gegeneinander und wiederholen Sie die Handhaltung. Stellen Sie sich nun vor Ihrem geistigen Auge das Gesicht eines Menschen, den Sie lieben, zwischen Ihren Handflächen vor. Wie fühlt sich das für Sie an?

Die meisten haben dabei das Gefühl, dass ihre Hände leicht auseinandergehen, als würde unser Energiefeld, unsere Liebe durch den Schein der liebenden Präsenz ausgeweitet.

Wiederholen wir die Übung nun ein drittes Mal. Reiben Sie die Hände aneinander, bringen Sie sie in die gebetsähnliche Position und sehen Sie nun Ihr eigenes Selbst zwischen Ihren Handflächen. Was passiert als Nächstes? Spüren Sie Ihrem Gefühl nach und schreiben Sie es auf. Sie füllen Ihr eigenes „gebrochenes Herz" mit Selbst-Liebe. Diese Heilungsübung ist sehr wirkungsvoll und regenerierend. Führen Sie sie täglich durch.

Wenn Sie das Bedürfnis haben, eine emotionale oder seelische Wunde zwischen Ihnen und dem Menschen zu heilen, der Sie so sehr verletzt hat, dass es Ihre Immunfunktion gänzlich durcheinandergewirbelt hat, dann führen Sie die Übung mit dem Bild dieses Menschen zwischen Ihren Handflächen durch. Seien Sie nicht beunruhigt, wenn Ihre Hände sich dabei nicht mit der Wärme der heilenden Berührung füllen und „ausweiten". Bitten Sie stattdessen Ihr Selbst, Gott oder Ihren Schutzengel darum, diesem Menschen Heilung und Liebe entgegenzubringen. So lenken Sie die gewaltige und tiefgründige Energie der liebenden Güte in Richtung einer Kluft, einer alten Wunde, eines geschädigten Immunsystems und versehrten Herzens. Aller Wahrscheinlichkeit nach haben diese energetische Wunde und der negative Trott, in dem Ihr Körper und Geist festgefahren waren, Ihrer Gesundheit massiv geschadet. Sie haben nun damit begonnen, diese alten Wunden zu identifizieren und zu schließen. Diese Übung gehört zu dem Wichtigsten, was die Heilung Sie lehren wird. Nehmen Sie sie sich zu Herzen und führen Sie sie täglich durch.

Abschließend brauchen wir noch eine Affirmation, die Sie hersagen können, damit Ihr außer Kontrolle geratenes Immunsystem seine Aufgabe wieder optimal erfüllen kann. Es ist sehr wichtig, dass Sie das Vertrauen in Ihr eigenes Urteilsvermögen in Bezug auf Menschen, mit denen Sie eine Beziehung eingehen, wiedergewinnen und auch, dass Sie Ihrer Fähigkeit trauen, sich selbst zu verteidigen, wenn man Sie „angreift".

Formulieren Sie einen einfachen Ausspruch zum Hersagen, mit dem Sie sich wohlfühlen, z.b.: „Ich kann sehr gut in Liebe leben, und ich bin dazu in der Lage, korrekt zu beurteilen, wer mein Wohlbefinden bedroht. Mein Körper und meine Seele brauchen mich nicht übermäßig zu verteidigen. Ich bin in Sicherheit."

Sie können diese Affirmation nach Belieben abwandeln. Wichtig ist, dass Sie Ihrem Urteilsvermögen in Beziehungen vertrauen und nicht mehr das Bedürfnis verspüren, sich zu sehr zu schützen oder umgekehrt nicht länger aufgeben und alle Versuche, sich zu verteidigen, einstellen und so zum ewigen Opfer werden. Regelmäßige „Infektionen" oder „chronische Krankheiten" sind die Folge, wenn wir uns dermaßen verwundbar und ängstlich fühlen.

Passen Sie gut auf sich sowie auf Ihr kostbares Herz und Ihre Milz auf. Sich selbst zu lieben, steht an erster Stelle. Indem Risse und Klüfte und gebrochene Herzen gekittet werden, wird eine stärkere und mächtigere Grundlage für ein Leben in Leidenschaft und Mitgefühl geschaffen.

AUTOIMMUN-ERKRANKUNGEN

DAS FÜNFTE CHAKRA (HALS-CHAKRA): AUTHENTIZITÄT

An einem heißen Sommertag in New York City, ich habe soeben auf der West 34th Street meine Koffer aus dem Taxi gehievt und rumpele meinem empfindlichen und geschundenen Rücken zuliebe auf der Rolltreppe tief ins Innere der Penn-Station. Ich bin auf Long Island aufgewachsen und habe nach der Uni einige Zeit in Manhattan gewohnt, so dass mir diese wuselige Stadt, die aggressive Gangart und die allgegenwärtigen Gefahren, denen man permanent ausgesetzt ist, sehr vertraut sind.

Dank der Erziehung meiner Eltern war ich schon als Mädchen „stadterfahren" und wusste, wie man sich verhält – nie eine Tasche über der Schulter tragen, die geradezu dazu einlädt, einem entrissen zu werden. Immer in der Mitte des Fußwegs laufen, nie am Rand, falls jemand mal die Kontrolle über sein Auto verliert und über die Bordsteinkante rast. Nicht mit Fremden sprechen, nur mit Verkäufern oder anderen Leuten, mit denen man ins Geschäft kommt. Immer auf der Hut sein, nicht rumtrödeln, aus U-Bahnen und Taxis zügig aussteigen. Die Liste ist noch länger.

Das Ziel dieser Erziehung war, mir in einer der größten Städte der Welt mit all ihren Gaunern, Dieben und Räubern Sicherheit zu verschaffen. Ich hatte ein gutes Gespür für proaktives und selbstschützendes Verhalten, gleichzeitig genoss ich aber auch das gesellige Geplänkel des New Yorker Straßenzirkus; das Flirten und Hinterherpfeifen der Bauarbeiter, den lebhaften Humor der Imbissverkäufer und das oft beachtliche Talent der Straßenmusiker! Einerseits wachsam sein, andererseits aber auch den Zauber flüchtiger Begegnungen aufsaugen.

Inmitten des beständigen Trubels von mehreren Millionen Menschen, die sich durch die Straßen bewegen, wird die Wirklichkeit greifbar. Hier der Überfluss der *Madison Avenue*, dort die Obdachlosen auf der Straße. Wie oft habe ich gesehen, wie mein Vater an seiner U-Bahnstation an der

Wall Street sein Kleingeld einem beinlosen Vietnam-Veteranen auf einem Skateboard gab. Als Mittzwanzigerin kannte ich dann wiederum die Namen der drei Obdachlosen, denen ich immer in der Nähe meiner Wohnung begegnete und denen ich oft einen Apfel oder ebenfalls mein Kleingeld schenkte. Zwischenmenschliche Beziehungen sind etwas Reales. In einer Stadt wie dieser – einer Stadt, die immer auf Hochtouren läuft – lernt man, wie man Ärger vermeidet und miteinander kooperiert.

An jenem klebrig-schwülen Junitag 2012 hatte ich meine großstädtischen Wurzeln schon lange zurückgelassen und wohnte seit über zwanzig Jahren in einem kleinen ländlichen Ort in Neu-England. Ich war für die jährlich stattfindende Buchmesse nach New York gekommen und war physisch und psychisch erschöpft, nachdem ich drei Tage lang auf den Beinen und pausenlos in geschäftlichen Dingen unterwegs gewesen war. Abgespannt wie ich war und mit Rückenschmerzen (seit einem Reitunfall vor vielen Jahren sind bei mir fünf Wirbel miteinander verwachsen), fühlte ich mich überfordert damit, mich durch das Bahnhofsgewühl bis zu meinem *Amtrak*-Gleis durchzukämpfen, von wo aus ich mit dem Zug Richtung Norden aufbrechen würde.

Ich zog meinen Rollkoffer durch den überfüllten und niedrigen Gang, den ich so gut kannte, und tauchte ein in das Gedränge der zentralen Halle oberhalb der Gleise, wo Pendler und Reisende bei Temperaturen um die 38 Grad hin und her rannten. Ich überflog die riesige Tafel mit den Abfahrtszeiten, um meinen Zug und das richtige Gleis zu finden, und fühlte mich, als würde ich jeden Moment schlappmachen.

Als ich in die *Amtrak*-Lounge taumelte – einen Warteraum mit verbundenen Stuhlreihen aus Metall und Leder – traf mich plötzlich der freundliche Blick eines *Amtrak*-Gepäckträgers! Ein Geschenk des Himmels! Wir begrüßten uns, und ich nannte ihm meine Zugnummer. Ob er mir helfen könne?

„Ja, Ma'am. Natürlich kann ich Ihnen helfen. Ist mir eine Ehre." Ein strahlendes Lächeln in einem Gesicht so schwarz wie Ebenholz. Marcus und ich kamen sofort auf die allgemein-geschäftsmäßige Weise ins Gespräch, die typisch für New York ist. Innerhalb von Minuten waren wir jedoch bereits dazu übergegangen, uns gegenseitig nach unserem Leben zu erkundigen.

„Seit wie vielen Jahren arbeiten Sie schon hier unten im Bahnhof, Marcus?"

„Seit achtunddreißig Jahren, Ma'am. Habe jeden Tag gut zu tun, mein ganzes Leben lang."

„Da müssen Sie Ihren Job aber ganz schön mögen, um unter diesen schwierigen Bedingungen hier so lange durchzuhalten. Ich stelle es mir extrem mühsam vor, bei den heißen Temperaturen im Sommer und der Eiseskälte im Winter und dann den Millionen von Pendlern."

„Ja, das stimmt schon, aber ich treffe dadurch auch besondere Menschen wie Sie. Menschen, die von Licht und Liebe erfüllt sind. Nicht alle sind kalt und oberflächlich."

Mit einer solchen Bemerkung hatte ich nicht gerechnet. Was für ein aufmerksamer Mann, dachte ich.

„Vielen Dank. Sie sind sehr freundlich, Marcus. Erzählen Sie mir doch ein bisschen von Ihrer Familie und davon, wo Sie wohnen."

So erfuhr ich, dass seine fünf Enkel in Petterson, New Jersey wohnten. Marcus stellte sich vor, wie schön es sein müsse, so wie ich, auf dem Land zu leben, umgeben von Kühen und Stille und Seen. Und er hatte recht. Ich lebe in einer Idylle.

Marcus behielt die Uhr für mich im Auge, kehrte die Rolltreppe für mich um und brachte mich zu meinem Zug, so dass wir dem geschäftigen Trubel der anderen Passagiere aus dem Weg gehen konnten. In kürzester Zeit hatte mich mein neuer Freund in einem erstklassigen klimatisierten Waggon untergebracht und mein Gepäck aufs Vorzüglichste verstaut, aber hauptsächlich hatte er in den zwanzig Minuten unserer Unterhaltung ein Netz aus schützender Energie um mich gewoben. Ich fühlte mich durch Marcus wirklich gesehen, gehört, respektiert und umsorgt. Er war ein Schatz!

Wir unterhielten uns über meine naturheilkundliche Arbeit, und ich konnte ihm etwas für seine Frau empfehlen, die an Asthma litt. Wir sprachen davon, wie sehr es stimmt, dass man aufblüht, indem man authentisch und offen ist und Freude daran hat, was man im Leben tut, statt sich robotergleich im Hamsterrad abzuhetzen. Wir waren Fremde, die einander nie wieder begegnen würden, und doch herrschte zwischen uns eine innige Verbundenheit. Die Schönheit, die unserem flüchtigen Austausch innewohnte, war für uns beide bedeutsam – wir beide konnten einander ungefiltert und unvoreingenommen sehen und hören. Unsere Verabschiedung war von strahlender Energie und Dankbarkeit erfüllt.

Während der gesamten sechsstündigen Fahrt Richtung Norden, als das großstädtische Grau langsam in Vororte überging und sich schließlich beim Umsteigen in bernsteinfarbene Dämmerung verwandelte, blieb mir dieses Geschenk menschlicher Großzügigkeit erhalten. Ich beobachtete, wie sich Goldzeisige im Sumpfland von Schilfzweigen emporschwangen und der Himmel sich feuerrot färbte. Ich dachte über meinen arbeitsreichen Ausflug in die Großstadt nach und darüber, welche Gnade mir Marcus durch seine aufrichtige Authentizität entgegengebracht hatte. Ich musste daran denken, was mein Vater mir beigebracht hatte: „In uns allen steckt ein gewöhnlicher Mensch. Sei Du selbst, und das Leben wird Dich nicht enttäuschen."

Ich bin dankbar dafür, in meinem welterfahrenen und gleichzeitig authentischen Vater ein gutes Vorbild gehabt zu haben. Nichts fühlt sich besser an, als mit einem anderen Menschen zu interagieren und dabei seine oder ihre aufrichtige Authentizität zu spüren. Wenn uns ein anderer Mensch – sei dies nun ein Fremder am Bahnhof oder ein Freund, den wir seit Jahren kennen – mit Ehrlichkeit und Offenheit begegnet und uns als der sieht, hört und akzeptiert, der wir sind, können auch wir authentisch und uns selber treu bleiben.

Eine authentische Stimme und eine authentische Fähigkeit zuzuhören, sind wahre Tugenden im Umgang mit sich selbst und anderen. Das fünfte Chakra verkörpert dieses zentrale Prinzip. Wenn wir uns scheuen, das auszusprechen, was wir wirklich empfinden, wenn wir unsere wahren Gefühle oder Meinungen unterdrücken oder empfindlich darauf reagieren, wenn uns andere Leute durch ihre Worte oder ihren Tonfall verletzen oder uns gar unbeteiligt die „kalte Schulter" zeigen, dann unterbrechen wir den natürlichen Fluss unseres authentischen Selbst.

Wir Menschen sind diesbezüglich sehr empfindlich. Wir sind „Herdentiere" und so ausgelegt, das wir dann physisch, emotional und seelisch am besten funktionieren, wenn wir in Gemeinschaft mit anderen Menschen handeln. Wenn uns Zuneigung entgegengebracht wird, wir uns mit anderen unterhalten und mit ihnen an einem Strang ziehen können, geht es uns gut. Die statistische Lebenserwartung einsamer Menschen ist niedriger als die von Menschen, die in Gemeinschaft mit anderen leben. Wenn wir es schaffen, in dieser Gemeinschaft authentisch zu bleiben und offen und ehrlich zu kommunizieren, ohne Arglist, ohne zu manipulieren, ohne uns zu schützen, dann ist das ein Beispiel für eine authentische Stimme.

Indem man anderen wirklich zuhört und weder darüber urteilt noch sich davor verschließt, wenn man seinem Gesprächspartner – besonders, wenn er unglücklich ist – seine Aussagen „spiegelt", dann schafft man sich einen gemeinsamen Raum, in dem die Seelen zueinander finden und eine Verbindung eingehen können.

Meine authentische Unterhaltung mit dem *Amtrak*-Gepäckträger an jenem drückend heißen Tag in New York war ein perfektes Beispiel für menschliche Authentizität. Wir haben uns beide nicht durch Voreingenommenheit oder Vorurteile von einer Unterhaltung abhalten oder zu respektlosem Verhalten verleiten lassen. Wir waren beide „offen" füreinander und bereit, uns gegenseitig zuzuhören und Neugierde entgegenzubringen, so dass unsere Seelen Zwiesprache halten konnten, so wie es ursprünglich allen Menschen angeboren ist, und so kam ein Austausch zustande, der bei all seiner Flüchtigkeit dennoch erfüllend und bemerkenswert wahrhaftig war.

Freude ist die Wurzel allen Glücks. Glück ist der positive Gefühlszustand, der dem fünften Chakra innewohnt, das über die Atemwege waltet. Bei Kummer ist der Energiefluss des fünften Chakras behindert und blockiert. Wenn Trauer, Enttäuschung und unterdrückte Gefühle zurückgehalten werden, führt das auf Dauer dazu, dass sie sich in diesem Energiezentrum aufstauen und es blockieren. Es ist normal, Kummer, Frustration und sogar Verwirrung zu spüren. Aber wenn diese Gefühle entstehen, müssen sie mit anderen geteilt werden. Das bringt es mit sich, das wir, als Menschen, Herdentiere sind.

Als jungen Menschen bringt man uns bei, „Haltung zu bewahren", oder sagt uns: „Verschwende meine Zeit nicht mit deinen Gefühlen." Wir bekommen gesagt: „Jungs weinen nicht, wenn sie traurig oder verletzt sind oder Angst haben" und „Mädchen sollen sich nicht in den Vordergrund spielen, wenn sie sich unterschätzt fühlen, und keinen Ärger zum Ausdruck bringen". Wir alle können uns gut daran erinnern, dass man uns dazu aufgefordert hat, „brav" zu sein, was praktisch bedeutet, nichts zu tun oder zu sagen, was Unruhe verbreitet, seine Gefühle für sich zu behalten, gesehen, aber nicht gehört zu werden.

Bis vor zwei Generationen noch war dies unabdingbar. Die Erwachsenen hatten das Sagen, Kinder mussten Regeln und Anordnungen befolgen, sich wie Roboter benehmen und wurden oft sogar geschlagen und verprügelt. Trotz dieser Gepflogenheiten sind viele bewundernswerte Leute zu kompetenten und großzügigen Erwachsenen herangewachsen. Diese Geisteshaltung hat Respekt hervorgebracht. Als Eltern sind die Babyboomer ins andere Extrem geschwenkt und haben ihren Kindern alle möglichen Freiheiten gelassen – besonders die Freiheit zur Selbstdarstellung (für sich genommen eine gute Sache) –, ihnen aber zuweilen auch keine Grenzen mehr gesetzt. Entsprechend haben wir es heute mit jungen Erwachsenen zu tun, die gefühlsbetont, oft überempfindlich und ein wenig abgehoben sind und zuweilen keine Rücksicht auf das Bedürfnis anderer nach Diskretion und Intimsphäre nehmen und kein Gespür dafür haben, was in Beziehungen angemessen ist. So werden zu viele reaktive Meinungen geäußert – die schnell verletzend sein können und der Schönheit der Authentizität ganz klar Schaden zufügen. Die Egos werden übergroß, Gefühle werden im Übermaß zur Schau getragen und vulgäre Reality-TV-Programme erfreuen sich großer Beliebtheit.

Ich beschreibe diese intergenerationelle Dynamik, weil wohl ein Mittelweg am ehesten zu Selbstachtung, Ehrlichkeit und Authentizität in Wort und Seele führt. Weder ein Kind, das kleingehalten und ignoriert wird, noch ein Kind, das nur Freiräume und keine Grenzen kennt, sind optimal. Beides ist in Teilen nötig, um ein Gleichgewicht aufrechtzuerhalten, in dem das Selbst sich gut zum Ausdruck bringen kann; in dem es weder auf destruktive Weise emotional aufgeladen ist noch so ungenutzt bleibt, dass es ganz versiegt.

Wie kann man Authentizität kultivieren? Wie kann man anderen mit Offenheit begegnen und zuhören, sich sicher fühlen und ihnen ehrlich und mit reinem Herzen und klarer Stimme antworten? Wie kann ein Austausch, wie ich ihn in der *Penn-Station* erlebt habe, für Sie und mich zur täglichen und durchgängigen Erfahrung werden?

Wir können die Energie eines blockierten und unausgeglichenen Res-

AUTOIMMUN-ERKRANKUNGEN

pirationstrakts aktivieren und so auch Veränderungen bei den damit einhergehenden Zuständen bewirken – bei Kummer und Sorge, bei Depressionen, Frustration und Einsamkeit, wenn man sich in der Öffentlichkeit oder auf einer Party nicht traut, man selbst zu sein, oder wenn man zu schüchtern ist, eine Rede zu halten oder dem Partner oder Vorgesetzten gegenüber eine Beschwerde zu äußern. Sich zu entfalten und zur eigenen Stimme zu finden, ist wunderbar.

Die energetischen Übungen, mit denen man diese Veränderungen anstoßen kann, sind einfach: Durch Summen, Singen und aktives Atmen können wir physische Bewegung im Hals, in den Lungen, im Kehlkopf, in den Nebenhöhlen und den Ohren erzeugen. Indem die „Haltemuster" durch diese Vibrationen verändert werden, wird schon ein Prozess in Gang gesetzt, der alte Strukturen aufbricht.

Wir wissen um die Kraft von Sängern, wir wissen, welche Ehrerbietung seit Tausenden von Jahren den Kantoren in Glaubenshäusern entgegengebracht wird, und uns ist die gesundheitsstärkende Wirkung der Atemarbeit beim Yoga bekannt. Selbst ein „ordentlicher Streit" zwischen zwei Familienmitgliedern, der zwar nicht schön ist und tatsächlich sogar schädlich sein kann, hat die positive Wirkung, dass Dampf abgelassen und die Luft gereinigt wird, und dass (besonders in Haushalten, in denen viel unterdrückt wird) aufgestaute Worte und Gefühle freigelassen werden. Wichtig bei Streitigkeiten ist, dass man sich entschuldigen und dem anderen verzeihen kann und nicht zu ausfallend wird oder allzu schlimme Dinge sagt, die man hinterher nicht wieder zurücknehmen kann, weil ihr Gift und ihre Lieblosigkeit auf ewig weiterwirken. Mit lauter und ärgerlicher Stimme eine authentische Wahrheit loszuwerden, ist eine Sache, eine tyrannische Schimpftirade voller bösartiger und erniedrigender Äußerungen ist eine andere und hinterlässt Wunden. Dann werden Schutzwälle hochgezogen – wie Taubheit oder ein gepanzertes Herz. Die glückliche Gemeinschaft ist zerbrochen.

Um das Gleichgewicht im fünften Chakra wiederherzustellen, ist es neben Heilungsübungen, die Atemübungen und Singen beinhalten, auch wichtig, Wege zu finden, um jahrzehntealte Haltemuster, Beziehungsnarben oder Kindheitswunden zum Ausdruck zu bringen. Dem fünften Chakra sind die Nebenhöhlen, Lymphknoten, Lungen, die Schilddrüse sowie

Hals, Augen, Ohren und Schultern zugeordnet. Lupus erythematodes, Hashimoto-Thyreoiditis, Morbus Basedow, Bell'sche Parese, Tinnitus, Lyme-Borreliose/Bartonellose, Nackenschmerzen und Multiple Sklerose weisen uns auf Symptome oder Ungleichgewichte in diesen Bereichen hin.

Wer angespannt, ängstlich, traurig oder einsam ist, atmet nicht tief bzw. vollständig ein, wodurch sich der Brustraum entleert und verengt. Ich bin sicher, dass viele von Ihnen dieses hohle und entleerte Gefühl in der Brust kennen. Insbesondere Lyme-Borreliose ist mit dieser Leere im fünften Chakra assoziiert. Durch all die Verluste, die chronische Krankheiten mit sich bringen, fühlt man sich schnell vernichtet, verliert jegliche Freude und rutscht in die Isolation – eine zusätzliche Belastung für Körper und Seele, die ohnehin schon einiges zu ertragen haben.

Machen wir uns also an die Atemarbeit, um die Blockaden im fünften Chakra aufzulösen und neue Energie für emotionale und körperliche Veränderungen bereitzustellen. Das ist nicht schwer, Sie können sogar schon damit beginnen, wenn Sie noch ans Bett gefesselt sind.

ÜBUNG FÜR DAS FÜNFTE CHAKRA: ATEMARBEIT

Atmen sie langsam und vollständig bis tief in den Bauch hinein ein und füllen Sie Ihre gesamte Lunge mit Luft. Atmen Sie vollständig ein und weiten Sie dabei Ihren Brustkorb, drücken Sie die Schultern nach hinten durch und bringen Sie bewusst Zwerchfell und Bauchdecke nach vorne.

Atmen Sie dann aus und visualisieren Sie dabei vor Ihrem inneren Auge, wie Ihr Atem nach oben steigt und dann den Körper verlässt. Atmen Sie vollständig durch den geöffneten Mund aus. Wiederholen Sie dieses Atemmuster mindestens zehn Mal. Nehmen Sie Achtsamkeit hinzu: Stellen Sie sich bei jeder Ausatmung vor, wovon Sie sich befreien möchten, seien es gesundheitliche Beschwerden, Sorgen, Nackenschmerzen oder das Gefühl, in einer festgefahrenen Situation zu stecken. Stellen Sie sich vor, wie Ihre Probleme sich in einem Heißluftballon von Ihnen entfernen und ins Universum davonschweben. Verabschieden Sie sich oder winken Sie ihnen hinterher.

Ziehen Sie mit der Einatmung neue, frische Energie und neue Bilder ein – sehen Sie sich tanzen, am Strand, beim Spielen mit Welpen, oder was auch immer Ihnen Freude bereitet. Spüren Sie, ob sich ein Lächeln in Ihrem Gesicht breitmacht. In meinem kann ich eines fühlen! Führen Sie diese Atemübung täglich und immer wieder durch. Widmen Sie sich bewusst der Heilung Ihres fünften Chakras. Verabschieden Sie sich von den hier verankerten Symptomen, den alten Haltemustern, Ihrer Existenz im Schatten. Herzlich willkommen in Ihrem authentischsten Selbst, in dem Sie selbst voll und ganz zum Ausdruck kommen! Seien Sie mutig. Seien Sie unerschrocken. Seien Sie schön.

SECHSTES CHAKRA (STIRN-CHAKRA, DRITTES AUGE): OFFENHEIT

Das sechste Chakra beheimatet unseren Visionär. Das dritte Auge hat seinen Sitz in der Mitte des Gehirns, der sogenannten Epiphyse oder Zirbeldrüse. In der Sinfonie des fein orchestrierten Hormonsystems, einem Energie-Netzwerk, das aus insgesamt neun Drüsen besteht und uns metaphysisch daran erinnert, „stimmig" zu bleiben, spielt die Epiphyse eine Schlüsselrolle. Sie ist der Dirigent des Orchesters, Ihr Visionär, der weise Herrscher in Ihrem einzigartigen privaten Tempel von Körper und Geist, der Seele.

Als Homöopathin habe ich die Fähigkeiten meines „dritten Auges" gleichsam nebenbei ausgebildet, indem ich die nonverbale Körpersprache meiner Klienten wahrgenommen, ihren Gesichtsausdruck erfasst und aufmerksam zugehört habe, wenn sie von ihren Geschichten und den Nuancen ihrer Symptome berichteten – und all das ohne zu urteilen, weil ich wusste, dass jedes Urteil meine Fähigkeit beeinträchtigen würde, das richtige Heilmittel auszuwählen. So konnte ich bemerken, dass jemand beispielsweise leicht zu verärgern war, ohne deshalb selbst auf positive oder negative Weise auf ihn zu reagieren. Ein Homöopath steht auf dem Standpunkt „be-urteilen, nicht ver-urteilen". Man muss offen dafür bleiben, was jemand von sich preisgibt. Meine Rolle bestand darin, mich in die Menschen einzufühlen und gut auf alles zu achten.

In meiner Position als angesehene Heilerin konnte ich es mir gönnen, eine offene und klare Haltung zu bewahren und mit meinem Dritten Auge Informationen und das Wesen der Menschen zu empfangen, die Botschaft ihrer Seele. Mir war gar nicht bewusst, dass ich mich mit meiner täglichen Arbeit auch um das Gleichgewicht meines eigenen sechsten Chakras kümmerte. Ich fand die passenden Heilmittel für meine Klienten heraus, woraufhin sich ihr Krupphusten lockerte oder die seit zehn Jahren bestehenden Asthma-Beschwerden verschwanden und sämtliche Fälle von chronischen Ohrinfektionen bei Kindern geheilt wurden und niemals wiederkehrten. Die Beschwerden meiner Klienten waren verschwunden, ihre Energie war wiederhergestellt, und ihre Stimmung besserte sich. Für mich war jeder einzelne Tag, den ich als praktizierende Homöopathin verbrachte, eine Kostbarkeit. In der Schatzkiste meines Lebens funkelten diese Reichtümer wie Juwelen. Meine Klienten und ich waren einander sehr zugetan. Es waren sinnvolle und emotional glückliche Jahre für mich. Ich weiß mich sehr glücklich zu schätzen, dass ich sie erleben durfte.

Ich teile die Erfahrung dieser zwanzig Jahre meines Lebens mit Ihnen, weil sie ein sehr gutes und lebendiges Beispiel dafür sind, wie man die Offenheit und Empfänglichkeit sowie die Kraft der Intuition – alles Kernfunktionen des sechsten Chakras – leuchten lassen kann. Das sechste Chakra fordert uns dazu auf, mit unserem inneren Führer Schritt zu halten, der empfindsamen, intuitiven, aufmerksamen rechten Gehirnhälfte, die durch das Sinfonie-Dirigat der Epiphyse koordiniert wird und so wiederum das gesamte Hormonsystem aufeinander abstimmt. Tag für Tag überwacht das Hormonsystem feinfühlig das emotionale Zusammenspiel von Körper und Geist und sorgt still und leise mit unzähligen Feinabstimmungen dafür, dass alles gut ineinander greift.

Die physiologische Aufgabe der Epiphyse besteht darin, gemeinsam mit dem Hypothalamus durch die Produktion von Melatonin den Schlaf-Wach-Zyklus zu regulieren und an die zeit- und lichtabhängigen Veränderungen von Tag und Nacht anzupassen sowie den Geschlechtstrieb, Hunger, Durst und den Alterungsprozess des Körpers zu kontrollieren.

Metaphysisch ist die Epiphyse unser Visionär und fordert uns dazu auf, uns von „oben" leiten zu lassen – von Gott, dem Sitz unseres höheren Bewusstseins. Wenn wir das Leben zu sehr über den Verstand angehen, reagiert das sympathische Nervensystem darauf mit erhöhter Aktivität. Es werden zu große Mengen an Cortisol freigesetzt, wodurch die Nebennieren ihre Produktion ankurbeln und auch die Schilddrüse, die Hypophyse, der Thymus und die anderen Hormondrüsen dazu angeregt werden, Hormone im Übermaß auszuschütten. Der Orchesterdirigent hat ein zu schnelles Tempo vorgegeben! Bei diesem didaktischen, ausschließlich analytischen und wilden Tempo geraten Körper und Geist in einen „Unruhezustand".

Es bauen sich Spannungen auf, es kommt zu Stimmungsschwankungen, und das Bedürfnis nach gesundheitsschädlichen Substanzen steigt. Es ist ein reaktives Leben im Overdrive, das nach zu vielen Monaten oder Jahren dazu führt, dass sich Symptome, Syndrome und Autoimmunerkrankungen herausbilden. Das Hormonsystem und ein dominantes und überbeanspruchtes sympathisches Nervensystem sind die Grundakkorde bei der explosionsartigen Zunahme von Krankheiten des Autoimmunspektrums. Aber so muss es nicht sein. Wir können diese Dynamik verändern. Sie haben die Kraft, sich dabei selbst zu helfen, auch wenn es dafür eine Zeit lang notwendig ist, Medikamente oder Nahrungsergänzungsmittel einzunehmen. Zu begreifen, dass man die innere Kontrolle übernehmen kann, ist der erste Schritt.

Meditation gehört zu den einflussreichsten Energieformen, die wir Menschen hervorbringen können. Die meisten (in der westlichen Welt) sind als Kinder jedoch nicht darin unterwiesen worden, und als Erwachsene haben sie vielleicht versucht, diese Praxis zu erlernen, waren dann aber schnell entmutigt und haben diesen „Hokuspokus" wieder fallen lassen. Aber lesen Sie bitte trotzdem bis zum Schluss weiter. Ich möchte, dass Sie gesund und glücklich werden und Heilung finden. Meditation ist eine natürliche Energieform, die allen Säugetieren in die Wiege gelegt ist. Sie ist bereichernd, stärkend und weisheitsfördernd.

Jeder, der eine Katze oder einen Hund zu Hause hat, weiß, wie sich diese Kreaturen gemütlich ausstrecken und zur Ruhe kommen. Nachdem sie im Hof Eichhörnchen gejagt oder stundenlang die Herde bewacht haben oder von ihren nächtlichen Streifzügen zurückgekehrt sind, lassen sie ab und „chillen" nur noch. Wenn Sie Wildtiere beobachten, werden Sie Ähnliches bemerken – ein Löwe, der sich in der afrikanischen Steppe auf einem hohen Ast fläzt, oder eine Schildkröte, die auf einem aus dem Wasser ragenden Fels in der Sonne liegt. Für die Gedanken oder Nicht-Gedanken dieser Tiere kann ich meine Hand nicht ins Feuer legen, aber meine Beobachtungsgabe sagt mir, dass sie sich in einer rezeptiven Haltung ausruhen, die derjenigen sehr ähnelt, die man beim Meditieren einnimmt. Wie bei einem Mönch auf seinem Zafu werden die Gedanken träge, so dass die parasympathische, „beruhigende" Seite die Oberhand gewinnen kann. Auf der energetischen und metaphysischen Ebene kann sich der Schaltkreis zwischen Körper und Geist harmonisieren. Keine Seite dominiert die andere.

Meditation wird seit Tausenden von Jahren praktiziert. In allen alten und indigenen Kulturen werden die Ältesten in ihrer Weisheit verehrt – jene Menschen, die wissen, wie man eine ruhige und in sich gekehrte Körperhaltung beibehalten kann. Diese Körperhaltung bzw. dieser Zustand der Offenheit unterscheidet sich vom Gebet. Beide sind von unschätzbarem Wert. Wie die linke und die rechte Hand, wie Nacht und Tag, wie Yin und Yang, bringen sie uns ins Gleichgewicht und verhelfen uns zu Gesundheit und Weisheit. Die Lehrmeister der Welt lehren viele verschiedene Formen der Meditation. Ob Sufis oder Buddhisten, Quäker oder Maya, allen ist gemein, dass sie einen ähnlichen mental-emotional-spirituell-physischen Zustand anstreben: Den des Seins und des Empfangens.

Indem wir unseren aktiven, analytischen und sogar kreativen Geist abschalten, lernen wir, den Denkprozess zu unterbrechen und unser inneres Auge zu zentrieren. Wenn wir die mentale Überaktivität hinter uns lassen und uns die Möglichkeit geben, zur Ruhe zu kommen, tief zu atmen und uns auf unseren Herzschlag und die Atmung zu konzentrieren, geschieht etwas Wunderbares – wir treten mit unserem authentischen Selbst in Verbindung und finden langsam und allmählich, manchmal sogar in einem fast übernatürlichen Moment plötzlicher Erkenntnis, den Weg nach Hause. Nach Hause zu dem wesenhaften und wahrhaftigen Lebenssinn unserer einzigartigen Seele. Dieser Prozess vollzieht sich nicht schnell. Wir sprechen hier von einer Entwicklung, die sich bei den meisten Menschen über viele Monate oder Jahre erstreckt. Das ist in Ordnung.

Das menschliche Gehirn und Nervensystem benötigt fünfundzwanzig Jahre, um vollständig heranzureifen. Um den wahren Kanal der Empfänglichkeit und höheren Führung auszubilden, müssen die meisten Menschen lange und mit Hingabe üben, werden dann aber mit Erfolg belohnt; denn wer erst einmal einen Moment der Glückseligkeit, den Zauber einer göttlichen Botschaft, dieses tiefe und unumstößliche Wissen erfahren hat, für den gibt es kein Zurück mehr. Der wird diesen Ort der Fülle nur immer weiter kultivieren wollen und ihn nicht wieder von überfrachteten Denkprozessen überdecken lassen.

Durch Meditation entleeren wir den Geist, öffnen den Zugang zu höherem Wissen und geben uns einfach nur dem Empfangen hin. Dies ist die linke Hand des Lebens. Das Gebet ist die rechte. Man kann auch mit einer Intention in Form einer Visualisierung oder Affirmation meditieren, wodurch dieses innere Kraftwerkzeug noch an Wirkung gewinnt. Für den Anfang beginnen wir jedoch mit der einfachsten und reinsten Form der Meditation, in der man sich durch Atmung und mit Hilfe des „Visionärs" empfangsbereit der göttlichen Quelle öffnet.

Wahrscheinlich driften viele von Ihnen ganz automatisch in meditative Momente ab – wenn Sie beispielsweise Ihren Blick am Strand an den Horizont heften oder mit leicht unfokussierten Augen aus dem Fenster auf einen Baum in der Nähe schauen. Das ist sehr gut! Sie setzen Ihre angeborene Intuition ein, lassen die Wahrnehmung wachsen und geben dem beruhigenden parasympathischen Nervensystem den Vorrang vor dem Junkie-artigen Sympathikus.

Kinder, die sich Tagträumen hingeben, bringen sich in solchen Momenten intuitiv wieder ins Gleichgewicht. Kinder, die sich imaginäre Freunde ausdenken oder Babys, die im Kinderwagen vor sich hin dösen, sind noch mit sich selbst im Einklang. Viele Menschen folgen ihrem Bauchgefühl oder plötzlichen Eingebungen. Das sind hervorragende Beispiele für Intuition oder die Gaben unseres „Visionärs". Sie sollten so etwas nicht in Abrede stellen oder in Zweifel ziehen. Hier meldet sich Ihre Weisheit zu Wort. Erst wenn Erwachsene damit beginnen, die Zeit der Kinder mit außerschulischen Aktivitäten zu verplanen, ihnen zu früh zu viel beizubringen oder sie vor elektronische Unterhaltungsmedien (mit ihren visuell und kinästhetisch sucherzeugenden Aspekten) zu setzen, wird der angeborene Pfad der stillen Ruhe und des Gehirnwellenausgleichs zunichte gemacht, den Menschen für optimale Gesundheit und Wohlbefinden benötigen.

Ich persönlich bin der Meinung, dass die Mehrheit der chronischen Autoimmunerkrankungen und Lyme-Borreliose-Fälle nicht durch Zufall entstehen. Sie sind nur Begleiterscheinungen eines Ungleichgewichts, in das uns unsere Kultur hat hineinleiten lassen. Es ist traurig, dass wir in unseren eigenen Körpern und Psychen dermaßen in Disharmonie leben. Wie der alte Yogi mir vor Jahrzehnten sagte: „Jede Stunde der geistigen Konzentration erfordert am Tag die gleiche Zeit an körperlicher und seelischer Betätigung." Nie waren diese Worte wahrer!

Wie oft wischen wir nicht die Bilder beiseite, die vor unserem inneren Auge auftauchen, oder verwerfen die Stellenanzeige, die unser Interesse geweckt hat. Wir schenken leider auch dem Eindruck, den unser Kind von dem neuen Partner hat, den wir gerade kennengelernt haben, keine Beachtung. Allzu leichtfertig spielen wir intuitive Eindrücke oder Botschaften als irrationalen Unfug herunter. Dabei sind es in Wirklichkeit wertvolle Botschaften, die ihren Ursprung nur in einem anderen Teil des Gehirns haben und nicht der linken Gehirnhälfte oder dem linken Frontallappen entstammen, auf deren intensive Nutzung wir in den letzten hundert Jahren besonderen Wert gelegt haben. Es ist nie zu spät dafür, den Visionär zu reaktivieren und das empfindliche Hormonsystem mit Hilfe der begnadeten Meditationsenergie ins Gleichgewicht zu bringen.

Die Epiphyse wurde über Jahrhunderte hinweg auch als der „sechste Sinn" bezeichnet und wird noch heute in vielen Kulturen verehrt, wenn sich bei einem Menschen besonders starke Energie in Form von Intuitionen, Wahrnehmungen oder prophetischen Träumen manifestiert. Auch Sie können diese Quelle anzapfen. Das **sechste Chakra** zu stärken, trägt mit am meisten dazu bei, den Körper ins Gleichgewicht zu bringen und die Heilung von Borreliose und Autoimmunerkrankungen anzustoßen. Das Hormonsystem ist durch Krankheitserreger, akkumulierte Schwermetalle, Candida, durch Östrogen-Dominanz, toxische Kunststoffe und innerlich gebildete Endotoxine stark beeinträchtigt. Wenn unsere negativen Emotionen (Ärger, Angst, Trauer, Gier, Verlassenheitsgefühl) überhandnehmen, versetzen sie der empfindlichen Hormonproduktion der Drüsen einen herben Schlag. Stress stellt das Hormonsystem auf den Kopf.

Die Epiphyse, die Nebennieren und die Schilddrüse kontrollieren unbewusst ablaufende Körperfunktionen, wie z.b. den Stoffwechsel, die Produktion von Geschlechtshormonen und die Regulierung der Körpertemperatur. Dieses faszinierende Netzwerk hat reichlich Bedarf an Nährstoffen und metaphysischer Aufmerksamkeit. Bei jeder Autoimmunerkrankung sowie bei Lyme-Borreliose ist auch ein hormonelles Ungleichgewicht beteiligt: Beim chronischen Erschöpfungssyndrom, bei Multipler Sklerose, Rheumatoider Arthritis, Lupus erythematodes, beim Reizdarmsyndrom, bei Morbus Crohn, Fibromyalgie, Interstitieller Zystitis und anderen mehr.

Ich kann nicht genug betonen, wie unglaublich wichtig es ist, das Hormonsystem mit pflanzlichen, homöopathischen und Nahrungsergänzungsmitteln zu pflegen und sein Gleichgewicht wiederherzustellen sowie es mit regelmäßiger Ausübung von Meditation und Visualisierungen zu beruhigen und zu harmonisieren. Entwerfen wir nun also eine Methode, mit der Sie dieses innere Heilungswerkzeug anwenden können.

Glauben Sie mir, wenn ich Ihnen sage, dass Ihre Seele nicht weniger der Heilung bedarf als Ihr Körper. Deshalb schlage ich Ihnen vor, jeden Morgen die Gelegenheit zu ergreifen und zwanzig Minuten in schweigender Meditation zu verbringen. Durch diese Praxis lassen wir unseren viel beschäftigten Geist zur Ruhe kommen und können uns in unseren innersten Kern, unseren Herzensraum und Bauch, zurückziehen und uns dem Geschwätz der linken Gehirnhälfte entziehen, was uns ermöglicht, uns für die Empfänglichkeit und Kreativität der fühlenden rechten Gehirnhälfte zu öffnen. In dieser Haltung der Empfänglichkeit lassen wir unsere Yin-Energie gedeihen. Das Yin lässt nährende Fürsorge zu, und durch diese heilende Energie kann der parasympathische Teil des Nervensystems wieder an Boden gewinnen als Gegengewicht zum sympathischen Teil, der durch Lyme-Borreliose, Co-Infektionen, Viren, schlechte Ernährung und elektromagnetisches Kreuzfeuer unter Hochspannung steht.

Chronische Krankheiten machen es erforderlich, dass wir uns liebevoll um uns selbst kümmern. Wir müssen unsere einzigartige Schönheit, unsere angeborenen Gaben wertschätzen und uns selbst von innen heraus lieben, statt uns nur von außen aufrichten, nähren und medizinisch behandeln zu lassen. Ich empfinde Anerkennung für Ihre mutige Seele, die Sie dieses Buch hat zur Hand nehmen lassen. Es ist weder ein Zufall noch die Laune eines Augenblicks, dass Sie diese Seiten aufgeschlagen haben, sondern vielmehr ein Akt sowohl der Wissbegier als auch des Engagements für Ihre Heilung und Ihr persönliches Wachstum.

ÜBUNGEN FÜR DAS SECHSTE CHAKRA: MEDITATION

Üben wir nun also das Meditieren. Seien Sie nicht zu streng mit sich, wenn Sie Anfänger sind und Ihre Gedanken abwandern oder das Stillsitzen Sie kribbelig macht. Das ist ganz normal – man muss sich erst daran gewöhnen, seine Konzentration nach innen zu richten. Wir streben zwanzig Minuten an; aber wenn Sie anfangs nur fünf oder sechs Minuten durchhalten können, ist das auch in Ordnung. Hier nun die einfachste Methode.

Setzen Sie sich bequem hin – aufrecht, die Schultern gerade und entspannt, die Füße flach auf dem Boden. Legen Sie beide Hände mit nach oben geöffneten Handflächen empfangsbereit in Ihrem Schoß ab. Schließen Sie die Augen. Stellen Sie sich vor, in einem Kokon von weißem Licht gebadet zu sein, der Sie schützt und belebt. Konzentrieren Sie Ihre Gedanken und Ihr inneres Auge auf Ihren Stirnbereich. Öffnen Sie die Augen ein ganz klein wenig, so dass Sie gerade eben auf Ihre Füße oder auf eine brennende Kerze blicken können. Der Blick soll dabei unfokussiert bleiben. Atmen Sie tief und langsam in Ihr Innerstes ein. Richten Sie Ihre Aufmerksamkeit auf die Ein- und Ausatmung bei jedem Atemzug. Mehr müssen Sie in diesen zwanzig Minuten nicht machen. Wenn Ihnen dabei irgendein Gedanke kommt oder eine Aufgabe einfällt, schieben Sie sie sanft Richtung Himmel und konzentrieren Sie sich wieder auf Ihre Atmung. Atmen Sie immer weiter. Folgen Sie der Ein- und Ausatmung mit Ihrem inneren Auge.

Wenn Ihre Unruhe noch zu groß ist, können Sie einen Ton oder ein Summen dazu nehmen. Die Silbe OM ist dafür ein universeller Klang. Wiederholen Sie sie einfach bei jeder Ausatmung, und spüren Sie die Schwingungen in Brust und Hals. Bleiben Sie am Ball. Es wird nicht lange dauern, bis Sie sich wohler fühlen und sich sogar nach der Stille Ihrer Meditationszeit sehnen werden. Ich habe dabei gern ein Notizbuch neben mir liegen, denn nach der Meditation führe ich zwanzig Minuten lang Tagebuch – das Papier füllt sich dann mit den erstaunlichsten Entdeckungen!

Sie können auch ein Mantra dazu rezitieren, eine gesungene, positive Aussage. Es gibt eine Vielzahl umfangreicher Gesänge und entsprechende Webseiten, Yoga-Kurse oder CDs. Sie können sich aber auch selbst ein Mantra ausdenken, das Ihrem ureigenen Wesen entspricht. „Ich bin Liebe" oder „Gib mir Schutz und Weisung, jetzt und in allen Stunden meines Lebens." „Nur das höchste Gut soll durch mich wirken. Ich öffne mich, um Liebe und Heilung zu empfangen."

Durch die Meditation öffnen Sie Ihr „drittes Auge", das sechste Chakra mit Sitz hinter der Stirn, unseren weisen Visionär und Dirigenten des Hormonsystems. Meditation wirkt heilend und stärkend und bringt uns in Einklang mit der höheren Quelle. Indem man sich im Leben Offenheit bewahrt, erhöht man seine Leuchtkraft und gelangt schließlich zur Erleuchtung.

SIEBTES CHAKRA (KRONEN-CHAKRA): KRONE DER GÖTTLICHKEIT

„Die göttliche LIEBE hat immer jeden menschlichen Bedarf gestillt
und wird ihn immer stillen."

-MARY BAKER EDDY, WISSENSCHAFT UND GESUNDHEIT

Seit über fünfundzwanzig Jahren ist das obige Zitat mein Mantra. Es hat eine umfassend beruhigende Wirkung auf mich. Seine Botschaft erinnert mich daran, mein inneres Geschwätz, meine Sorgen und mein Kontrollbedürfnis loszulassen und darauf zu vertrauen, dass sich Seele und Geist anmutig mit der höheren Ordnung, dem Göttlichen, verbinden werden.

Manche Menschen gebrauchen das Wort oder Bild einer göttlichen Figur – Gott, Buddha, Allah. Diese geistigen Führer bezeichnen diese höhere Quelle, diesen Energiekanal als „Göttliche Liebe". Die Göttliche Liebe fordert uns dazu auf, zu akzeptieren und anzuerkennen, dass es eine Energie gibt, die größer ist als wir, die außerhalb unseres physischen Körpers existiert und von höherer Dimension oder Schwingung ist. Das Göttliche ist der Inbegriff vieler Religionen der Welt. Heilige Schriften enthalten oft Unmengen an Strukturen, Regeln und Repräsentationsfiguren, wie beispielsweise im Katholizismus, in der Orthodoxie und selbst bei den Mormonen und Muslimen und noch einigen mehr. Die Lehre der Quäker ist auf das „innere Licht" der Stille und Kontemplation reduziert. Buddhisten identifizieren sich mit der angeborenen Weisheit der Klarheit, der Leere, des Nicht-Ichs und der Einfachheit. Viele indigene Kulturen schaffen ihre Verbindung mit dem Göttlichen, indem sie sich in Einklang mit der Natur bringen und sich durch die Botschaften von Pflanzen und Tiergeistern leiten lassen. Jeder Mensch ist in Wirklichkeit eine Spiegelung des Göttlichen. Zu lernen, diese Reinheit zu akzeptieren und anzunehmen, ist eine der tiefst reichenden Lektionen des Lebens.

Mary Baker Eddy entdeckte die göttliche Präsenz in ihrem Leben, als sie nach einem katastrophalen Unfall, der sie querschnittsgelähmt zurückließ, durch Gebete und Kontemplation zu schweigender Reflexion und Ergebenheit fand. Ich selbst bin einen ähnlichen Weg gegangen. Ich wurde aus meinem Lebensstil gerissen und zur Invalidin gemacht. Ich wurde zu Stille, Isolation, Rückzug und Kontemplation gezwungen. Mein Herz und Geist wurden von chaotischen Anfällen von Angst, Sorge, Trauer, Schock, Enttäuschung, Verwirrung, Frustration, Ärger, Verwundbarkeit und Verlust geplagt. Physisch quälten mich schreckliche Schmerzen, ich war furchtbar schwach und eine anhaltende systemische Infektion wütete in meinem Körper. Ich stand auf der Schwelle zum Tode. Der Gevatter hatte hörbar und wirklich an meine Tür geklopft. Ich hegte Selbstmordgedanken. Mein Vater überredete mich dazu „zu bleiben". Der Ruf des Todes hallte noch lange nach.

Meine Reise zur Heilung war geprägt von tiefgründigen Entdeckungen und Lektionen. Spirituell ausgerichtet, wie ich war, hatte ich an Gott als Energie geglaubt, an ein Bewusstsein spiritueller Begleitung, und mein Tempel waren die großen Wälder und das ausgedehnte Reich der Natur. Ich ging nicht regelmäßig zur Kirche und war keine gute „Anhängerin" der klassischen sündenbasierten Theologie mit ihren Predigten, Bibelstellen und Beichtstühlen. Dadurch, dass ich in einer Quäker-Familie aufgewachsen war und viele ökumenische Kontakte gepflegt hatte, konnte ich die Göttlichkeit als persönliche Erfahrung verinnerlichen. In meinen Zwanzigern war ich etwa zehn Jahre lang sehr von Mary Baker Eddys Werk und ihren Schriften eingenommen. Mir schien ihre Ausrichtung, mit der sie den Geist von Geschwätz und negativen Gedanken und dem Bedürfnis nach externer „Materie", vom „Irrtum", wie sie sich ausdrückte, befreien wollte, auf vielfältige Weise sehr wahrhaftig zu sein. Sie war eine spirituelle Puristin. Mit Hilfe von Gebeten, Einfachheit, einer guten Verbindung von Körper und Geist und einem zur göttlichen Liebe oder zu „Gott" geöffneten Kanal an ihrem siebten Chakra hat sie selbst die Erfahrung gemacht, vollständig zu genesen. Sie sprach zu den Massen, und über Jahrzehnte hinweg liebten die Menschen ihr Werk und ihre Schriften. Zu

Zwanzigtausenden strömten sie herbei, wenn Mary Baker Eddy öffentlich auftrat und predigte.

Ich musste jedoch die Erfahrung machen, dass ihre wunderbare Philosophie und der von ihr propagierte Lebensstil im 21. Jahrhundert nur schwer umzusetzen sind, da das Leben heute von atemberaubendem Tempo, von Elektrosmog, chemisch belasteten Lebensmitteln und einer konsumorientierten Gesellschaft geprägt ist. Allzu leicht wird man durch den rauschhaften Wahnsinn und die Belastungen um Klarheit und Gleichgewicht gebracht. Die Schwingungen unterbrechen die Verbindung zwischen Herz, Geist und Seele. Wenn man in Frieden auf dem Land leben, seine Kinder zu Hause unterrichten, das Fernsehen und die elektronischen Medien von sich fernhalten, biologisch angebaute Vollwertkost zu sich nehmen und im Freien arbeiten kann – dann ist Mary Baker Eddys Philosophie im Bereich des Möglichen. Aber die USA haben sich heute weit von der Reinheit und ruhigen Gangart der 1880er entfernt. Durch die allgemeine Beschleunigung, erhöhte Stresspegel und toxische Ansammlungen in Luft, Wasser und Lebensmitteln geraten wir in Disharmonie, und auch unser Blutkreislauf ist voller Partikel, Rückstände und Giftstoffe. In unserem übersäuerten Milieu können sich von Zecken übertragene Krankheitserreger, Viren und Giftstoffe natürlich bestens vermehren, es entsteht Krebs, oder das Herz verkrampft sich im Schraubstock der Überarbeitung bis zum Infarkt.

Als ich damals, nach acht Jahren der Krankheit, während einer besonders verletzlichen Phase völlig zusammengebrochen war, betete ich über Wochen und bat um göttliche Führung bei meiner Heilung. Ich rief Gott, Engel und gute Geister um Beistand an. Aber zu keinem Zeitpunkt sprach „die Stimme Gottes" zu mir, ich empfand keinen nennenswerten Trost. Wenn ich versuchte, so zu „beten", wie man es mir als Kind beigebracht hatte, fühlte ich mich oftmals geradezu spirituell im Stich gelassen. Für mich funktionierte es so nicht.

Und doch – in dieser Zeit der Anfälligkeit, als ich sozusagen alle meine Bewältigungsmechanismen und Erwartungen, an die ich mich bislang geklammert hatte, fahren ließ, kapitulierte ich und ergab mich der Vorstellung, dass ich sterben würde und die Möglichkeit meines Todes, auch wenn ich meinen zehnjährigen Sohn über alles vermissen würde, für mich in Ordnung war. Ich war mir sicher, dass man sich gut um ihn kümmern würde. In Momenten wie diesen betete ich weiterhin um Führung und Schutz, aber aus großer Bedürftigkeit heraus. An einem Spätsommertag lag ich im Bett, öffnete die Augen und schaute aus dem Fenster, wo ich in der Ferne den Gipfel eines benachbarten Berges erblickte. Plötzlich spürte ich in mir ein eigenartiges Gefühl, wie ein sanftes Summen. Irgendetwas in mir war dabei, sich zu „verändern" oder zu „verschieben". Ich schloss meine Augen. Vor meinem inneren Auge sah ich, wie sich eine Säule goldenen Lichts vom Himmel über dem Berg bis zu dessen Gipfel ergoss und mir dann von oben durch den Kopf bis in den Körper floss. Gleichzeitig spürte ich, wie sich Wärme in mir ausbreitete und mir Worte im Kopf herumschwirrten.

„Dir steht ein geöffneter Kanal zur Göttlichkeit zur Verfügung. Die Göttliche Liebe ist gegenwärtig. Öffne dich und du wirst empfangen", ging es mir durch den Kopf. Was war das? Für einen Moment spürte ich Verwirrung und nahm die Gefühle und Bilder erst einmal einfach nur in mir auf. Und dann verstand ich plötzlich! Indem ich meine alten Strukturen, Bewältigungsmechanismen und Ängste preisgegeben und mich in meiner tiefen Verletzlichkeit ganz in einen Zustand des Nichts ergeben hatte, hatte sich mir durch dieses Bild und diesen wärmespendenden Kanal die Göttlichkeit mit all ihren Kräften gezeigt. Stocksteif und mit geschlossenen Augen blieb ich liegen und spürte meinen Gefühlen nach. Es blieben Trost und Ruhe zurück. Tief in mir hatte ich begriffen, dass die Göttlichkeit zu mir gelangt war.

Nicht lange darauf notierte ich alles, um die Einzelheiten eines so tiefgehenden Erlebnisses nicht der Vergessenheit anheimfallen zu lassen. Es blieb intakt. Ich führte meine Gebete, Meditationen, Affirmationen und mein Schreiben fort. Seitdem sind sieben Jahre ins Land gegangen, und mein siebtes Chakra und das höhere Wissen der Göttlichkeit sind mir allgegenwärtig. Ich nehme nichts als selbstverständlich hin und bringe jeden Tag meine Dankbarkeit und meine Segenswünsche zum Ausdruck, am liebsten wenn ich mich nach meiner Schwimmrunde durch den See zum Abschluss mit ausgestreckten Armen und himmelwärts geöffneten Händen auf dem Rücken treiben lasse. Ich empfinde große Ehrfurcht vor meinem Leben und dem aller anderen Menschen auf dem Planeten. Ich bin voller Respekt vor meiner zweiten Chance und setze mein Mitgefühl ein, um anderen zu helfen. Wenn ich während all der heimtückischen Jahre, in denen ich gegen chronische autoimmunähnliche Krankheiten und eine falsch diagnostizierte chronische Neuroborreliose kämpfen musste, auch verletzlich, labil, unsicher und desorientiert war, so war es doch der Glaube und ein winziger Funke Hoffnung, die mich durchhalten ließen. Ich habe mich von den Autoritäten der orthodoxen Medizin abgewandt. Dass ich zu hundert Prozent genesen konnte, habe ich meinem Glauben, meiner eigenen inneren Weisheit, einem intelligenten Ernährungsberater, einem integrativ arbeitenden Arzt, einem in vierter Generation tätigen Akupunkteur, einer begnadeten geistigen Heilerin und homöopathischen Heilmitteln zu verdanken.

„Die göttliche LIEBE hat immer jeden Bedarf gestillt und wird ihn immer stillen."

Letztlich wurde meine Spiritualität zu einem Grundpfeiler meiner Genesung. Indem ich regelmäßig vertrauensvoll meditiert und gebetet habe, habe ich zu einer neuen Art der Führung und geistigen Nahrung gefunden. Jetzt bin ich dafür da, Sie dabei zu unterstützen, Ihren eigenen persönlichen Kanal zu öffnen.

Das siebte Energie-Chakra befindet sich oberhalb des Kopfes. Der Klerus trägt hohe gewölbte Kopfbedeckungen, wie Bischofsmützen oder die Papstkrone, mit der Energie von oben hinuntergezogen wird und sich über das Kronen-Chakra ergießt. Auch die königlichen Familien, die einstmals besondere Würde ausstrahlten, die beste Erziehung genossen und besonders intelligent und gebildet waren, pflegten Tiaren zu tragen – juwelenbesetzte Kronen, mit denen sie ihr siebtes Chakra umgaben. Überall auf der Welt ist es Hochzeitsbrauch, die Köpfe von Braut und Bräutigam zu bekränzen und so die Kronen-Chakras des Paares einzukreisen, wobei die beiden Kränze manchmal auch noch mit Schleifen oder Weinranken miteinander verbunden werden, um die spirituelle Verbundenheit zu symbolisieren. Heilige und Engel werden mit Heiligenschein dargestellt, einem Energiefeld, das um ihren Kopf – bzw. eben das siebte Chakra – herum leuchtet.

Meine Lieblingsmetapher entstammt dem Film „Der Zauberer von Oz": Als Dorothy sich sehnlichst wünscht, wieder in ihre Heimat Kansas zurückzukehren, öffnet ihr die glitzerige gute Hexe Glinda energetisch das

Kronen-Chakra, indem sie ihren Zauberstab dreimal darüber kreisen lässt, während Dorothy selbst die Augen schließt, die Hacken zusammenschlägt und dreimal sagt: „Es ist nirgends besser als daheim." Und zack war Dorothy auch schon wieder in ihrem alten, verstaubten Zuhause im ländlichen Kansas. Die Botschaft, die hier geschickt vermittelt wird, lautet, dass man, wenn man Herz und Geist einsetzt und mit überzeugtem Glauben, Intentionen und Gebeten verbindet, sprichwörtlich Berge versetzen kann. Die „Heimat", in die Dorothy zurückkehrte, war nicht nur ihr ländliches Zuhause, sondern auch ihr Glaube, ihr Herz, denn hier bewahrte sie ihre Lieben, dorthin nahm sie ihre Sicherheit. Sie brauchte dafür nicht die äußere Hilfe eines Zauberers oder sonst jemandes Kräfte, sondern nur ihre ganz persönlichen Gaben der Weitsicht und Intention, des Glaubens und Wollens und der Liebe.

Dem **siebten Chakra** sind das Gehirn und das Nervensystem zugeordnet. Es verbindet unser Bewusstes mit dem Unbewussten und dem Kreislauf aller Körpersysteme. Emotional sind wir auf der Suche nach Schutz und geistiger Nahrung von dem weisen Ratgeber unseres inneren Selbst, dem Göttlichen.

Nachdem wir uns nun durch den gesamten Körper, die Chakras und die damit assoziierten emotionalen und körperlichen Zustände vorgearbeitet haben, können wir begreifen, dass körperliche Symptome oder psychische Reaktionen nicht dem Zufall unterliegen, sondern ineinandergreifen und miteinander deckungsgleich. So wie Diabetes, eine Entzündung der Langerhans-Inseln in der Bauchspeicheldrüse, zu Insulininsuffizienz führt, so fehlt dem Betroffenen auf metaphysischer Ebene die „Süße" im Leben oder in ihrer Spiritualität. Die Wechselwirkungen zwischen Gefühlen und dem Körper (sowie der starke Einfluss von Stress oder Krankheitserregern) führen zu pathologischen Veränderungen auf zellulärer Ebene.

Es gibt eine unglaubliche Anzahl an Beschwerden, Krankheiten und Gefühlszuständen, bei denen das Nervensystem beteiligt ist, von Lähmungen und Kopfschmerzen über das Tourette-Syndrom bis hin zu Demenz. Das Spektrum ist riesig und umfasst Hunderte diagnostizierbarer Krankheiten und mysteriöser Symptome: Multiple Sklerose, ALS, Lyme-Borreliose und die Co-Infektionen, Depressionen, Ängste, bipolare Störungen, Neuropathien, Migräne, Neuralgien etc. Alle diese Beschwerden greifen ineinander und stellen eine Verbindung unseres Bewussten und Unbewussten mit einer höheren Macht, dem Göttlichen, dar – einer Autorität, die für viele egozentrierte Menschen zum Fallstrick wird.

Irgendwo in Ihrem Inneren sind alle Antworten verborgen. Wenn Sie diese Antworten noch nicht erspürt haben, müssen Sie nun lernen, Zugang zu ihnen zu finden. Wie kommt man dahin? Am einfachsten über das Gebet. Gebetet wird seit Jahrhunderten, in allen Teilen der Welt und auf jede erdenkliche Weise – zu Hause, auf Schiffsdecks, in Minenfeldern, unter dem offenen Nachthimmel und in armseligen Waschküchen. Das Gebet ist universell, es ist umsonst und öffnet den Kanal des siebten Chakras. Es verbindet Sie mit der Göttlichen Liebe und verschafft Ihnen Antworten und Schutz.

Das Gebet beruhigt das Nervensystem. Es bringt den überaktiven Geist zur Ruhe und besänftigt das von Unruhe getriebene Herz. Was aber am wichtigsten ist: Das Gebet öffnet uns; denn wenn wir ein Gebet sprechen, ob laut oder leise für uns, bitten wir um etwas:

Bitte heile mich.
Bitte hilf meinem Sohn.
Bitte lass meinen Mann eine bessere Stelle finden.
Beschütze mich.
Segne mich.

Durch diese bittende Geste greifen wir über uns hinaus. Wenn wir zu Gott oder dem Universum oder zu Jesus beten, sind wir auf der Suche und öffnen unser Kronen-Chakra nach oben hin, wie Dorothy und Glinda es getan haben. Die Nachricht, die wir so empfangen, müssen wir unserem eigenen Selbst zugänglich machen, denn auf diese Weise erhalten wir die Kraft, Berge zu versetzen, Wunden zu heilen, einen neuen Job an Land zu ziehen oder den Heilungsweg von Körper und Geist zu aktivieren. Eine solche Botschaft oder Intuition, ein Bild oder Worte zu empfangen, ist eine magische und gewaltige Erfahrung. Ich selbst habe Intuitionen und „Vorahnungen" dieser Art jahrzehntelang nicht ernst genommen und habe mir so einigen Ärger eingebrockt: Einen Reitunfall, eine schmerzhafte Scheidung, eine schlechte und erniedrigende Arbeit – und alles, weil ich die göttlichen Worte nicht respektiert habe. Ich hätte die göttliche Führung mehr wertschätzen und mit größerer Authentizität auf die subtilen Botschaften hören sollen, die durch meinen Bauch waberten. Erst viele Jahre später bin ich endlich „erwacht", und sobald ich diesen lebendigen goldenen Kanal einmal wahrgenommen hatte, veränderte sich meine Wahrnehmung auf tiefgreifende Weise. Bestimmt kennen einige von Ihnen das Gefühl, ähnliche Botschaften und Instinkte ignoriert zu haben. Über Gebete hat jeder von Ihnen Zugang zu diesem höheren Wissen. Ein schlichtes Gebet ist ganz einfach. Sie brauchen nur einen einzigen Satz. Sie müssen sich auf etwas konzentrieren. Wenn Sie im Augenblick des Gebets ganz ruhig werden und Ihre Aufmerksamkeit wie einen Laserstrahl bündeln, statt Ihre Gedanken frei herumfliegen zu lassen, gehen Sie unmittelbar und mit bewusster Absicht eine Verbindung ein.

Basteln Sie sich eine Krone oder kaufen Sie eine im Kostümgeschäft. Besser noch: Erstehen Sie ein altes Modell auf Ebay. Es handelt sich hierbei um eine witzige, aber zugleich auch stärkende Geste. Derlei Totems und Requisiten helfen uns dabei, Energiezustände zum Ausdruck zu bringen. Tragen Sie auf diese Weise Ihre eigene Autorität. Selbst wenn Sie sich krank und elend oder bankrott und losgelöst fühlen, können Sie für sich selbst Klerus und Königshaus darstellen; denn wenn Sie das siebte Chakra wecken, dann stellen Sie eine glaubwürdige Verbindung zwischen dem Quell des Göttlichen und Ihrer eigenen Weisheit her.

Bei der Meditation werden wir sehr still, entledigen uns aller Gedanken und lassen den Geist zur Ruhe kommen. Die Meditation lässt uns empfangen. Das Gebet ist hingegen eine Bittgeste. Indem wir um Schutz, Führung, Trost oder Segen bitten, greifen wir über unser Kronen-Chakra und öffnen den Kanal. Das sind zwei sehr unterschiedliche und doch mächtige und wirkkräftige energetische Haltungen. Etwas voll und ganz annehmen zu können, hilft uns dabei, Körper, Geist und Seele ins Gleichgewicht zu bringen. Beide Haltungen haben heilende und stärkende Kraft und sind äußerst notwendig. Die Chakras und ihre korrespondierenden Körpersysteme zu aktivieren, aufeinander abzustimmen und ein inneres Gleichgewicht herzustellen, ist in Ihrer Reichweite. Sie können es tun. Niemand von außen kann es Ihnen abnehmen. Es steht in Ihrer Macht.

Gebete müssen nicht in religiösem Tonfall formuliert sein. Es gibt keinen Königsweg zum Gebet. Manche orthodoxe Strömungen verlangen, dass man bestimmte Gebetspositionen einnimmt, sich also beispielsweise hinkniet. Das ist aber nicht zwingend erforderlich. Allerdings hilft es dabei, zur Ruhe zu kommen und die Konzentration aufrechtzuerhalten. Wichtig dabei ist es, das innere Auge nach innen auf Seele und Herz zu richten. Indem Sie Herz und Geist über Worte zusammenbringen, die eine Intention und eine Bitte formulieren, schaffen Sie ein Gebet.

Jeder kann sein eigenes Gebet formulieren. Es muss nicht wie ein Psalm aus langen Strophen bestehen; ein oder zwei Sätze reichen völlig aus. Ich weiß noch, wie meine Eltern uns damals beigebracht haben, uns ein Abendgebet zu formulieren, das ich dann über fünfzehn Jahre hinweg fehlerfrei gebetet habe. Dann betete ich eine Weile gar nicht, bis das Gebet in Form von Dankbarkeit wieder in mein Leben trat. In Zeiten schwerer Krankheit nahmen meine Gebete einen flehentlichen Tonfall an. Gebete können ganz unterschiedlich sein. Am wichtigsten ist, dass sie wahrhaftig sind. Ein Gebet ist ein heiliger Akt, mit dem Sie selbst Ihrer Seele Kraft einflößen.

Wenn wir glücklich und gesund bleiben wollen, ist es eine Notwendigkeit, die Seele zu nähren. Durch die meisten Krankheiten werden wir dazu veranlasst, uns um unsere Seele zu kümmern. Ich persönlich bin davon überzeugt, dass Krankheit entsteht, wenn die Seele leidet, wenn sie einsam und traurig und nicht ausreichend genährt ist. Unsere Seele ist stärker als unser Körper. Wenn die Seele stark und strahlend und kreativ ist, können wir jede Begebenheit, jede Krankheit, jede Katastrophe oder jedes gesellschaftliche Elend ertragen und transformieren. Spirituelle Energie und spirituelles Glück sind etwas Großartiges.

Lernen wir also nun, wie man Gebete einsetzen kann, um Blockaden im Nervensystem zu lösen, Nöte zu lindern, Symptome zu verbessern und seinen Kanal zum höheren Wissen und der göttlichen Liebe zu stärken. Denken Sie immer daran, dass Sie sich auf Ihre eigene innere spirituelle Autorität einstimmen und die nährende Fürsorge Ihrer eigenen Spiritualität unterstützen können. Indem Sie sich um Ihre Seele kümmern, können Sie vielfach erstaunliche Heilung erfahren. Leben Sie Ihr Leben, indem Sie sich von innen heraus neu erschaffen und innerlich aufblühen!

Öffnen wir nun den Kanal der Liebe, den Sie in sich tragen, indem wir Ihr Gebet hervorbringen.

ÜBUNG FÜR DAS SIEBTE CHAKRA: GEBET

Welches sind die zwei wichtigsten Dinge, bei denen Sie Führung oder Hilfe benötigen? Suchen Sie einen besser qualifizierten Therapeuten? Eine neue Stelle? Hilfe bei Ihrer täglichen Selbstfürsorge? Größeres Selbstvertrauen? Verschaffen Sie sich Klarheit darüber, wobei Sie Führung oder Hilfe benötigen. Schreiben Sie das Wort oder den Satz auf.

Wie wir es nun bereits gewohnt sind, werden wir uns jetzt wieder in unser Herz einfühlen. Schließen Sie die Augen, und konzentrieren Sie sich mit Ihrem inneren Auge auf Ihr wunderbares Herz. Legen Sie die Hände darüber. Atmen Sie drei oder vier Mal langsam und tief ein und aus und danken Sie dabei diesem mächtigen Organ für seine Liebe und zuverlässige Arbeit.

In Übereinstimmung mit der Energie Ihres Herzens werden wir nun ein einfaches Gebet formulieren.

„Bitte schütze und leite mich und die, die mir lieb sind." Fügen Sie nun Ihren Satz an, z.B: „Hilf mir, den Therapeuten zu finden, der die Fähigkeiten besitzt, die für meine Heilung nötig sind." (Oder was in Ihrem Fall zutrifft.) „Ich glaube an meine bessere Zukunft."

Es ist wichtig, dass Sie Ihren eigenen Worten in diesem Gebet Glauben schenken. Durch den Glauben wird der Geist aktiviert und die Chemie der Neurotransmitter in Gang gesetzt. Der Glaube ist eine sehr wirkungsvolle Medizin. Der Glaube gehört zum Wesen des Gebets und ist die Grundlage jedes Vertrauens. Der Glaube macht es möglich, dass Sie jenseits aller Schwierigkeiten ein besseres Morgen sehen und fühlen können. Ihre Fähigkeit, an Ihr Selbst, an die Führung Gottes oder eines liebevollen Beschützers und an die Kraft Ihrer eigenen Wiederbelebung glauben zu können, ist wesentlicher für die Heilung und, noch wichtiger, die Transformation, als eine außer Kontrolle geratene Autoimmunerkrankung oder zusammengefallene Lunge.

Ihr Glaubenssystem ist sehr mächtig. Das gesamte siebte Chakra kreist vollständig um Glauben und Autorität. Lassen Sie keiner äußeren Autorität den Vorrang über Ihrer gesegneten und liebevollen eigenen. Viele von uns haben sich verirrt. Wir sind auf der Suche. Auf dieser Suche müssen wir die unberechenbaren und tückischen Gefahren der Krankheit überwinden, aber wir können unseren eigenen „heiligen Gral" finden, den Platz, an dem wir uns sicher fühlen und hingeben können und an dem uns am Ende der Suche innere Liebe und wahre Heilung erwartet. Die Kraft des Gebets kennt kein Ende. Beten Sie oft und mit Respekt. Wenn sich Ihr Zustand bessert oder verändert, können Sie Ihr Gebet abwandeln. Aber beten Sie weiter. So werden Sie die nach oben gerichtete Erweiterung Ihres siebten Chakras verstärken und Ihren Kanal zur göttlichen Quelle öffnen. Alles ist möglich. Glauben Sie an den wahren Wert Ihrer selbst und an Ihre lebendige Zukunft. Seien Sie sicher: „Die göttliche LIEBE hat immer jeden menschlichen Bedarf gestillt und wird ihn immer stillen."

TEIL VII

ZUM SCHLUSS

DER SUCHENDE

Eine Suche. Welcher Auslöser, welche Sehnsucht, welche Anziehungskraft ist es, die manche Menschen dazu veranlasst, sich der Mechanik des Alltags, der langweiligen Eintönigkeit der Pflichten, der Arbeit, der Traditionen zu entziehen und die konditionierten gesellschaftlichen Gewohnheiten hinter sich zu lassen? Warum sehnen sich einige Menschen nach einem Leben jenseits der Konventionen, greifen nach immateriellen Werten und versuchen, Trost oder Erleuchtung zu finden oder schlicht: Wahrheit?

Wir werden in einen physischen Körper hineingeboren, der fühlt und sich bewegt, der reagiert und uns antreibt. Der Körper gleicht einem Wunder, er gedeiht, gibt sich Mühe und bringt uns auf vielen Ebenen voran. Im Herzen sind unsere Gefühle, unsere Leidenschaft und unser Mitgefühl sowie unsere Sorgen beheimatet. Unsere Lebensgeschichte schreibt sich aus dem Herzen heraus, und gleichzeitig haben wir auch einen Geist – ein Gehirn, das dazu in der Lage ist, zu denken, zu analysieren, kreativ zu sein, den Dingen auf den Grund zu gehen. Dieser Geist ist uns ein mächtiger Verbündeter, der uns dabei unterstützt, uns in der Welt zurechtzufinden, zu kommunizieren und zu zerstören.

Hinter all dem steht die Seele, ein mächtiges Zusammenwirken von Kräften, von Ausdruck, Synthese und Wissen. Die Seele ist die Essenz.

Der Suchende, der dazu bestimmt ist, die „Wahrheit" zu verstehen, hat das Physische, Psychische und Geistige hinter sich gelassen und Jahre oder gar Jahrzehnte seiner Lebenserfahrung in einer Weise miteinander verwoben, dass die vorgegebene, greifbare Realität keine Faszination mehr auf ihn ausübt, ihm keine Verwunderung und Freude mehr entlockt. Weder die alltäglichen Notwendigkeiten noch die extremen Vergnügungen der materiellen Ebene erregen noch seine Aufmerksamkeit oder stellen ihn zufrieden. Sie sind vergänglich.

So begibt er sich auf eine Reise, auf die Suche nach etwas Bedeutungsvollerem, Tiefgründigerem, letztlich auch Reinerem. Nach der Wahrheit. Was ist Wahrheit? Wahrheit ist ein Bewusstseinszustand, der vollkommene Akzeptanz ermöglicht. Es gibt keine Fassaden, keine Hemmnisse, keine Mechanisierung. Die Wahrheit kann diese vollkommene Akzeptanz durch inneren Gleichmut, innere Ruhe und gelassenes Wissen hervorbringen. Wahrheit wird nicht durch Gefühle oder mentale Gedankenprozesse überladen. Diese haben ihren Ort gefunden bzw. besser noch, sind mühelos gekommen und gegangen und haben weder den Menschen in Beschlag genommen noch dessen Reise bestimmt. Von solchen Reflexen, von defensivem Kontrollzwang und raffinierten Konditionierungen hat er sich freigemacht.

Die Wahrheit verlangt nach innerer Klarheit, nach einem geöffneten Kanal zur Quelle. Sie verlangt nach Gemütsruhe, einer Bereitschaft zum Zuhören, und, was am wichtigsten ist, nach einem Grundvertrauen darauf, dass alles seine Richtigkeit hat. Wohlbefinden bringt ein solches Vertrauen zum Ausdruck. Das Vertrauen beruht auf den eigenen Fähigkeiten, auf der tiefen Einsicht, dass genau die richtigen Menschen und Umstände da sein und eintreten werden, wenn man sie braucht, und nur soweit man sie braucht. Nicht, um gierige, ängstliche oder egozentrische Bedürfnisse zu befriedigen, sondern für die grundlegenden, einfachen Bedürfnisse des Lebenswegs. Für die Bedürfnisse einer seelenzentrierten Lebensaufgabe.

Wenn eine solche Klarheit, Einfachheit und ernste Hingabe an ein spirituelles Leben auf Wahrheit gründet, kommt es zu Veränderungen. Das ungeordnete, unsichere, dramatische Chaos weicht der machtvollen Kraft der kreativen Energien, die vereint nach Erfüllung eines mit Herz, Authentizität und Hingabe gelebten Lebenssinns streben. Ist das erreicht, fügt sich eins ins andere. Man ist eins mit der Quelle, das Wunder wird wahr, und wie ein prismatischer Mondstrahl durchfließt einen die Wahrheit von oben nach unten. Wir sind erfüllt – von Licht, von ungeheuren Kräften, mit klaren Erkenntnissen, mit unmittelbarer Wahrnehmung und, was am schönsten ist, mit der Unfähigkeit, wieder zu unserer „alten" Art zu sein und zu leben zurückzukehren.

Hat ein Suchender einmal den Berggipfel erklommen, die zerklüftete Felswand überquert, die Plackerei der schlammigen Tiefpunkte erduldet, dem Tod ins Auge geblickt und hemmungslos nach Führung verlangt, so kann diesem Reisenden nichts mehr misslingen. Stattdessen erwartet ihn ein Ort der Göttlichkeit, wo ihm in aller Pracht und Herrlichkeit und voller Selbstvertrauen ein Engel erscheinen wird. Ein Engel der Gnade, der diesen mutigen Kämpfer und geduldig Liebenden, der dieses offene Wesen zum Thron der Wahrheit geleiten wird.

Dieser Übergang gelingt nicht jedem. Nur die mutigsten und kühnsten Suchenden klettern über den Berg der Konditionierung hinaus und lassen dabei Krankheit und Träume und den Zugriff der externalisierten Hysterie hinter sich, um stattdessen dem Ruf der Seele, der ewigen Weisheit zu folgen; denn nur hier, in stiller Ruhe, an einem Ort der Liebe und Gelassenheit, wird die Wahrheit ihr weises Gesicht zeigen. Haben wir dies einmal erblickt, sind wir für alle Zeiten verändert, für alle Zeiten in der Gnade. Die Liebe behält die Oberhand. Begeben Sie sich von ganzem Herzen auf die Reise, Sie werden dafür belohnt.

IHRE GABE

Jeder einzelne Mensch ist mit einer Gabe in diese Welt geboren worden. Ich möchte Ihnen nun diese Frage stellen: Welches ist Ihre Gabe? Auf den vielen Seiten dieses Buches haben wir den Körper und seine Funktionsweise von unterschiedlichen Seiten beleuchtet, wir haben uns damit befasst, welche Rolle die Gefühle im Alltag und bei Krankheit und Heilung spielen und natürlich auch Ihre wunderbare Spiritualität erkundet. Mittlerweile haben Sie erkannt, wie komplex Sie sind und welchem Wunder jeder Tag Ihres Lebens gleicht, wenn man bedenkt, welch unzählige Funktionen der Körper jeden Tag vollziehen muss, nur um Sie am Leben zu halten. Wie komplex wir doch sind, und gleichzeitig aber auch ganz einfach mit unseren grundlegenden Bedürfnissen nach Liebe, Trost, Sicherheit und Erfüllung.

Ich hoffe, Sie haben zu der Erkenntnis gefunden, dass wir ungeheure Kräfte in uns tragen. Die Tatsache, dass viele Menschen Teile ihrer Kreativität oder ihrer Fähigkeit zu Visionen überdeckt haben, muss weder ein Hindernis noch ein Defizit sein. Kaleidoskopartig hat uns die Heilung die multidimensionalen Facetten unseres inneren Wesens aufgezeigt, die sich damit, was wir tatsächlich äußerlich darstellen und der Welt präsentieren, verbinden und in Einklang bringen.

Jeder Mensch ist einzigartig und hat viele wunderbare Eigenschaften und Fähigkeiten. Die Beifallsbekundungen der westlichen Gesellschaft gelten unseren materiellen Bemühungen und Erfolgen. Ich bin jedoch davon überzeugt, dass unsere inneren Reichtümer viel kostbarer und lebensspendender sind als das, was die Gesellschaft als wertvoll erachtet. Damit will ich nicht sagen, dass es nicht richtig oder wichtig wäre, seinen Beruf auszuüben, sich um sein Zuhause zu kümmern und Geld für Notfälle zurückzulegen. Um weiterhin in unserer Kultur zu funktionieren, sind solche Fertigkeiten und Vorsätze definitiv unumgänglich.

Dennoch möchte ich Sie an die wertvolle Gabe erinnern, mit der Sie auf die Welt gekommen sind und die Sie in vollem Licht erstrahlen lässt. Manche Menschen sind mit mehr als einer Gabe beschenkt worden. Dies ist eine besondere Gnade, die mit anderen Menschen geteilt werden sollte.

Uns allen ist die große Gabe der Liebe zuteil geworden, durch die wir unsere Herzen öffnen und unsere Familie und die Freunde, die uns wichtig sind, lieben können – oder sogar vollkommen Fremde, die uns auf irgendeine Weise berühren. Die Liebe ist eine wunderbare und kraftvolle Energie, die ohne Ende ist. Indem wir lieben, halten wir uns am Leben, und indem wir lieben, geben wir den anderen. Dadurch werden auch wir immer wieder auf unerwartete Weise mit Liebe beschenkt. Die Liebe hat ein großes Gedächtnis. Liebe wächst. Liebe heilt. Liebe leuchtet. Die Liebe stirbt nie; denn unsere Seele ist ewig, und die Liebe verleiht ihr Flügel.

Ich möchte, dass Sie über die Gabe nachdenken, mit der Sie auf die Welt gekommen sind. Mit den Übungen in diesem Buch sind Sie in die größten Tiefen Ihrer Seele und zu Ihrem weisen Ratgeber vorgedrungen. Sie haben über Teile von sich nachgedacht, die Sie möglicherweise noch nie zuvor so genau betrachtet haben. Oder falls doch, so haben Sie jetzt vielleicht eine vollständigere Perspektive auf Ihr Wesen erlangt. Ich denke dabei vor allem daran, dass Sie sehr wertvoll und sehr weise und dazu in der Lage sind, in Ihrem Leben all das zu verwirklichen, wofür Sie sich entscheiden. Jedenfalls dann, wenn Sie sich große Klarheit über Ihr Bewusstsein verschaffen, dem Ruf Ihres Herzens folgen und Ihre Entscheidungen auf der Grundlage von Liebe, nicht von Gier oder Neid oder Bosheit treffen.

Bitte denken Sie über Ihre Gabe nach. Setzen Sie sie so gut ein, wie Sie nur können? Wenn nicht, warum nicht? Wenn ja, so bin ich sicher, dass Sie erfüllt davon sind. Wenn jemand Ihre Gabe ausnutzt, muss das aufhören! Bitte begegnen Sie Ihrer Gabe mit Respekt.

Als letzte Abschiedsgeste möchte ich Sie bitten, einen kleinen Altar zu schaffen. Es braucht nicht mehr zu sein als eine Tischecke oder ein kleiner Platz auf der Fensterbank. Sie können daraus sowohl Ihren ganz persönlichen Ort der Ehrerbietung machen oder auch ein größeres Arrangement zur Schau stellen – Hauptsache es spiegelt Ihre Gabe und das, was Ihnen wichtig ist, wider. Weil sich meine Verbindung zum Reich Gottes über den Tempel der Natur vollzieht, finden sich auf meinem Altar Schätze aus der

Natur: Muscheln, einzelne Vogelfedern, ein winziger Kiefernzapfen, ein brasilianischer Quarz. Meine Gabe ist die Heilung, und durch meine Nähe zur Natur bleiben meine Heilungskräfte stark.

Sie werden intuitiv spüren, womit Sie Ihren Altar bestücken möchten: Vielleicht mit dem einen oder anderen Foto, mit kleinen Totemtieren, mit einem Jesusbild oder auch mit Blumen oder einer eigenen Zeichnung. Die Details sind zweitrangig und haben nur für Sie selbst Bedeutung. Es geht darum, womit Sie sich verbunden fühlen. Ich möchte, dass Sie Ihre Gabe auf einem Blatt notieren und dieses auf Ihren Altar legen. Stellen oder legen Sie etwas Besonderes dazu – eine Kerze oder einen Stern oder ein Schmuckstück. Nehmen Sie sich jeden Tag oder jeden Abend einen Moment Zeit, um vor Ihrem Altar zu stehen. Spüren Sie Ihrer Verbindung zu den Energieformen dort nach, und seien Sie sich dessen gewiss, dass Sie sich von Stärkung durchdringen lassen. Das ist gut so. Es ist Ihr Recht, die Schönheit in Ihrer Seele wachsen und ihren Glanz sich vollständig entfalten zu lassen.

Ich möchte mich bei Ihnen bedanken: Für die Zeit, die Sie auf diesen Seiten mit mir verbracht haben und dafür, dass Sie so intensiv an Ihrer Heilung gearbeitet haben. Ich fühle mich geehrt, das Wissen und die Erfahrung aus meinen fünfunddreißig Jahren der Heilungsarbeit mit Ihnen geteilt zu haben. Im Kosmos des Lebens sind wir alle miteinander verbunden. Seien Sie in alle Ewigkeit gesegnet. Ihre Heilung möge vollständig gelingen und Ihre Seele die Leben anderer Menschen berühren. Mögen meine Worte Ihnen auf Ihrem Weg nach Hause in die innersten Tiefen Ihres Herzens Trost und Führung spenden. Möge meine Seele die Ihre berühren.

Namaste,
Katina I. Makris

FALLGESCHICHTEN VON PATIENTEN

RHEUMATOIDE ARTHRITIS, FIBROMYALGIE, CHRONISCHES ERSCHÖPFUNGSSYNDROM UND WAS WIRKLICH DAHINTER STECKTE

Ich bin auf der amerikanischen Halbinsel *Cape Cod* aufgewachsen und als Kind ständig durch Sanddünen gelaufen und auf Bäume geklettert. Über fünfundzwanzig Jahre lang war ich Hunderten von Zecken ausgesetzt. Mit acht Jahren litt ich über einen Zeitraum von etwa anderthalb Jahren hinweg jede Nacht an Wachstumsschmerzen. Der Arzt hat nie irgendetwas testen lassen, sondern stattdessen immer nur Wachstumsschmerzen diagnostiziert: „Geben Sie einfach Paracetamol oder Ibuprofen." Jede Nacht sind meine Mutter und ich die Flure auf und ab gelaufen, bis die Medikamente endlich ihre Wirkung entfalteten.

Ich war ein sportlich sehr aktives Kind – ich wurde immer als Erste in alle Mannschaften gewählt. Man hat mich als Kind in die Jungsmannschaften gesteckt, und in der achten Klasse wurde ich für die Basketball- und Softball-Schulteams entdeckt. Sie können sich jetzt wohl denken, wo die „Wachstumsschmerzen" so herkamen.

Keiner hatte eine Ahnung davon, wie traumatisierend die Jahre zwischen vier und fünfundzwanzig insgeheim für mich waren. Ich will an dieser Stelle nicht näher darauf eingehen, aber ich glaube schon, dass es sehr wichtig ist, das zu wissen. Als Kind hatte ich einen unglaublichen Stresspegel, aber ich habe das für mich behalten. Unbewusst habe ich immer nur alles heruntergeschluckt und den Atem angehalten. In der Mittel- und Oberstufe war ich mindestens zehnmal mit meinem Nacken in der Notaufnahme. Niemand hat sich meinen Nacken je wirklich angeguckt, stattdessen wurde ich immer nur gefragt: „Kannst Du ihn so drehen? Und so?" Es wurde weder geröntgt noch ein Bluttest gemacht. Jedes Mal wurde ich einfach nur mit einer Halskrause nach Hause geschickt und sollte warten, bis es wieder besser ist, was nach ein paar Tagen auch immer der Fall war. Auch bei den jährlichen Vorsorgeuntersuchungen wurde nicht wirklich geguckt, und ich bin niemals woanders hin überwiesen worden.

Nach der *High School* war ich auf mich allein gestellt und arbeitete als Vermögensberaterin bei dem Finanzdienstleister *Fidelity Investments*. Sie können sich vorstellen, wie stressig es für eine Neunzehnjährige war, Seite an Seite mit diplomierten Geschäftsleuten zusammenzuarbeiten, die meinen Leistungen keinen Respekt entgegenbrachten. Trotzdem war ich bei uns im Vertrieb die Beste und hatte nach wie vor mit meinen Nackenschmerzen zu kämpfen, habe damit aber, anders als andere in meiner Situation es getan hätten, nicht mehr die Notaufnahme aufgesucht. Damals habe nur noch ich selbst mich um meine Schmerzen gekümmert.

Als ich ungefähr zweiundzwanzig war, entschied ich mich dafür, mir einmal im Leben Zeit für mich zu nehmen und in den Norden nach New Hampshire zu ziehen. Meine einzige Bedingung war, dass meine Hausärztin doch bitte eine MRT-Aufnahme von meinem Nacken machen lässt, bevor ich meine gute Stelle aufgebe, bei der ich bereits gekündigt hatte. Endlich stimmte sie zu; und innerhalb einer sehr kurzen Zeit fand ich mich im OP wieder, wo ein Neurochirurg mir die Bandscheibe entfernte, die mir wegen eines Bandscheibenvorfalls ins Rückenmark gedrückt hatte!

Die Zeit nach der OP brachte mir endlich ein bisschen Erleichterung. Ich arbeitete in einem Skigebiet und hatte endlich einmal keine Schmerzen. Der Arzt hatte mir aufgetragen, es langsam angehen zu lassen, weil die Bandscheiben meiner Halswirbelsäule furchtbar aussähen und er mich nicht gleich schon wieder auf dem Operationstisch haben wolle.

Nachdem ich ein fantastisches Jahr damit zugebracht hatte, mich an den Erd-Elementen zu erfreuen und wie immer ganz viel Sport zu machen – Ski- und Snowboardfahren, Fels- und Eisklettern, Kajakfahren, Bergwandern durch die *Presidential Range* – verscheuchten mich die Kriebelmücken und schickten mich wieder Geld verdienen, für neue Reisen. So kehrte ich also in die Finanzindustrie zurück, wo ich mir das Leben wieder leisten und mir auch noch den Traum erfüllen konnte, abends eine Kosmetikschule zu besuchen.

Mein Stresspegel nahm wieder zu, unbewusst atmete ich nur noch ober-

AUTOIMMUN-ERKRANKUNGEN

flächlich, und auch die Schmerzen kehrten zurück. Ich gab mir jede Mühe mit Dehnungsübungen, und die Ärztin ließ eine weitere MRT-Aufnahme machen. Wieder ein Bandscheibenvorfall der Halswirbelsäule. Diesmal drückte die Bandscheibe auf meine rechte Armwurzel und musste operiert werden, um weitere Schäden zu vermeiden. Also wieder eine Operation. Ich hoffte, dabei wie beim letzten Mal von meinen Schmerzen befreit zu werden, aber mir wurde schnell klar, dass es diesmal anders sein würde. In der Hoffnung auf Linderung konsultierte ich einen Arzt nach dem anderen. Zu den diversen Diagnosen gehörten Rheumatoide Arthritis, „systemische Arthritis", Fibromyalgie, chronisches Erschöpfungssyndrom und Makula-Degeneration. Dann ging es mit den zervikalen Steroidinjektionen in den Rückenmarkskanal los. Mir wurde direkt in den Kopf gespritzt, um die, wie der Arzt es nannte, generalisierten Kopfschmerzen zu bekämpfen (dabei hatte ich gar keine Kopfschmerzen, nur ein schlaffes Auge und ein starkes Druckgefühl). Mir schmerzte die Haut, an den Füßen hatte ich taube Stellen. Die Liste ist noch länger.

Ich dachte, eine Familie zu gründen, würde mich vielleicht von meiner Hoffnungslosigkeit befreien, und eine Zeit lang war das auch so. Ich heiratete, wir bekamen eine Tochter und dann hatte ich die Idee, näher an die Familie zu ziehen, damit ich Unterstützung bei der Eröffnung meines Kosmetikstudios hätte. Zu dem Zeitpunkt war ich gerade zum zweiten Mal schwanger. Wegen der Familie zogen wir also zurück nach Cape Cod, wo wir ein neues Haus kauften. Es ging mir nach wie vor nicht gut, aber wem geht es schon gut, wenn man schwanger ist, ein neues Haus kauft, das alte verkauft und gleichzeitig noch eine Existenzgründung vorbereitet? Als ich ungefähr im sechsten oder siebten Monat war, fiel mein Blick eines Tages zufällig auf meinen Bauch, wo sich eine Wanderröte ausbreitete, in deren Mitte noch die Zecke steckte! Weil ich mich halbwegs auskannte, machte ich mich unmittelbar auf zur Ambulanz, wo ich die Zecke abgab und mich selbst testen ließ. Die Ärzte gaben mir den Rat, erst die Testergebnisse abzuwarten, weil sie wegen der Schwangerschaft nicht „ohne Grund Medikamente verabreichen" wollten; und weil ich es nicht besser wusste, stimmte ich zu. Zwei Tage später dachte ich dann, ich hätte nichts, weil der ELISA-Lyme-Borreliose-Standardtest negativ ausgefallen war.

Etwa einen Monat später fing ich an, mich wirklich mies zu fühlen. Ich bekam vorzeitige Wehen. Weil ich erst im achten Monat war, ging ich ins Krankenhaus. Dort gaben mir die Ärzte wehenhemmende Mittel, aber trotzdem hatte ich noch einen Monat lang etwa jeden zweiten Tag vorzeitige Wehen. Wieder wurden keine besonderen Untersuchungen durchgeführt.

Meine zweite Tochter kam schließlich ein wenig zu früh auf die Welt – in der siebenunddreißigsten Woche, wie schon bei meiner vorigen Schwangerschaft, und beide Kinder wogen bei ihrer Geburt 3118g. Meine zweite Tochter musste jedoch wegen einer kollabierten Lunge ins Kinderkrankenhaus in Boston verlegt werden. Ich werde nie vergessen, wie ich sie zum ersten Mal im Arm hielt und nach kaum dreißig Sekunden schon nach Hilfe schrie und die Ärzte mich nur beruhigen wollten: „Alles in Ordnung. Nach allem, was Sie durchgemacht haben, sind Sie nur traumatisiert. Ihr geht es gut." Irgendwann schrie ich so laut, dass die Krankenschwester sagte: „Die Mama muss sich wohl mal ein bisschen ausruhen." Dann kamen sie zu uns herüber und sahen, wie meine Tochter blau anlief und ihr Schaum vor den Mund trat. Plötzlich wurden sie hektisch, riefen einen Notfallcode aus, es fielen alle nur erdenklichen Notfall-Wörter. Da haben sie dann schnell bemerkt, dass ich nicht „überreagiert" hatte, sondern einfach nur feinfühlig gewesen war. Über Nacht war ich von meiner kleinen Tochter getrennt, aber danach kam sie zu mir zurück und war Gott sei Dank völlig gesund. Wie schon meine erste Tochter, konnte ich auch sie problemlos stillen, und als wir das Krankenhaus verließen, waren wir gesund und glücklich, nur dass sie ein bisschen viel schrie. Aber das war nichts, womit ich nicht klargekommen wäre.

Das Leben ging weiter, und sowohl mein Salon als auch die Kinder entwickelten sich prächtig. Es gab kleinere Probleme, wie z.B. eine allergische Reaktion meiner Jüngsten auf Amoxicillin. Aber alles in allem waren die Kinder gesund, und ich selbst hatte nur starke chronische Nackenschmerzen mit Arthritis und ein angegriffenes Immunsystem. Die Ärzte waren der Überzeugung, dass das alles mit meiner Nacken-Arthritis zusammenhänge, selbst die Schmerzen in meinen Beinen (wohl wieder Wachstumsschmerzen?) und den Nachtschweiß schrieben sie den Medikamenten und dem Stress zu. Zudem bekam ich auch nicht genügend Schlaf, kein Wunder als Mutter, Hausfrau und Geschäftsführerin. Alkohol trank

AUTOIMMUN-ERKRANKUNGEN

ich gar nicht, weil es mir danach immer fürchterlich ging. Ich dachte, dass die furchtbaren Beinkrämpfe daher rührten, dass ich beim Haareschneiden ständig auf den Beinen war und meine Arme wegen eines beginnenden Karpaltunnelsyndroms ständig einschliefen.

Auch zu Hause fühlte sich mein Leben schrecklich falsch an. Mein Körper signalisierte mir, ich würde sterben. Ich erzählte den Ärzten, meiner Schwiegermutter und meinem Mann, dass mein Körper sich nicht selbst am Leben halten könne, dass ich Hilfe bräuchte! Aber alle schienen immer nur der Ansicht zu sein, dass ich nur dramatisiere, so dass ich das irgendwann selbst glaubte und mir sagte: *„Bethany, das spielt sich alles nur in deinem Kopf ab.“*

Irgendwann beschloss ich, dass ich für Veränderung sorgen müsste, wenn ich nicht sterben wollte. Ich bat meinen Mann, ein paar Dinge zu verändern. Aber worum ich auch bat, nichts hielt meinen Körper vom Sterben ab. Ich setzte meine Hoffnung in eine Psychotherapie. Eine Zeit lang flehte ich meinen Mann noch an, uns gemeinsam therapieren zu lassen, bin aber schließlich doch alleine hingegangen. Sie merken sicherlich, dass wir uns zu dem Zeitpunkt schon sehr auseinandergelebt hatten. Ich war im Überlebensmodus und dringend auf Hilfe angewiesen, während er nichts von dem zur Kenntnis nahm, was ich zum Ausdruck gebracht hatte. So scheiterte also unsere Ehe.

Während die Scheidung mit zwei Kindern lief und ich mich fühlte, als würde ich es nicht schaffen zu überleben, kam ich schließlich an meinem Tiefpunkt an! Enzephalitis, zerebrospinale Meningitis, alte Lyme-Borreliose, neue Lyme-Borreliose, CDC-positiv, Bell'sche Parese, Mononukleose und noch ein paar weitere Krankheiten. Ich kann mich schon gar nicht mehr an alle Diagnosen erinnern. Während der Woche, die ich im Krankenhaus lag, konnte ich meine Augen nicht öffnen und selbst das leiseste Geräusch nicht ertragen. Hüftabwärts waren meine Beine taub, und die Schmerzen im restlichen Körper will ich gar nicht erst versuchen zu beschreiben. Ich bekam Rocephin-Infusionen und sollte nach meiner Entlassung einundzwanzig Tage lang Doxycyclin einnehmen. Damit begann ich überhaupt erst zu begreifen, was es bedeutet, an Lyme-Borreliose erkrankt zu sein.

Alle Schmerzen, die ich bis dahin in meinem Leben gehabt hatte, wurden verzehnfacht. *Keine einzige* Medizin konnte mir helfen, niemand konnte mir helfen. Mein Leben stand dermaßen auf Messers Schneide, dass mir bewusst war, dass es meine Entscheidung war, ob ich weiterleben oder das Leben hinter mir lassen wollte. Ich hätte einfach nur aufgeben müssen. Jeden Tag waren meine Kinder für mich der eine Grund, doch noch einen weiteren Tag lang durchzuhalten. Ich danke Gott dafür, dass sie mich als Mutter ausgewählt haben, denn ohne sie hätte ich mich dafür entschieden, meinen Körper zu verlassen.

Zehn Monate lang verbrachte ich im Bett oder im Liegesessel. Keine Musik, kein Fernsehen, nur Schmerzen und Nachforschungen. Meine Hausärztin, bei der ich sieben Jahre lang in Behandlung gewesen war, bat mich, mir einen anderen Arzt zu suchen, und sagte: „Wenn ich Sie wäre, würde ich gehen, denn Sie sehen ja, dass ich offenbar wenig für Sie tun kann." Wie fühlt man sich da? Wenn die eigene Ärztin einen bittet, die Praxis zu verlassen? Ich kam mir völlig allein vor. Bis ich einen neuen Hausarzt gefunden hatte, stellte sie mir alle Überweisungen aus, um die ich sie bat. Das große Krankenhaus in Boston, in das sie mich überwies, hatte einen Spitzenmediziner im Bereich neuroinfektiöser Erkrankungen, direkt unter Dr. Steer. Dort war man der Meinung, ich solle mir einen PICC-Line-Katheter, einen peripher eingeführten zentralen Venenkatheter, legen lassen, obwohl sie mich zu dem Zeitpunkt nicht selbst behandeln würden. Ich konnte noch nicht einmal laufen.

Nach weiterer Suche fand ich einen auf Lyme-Borreliose spezialisierten Arzt und begann, weil das seine Ausrichtung war, eine schulmedizinische Behandlung, wobei die, wie ich später erfahren habe, bei der Unmenge von Bakterien, die damit in meinem Körper abgetötet werden sollten, unmenschlich ist. Ich wurde dadurch förmlich zum Krüppel. Ich stellte weitere Nachforschungen an und wurde durch Freunde auf einen traditionellen chinesischen Arzt in China aufmerksam, der mir per E-Mail den freundschaftlichen Rat gab: „Bitte, bitte vertrauen Sie auf Gott und versuchen Sie, sich so schnell wie möglich intravenös Vitamin C und Glutathion verabreichen zu lassen." Was ich getan habe. Und das ist gegenwärtig der Stand der Dinge. Endlich werden meine Lyme-Borreliose und die Co-Infektionen mit einem integrativen Ansatz aus östlicher und westlicher Medizin behandelt; wir behandeln den physischen Körper, den psychischen Körper, den chemischen Körper, das äußere und innere Energiewesen und mein inneres spirituelles Wesen.

Nachdem mir bewusst wurde, welches Leid und welche furchtbare Schmerzen Antibiotika hervorrufen können, erinnerte ich mich bald auch an meine Tochter und ihre allergische Reaktion auf Amoxicillin im Alter von einem Jahr. Nach der Einnahme von Amoxicillin, einem der am häufigsten gegen Lyme-Borrelien eingesetzten Antibiotika, bekam sie blaue Flecken an allen Gelenken, die zudem auch anschwollen. Sie hatte Ausschlag und Fieber, und das alles am Tag nach Beendigung der Antibiose. Ich dachte: „Oh, wow... eine Autoimmunreaktion auf die Zerfallsprodukte von Lyme-Borreliose-Erregern." Typisch für an Lyme-Borreliose Erkrankte, aber das wussten wir damals noch nicht!

Schnell ließ ich beide Kinder testen. Bei meiner älteren Tochter waren sowohl der ELISA- als auch der Western-Blot-Test negativ, und bei meiner jüngeren Tochter war der ELISA-Test positiv und die Western-Blot-Bande 41 CDC-negativ (beide wurden zu einem Zeitpunkt getestet, als es ihr gutging). Wie Sie wissen, ist ein positives ELISA-Ergebnis schon ziemlich aussagekräftig, aber für die Medizin in Massachusetts eben noch nicht ausreichend. Meine jüngere Tochter hatte immer ungut auf Antibiotika reagiert, meistens mit Nesselsucht. Auch auf Erschöpfung und emotionale Belastungen reagiert sie mit Nesselsucht und Bauchschmerzen.

Obwohl sie im Allgemeinen sehr gesund ist, löste letzten Monat ein Virus Lungenentzündung bei ihr aus, gegen die sie mit Zithromax behandelt wurde. Sie nahm also die Antibiotika-Tabletten, die nach Einnahme noch weitere fünf Tage im Körper verbleiben. Am sechsten Tag hatte sie leicht erhöhte Temperatur, 37,8 Grad. Es hielt nicht lange an, aber sie war nicht ganz sie selbst und ausgesprochen lethargisch. Drei Tage später beobachtete ich etwas bei ihr, was wie winzige Krampfanfälle wirkte, die kamen und wieder verschwanden. Mein Partner, dem ich davon erzählte, war der gleichen Ansicht. Ich wurde nervös und benachrichtigte meinen Arzt, war dabei aber ein bisschen zurückhaltend, weil ich irgendwie das Gefühl hatte, ich würde vielleicht meine eigene Krankheit auf sie projizieren (ich selbst hatte auch minimale Krampfanfälle). Ich traute meiner eigenen Wahrnehmung nicht ganz über den Weg. Aber dann verwandelte sich das

Ganze in einen ausgeprägten Krampfanfall, bei dem wir den Notarzt rufen mussten und der länger anhielt, als man es als Mutter jemals erleben will! Es wurde ein EEG gemacht, und weil ihre Anfallsaktivität sowohl im Schlaf- als auch im Wachzustand zu hoch war, wollte der Arzt sie behandeln, als leide sie an Epilepsie. Ich fragte, ob es vielleicht einen Zusammenhang zwischen dem Anfall und einem schlechten Immunsystem geben könne, aber das wurde als Möglichkeit ausgeschlossen. Was als Ursache für diese Art von Anfällen, erblichen Krampfanfälle, infrage komme, seien Dehydrierung, Übermüdung oder eine Infektion.

Der Autoimmunarzt fand jedoch, dass da keinerlei Zusammenhang bestehe. Also schlug ich vor, dass wir vielleicht, statt uns auf die Krampfanfälle zu konzentrieren, herausfinden könnten, warum sie immer diese Nesselsucht und Reizdarm-Symptome etc. bekam. Er antwortete, er könne da wirklich gar nichts tun. Ich schlug alles Mögliche vor – Diät, Ernährungsumstellung, sportliche Betätigung, Schimmelgifte, Nahrungsmittelallergien, die Umwelt etc. Aber es kam immer nur: „Nein." Und im Kinderkrankenhaus arbeiten die besten Ärzte der Welt.

Mir wäre es lieber, ich könnte diese Geschichte bis zu ihrem Ende erzählen, aber an diesem Punkt muss ich aufhören. Was ich aber sagen kann: Ich bin stärker, als sich das irgendjemand vorstellen kann, und eine Sache verspreche ich hoch und heilig: Meine Kinder werden in ihrem Leben niemals das durchmachen, was ich durchgemacht habe, wobei das wahrscheinlich alle Eltern sagen. Wenn meine Geschichte dann irgendwann einmal an ihr Ende kommt, wird sie eine Erfolgsgeschichte sein. Meine Tochter und ich werden beide vollständig geheilt sein.

Bethany
Stylistin, HBO Productions

SECHSUNDZWANZIG JAHRE CHRONISCH KRANK:
LYME-BORRELIOSE IN TENNESSEE

Ich war gesund und auf einer Kanu-Tour, als ich im Juli 1989 von einer Zecke gebissen wurde. Innerhalb einer Woche fühlte ich mich, als hätte mich ein Laster überfahren! Die Ärzte diagnostizierten bei mir Schilddrüsenprobleme, Multiple Sklerose, Lupus erythematodes, einen Hirntumor, Fibromyalgie, Rheumatoide Arthritis und anderes mehr. Die Ärzte hielten auch eine psychische Ursache für möglich oder dass ich am „Hausfrauen-Syndrom" litt.

In Wirklichkeit wurde mein Zustand durch eine Spirochäten-Infektion mit den wendelförmigen Bakterien namens *Borrelia burgdorferi* verursacht, auch bekannt unter der Bezeichnung „Lyme-Borreliose".

Heute sind vier meiner Nachbarn offiziell mit Lyme-Borreliose infiziert, was anhand positiver Bluttests nachgewiesen wurde. Aber vor vierundzwanzig Jahren wurden diese Tests nicht durchgeführt, und wenn, waren sie damals noch unzuverlässiger als heute.

Nachdem ich mich unzähligen MS-Tests, CTs und Lumbalpunktionen unterzogen hatte, riet man mir, einen Wissenschaftler in Missouri namens Dr. Edwin Masters zu kontaktieren, der ein führender Arzt im Kampf gegen Lyme-Borreliose war. Er unterstützte mich in meiner Behandlung.

Aber die erste große Dosis Doxycyclin, die mir mein Arzt in Nashville verschrieb, nachdem er schließlich eingewilligt hatte, mich gegen Lyme-Borreliose zu behandeln (was erst nach zweieinhalb Jahren der Fall war), löste eine massive Entzündungsreaktion aus, die einen Schlaganfall herbeiführte. So etwas ist bei lang anhaltender unbehandelter Lyme-Borreliose nicht ungewöhnlich. So war ich mit nur vierunddreißig Jahren in einem sehr verletzlichen Zustand.

Über eine lange Zeit war ich ans Bett gefesselt, wo ich mich durch die Bibliothek eines Medizinstudenten las, die ich bei einer Versteigerung für zwei Dollar erstanden hatte. Im Bett hatte ich mehr als genug Zeit zur Verfügung. Leider ist meine Geschichte mehr als typisch für unbehandelte Lyme-Borreliose in einem späten Stadium. Mir ist ein Fall bekannt, bei dem ein Kind mit dreizehn Jahren erkrankte und nun mit dreißig Jahren immer noch ans Bett gefesselt ist! Es ist nicht ungewöhnlich, bei schwerer Lyme-Borreliose bettlägerig zu werden.

Ich litt auch an anderen von Zecken übertragenen Krankheiten, unter anderem an der mit Malaria verwandten Babesiose, die mir über Wochen ununterbrochen knapp neununddreißig Grad Fieber bescherte. Die Ärzte waren aber der Überzeugung, dass es diese Krankheiten in Tennessee überhaupt nicht gebe. Auf der Suche nach Hilfe musste ich viel Geld aus eigener Tasche bezahlen. Meine Songwriter-Karriere lief weiter, weil ich ja auch im Bett schreiben konnte, aber ich war körperlich nicht mehr dazu in der Lage, wie früher achtzehn bis zwanzig Stunden im Tonstudio zuzubringen.

Meine linke Körperhälfte war durch neurologische Ausfallerscheinungen sehr geschwächt. Ich konnte nicht baden. Ich musste mir Hamameliswasser über meine langen Haare gießen und sie dann mit dem Handtuch trocknen, um sie sauber zu bekommen. Meine Geschichte handelt zwar von langem Leid, aber auch davon, wie ich dazugelernt habe.

Allein durch Gottes Gnade habe ich mich mit Gehhilfe und Stöcken soweit wiederhergestellt, dass ich humpelnd ein Flugzeug nach Dallas und später New York besteigen konnte, um Spezialisten zu konsultieren, die mir mithilfe von DNS- und anderen Testverfahren offiziell nachgewiesen haben, dass ich an Lyme-Borreliose und anderen mikrobiellen Infektionen leide.

Schließlich habe ich 1999 auf der Internationalen Konferenz über durch Zecken übertragene Krankheiten in New York sogar den schweizstämmigen Wissenschaftler Willy Burgdorfer getroffen, der den Lyme-Borreliose-Erreger als Erster isoliert hat und nach dem das Bakterium später auch benannt wurde. Ich hatte großes Glück und habe bis heute überlebt. Ich gebe nicht so leicht auf. Über Jahre hinweg habe ich diverse orale Antibiotika eingenommen, dann Rocephin intravenös, dann chinesische Kräuter. Jedoch bin ich nach wie vor nicht geheilt. Ich neige weiterhin zu Rückfällen.

Vielen ist nicht bewusst, dass „Lyme-Borreliose" nicht nur ein Wort ist, sondern ein infektiöser „Krankheitszustand", dem zwischen ein und zwanzig oder sogar noch mehr verschiedene bakterielle, mykotische und virale Pathogene zugrunde liegen! In Wirklichkeit handelt es sich hier nicht um eine einzige Krankheit, sondern um einen vielköpfigen Drachen, der diverse Autoimmunerkrankungen und andere Störungen imitiert.

Es ist sehr schwer, solche komplexen Infektionen zu diagnostizieren und Versicherungen gegenüber zu beweisen. Die Versicherungsgesellschaften haben den Tod auf ihrer Seite, denn wo es keine Diagnose gibt, da müssen sie auch nicht für teure Behandlungen aufkommen, ob diese nun experimenteller Natur oder offiziell durch die *Infectious Disease Society of America* (IDSA, Amerikanische Gesellschaft für Infektionskrankheiten) anerkannt sind.

Die IDSA ist federführend an den ärztlich anerkannten Krankheitsbehandlungsrichtlinien der amerikanischen Ärztekammer (*American Medical Association*, AMA) beteiligt. Die IDSA ist eine politische Gruppierung, die gegenwärtig nicht die wenigen ehrenwerter Ärzte unterstützt, die Lyme-Borreliose und die Co-Infektionen behandeln. Medizinpolitik ist eine sehr reale Angelegenheit, und Krankheiten, die dabei stigmatisiert werden, führen ein Nischendasein, bis genügend anerkannte Studien durchgeführt wurden.

Die Erreger solch komplexer parasitisch-mikrobieller Infektionen wie Lyme-Borreliose, Babesiose, Anaplasmose, Heartland-Virus, Ehrlichiose, Leptospirose, Mykoplasmose etc. werden nicht nur von Zecken übertragen – sondern auch von Mücken und Flöhen! So leben also viele Menschen zurückgezogen in ihrer Krankheit und ahnen noch nicht einmal, dass ihr Zustand von einem kleinen, unsichtbaren Insektenbiss herrührt. Sie leiden und haben wenig Aussicht auf Hilfe und Hoffnung.

Was das berühmte Diagnose-Kriterium „Wanderröte" bei akuter beginnender Lyme-Borreliose angeht: Das tritt nur in einigen Fällen auf. Viele Betroffene können sich nicht an einen solchen Ausschlag erinnern. Ein rosa Fleck auf der Kopfhaut, wo sich mal eine Zecke festgebissen und vollgesaugt hat, wird kaum je entdeckt! Ich selbst hatte nach Zeckenbissen rote Quaddeln in beiden Kniekehlen. Nachdem ich Amoxicillin eingenommen hatte, trat später noch eine Wanderröte unter der Achsel auf.

Meine Geschichte ist lang. Ich wette, dass z.B. auch in Messie-Internetforen noch einige mehr Leute sind, die an chronischer Lyme-Borreliose, Multipler Sklerose und anderen Krankheiten leiden. Diese Krankheiten betreffen das Gehirn und das zentrale Nervensystem und können eigenartige Auswirkungen auf das Verhalten haben. Wenn die Mikroben erstmal die Rückenmarksflüssigkeit, das Nervensystem und das Gehirn befallen, kommt es zu allen möglichen Störungen, Problemen und emotionalen Beeinträchtigungen. Die Betroffenen bilden sich ihre Angst oder Depression oder eigentümlichen Symptome nicht ein.

Seit jenem ursprünglichen Zeckenbiss sind nun sechsundzwanzig Jahre vergangen, die von der chronischen Krankheit geprägt waren, und ein Ende ist nicht abzusehen. So weiß ich, dass diese Infektionskrankheit auch im Süden der USA Realität ist und um sich greift, und wie schwer krank man durch sie werden kann. Weltweit müssen Ärzte darüber informiert werden, wie sie alle Stadien der Krankheit diagnostizieren und behandeln können. Ich hoffe, dass sich die medizinischen Rätsel bald klären lassen und Heilmittel gefunden werden.

Bonnie Huntsinger
Lyme-Borreliose-Selbsthilfegruppe Nashville

DIE GROSSE KAPITULATION: TOD, WIEDERGEBURT UND KREATIVITÄT

Viele schwer an Lyme-Borreliose Erkrankte mussten sich sagen lassen, dass ihre Symptome psychosomatisch und reine „Kopfsache" seien. Vielleicht ist es hilfreich, dass ich mit meiner Fallgeschichte ein Beispiel dafür liefere, was passieren kann, wenn man diese Theorie akzeptiert und sich mit ihr abfindet.

Bis vor sechs Jahren war ich noch dazu in der Lage, meine Gesundheit durch mentale Stärke zu beeinflussen; indem ich mich unter Druck setzte, mich noch mehr anzustrengen, indem ich meinen Körper immer weiter antrieb, indem ich versuchte, mich darauf zu konzentrieren, eine positive Haltung einzunehmen und positiv zu denken – halt die ganze „New Age"-Mythologie. Ich habe mir wirklich jede Mühe gegeben, sie anzuwenden. Wenn meine Krankheit reine Kopfsache wäre, dann hätte ich mit Sicherheit die Kontrolle darüber errungen! Aber wie sehr ich es auch versucht habe, ich bin immer wieder gescheitert.

Wie viele andere Betroffene habe ich sogar eine gewisse Scham über meine Krankheit empfunden, also habe ich mich nie beklagt. Ich war der Meinung, noch nicht das Richtige zu tun, um die Gesundheit wiederzuerlangen und sichtbar aufrechtzuerhalten. Irgendwann war ich am absoluten Tiefpunkt und war so krank, dass ich nichts mehr tun konnte, als zu kapitulieren. Mir war damals fast ständig schwummrig, so als litte ich permanent an einer milden Form der Reisekrankheit. Es kam vor, dass ich meine Telefonnummer während des Wählens vergaß, dass ich beim Treppensteigen stolperte, dass ich bei plötzlichen lauten Geräuschen wie dem Fallen einer Gabel auf den Küchenboden vor Panik aufschreckte! Wenn ich einkaufen war, wurde mir manchmal alles zu viel, so dass ich nicht mehr geradeaus denken konnte und einfach nach Hause gefahren bin. Die Nerven-, Gelenk-, Knochen- und Muskelschmerzen waren kaum auszuhalten. Ich war so erschöpft, dass ich kaum den Telefonhörer halten konnte und mir der Arm schon nach einem kurzen Gespräch dermaßen brannte, als hätte ich eine schwere Yoga-Position gehalten. Mein Kurzzeitgedächtnis war stark eingeschränkt, so dass ich mir oft sehr dumm und ängstlich vorkam und Gesprächen und mündlichen Anweisungen kaum folgen konnte.

Ich kündigte meine Stelle als Grundschullehrerin, gab aber von zu Hause aus noch ein bisschen Nachhilfe- und Kunstunterricht. Irgendwann konnte ich mir nicht einmal mehr die Namen der Menschen merken, die mit mir am Esstisch saßen, so dass ich auch damit aufhörte und sämtliche Kunstutensilien weggab. Künstlerin zu sein, war immer Teil meiner Identität. Ich habe Mappen mit Bildern, die weit in meine frühe Kindheit zurückreichen. Aber die vielen Jahre der Krankheit haben mir nach und nach Elan, Drang und Energie genommen, mich künstlerisch zu betätigen.

Als ich mir schließlich irgendwann ein inneres Bedürfnis eingestand, mir helfen zu lassen – und auch das Gefühl, es wert zu sein – da entdeckte ich ziemlich sofort in der Stadtbücherei ein Buch über Lyme-Borreliose. Zum ersten Mal kam mir der Gedanke, ich könne wirklich und tatsächlich an einer *Krankheit* leiden. Mir wurde bewusst, dass ich sie wahrscheinlich schon viele Jahre mit mir herumtrug und wenn ich nicht langsam etwas dagegen unternehmen würde, sogar daran sterben könnte.

Eine weitere Veränderung in dieser Zeit war, dass ich langsam davon abrückte, mich des Versagens schuldig zu fühlen. Bis dahin war mein Gefühl gewesen, ich hätte dabei versagt, viel Geld zu verdienen; versagt, re-gelmäßig arbeiten zu können; versagt, ruhig und konzentriert zu kommu-nizieren und anderes mehr. Nun keimte in mir das Gefühl, ich könnte es wert sein, mich um *Hilfe* zu kümmern.

Es brauchte eine Weile, bis ich meine Krankengeschichte zusammenge-schrieben hatte, um damit mehr Aufmerksamkeit zu bekommen und auch andere Menschen über chronische Borreliose aufzuklären, aber schließ-lich fand ich einen sehr verständnisvollen Arzt, der sich sehr gut um mich kümmerte. Ich entwickelte auch ein größeres Verständnis für Selbstfür-sorge. Ich musste lernen, dass dazu auch gehört, selbst die Verantwortung dafür zu übernehmen, mich häufiger auszuruhen, mich besser zu ernähren und damit aufzuhören, immer so viel von mir zu erwarten und so meinem Körper Schaden zuzufügen.

Ich habe auch einiges über Chemikalien-Unverträglichkeiten gelernt, um Umgebungen meiden zu können, die mein Immunsystem nur noch mehr belasten, und um auf unverträgliche Nahrungsmittel zu verzichten. Ich habe auch gelernt zu akzeptieren, dass ich über eine intensive ener-getische Sensitivität verfüge. Ich habe gelernt, manche meiner Empfind-lichkeiten sogar als Geschenk anzusehen. Ich musste mich nur selbst res-pektieren, indem ich einiges an meiner bisherigen Lebensführung änderte, und mir sagen, dass es in Ordnung ist, so empfindlich zu sein. Statt mich als sozialen, beruflichen und finanziellen Komplettausfall zu betrachten, der zu krank geworden war, um außerhalb des Hauses einer Arbeit nach-zugehen und sich vernünftig mit anderen unterhalten zu können, übte ich mich darin, zu akzeptieren, dass ich im wahrsten Sinne des Wortes einen „gesundheitlichen Notfall" durchmachte.

Selbst nach Monaten der Behandlung konnte ich mein altes Leben noch nicht wieder aufnehmen, und es war unmöglich vorherzusagen, ob und wenn ja wann, es mir besser gehen und wie mein Leben dann aussehen würde. Ich weiß, dass es kontraintuitiv scheint, zu behaupten, dass es gut sein kann, seine Ziele und Träume aufzugeben, aber in meinem Fall war es tatsächlich eine Erleichterung, die Vorstellung, eine Zukunft zu haben, einfach aufzugeben und nicht länger zu versuchen, irgendetwas zu errei-chen, mein Leben nicht länger in eine bestimmte Richtung steuern zu wol-len, sondern stattdessen einfach nur in der Gegenwart zu leben mit den

AUTOIMMUN-ERKRANKUNGEN

Schmerzen und der Invalidität und dem Unbekannten, in einem liminalen Zustand, wie eine Raupe, die im Inneren des Kokons dahinschmilzt. Derweil stand ich mit meinem Arzt in regelmäßigem Kontakt und versuchte, ihm zu beschreiben, was ich fühlte und wie die Symptome sich veränderten. Immer wieder zog ich visuelle Metaphern dafür heran, denn dies ist für mich eine sehr natürliche Art der Wahrnehmung. Immer wieder erschienen in meiner Vorstellung sehr klare Bilder, mit denen sich ein bestimmtes Symptom illustrieren ließ. Auch nach mehreren Monaten der Behandlung war ich zu müde und zu krank, um Landschaftsbilder oder Porträts zu malen, weil diese es erforderlich machen, nach außen zu schauen und etwas Präzises zu schaffen. Aber irgendwann nahm bei mir der Drang zu, diese Lyme-Symptome zu malen. Ich spürte eine neuartige innere Motivation, sie zu malen, eine Art Mühelosigkeit, so als müsse ich selbst gar nicht darüber nachdenken. Ich musste mich einfach nur an meinen Tisch setzen, losmalen und abwarten, was dabei herauskam.

Es war ein erstaunlicher Prozess. Innerhalb von drei Monaten hatte ich genug Kunstwerke für eine Ausstellung beieinander, *In the Lyme-Light: Portraits of Illness and Healing (Lyme-Borreliose im Rampenlicht: Porträts von Krankheit und Heilung)*. Die Ausstellung sprach viele Menschen an. Ich konnte ihnen die Innenperspektive einer Betroffenen vermitteln und darstellen, wie lebensverändernd sich die Krankheit auswirkt. Zusätzlich fühlte ich mich auch noch inspiriert dazu, einige Begleittexte zu schreiben. Ein Jahr später brachte ich die Sammlung im Selbstverlag heraus, und das Buch wurde ein Kommunikationsmittel, mit dessen Hilfe viele Betroffene ihren Familien, Freunden, Ärzten und Therapeuten erklären konnten, was sie durchmachten.

Vor kurzem habe ich eine aktualisierte Ausgabe herausgegeben, *In the Lyme-Light II (Lyme-Borreliose im Rampenlicht II)*. Dieses Projekt ist aus dem Leid heraus entstanden und hat auch dazu beigetragen, es zu transformieren. Es war das Ergebnis einer stillen und reflektierenden Haltung, in der ich bescheiden lauschend auf Führung durch eine Art universeller Inspiration oder göttlichen Willens wartete. Obwohl ich jahrelang daran gearbeitet hatte, meine künstlerischen Fähigkeiten zu perfektionieren, und ich mich auch bereits für eine ganz gute Künstlerin hielt, sind diese Arbeiten doch aus einer gänzlich anderen Einstellung heraus entstanden als meine vorherigen Arbeiten. Durch dieses Projekt ist mein Vertrauen in die Intuition gewachsen. Nicht als etwas besonders Seltenes, was nur ich in mir trage und was den anderen fehlt; nicht als etwas, worin ich Erfolg hatte, sondern eher als eine Verbindung zu einer inspirierenden kreativen Intelligenz, die mich durchfließt und in mir verbleibt.

Je mehr meine Genesung voranschritt, desto mehr stellte ich fest, dass auch mein Leben sich veränderte. Bislang war ich mit einer sehr verstandesbasierten und kopflastigen Energie durchs Leben gegangen. Das hat mir nur bis zu einem bestimmten Grad geholfen. Ich habe einiges an Selbstdisziplin und Tatkraft entwickelt, aber diese Art zu funktionieren, hatte ihre Grenzen. Um von Lyme-Borreliose zu genesen, musste ich viele Überzeugungen fahrenlassen, die nicht mehr gut für mich waren, musste ich einige alte Wunden heilen, an tief vergrabenen Kummer rühren und in weitere Bereiche von Intelligenz und Gefühl vordringen, die sich der mentalen Kontrolle entziehen. Jetzt lebe ich viel mehr aus dem Bauch heraus und folge meinem Herzen. Der Heilungsprozess war nicht einfach und dauert auch noch an, aber da ich mich völlig dem ergeben habe, wohin die Heilung mich führt, vertieft sich weiterhin mein Gefühl, mit allem verbunden zu sein. Zwar kann ich nach wie vor sehr praktisch sein und das tägliche Leben meistern (ich bin immer noch alleinerziehend, immer noch für ein Kind verantwortlich), aber ich vertraue mehr und mehr dem Ungefähren, statt immer genau zu überlegen, was ich wann und wie zu tun habe. So lebt es sich viel entspannter. Heute sehe ich meinen Kampf mit der Lyme-Borreliose als Auslöser für mein Erwachen. Ich bin dankbar für diese neue Art des kreativen Lebens, Empfangens, Gebens und Gebärens. Lyme-Borreliose hat mir dabei geholfen, mich weiter zu entwickeln, und der Zugang zur Kreativität ist einer der Heilungswege.

Emily Bracale
Autorin von *In the Lyme-Light*

SPIRITUELLE HEILUNG VON CHRONISCHER KRANKHEIT: EINE HEILUNGSREISE

Im November 1999 zogen meine Frau und ich aus der Gegend um Philadelphia weg, um im südwestlichen Connecticut ein neues Leben zu beginnen und eine Familie zu gründen. Nach drei Jahren im neuen Haus fielen mir erstmals eigenartige Symptome auf, die nicht „typisch" für Lyme-Borreliose oder irgendeine andere mir bekannte Krankheit waren. Damals war ich körperlich sehr fit und war dreimal die Woche für Bodybuilding im Fitness-Studio. Aber bei jeder Mahlzeit fühlte ich mich erschöpft und wie benebelt.

Nachdem ich zwei weitere Jahre von Arzt zu Arzt gezogen war, hatte ich immer noch keine Antworten. Zwei Ärzte rieten mir unabhängig voneinander: „Ihre Symptome sind nicht lebensbedrohlich, vielleicht sollten Sie also einfach versuchen, mit ihnen zu leben." Ich war von ihrem Mangel an Neugier schockiert, und da ich sie für eine Dienstleistung bezahlte, mit der ich nicht zufrieden war, habe ich sie „gefeuert". Währenddessen verschlechterte sich mein Zustand, und ich begann, mir Sorgen zu machen.

2005 konsultierte ich dann endlich eine ganzheitlich arbeitende Ärztin, die mir auftrug, meine Symptome eine Woche lang detailliert zu protokollieren. Als ich dann bei ihr in der Sprechstunde war, las sie meine Aufzeichnungen durch und sagte sofort: „Sie haben Lyme-Borreliose. Um sicherzugehen, kann ich Sie noch testen lassen, aber ich kann Ihnen auch direkt Antibiotika verschreiben."

Ich war erleichtert, dass die mysteriöse Krankheit nun einen Namen hatte, und war wild entschlossen, meinen Körper zu entseuchen und die Krankheit so schnell wie möglich loszuwerden. Kaum hatte ich mit der oralen Einnahme von Doxycyclin begonnen, ging es mir schlagartig schlechter.

Nach einer Woche war ich wieder bei der ganzheitlich arbeitenden Ärztin, die mich fragte, wie es mir gehe. „Furchtbar!", sagte ich. „Gut!", antwortete sie. „Das bedeutet, dass die Antibiotika anschlagen. Sie zerstören die Zellwand der Bakterien und setzen Toxine frei, die in Ihren Blutkreislauf gelangen. Deshalb geht es Ihnen so schlecht."

Komischerweise gab Sie mir kaum Ratschläge dazu, wie ich diese Toxine wieder loswerden konnte, so dass es mir weiterhin schlecht ging. Erst Jahre später habe ich gelernt, wie man die Jarisch-Herxheimer-Reaktion oder „Herx", wie die „Lymies" in den Online-Foren sie alle nannten, abschwächen oder vermeiden kann.

Bei meinen täglichen Nachforschungen im Internet stieß ich auch auf sogenannte PICC-Line-Katheter und fragte meine Ärztin, was sie davon halte. Mir schien das die perfekte Möglichkeit zu sein, bei der ein Katheter durch den Arm eingeführt wird, so dass man sich seine tägliche Dosis Antibiotika selbst direkt in den Blutstrom verabreichen kann. Das kam meiner Vorstellung, meinen Körper zu entseuchen, sehr entgegen.

Aber meine Ärztin hielt einen PICC-Line-Katheter für unangemessen und zu riskant und verweigerte mir die Unterschrift dafür. Also suchte ich einen anderen Arzt, der sich dazu bereit erklärte, und hatte innerhalb weniger Wochen einen Termin für den Eingriff im Krankenhaus vor Ort. Ich muss zugeben, dass ich nicht darauf vorbereitet war, was es bedeutete, sich einen PICC-Line-Katheter legen zu lassen. Ich dachte, es handele sich nur um einen kleinen Pikser am Arm, durch den der Katheter dann einfach eingeführt würde, aber tatsächlich war es ein ausgewachsener chirurgischer Eingriff. Man legte mich auf den Operationstisch, mit einem Röntgengerät über dem Bauch, und es waren drei Assistenten dabei, um dem Arzt zur Hand zu gehen. Während des Eingriffs schob der Arzt einen Führungsdraht bis kurz vor meine Aorta, schob ihn aber zu weit, so dass er mir damit ins Herz stach. Mein Blutdruck rutschte ab, und ich fühlte mich, als würde ich auf dem OP-Tisch die Besinnung verlieren. Alle wurden unruhig, aber ich erholte mich wieder, so dass man mich auf einer Rolltrage in den Gang schob, mir etwas zu essen gab und mich noch ein paar Stunden zur Beobachtung dabehielt.

Schließlich konnte ich allein nach Hause fahren und fühlte mich ganz gut, bis ich abends ins Bett ging. Im Tiefschlaf wälzte ich mich auf die linke Seite, wodurch der PICC-Line-Katheter offenbar noch weiter in mein Herz stach, denn ich wurde durch wildes Herzrasen und starke Schmerzen aus dem Schlaf gerissen. Ich wusste nicht, was ich tun sollte, also bin ich heruntergegangen, habe mich aufs Sofa gelegt und abgewartet, ob ich sterben oder die Nacht überleben würde.

Als die ersten Strahlen der Morgensonne durch die Vorhänge meines

Wohnzimmers fielen, rief ich die Notrufnummer des Krankenhauses an und sprach mit dem diensthabenden Arzt. Sein Ratschlag überraschte mich. „Das Schlimmste haben Sie hinter sich", sagte er. „Glauben Sie, Sie können durchhalten, den Katheter für ein paar Wochen drin behalten und die Antibiotika ausprobieren?"

Ich war so darauf erpicht, die Krankheit loszuwerden, dass ich dem Rat des Arztes folgte und durchzuhalten versuchte. Als ich mir Tag für Tag die Antibiotika verabreichte, begann für mich eine Abwärtsspirale. Ich bekam eine schwere Darminfektion, starke Kopfschmerzen und eine lähmende Depression. Ich kam mir vor wie ein lebender Zombie und fühlte mich, als wäre ich nicht mehr Teil der Welt.

Als man den PICC-Line-Katheter endlich entfernte, ging es mir für ungefähr drei Monate etwas besser, aber dann kehrten die Symptome verstärkt zurück, so dass man mir sogar einen weiteren PICC-Line-Katheter implantierte, diesmal ohne Betäubung und ohne Röntgenkontrolle. Der Eingriff fühlte sich an, als stoße man mir über fünfundvierzig Minuten mit einem Kugelschreiber in den Bizeps.

Leider waren meine Erfahrungen mit dem zweiten PICC-Line-Katheter nicht besser als beim ersten Mal, wobei diesmal noch als erschwerender Umstand hinzukam, dass der Katheter bei der wöchentlichen Reinigung durch eine Krankenschwester kaputt ging und mir ein weiteres Mal implantiert werden musste, womit ich auf drei chirurgische Eingriffe in nur einem Jahr kam. Bis dahin hatte ich allenfalls mal einen Arzt aufgesucht, um mir eine Warze aus der Fußsohle entfernen zu lassen, und als nach drei Monaten dann auch noch die Symptome zurückkehrten, begann ich langsam, die Hoffnung aufzugeben.

Ich konsultierte dann einen neuen auf Lyme-Borreliose spezialisierten Arzt in New York, der weitere Tests durchführte und herausfand, dass ich an mehreren Co-Infektionen litt, also mit noch weiteren Bakterien neben den *Borrelia burgdorferi* (dem Erreger der Lyme-Borreliose) infiziert war. Der Arzt verschrieb mir mehrere Antibiotika gleichzeitig. Es ging mir ein wenig besser als mit dem PICC-Line-Katheter, aber „entseucht" fühlte ich mich noch bei weitem nicht.

Ich bin Musiker, und als ich eines Abends während einer Aufführung ohne offensichtlichen Grund fast auf der Bühne ohnmächtig geworden wäre, hatte ich instinktiv das Bedürfnis, sämtliche Antibiotika abzusetzen. Ich fand einen weiteren Arzt in Manhattan, der mir statt der synthetischen Medikamente eine Kombination aus diversen Kräutern verschrieb. Als ich mit dieser Behandlung begann, fiel meine Herxheimer-Reaktion noch stärker aus als mit dem PICC-Line-Katheter, und der Arzt empfahl mir, die Dosis zunächst zu reduzieren, bis es mir besser ginge.

Ich führte diese Behandlung mehrere Jahre durch, hatte aber das Gefühl, dass ich nur einen Bruchteil der Lebensqualität hatte, die ich mir wünschte. Ich durchforstete weiter das Internet und stieß dabei auf das Video einer Oprah-Winfrey-Folge, in der ein brasilianischer Heiler namens João de Deus („Johannes von Gott") auftrat.

Irgendetwas an dieser Folge sprach mich an. Vielleicht die Tatsache, dass die Menschen zu Tausenden um die Welt reisten, um diesem Mann zu begegnen und sich von ihm durch Energie, Liebe und Glaube heilen zu lassen, und dass studierte Ärzte, die ihn entlarven sollten, dazu nicht in der Lage waren. Vielen Menschen konnte man an den Gesichtern ansehen, dass sie spirituelle Erfahrungen gemacht hatten. Ich war so fasziniert, dass ich den zehnstündigen Flug gebucht und mich auf Pilgerschaft begeben habe.

Am Tag meiner Ankunft setzten sich zwei Assistenten mit mir zusammen, um herauszufinden, warum ich diese Reise angetreten hatte, und um meine Heilungsintention für João de Deus zu übersetzen, der selbst nur Portugiesisch spricht. Als ich ihnen sagte, dass ich gekommen sei, um mich von Lyme-Borreliose heilen zu lassen, schauten sie von ihren Notizen auf und fragten: „Und was weiter?"

Ich lachte: „Habe ich drei Wünsche frei?", woraufhin einer der beiden antwortete: „Warum wollen Sie bei drei schon aufhören?" Ich konnte sehen, dass sie es ernst meinten, also sagte ich, ich sei Musiker und würde gerne andere Menschen mit der Musik, die ich komponiere und aufführe, heilen.

Am nächsten Tag versammelten sich mehrere Hundert Menschen in einem Raum an der frischen Luft, genannt „The Casa", wo João Teixeira de Faria (oder João de Deus, wie er von den einheimischen Brasilianern genannt wird) eine kleine Bühne betrat und auf Portugiesisch zu sprechen begann. Später berichtete man mir, er habe gesagt, dass nicht er es sei, der die Heilung vollbringe, sondern einzig und allein Gott. Kurz nach seiner Ansprache gab er das Mikrofon ab, und ein Schauder durchfuhr seinen Körper. Sofort begann sein Aussehen sich zu verändern, sein Körper schien anzuschwellen, und seine Augen nahmen eine andere Farbe an. Für eine Sekunde geriet er ins Straucheln, dann bekam er von Assistenten Operationsbesteck gereicht und wandte sich einer Frau zu, die wie in Trance auf der Bühne stand. Ich stand nur knapp zwei Meter entfernt und griff nach meiner Handy-Kamera und filmte, wie er ihr in den Bauch schnitt, ohne dass sie zusammengezuckt oder geblutet hätte. Durch die Energie im Raum hatte ich das Gefühl, ich würde ohnmächtig werden, was einem der Assistenten auch tatsächlich passiert ist, so dass ihm ein Behälter mit Reinigungsalkohol aus der Hand fiel.

Die Frau wurde in einem Rollstuhl weggebracht, und ein paar Tage später bin ich ihr draußen auf der Straße wiederbegegnet, wo sie ihren Pulli anhob und mir zeigte, dass sie von dem Eingriff kaum eine sichtbare Narbe zurückbehalten hatte.

Viele aus meiner Gruppe stellten sich später an, um zu João de Deus vorgelassen zu werden, der sich in einen großen Meditationsraum hinten in der Casa zurückgezogen hatte. Wir traten alle schweigend vor ihn hin, während ein paar hundert Menschen in der Nähe auf Bänken meditierten, die mich an Kirchbänke erinnerten. Nacheinander berührten wir seine Hand und bekamen dabei von ihm gesagt, worin unser nächster Schritt bestehen würde, und bei mir war das eine „spirituelle Operation". Man trug mir auf, am Nachmittag zurückzukehren und mich mit ein paar Dutzend anderen in einem privaten Meditationsraum zu versammeln, wo wir dazu aufgefordert wurden, mit geschlossenen Augen zu meditieren. Nachdem wir ungefähr fünfzehn Minuten schweigend beieinander gesessen hatten, hörten wir, wie João de Deus den Raum betrat und uns mit dröhnender Stimme segnete. Mein ganzer Körper fühlte sich wie elektrisiert an, und mehrere Teilnehmer meiner Gruppe berichteten später, es hätte sich angefühlt, als habe man sie nach vorne oder zur Seite geschubst, obwohl da niemand war, der das physisch hätte tun können.

Nach Ende der Versammlung wurden wir von unserem Gruppenleiter in Empfang genommen, der jeden von uns in ein Taxi setzte, um uns die wenigen Meter zu unserem Hotel zu bringen. Wir wurden dazu aufgefordert, uns sofort ins Bett zu legen, obwohl es gerade einmal früher Nachmittag war. Ich lag mit weit geöffneten Augen da und fragte mich, wie ich jemals würde einschlafen können, und dann wachte ich sechzehn Stunden später wieder auf und fühlte mich, als hätte mich ein Lastwagen überfahren.

Später in der Woche wiederholten wir alle diese Prozedur, und dann schaute ich irgendwann einmal in meinen Badezimmerspiegel und musste lachen. Das Gesicht, das mich aus dem Spiegel heraus anstarrte, sah zehn Jahre jünger aus. Ich griff sofort zu meinem Handy für einen Video-Chat mit meiner Frau, und das Erste, was sie zu mir sagte, war: „Was ist passiert? Du siehst anders aus!"

Ich musste Tränen hinunterwürgen und sagte: „Ich bin geheilt!", und ich konnte spüren, dass jedes einzelne meiner Symptome, die ich je gehabt hatte, einfach verschwunden war. Wie die Mitarbeiter uns mitgeteilt hatten, war dies durch die Energie geschehen, die João de Deus hervorgebracht hatte, wurde aber durch meinen Glauben und meine positive Einstellung aufrechterhalten. Einige aus meiner Gruppe haben sogar noch dramatischere Erfahrungen gemacht, aber mir ist aufgefallen, dass jene, bei denen die Heilung ausblieb, mit ihren begrenzenden Gedanken und inneren „Dämonen" zu kämpfen hatten.

Nach meiner Rückkehr kamen scheinbar aus dem Nichts unzählige Lieder und Texte in mir hoch. Seitdem habe ich zwei CDs mit Musik aufgenommen, die ich ausschließlich den Erfahrungen zu verdanken habe, die ich in Brasilien gemacht habe. Ich bin noch fünf Mal in die Casa zurückgekehrt, gar nicht mehr so sehr der Heilung wegen, sondern eher, um mich selbst spirituell weiterzuentwickeln, und ich habe damit begonnen, mein Leben anderen Menschen zu widmen, die ebenfalls an Lyme-Borreliose oder an durch Zecken übertragenen Krankheiten leiden, und ihnen durch die von mir geschaffene Musik und mit der von mir gegründeten Borreliose-Benefiz-Konzertreihe „*Ticked Off Music Fest*" (www.tickedoffmusicfest.com) zu helfen. Das Geld, das wir mit den Konzerten einnehmen, geht an die Forschung und an Patientenfonds, und seit Neuestem engagiere ich mich auch als Motivationsredner für Menschen mit chronischen Krankheiten.

Gregg Kirk
The Zen Engines
Gründer der Benefiz-Konzertreihe *Ticked Off Music Fest*

AUTOIMMUN-ERKRANKUNGEN

UNSER LEBENSZIEL

Wenn wir mit einem spirituellen Lehrer zusammenarbeiten, bilden wir dabei bedingungsloses Vertrauen und vorbehaltslose Liebe heraus. Durch die spirituelle Beziehung werden wir dazu ermutigt, unserer grundlegenden Weisheit Vertrauen zu schenken. Wir müssen uns innerlich festigen und lernen, unser Selbst nicht infrage zu stellen. Es ist äußerst wichtig, unserem Selbst zu vertrauen, damit wir uns nicht beständig mit unseren Ängsten und Neurosen identifizieren. Angst ist die Grundlage aller Beschränkungen. Indem wir Vertrauen zu unserer angeborenen Intelligenz und liebenden Güte fassen, eröffnet sich uns ein Weg, der uns aus dem emotionalen, spirituellen und physischen Gefängnis herausführt.

Der Alltag ist voll von Gewalt, Niedertracht, Schönheit, mutigen Taten oder zärtlichen Intermezzi. Wenn wir diese unterschiedlichen Gefühlszustände und Handlungen durchleben, streben wir letztlich nach einem Leben, in dem wir unseren Leidenschaften folgen und unseren inneren Frieden finden können. Jeder Mensch in unserem Leben kann uns etwas lehren. Der Tatsache gegenüber offen zu bleiben, dass man sein Bewusstsein erweitert, sich immer mehr entfaltet und schließlich Erleuchtung findet, verleiht ungeheure Kraft.

Können wir zulassen, ein weit geöffnetes Bewusstsein zu entwickeln? In unserer Mitte zu sein (erstes Chakra)? Dabei entstehen Träume (zweites Chakra), die wir unseren kreativen Energien darbieten (drittes Chakra), um unsere Leidenschaft zu leben (viertes Chakra) und so zu wahrer Authentizität zu finden (fünftes Chakra), so dass wir mit unserer Intuition und Vision für die Zukunft (sechstes Chakra) im Einklang bleiben und eins werden mit der Weisheit und den Überzeugungen unseres Geistes und unserer Seele (siebtes Chakra), um ein vollbewusstes Leben der Transformation zu leben.

Es ist unser Lebenssinn, aus dem irdischen Sumpf emporzusteigen, der uns mit all seinen materiellen Versuchungen, den Dämonen der Gefühlsverstrickungen, dem Ziehen und Zerren unseres Geistes festhält. Letzten Endes fordert die Seele uns dazu auf, das Wesen unserer einzigartigen persönlichen Wahrheit hervorzubringen und uns die Offenheit zu bewahren, uns weiterzuentwickeln und unseren Beitrag für die Menschheit und alle, mit denen wir in Berührung kommen, zu leisten.

Bei einer schweren Krankheit spielen all diese Aspekte eine Rolle. Wir sind dazu gezwungen, wie durch eine Lupe zu betrachten, wer wir sind und wozu wir hier sind und wie wir uns verändern können, um uns so weiterzuentwickeln, dass wir die Reinheit unseres höchsten Selbst erreichen.

Durch die Reise, auf die eine schwere Krankheit Sie schickt, werden Sie auf die Probe gestellt und bekommen die Gelegenheit, sich auf die Suche nach persönlicher Transformation zu begeben. Wie in diesem Ratgeber ausführlich dargestellt wird, gibt es dafür viele Werkzeuge, auf die man äußerlich zurückgreifen kann, sowie versierte Therapeuten, aber die wichtigste und tiefgreifendste Arbeit wird in Ihrem eigenen Inneren vollzogen. Wenn Sie all diese Facetten miteinander in Einklang bringen, werden Sie schließlich eine Wiedergeburt erleben, und Ihr ureigener Lebenssinn wird von neuem erblühen.

Gott segne Sie,

Katina

ANHANG 1:
LYME-BORRELIOSE-SYMPTOMÜBERSICHT

Die Wahrscheinlichkeit ist sehr groß, dass durch Zecken übertragene Krankheitserreger an Ihrer Autoimmunerkrankung beteiligt sind. Es gibt zu viele klinische Hinweise und neuere Forschungsergebnisse innovativer Ärzte und Wissenschaftler, die die Crossover-Effekte zwischen Mykoplasmose und Rheumatoider Arthritis, zwischen Lyme-Borreliose und Multipler Sklerose und chronischem Erschöpfungssyndrom, zwischen Fibromyalgie und sogar Co-Infektionen wie Bartonellosen und Interstitieller Zystitis und vielen neurologischen Problemen herausgestellt haben. Wenn Sie feststellen können, dass eine „versteckte" oder falsch diagnostizierte Lyme-Borreliose möglicherweise an Ihrer Autoimmunerkrankung beteiligt ist, und Sie dann, wie im praktischen Leitfaden (Teil IV) dieses Buches beschrieben, Ihr System von diesen Krankheitserregern befreien und die Mangelzustände und Ungleichgewichte ausgleichen, dann gibt es wirklich HOFFNUNG auf Wiederherstellung Ihrer Gesundheit und eine verbesserte Lebensqualität. Natürlich ist es dafür wichtig, moderne und auf Lyme-Borreliose spezialisierte Labore heranzuziehen (nützliche Adressen dafür in Anhang 3) und sich nicht auf ein kommerzielles Labor vor Ort zu verlassen, dessen Diagnosen nur zu 30 bis 40% zutreffen!

Dieser Symptom-Fragebogen ist ein paar Jahre alt und stammt ursprünglich von dem kalifornischen Labor *IGeneX*. Ich habe ein paar weitere Symptome hinzugefügt, von denen man heute weiß, dass auch sie zu Lyme-Borreliose gehören. Wenn Sie Übereinstimmungen bei sich feststellen, ist es sicher lohnend, sich bei einem spezialisierten Labor wie *IGeneX, Clongen* oder *NeuroScience,* bzw. in Deutschland entsprechend bei *ArminLabs* oder dem *Deutschen Chroniker Labor* testen zu lassen, deren Testmethoden ausgeklügelter sind und schneller ansprechen. Bitte gehen Sie diesen Fragebogen durch.

SYMPTOM-CHECK:
SYMPTOMFRAGEBOGEN FÜR LYME-BORRELIOSE

Die Symptomatik von Lyme-Borreliose ist sehr breitgefächert. Es können mehrere Körpersysteme gleichzeitig betroffen sein. Der untenstehende Fragebogen listet die Beschwerden nach Organsystemen geordnet auf. Wenn Sie zehn oder mehr Symptome an sich feststellen, insbesondere wenn diese mittel bis schwer ausgeprägt sind, ist dringend angeraten, dass Sie ärztliche Hilfe in Anspruch nehmen und sich testen lassen.

Sind Symptome aus der folgenden Liste bei Ihnen aufgetreten? Das Sternchen-Symbol (*) markiert Symptome, die besonders typisch für Lyme-Borreliose sind.

Zeckenbiss	JA	NEIN

Wanderröte (roter Kreis mit Punkt in der Mitte)	JA	NEIN

Großflächiger fleckiger Hautausschlag	JA	NEIN

Gerade rote Streifen	JA	NEIN

SYMPTOM ODER ANZEICHEN	AKTUELLER SCHWEREGRAD			
	KEINE	LEICHT	MITTEL	SCHWER
Grippeartige Symptome (Fieber, Schüttelfrost, Husten, Gliederschmerzen)				
Kopfschmerzen/steifer Nacken				
Meningitis				
Allgemeines Unwohlsein				

SYMPTOM ODER ANZEICHEN	KEINE	LEICHT	MITTEL	SCHWER
Apathie und mentale Dumpfheit				
Ständig geschwollene Drüsen				
Halsschmerzen				
Fieber				
Schmerzende Fußsohlen, besonders vormittags				
*Gelenkschmerzen				
Finger, Zehen				
Fuß- und Handgelenke				
Knie, Ellenbogen				
Hüften, Schultern				
Gelenkschwellungen				
Finger, Zehen				
Fuß- und Handgelenke				
Knie, Ellenbogen				
Hüften, Schultern				
Ungeklärte Rücken- oder Hüftschmerzen, seitliches Liegen verursacht Hüftschmerzen				
Steifigkeit in den Gelenken oder im Rücken				
Muskelschmerzen oder -krämpfe				
Unübersehbare Muskelschwäche, Beine können Körper nicht tragen, Aufstehen vom Stuhl ist mühsam und schmerzhaft				

SYMPTOM ODER ANZEICHEN	KEINE	LEICHT	MITTEL	SCHWER
Zuckungen oder Lähmungen im Gesicht oder bei anderen Muskeln				
Tremor und/oder Überspanntheit				
Krampfanfälle				
Kopfschmerzen, auch Migräne				
Lichtempfindlichkeit				
Geräuschempfindlichkeit				
Sehfähigkeit: Doppelbilder, verschwommene Sicht, Mouches volantes, Augentrockenheit				
Anhaltende oder wiederkehrende Ohrenschmerzen				
Gehör: Ohrgeräusche, vermindertes Hörvermögen				
Verstärkte Reisekrankheit, Schwindel, Drehgefühl				
Unsicher, „wackelig" auf den Beinen				
Kribbeln, Taubheit, Brennen oder Stechen, Gliederreißen, Überempfindlichkeit der Haut, verstärkt auf der linken Seite				
Gesichtslähmung – Bell'sche Parese				
Zahnschmerzen				
* Knack- und Knarzgeräusche im Nacken, Nackensteife und Nackenschmerzen				
* Müdigkeit, Erschöpfung, geringe Ausdauer, Abgespanntheit, Kollaps				
* Schlaflosigkeit, Schlafunterbrechungen, vorzeitiges Erwachen				
Exzessiver Nachtschlaf				

SYMPTOM ODER ANZEICHEN	KEINE	LEICHT	MITTEL	SCHWER
Tagschlafepisoden				
Ungeklärte Gewichtszunahme				
Ungeklärte Gewichtsabnahme				
Ungeklärter Haarausfall				
Schmerzen im Genitalbereich				
Ungeklärte Zyklusunregelmäßigkeiten				
Ungeklärte Milchproduktion, Brustschmerzen				
Reizblase oder Blasenstörungen, wiederholte Harnwegsinfektionen				
Erektionsstörungen				
Libidoverlust				
Fläue oder Übelkeit				
Sodbrennen, Magenschmerzen				
Verstopfung				
Durchfall				
Unterleibsschmerzen, Krämpfe				
Herzgeräusche oder Mitralklappenprolaps				
Herzklopfen oder -aussetzer, Vorhofflimmern				
„Herzblock" im EKG				
Brustwand oder Rippenschmerzen, Druckgefühl in Brust/Rippen				

SYMPTOM ODER ANZEICHEN	KEINE	LEICHT	MITTEL	SCHWER
Nebenhöhlenentzündung				
Kurzatmigkeit, Atemnot, ungeklärter chronischer Husten				
Nachtschweiß				
Alkoholunverträglichkeit				
* Aufflammen der Symptome im Vier-Wochen-Rhythmus				
Gräuliche Gesichtsfarbe				
Ungeklärter Hautausschlag				
Erhöhung der Leukozyten				
Erhöhung der Lymphozyten				
Hartnäckige Hefe/Pilzinfektionen				
Verwirrung, Schwierigkeiten, klar zu denken				
Konzentrationsschwierigkeiten, Probleme beim Lesen und beim Aufnehmen neuer Information, Benommenheit				
Wortfindungsstörungen, schlechtes Namensgedächtnis				
Vergesslichkeit, schlechtes Kurzzeitgedächtnis, Aufmerksamkeitsdefizit				
Orientierungslosigkeit: Verirren und Aufsuchen falscher Orte				
Sprechfehler: falsche Wörter, Versprecher				
Stimmungsschwankungen, Reizbarkeit, Depression, Selbstmordgedanken				
Angst, Panikattacken, Überreaktion auf Neuigkeiten und selbst kleinere Ereignisse				
Psychosen (Halluzinationen, Wahnvorstellungen, Paranoia, bipolare Störungen)				

AUTOIMMUN-ERKRANKUNGEN

ANHANG 2: SCHMERZMANAGEMENT & ANTIMIKROBIOTIKA BEI AUTOIMMUNERKRANKUNGEN UND LYME-BORRELIOSE

Für Betroffene, die an diversen Autoimmunerkrankungen oder an Lyme-Borreliose und den zahlreichen damit einhergehenden von Zecken übertragenen Krankheiten leiden, stellen Schmerzen ein chronisches Problem dar. Die Komplementär- und Alternativmedizin hält einige sehr hilfreiche pflanzliche und homöopathische Hilfsmittel bereit, mit denen sich Schmerzen unterdrücken, Entzündungen lindern und sogar die Erreger abtöten lassen, die für Lyme-Borreliose, die Co-Infektionen, Rheumatoide Arthritis, Fibromyalgie etc. verantwortlich sind. Dieser Abschnitt ist dafür gedacht, Ihnen eine Art „Einstieg" zu den häufigsten Hilfsmitteln zu verschaffen und Ihnen als Grundlage dafür zu dienen, wenn Sie Ihren Arzt oder Therapeuten darum bitten möchten, diese in Ihren Behandlungsplan zu integrieren. Vielleicht möchten Sie aber auch von den stärkeren Pharmazeutika wegkommen, sei es wegen ihrer Nebenwirkungen oder weil sie Ihnen gar nicht wirklich weiterhelfen. Als Verfasserin dieser Zeilen kann ich Ihnen natürlich nicht vorhersagen, was genau bei Ihnen Besserung bringen wird, aber ich kann Ihnen diese Produkte zum Ausprobieren ans Herz legen und Ihnen dazu raten, sich dabei von qualifizierten Therapeuten helfen zu lassen. Die gute Nachricht ist, dass die hier beschriebenen Produkte alle dazu beigetragen haben, dass ich zu hundert Prozent geheilt wurde. Integrativ und funktionell arbeitende Ärzte, Heilpraktiker, Homöopathen und klinische Ernährungsberater sind in diesem Gebiet meist sehr erfahren.

Hier ist eine Auswahl einiger häufig verwendeter pflanzlicher Mittel gegen Lyme-Borreliose, die Tausende Betroffene mit Erfolg bei von Zecken übertragenen Krankheiten eingesetzt haben. Wir können uns glücklich schätzen, dass uns einige wunderbare Pflanzen mit antimikrobiellen Eigenschaften und noch eine ganze Reihe anderer Kräuter zur Bekämpfung von Co-Infektionen mit u.a. Babesien, Bartonellen, Mykoplasmen oder dem Epstein-Barr-Virus zur Verfügung stehen. Nachdem die Lyme-Borreliose-Krise nun schon seit mehreren Jahrzehnten besteht, haben einige hervorragende Pflanzenheilkundler Lyme-Borreliose-spezifische Kräuterrezepturen zur Bewältigung dieser Infektionen entwickelt, die insbesondere bei chronischen Fällen hilfreich sind und ihre Wirkung besonders gut in Kombination mit Nahrungsergänzungsmitteln und Entgiftungsmaßnahmen entfalten.

Wie ein bedeutender, erfahrener Arzt, der sehr versiert darin ist, Lyme-Borreliose mit Antibiotika zu behandeln, einmal zu mir sagte: *„Katina, ich wiederhole sämtlichen meiner Patienten immer wieder, dass es mehr als nur einen Weg gibt, um diese Krankheit zu heilen"*, womit er darauf anspielte, wie ich ohne Antibiose erfolgreich bin. Innovative Wissenschaftler wie Dr. Eva Sapi von der *University of New Haven (Connecticut)* haben mit ihren Forschungen gezeigt, dass die Samento- und Banderol-Produkte bei chronischen Infektionen besser und langfristiger wirken als eine Langzeitbehandlung mit Antibiotika. Wenden Sie sich an einen integrativ arbeitenden Arzt mit Lyme-Borreliose-Erfahrung, um sich bei der Behandlung unterstützen zu lassen.

Es gibt Kräuter, die bekannt dafür sind, gut gegen Lyme-Borreliose und die Co-Infektionen zu wirken. Aber DENKEN SIE BITTE DARAN: Lyme-Borreliose ist keine Krankheit, der man auf eigene Faust auf den Leib rückt. Sie brauchen einen versierten Arzt oder Therapeuten, der Ihre Behandlung anpasst, wenn sich die Symptome verändern, wenn die Entzündungen wüten und die Krankheitserreger mit Ihnen Verstecken spielen und dabei, wie es hundert- oder tausendfach geschieht, alle möglichen Autoimmunerkrankungen imitieren oder auslösen. Sie brauchen die professionelle Perspektive eines Therapeuten und dessen nuanciertes Wissen, „wann welches Kraut" zum Einsatz kommt.

HÄUFIG VERWENDETE KRÄTUER

- Katzenkralle (Samento ist am besten und qualitativ am hochwertigsten)
- Banderol
- Kardenwurzel (hervorragend bei europäischen Bakterienstämmen)
- Artemisinin
- Kalmegh (*Andrographis paniculata*)
- Petersilie
- Knoblauch
- Grapefruitkernextrakt
- Laurinsäure (Viren, Hefepilze)

Weiterhin gibt es mehrere bewährte Protokolle zur Auswahl, die sehr wirksam sind, wenn man sich über einen längeren Zeitraum (mehrere Monate und Jahre) streng an sie hält. Bitte informieren Sie sich über die Produkte dieser Therapeuten.

- Cowden-Protokoll; NutraMedix.com
  Samento, Banderol, Pinellia etc.
- Buhner-Protokoll;
  Artemisinin etc.
- Byron-White-Rezepturen;
  A-Bart, A-Bab, A-Lyme etc.
- Kräuter nach Dr. Zhang
  Meisterhaft komponierte chinesische Kräutermischungen
- Rezepturen von Pekana (www.pekana.de) und Beyond Balance
  (http://invintro.eu)
  Ausgezeichnete homöopathische Rezepturen zur Entgiftung, zum Entwässern, zur Erholung und bei Lyme-Borreliose

Bei mir wurde das Einnahmeschema des Cowden-Protokolls modifiziert – ich habe zwar die Kräuterrezepturen eingenommen, bin aber nie zur der vorhergesehenen maximalen Tagesdosis vorgedrungen. Mein System ist so fein aufeinander abgestimmt, dass ich schon bei der halben Dosis hervorragende Fortschritte machte.

Mir hat das Produkt Monolaurin von der Firma *Ecological Formulas* (Laurinsäure) förmlich „das Leben gerettet", indem es das unerbittliche Epstein-Barr-Virus *endlich* in einen Ruhezustand versetzt hat – bei allen Retro- und Herpesviren (z.b. Gürtelrose) etc. ist es hocheffektiv. Wir alle sind einzigartig. Sich einen Therapeuten zu suchen, der sich gut mit einem der hier aufgeführten Protokollen auskennt, wird sich sehr positiv auf die Behandlung insgesamt auswirken.

Schmerzen können auf die Stimmung schlagen und dazu führen, dass man sich von Aktivitäten zurückzieht und auf nicht-steroidale Schmerzmittel oder noch stärkere Medikamente zurückgreift, sie können in manchen Fällen sogar so weit führen, dass die Betroffenen auf Gehhilfe oder Rollstuhl angewiesen sind. Während diverser Schübe – und sogar auch längerfristig gegen Angst, Nackensteife und Kopfschmerzen – habe ich regelmäßig nicht verschreibungspflichtige homöopathische Mittel in C6, C12 und C30-Potenzen eingenommen. Mit einigen dieser Heilmittel können Sie über zwei oder drei Wochen hinweg selbst herumexperimentieren. Aber wenn dies keine Erleichterung bringt, BEENDEN Sie die Einnahme und konsultieren Sie einen zertifizierten klassischen Homöopathen, um ein exakt zu Ihnen passendes Heilmittel zu bekommen. Konsultieren Sie niemanden, der sich Homöopath nennt, aber keine zertifizierte Ausbildung nachweisen kann. Viele machen eine Grundlagenausbildung über ein paar Wochenenden, sind aber keine zertifizierten Homöopathen. Die Homöopathie ist eine sehr fein abgestimmte Heilkunst, für die eine jahrelange fundierte Ausbildung notwendig ist, während derer man sich umfassendes Wissen zu Heilmitteln, der Psyche, zu Symptomen, Konstitutionstypen, Potenzen und noch mehr aneignet.

Gleichzeitig ist es aber auch so, dass homöopathische Mittel immer sicher sind und keine Nebenwirkungen haben. Entweder passen sie genau zum Patienten und wirken, oder aber sie passen energetisch nicht zur Physiologie, in welchem Fall sie wie wasserlösliche Vitamine einfach ausgespült werden. Mehr dazu findet sich in dem Kapitel über Homöopathie. Wenden Sie homöopathische Mittel an, indem Sie Ihre drei Hauptsymptome, -beschwerden oder -modalitäten (z.b. besser bei Bewegung, schlechter bei Hitze etc.) identifizieren und dann das passende Mittel einnehmen – lassen Sie dafür zwei Globuli unter der sauberen Zunge zergehen, wobei ein zeitlicher Abstand von zwanzig Minuten zu Essen und Trinken eingehalten werden sollte, damit die Wirkung nicht beeinträchtigt wird. C6 und C12-Potenzen werden für gewöhnlich zwei bis viermal täglich eingenommen, bis die Symptome nachlassen. C30-Potenzen werden ein- bis zweimal täglich eingenommen. Lassen Sie sich von Ihrem Körper leiten – sobald die Symptome nachlassen, sollten Sie die Mittel absetzen, da ihre Wirkung bei übermäßigem Gebrauch nachlässt.

Es folgt eine Liste gängiger homöopathischer Mittel.

Ledum palustre: Das „Mittel der Wahl" bei jeder Form von Zeckenbissen, Wanderröte, einsetzenden grippeartigen Beschwerden oder Berührungsempfindlichkeit. Ein weiteres charakteristisches Symptom sind Schmerzen an den Fußsohlen, besonders an den Fersen und bei den ersten Schritten am Morgen. Es kann sich anfühlen, als laufe man auf Kieselsteinen. Nehmen Sie bei einem „frischen" Zeckenbiss innerhalb der ersten vierundzwanzig Stunden sofort drei Dosen ein, um eine potenzielle Infektion im Keim zu ersticken, während Sie sich um medizinische Unterstützung kümmern.

Bryonia alba: Bei rechtsseitigen Körper/Gelenkschmerzen, Kopfschmerzen, Migräne. Verschlechterung durch Bewegung. Patient möchte nur still daliegen. Oft reizbar. Möglicherweise verstärkter Durst. Besonders bei Menschen, die zuvor sehr aktiv, energiegeladen und geschäftstüchtig waren. Bei Fibromyalgie, Rheumatoider Arthritis, Lyme-Borreliose, Bartonellose, Ehrlichiose, Verstopfung, Nackenschmerzen, Leberproblemen.

Rhus toxidendron: Bei klassischen arthritischen Schmerzen. Jedes Gelenk kann betroffen sein. Verschlechterung bei schwülem Wetter oder wenn man nass wird (selbst bei einem Bad). Schmerzen sind bei Bewegungsbeginn (morgens, Aufstehen vom Stuhl) zunächst stärker, werden dann schwächer, wenn man eine Weile auf den Beinen ist, und verschwinden gegen Abend oft ganz. Unruhe abends im Bett. Häufig Schmerzen in Schultern und Nacken. Hautausschläge und auch brennende Schmerzen wie bei Gürtelrose. Häufig kommen nach einiger Zeit auch Depressionen hinzu. Bei Rheumatoider Arthritis, Multipler Sklerose, chronischem Erschöpfungssyndrom/Myalgischer Enzephalomyelitis, Lupus erythematodes, Lyme-Borreliose und den Co-Infektionen, Interstitieller Zystitis, Fibromyalgie.

Eupatorium perfoliatum: Klassisches Mittel gegen „Grippe" mit anhaltenden Schmerzen der Knochen und des oberen Rückens. Es kann auch zu Fieber und Schweißausbrüchen kommen. Starke Müdigkeit. Heftige Kopfschmerzen. Stark leberreinigend (eins meiner bevorzugten Mittel bei Lyme-Borreliose). Depressionen. Alle Fälle von Autoimmunerkrankungen mit STARKEN Schmerzen im Oberkörper.

Kalmia: Wandernde Muskel und Gelenkschmerzen mit Unwohlsein und ausgeprägter Erschöpfung. Diagnosen, die aufhorchen lassen sollten: Fibromyalgie, chronisches Erschöpfungssyndrom, Arthritis, Multiple Sklerose, Schilddrüsenprobleme, Lupus erythematodes und Lyme-Borreliose. Starke Erschöpfung und Benommenheit. Kalmia-Fälle erleben nur sehr selten „schmerzfreie" Tage.

Pulsatilla: Ein weiteres Heilmittel gegen wandernde Körperschmerzen. Leichte Verbesserung draußen an der frischen Luft oder bei geöffneten Fenstern. Der Patient ist traurig, weinerlich und einsam, sein Befinden bessert sich durch Trost und Gesellschaft. Er ist oft auf kindliche Weise ängstlich und hilflos. Häufig Verlangen nach wärmendem und trostspendendem Essen und nach Milchprodukten. Häufig gastrointestinale Beschwerden: Reizdarmsyndrom, Morbus Crohn, Durchfälle, Nahrungsmittelallergien, Blähungen, *Leaky-Gut.* Meiner Ansicht nach ist *Pulsatilla* eines der besten Heilmittel bei Fibromyalgie und Multipler Sklerose, wie auch bei Lyme-Borreliose, Schilddrüsenproblemen und beginnender Rheumatoider Arthritis. Viele Betroffene, die ohne wirkliche Heilungserfolge kreuz und quer durch das Gesundheitssystem geirrt sind, fühlen sich einsam und verlassen, enttäuscht und betrogen und sind kurz davor „aufzugeben". Für derart erschöpfte, hilfsbedürftige und traurige Menschen setze ich dieses Mittel gerne ein.

Gelsemium: Ebenfalls bei „grippeartigen" Zuständen mit eher Muskel- als Knochenschmerzen am ganzen Körper. Häufig Spannungsschmerzen im hinteren Nacken sowie Schmerzen im hinteren und vorderen Kopfbereich. Schwere Augenlider. Schläfrig, schwache Gliedmaßen. Gelegentlich Zittern. Aus dem Nichts heraus irrationale Ängste und Sorgen. Feuchtkalter Schweiß. Durchfall oder Reizdarmsyndrom, Morbus Crohn, Colitis.

SEHR häufig als Heilmittel bei Multipler Sklerose und Fibromyalgie. Eine vormals angstfreie Person ist nun überdrüssig und ängstlich. Wenn dies das passende Heilmittel ist, kann es ungeheuer hilfreich sein!

Arsenicum album: Klassisches Heilmittel bei Lyme-Borreliose und den Co-Infektionen. Brennende Schmerzen am ganzen Körper. Haut, Magen-Darm-Trakt, Gelenke, Muskeln, Nerven. Sehr schwach, müde und doch ruhelos. Kein Entkommen vor den überwältigenden Schmerzen. Schlaflosigkeit. Betroffene laufen unruhig umher oder krümmen sich vor Schmerzen. Krampfanfälle, Zornesausbrüche, Panik, Angst. Selbstmordgedanken. Überempfindlichkeiten gegen „alles" – Nahrungsmittel, Medikamente, Vitamine, das Wetter, das falsche Kopfkissen, Gerüche etc. Das Nervensystem fühlt sich überlastet an. Sehr hilfreich bei sämtlichen Formen von Neuro-Borreliose und Co-Infektionen, Interstitieller Zystitis, Lupus erythematodes, Fibromyalgie, chronischem Erschöpfungssyndrom. Kann sogar auch dafür eingesetzt werden, die Angst vor Arztbesuchen zu lindern. Patienten sind meist schlank, haben einen schmalen Körperbau oder verlieren bei Krankheit an Gewicht. Zunächst mit C6 oder C12 beginnen, denn die Menschen, die dieses Mittel brauchen, sind sehr empfindlich, essen nicht viel und benötigen nur Niedrigpotenzen. Bei ihnen braucht es nicht viel, um Dinge „in Aufruhr" zu bringen.

Kalium phosphoricum: Mein bevorzugtes Mittel bei Erschöpfungssyndrom/Myalgischer Enzephalomyelitis mit Zusammenbruch bzw. Bettlägerigkeit. Bei völlig hoffnungslosen Erschöpfungszuständen. Geistige Dumpfheit/Gehirnnebel, Depression, Verlorenheitsgefühl, sehr schwach und zerbrechlich. Schlaflosigkeit. Eigenartige Effekte des Nervensystems – Ohrensausen, Zuckungen, Zittern. Selbst Atmen ist zu anstrengend. Heimweh. Ursprünglich sehr verantwortungsbewusste und hart arbeitende Menschen sind nun bereits damit überfordert, zu telefonieren, in Gesellschaft zu sein oder zu kochen. Ein Wundermittel für die vielen Fälle, in denen sich die Lyme-Borreliose, Fibromyalgie und Multiple Sklerose bis hin zum völligen Zusammenbruch verschlechtert hat. Auch hier bringen C6 oder C12-Potenzen, die zweimal täglich eingenommen werden, um den Elektrolythaushalt, geschwächte Nebennieren, ein erschöpftes Nervensystem, die Zellfunktion oder kollabierte Mitochondrien langsam wieder aufzubauen, oft die besten Ergebnisse.

Natrium muriaticum: Hervorragend bei lang-anhaltenden chronischen Fällen, die falsch diagnostiziert wurden und schon seit Jahren bestehen. Der Patient ist entmutigt und voller Trauer über all die im Leben erlittenen Verluste. Versucht, stoisch zu sein, erlebt aber auch immer wieder Phasen voller Angst, Schlaflosigkeit und Launenhaftigkeit. Hervorstechende Symptome sind Schmerzen im Nacken und im unteren Rücken sowie Migräne. Häufig auch Lyme-Borreliose, Reizdarmsyndrom, Fibromyalgie, Schilddrüsenprobleme, Multiple Sklerose, schwere Depressionen und hormonelle Störungen. Dieses Mittel wirkt bei vielen chronischen Fällen stabilisierend, so dass Kräuter-, Hormon- und Ernährungstherapien besser anschlagen können. Ich habe beobachtet, dass die Mehrheit der chronischen Fälle (also fortgeschrittene Lyme-Borreliose mit einer Dauer von mehr als fünf Jahren) von einer mehrmonatigen Gabe dieses Mittels profitiert.

Die Liste ließe sich noch lange fortsetzen, um zu illustrieren, wie AUSSERORDENTLICH wirkungsvoll Homöopathie eingesetzt werden kann, um viele, viele der Symptome von Autoimmunerkrankungen und Lyme-Borreliose zu beheben. In manchen Fällen führt die Behandlung zu vollständiger Heilung, in vielen Fällen wenigstens zu einem deutlichen Rückgang der Beschwerden und anhaltender Besserung. Natürlich ist es dabei entscheidend, den RICHTIGEN Homöopathen für sich zu finden. Bei dieser Heilkunst ist ein gutes Verhältnis zwischen Patient und Therapeut unerlässlich, denn damit der Homöopath aus den über 4000 natürlichen Heilmitteln genau jenes auswählen kann, das den Heilungsprozess in die erwünschte Richtung lenkt, braucht er einerseits große Erfahrung darin, alle gewonnenen Erkenntnisse miteinander zu verweben, was aber andererseits auf Patientenseite auch die Fähigkeit voraussetzt, wirklich ehrlich über sich Auskunft geben zu können.

Hilfreiche Websites:
http://www.homeopathicdirectory.com/
http://www.homoeopathie-zertifikat.de/
http://www.NationalCenterForHomeopathy.com

ANHANG 3:
NÜTZLICHE ADRESSEN UND INFORMATIONEN
BEI AUTOIMMUNERKRANKUNGEN
UND LYME-BORRELIOSE

Zum Thema Autoimmunerkrankungen und Lyme-Borreliose gibt es zahlreiche Bücher, Organisationen, Selbsthilfegruppen, Blogs und Websites. Darüber hinaus kann man alternativ-komplementärmedizinische Therapeuten auch über Empfehlungen oder die Internetpräsenz nationaler Berufsverbände finden. Die Linkliste auf meiner Website www. KatinaMakris.com ist noch ausführlicher und wird ergänzt durch Bezugsadressen für Kräuter und homöopathische Mittel sowie Buch-Tipps.

In der folgenden Liste sind einige wichtige Informationsquellen zu von Zecken übertragenen Krankheiten aufgeführt:

International Lyme and Associated Diseases Society (Englisch); Weiterbildungsmöglichkeiten für Ärzte und Informationen;
www.ilads.org

Tick-Borne Disease Alliance; Sensibilisierungskampagnen und Spendenaktionen (Englisch);
http://tbdalliance.org/

Global Lyme Alliance (Englisch); Beschaffung von Geldmitteln für Forschung, Aufklärung und Weiterbildung; Unterstützung für Betroffene;
www.GlobalLymeAlliance.org

The Lyme Times Newsletter (Englisch); Informationsportal mit vierteljährlich erscheinendem Magazin über Lyme-Borreliose und andere von Zecken übertragene Krankheiten; Internationale Mitgliedschaft (Online-Zugriff) für 50 Dollar/Jahr;
www.lymedisease.org

The National Capital Lyme and Tick-Borne Disease Association (Englisch); Selbsthilfeorganisation;
www.natcaplyme.org

The Lyme Light Foundation (Englisch); Finanzielle Unterstützung für Betroffene (mit Wohnsitz USA);
LymeLightFoundation.org

Lyme Disease Talk Radio (Englisch); Informationen, Therapeuten, Berichte von Betroffenen, Inspiration;
http://lymelightradio.com/

Informationsportal zum Thema Zecken; Gefahren und Schutz;
http://www.zecken.de/

Borreliose und FSME Bund Deutschland e.V. (BFBD); gemeinnützige Patientenorganisation; umfassendes Informationsmaterial, Adressen von Selbsthilfeorganisationen;
www.borreliose-bund.de/

Bundesverband Zecken-Krankheiten e.V.
www.bzk-online.de/

OnLyme-Aktion.org; Mitmach- und Aktionsplattform für alle, die direkt oder indirekt von Lyme-Borreliose betroffen sind.
http://onlyme-aktion.org/

Borreliose-Nachrichten; Informationssammlung über Borreliose;
http://www.borreliose-nachrichten.de/

Auf Lyme-Borreliose spezialisierte Labore:
IGeneX Labs, Palo Alto, Kalifornien;
www.IGeneX.com
Clongen Laboratories, Germantown, Maryland;
www.clongen.com
NeuroScience – der iSpot-Test;
https://www.neurorelief.com/
Deutsches Chroniker Labor
www.deutsches-chroniker-labor.de
Institut für Medizinische Diagnostik Berlin-Potsdam
www.imd-berlin.de/
ArminLabs: Diagnostik zeckenübertragener Krankheiten
http://www.arminlabs.com/
Medizinisches Labor Bremen
www.mlhb.de

Auf Lyme-Borreliose spezialisierte Ärzte:
ILADS.org
LymeDiseaseAssociation.org
Borreliose-Ärzte-Liste
http://www.borreliose-nachrichten.de/borreliose-aerzte-liste/
Borreliose-Centrum Augsburg
www.bca-clinic.de

HILFREICHE LINKS ZUR KOMPLEMENTÄRMEDIZIN

Akupunktur:
National Certification Commission for Acupuncture and Oriental Medicine (Englisch)
www.nccaom.org

People's Organization of Community Acupuncture (Englisch)
https://www.pocacoop.com/

Deutsche Ärztegesellschaft für Akupunktur e.V. (DÄGfA)
http://www.daegfa.de/

Deutsche Gesellschaft für Akupunktur und Neuraltherapie e.V (DGfAN)
http://www.dgfan.de

Klassische Homöopathie:
National Center for Homeopathy, Arlington, Virginia (Englisch)
http://www.homeopathycenter.org/

Deutsche Gesellschaft für Klassische Homöopathie e.V.
http://www.dgkh-homoeopathie.de/

Verband klassischer Homöopathen Deutschlands e.V.
http://www.vkhd.de/

Heilpraktiker:
American Association of Naturopathic Physicians (AANP) (Englisch)
www.naturopathic.org

Fachverband deutscher Heilpraktiker e.V.
http://www.heilpraktiker.org/

Bund deutscher Heilpraktiker e.V.
https://www.bdh-online.de/

Klinische Ernährungsberatung:
American Society for Nutrition (Englisch)
http://www.nutrition.org/

Deutsche Gesellschaft für Ernährung e.V.
https://www.dge.de/

Integrative/Funktionelle Medizin:
Institute for Functional Medicine (Englisch)
www.functionalmedicine.org

Metaphysische Unterstützung:
The Stillpoint Foundation (Englisch)
www.stillpoint.org

HILFREICHE LINKS ZU AUTOIMMUNERKRANKUNGEN

www.TheAutoImmuneSummit.com – eine Reihe informativer Video-Interviews, die die funktionell arbeitende Ärztin Amy Myers mit Experten unterschiedlicher Fachrichtungen geführt hat (kostenpflichtig und auf Englisch).

Lupus erythematodes:
Lupus Foundation of America (Englisch)
www.lupus.org
Lupus Foundation of Minnesota (Englisch)
www.lupusmn.org
Lupus Colorado Foundation (Englisch)
www.lupuscolorado.org
Deutsche Gesellschaft für Lupus-Forschung e.v. (DGLF)
http://www.dglf.de/
Lupus Erythematodes Selbsthilfegemeinschaft e.v.
http://lupus-rheumanet.de

Rheumatoide Arthritis:
Arthritis Foundation (Englisch)
http://www.arthritis.org/
Rheumatoid Patient Foundation (Englisch)
http://rheum4us.org/
Deutsche Rheuma-Liga
http://www.rheuma-liga.de/
Deutsche Gesellschaft für Rheumatologie e.v.
http://dgrh.de/

Multiple Sklerose:
Multiple Sclerosis Foundation (Englisch)
http://msfocus.org/
National Multiple Sclerosis Society (Englisch)
http://www.nationalmssociety.org/
Multiple Sclerosis Association of America (Englisch)
http://mymsaa.org/
Deutsche Multiple Sklerose Gesellschaft (DMSG)
https://www.dmsg.de/
Kompetenznetz Multiple Sklerose
http://kkn-ms.de/

Fibromyalgie:
National Fibromyalgia Association (Englisch):
http://www.fmaware.org/
National Fibromyalgia and Chronic Pain Association (Englisch)
http://www.fmcpaware.org/
National Fibromyalgia Research Association (Englisch)
http://www.nfra.net/
American Fibromyalgia Syndrome Association (Englisch)
http://www.afsafund.org/
The Fibromyalgia Information Foundation (Englisch)
http://www.myalgia.com/

Deutsche Fibromyalgie-Vereinigung e.V. (DFV)
http://www.fibromyalgie-fms.de/
Fibromyalgie-Liga Deutschland e.V. (FLD)
http://fibroliga.alfahosting.org/

Chronisches Erschöpfungssyndrom:
National CFIDS Foundation (Englisch)
http://www.ncf-net.org
Workwell Foundation (Englisch)
http://www.workwellfoundation.org/
Autoimmunity Research Foundation (Englisch)
http://autoimmunityresearch.org/
Fatigatio e.V. Bundesverband Chronisches Erschöpfungssyndrom (CFS/CFIDS/ME)
http://www.fatigatio.de/
Bündnis ME/CFS
http://www.buendnis-mecfs.de/
Lost Voices Stiftung: Hilfe für Menschen mit ME/CFS
http://www.lost-voices-stiftung.org/
CFS-Treffpunkt (Internetforum)
http://www.cfs-treffpunkt.de/

Hashimoto-Thyreoiditis / Morbus Basedow:
American Thyroid Foundation (Englisch)
http://www.thyroid.org/
Graves' Disease and Thyroid Foundation (Englisch)
http://www.gdatf.org/
SchilddrüsenLiga Deutschland e.V.
http://www.schilddruesenliga.de/
Kompetenznetz Immunthyreopathien (KIT)
https://www.kit-online.org/

Morbus Crohn:
Crohn's and Colitis Foundation of America (Englisch)
http://www.ccfa.org/
Burrill B. Crohn Research Foundation (Englisch)
http://www.crohnfoundation.org/
Deutsche Morbus Crohn / Colitis ulcerosa Vereinigung (DCCV e.V.)
https://www.dccv.de/
Kompetenznetz chronisch entzündlicher Darmerkrankungen
http://www.kompetenznetz-ced.de/

Interstitielle Zystitis:
Interstitial Cystitis Association (Englisch)
http://www.ichelp.org/
National Kidney Foundation (Englisch)
https://www.kidney.org/
Cystitis and Overactive Bladder Foundation (UK)(Englisch)
http://cobfoundation.org/
Förderverein Interstitielle Cystitis ICA-Deutschland e.V.
http://www.ica-ev.de/

WEITERE LINKS

Therapien zur emotionalen Unterstützung:
http://www.EFTuniverse.com/ („*Emotional Freedom Techniques*", Englisch)
http://www.eft-info.com/ Informationen über EFT („*Emotional Freedom Techniques*") in deutscher Sprache
http://www.emdr.com/ („*Eye Movement Desensitization and Reprocessing*", Englisch)
http://www.emdria.de Informationen über EMDR („*Eye Movement Desensitization and Reprocessing*" in deutscher Sprache)

Anbieter von pflanzlichen und Nahrungsergänzungsmitteln:
http://www.bioresourceinc.com/
http://mhpvitamins.com/
https://www.nutramedix.com/
http://www.boiron.com/
http://www.StandardHomeopathics.com
https://www.purecaps.net/
http://www.pekana.de/
http://www.dhu-globuli.de

Index

Borrelia duttoni 179
Borrelia miyamotoi 196, 212, 220
Borrelien 49, 154, 179, 185, 188, 191,
  195ff., 204ff., 212ff., 218, 222,
  230, 259, 270f., 282, 295, 300,
  320, 335f., 455
Bromelain 285
Bronchitis 46, 75, 80, 87, 109, 334, 361
Brown, Thomas McPherson 184f.
Bryonia 239, 483
Buhner, Stephen Harrod 165
Bulimie 83, 319
Burrascano, Joseph 171
Bush, Bradley 288
Butazolidin 286
Butter 97, 297, 304f., 307, 313

C
Candibactin 162
Candida 83, 150, 154, 161f., 166, 174f.,
  270, 279, 333, 427
Caprylsäure 175, 332
Carrageen 311
Chelat-Therapie 34, 149, 174, 179, 271
Chiropraktik 77, 108, 110, 237
Chlamydia pneumoniae 84, 150, 177,
  179, 282
Chlorella 338
Chopra, Deepak 42
Christianson, Alan 278
Church, Dawson 135
Chymotrypsin 285
Cimicifuga-Typ 236
Ciprofloxacin 220
Clarithromycin 222
Colitis 43, 153f., 235, 241, 279, 290, 361,
  484, 491
Corticosteroide 134
Cortisol 78, 130, 137, 175, 274f., 278ff.,
  379, 423
Coxsackievirus 84, 150
Crohn, Burrell Bernard 152
Cushing-Syndrom 278
Cytomegalie 84, 150, 205, 270
Cytomegaloviren 34

D
Darmverschlüsse 153
Datteln 295
Davis, William 289f.

Dehydroepiandrosteron 280
Demenz 48, 205, 246, 361, 364, 435
Demyelinisation 177
Depression 37, 43, 82f., 112, 122, 276,
  354, 398, 460, 467, 478, 485
Deus, João de 468ff.
Diabetes 45, 73, 84, 97, 111, 146, 279,
  294, 300, 361, 364, 435
Diethylhexyladipat 323
Dilaudid 387
DL-Phenylalanin 319
Dopamin 124, 308, 318, 342, 407
Doxycyclin 185, 218ff., 222, 453, 457,
  465
Dufty, William 289
Dysautonomie 193

E
Echinacea 67, 87, 130
EFT 123, 492
Ehrlichien 179, 198, 217f.
Ehrlichiosen 199, 218
Eibischwurzel 335
Eier 301ff., 312, 314, 317f.
Eierstöcke 322
Eierstockzysten 386, 391
Einzelnukleotid-Polymorphismus 330
Ekzeme 361, 392
Elektrizität 147, 326, 328
ELISA-Antikörpertest 178, 213
EMDR 123, 321, 492
Enbrel 172, 286
endokrine Disruptoren 322f.
Endometriose 314, 322
Endorphine 46, 342, 407
Enig, Mary 304
Entgiftung 50, 163, 194, 230f., 247, 291,
  334, 337, 340, 343, 481
Enzephalitis 218, 453
Enzephalomyelitis, myalgische 147, 282
Epatorium perfoliatum 239
Epigenetik 134
Epiphyse 422f., 427
Epitop-Test 213
Epstein-Barr 23, 34, 84, 150, 173, 205,
  219, 259, 270, 279, 282, 336, 339,
  343, 480, 482
Erektionsstörungen 280, 314, 322, 325,
  477
Ergotamin 81

Young-Sowers, Meredith 17, 22, 26, 42,
    260, 355, 368, 382, 411

Z

Zahnfüllungen 83, 179, 269
Zeckenparalyse 220
Zeckenrückfallfieber 177, 179, 212, 218,
    220
Zeckenschutzmittel 200
Zellen 37f., 41, 46, 62, 83, 121ff., 133ff.,
    168f., 172, 183, 196, 214, 219,
    257, 299, 305, 327, 338, 370,
    409f.
Zeolith-Ton 179
Zimt 301
Zink 83, 87
Zirbeldrüse 422
Zithromax 455
Zöliakie 82, 161, 290, 361
Zysten 236, 322
Zytokine 153, 194, 214, 268, 289, 293
Zytokinen

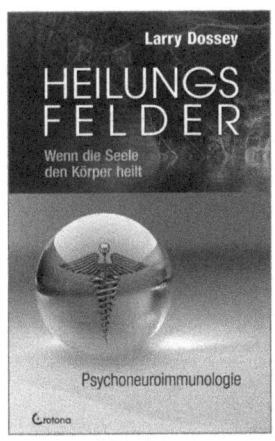

Larry Dossey
Heilungsfelder
Wenn die Seele den Körper heilt.
Anhand von faszinierenden Fallbeispielen und bewegenden Erfahrungen aus seiner langjährigen ärztlichen Praxis belegt Dr. Dossey, welchen immensen Einfluss die Bewusstseinsstrukturen des Einzelnen auf sein Befinden haben. Das „Heilungsfeld" wird durch Gedanken und Gefühle erbaut – und jeder Mensch wirkt auf alle anderen ein und wird von ihnen beeinflusst.
ISBN: 978-3-86191-023-7

„Dieses Buch eines engagierten Arztes kann die Brücke schlagen zwischen unseren eigenen spirituellen und religiösen Wurzeln und der modernen wissenschaftlichen Medizin!"
Dr. Ruediger Dahlke

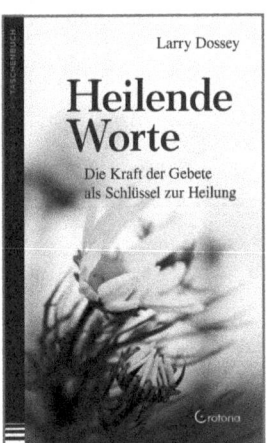

Larry Dossey
Heilende Worte
Die Kraft der Gebete als Schlüssel zur Heilung
ISBN: 978-3-86191-039-8
Taschenbuch

Sabrina Wallner
Du bist nicht krank, du isst das Falsche
Die großen Ernährungslügen
Sabrina Wallner hat die Ernährungsfrage aus der
Sicht und der Einstellung des Einzelnen sowie von
der Interessenslage der großen Erzeuger her untersucht. Sie hat zudem die Intention der nationalen
und internationalen Nahrungsindustrie daraufhin
überprüft, inwiefern ihre Aussagen stichhaltig und
ihre Produkte gesundheitsfördernd sind. Das Ergebnis ist in großen Teilen erschreckend: Die meisten
Menschen nehmen die falschen Produkte zu sich,
sind schlecht informiert und essen grundsätzlich mit
einer falschen Einstellung.
978-3-86191-068-8, Pbk., 196 S.

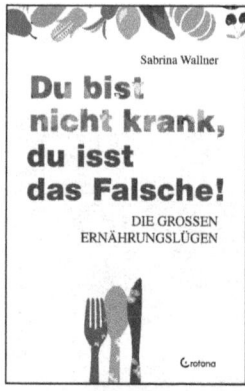

Russell Targ | **PSI – Die Welt ist anders, als sie zu
sein scheint** | Russell Targ ist Physiker an der Stan-
ford University, seine Forschungen führten ihn zu
revolutionären Einsichten: Nur bestimmte Aspekte
des Geistes sind eine Folge physiologischer Prozesse.
Bewusstsein ist ursächlich, die physische Realität ist
seine Manifestation. Alle Bewusstseinsformen sind
Teil eines Netzwerkes des Lebens.
978-3-86191-040-4, HC, 368 S.

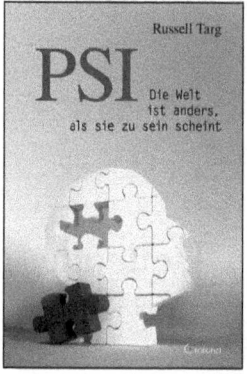

Dean Radin | **Supernormal**
Dr. Dean Radin erforschte als Erster in einer wissenschaftlichen Langzeitstudie die verborgenen
Kräfte des Menschen, wie sie schon vor zweitau-
send Jahren in den geheimnisvollen Yoga-Sutras
beschrieben wurden. Er weist zweifelsfrei nach,
dass jene Fähigkeiten, die heute noch als „außergewöhnlich" oder als „supernormal" gelten, einmal
die natürlichen Eigenschaften jedes Menschen sein
werden! Ein wahrhaft bahnbrechendes Buch von einem Pionier der modernen Bewusstseinsforschung.
978-3-86191-060-2, HC, 408 S.

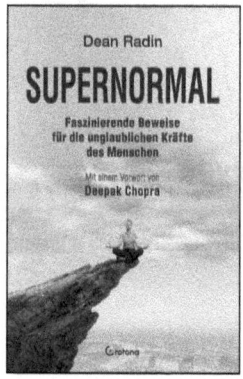

Falk Mieschendahl
HumanFlow I **Die Kunst, dich selbst**
kennenzulernen I **Eine praktische Anleitung**
Ein praktisches Handbuch mit zahlreichen Übungen zur Selbstfindung, für Achtsamkeits-Meditationen und zur Angstüberwindung. Es zeigt die Hintergründe für Sinnkrisen auf und weist Wege, um die Selbstheilungskräfte des Menschen zu stärken.
978-3-86191-070-1, HC, 224 S.

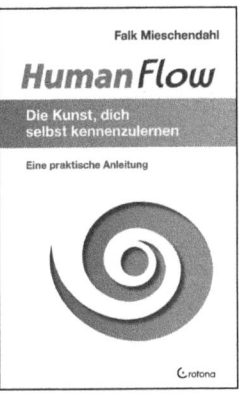

Larry Dossey I **One Mind**
Mit ONE MIND legt L.D. seine große Gesamtschau über die verschiedenen Erkenntniswege der Menschheit dar und enthüllt auf beeindruckende Weise, dass hinter allen Phänomenen und Ereignissen EIN BEWUSSTSEIN waltet. Alles ist mit allem verbunden; und nur wer die innere Vernetztheit und Verwobenheit des Lebens versteht, vermag den tieferen SINN hinter allen Geschehnissen zu entdecken!
978-3-86191-051-0, HC, 392 S.

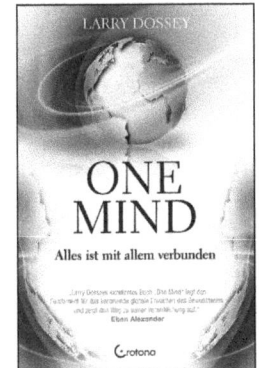